LEÇONS

SUR

L'APPAREIL VASO-MOTEUR

(PHYSIOLOGIE ET PATHOLOGIE)

OUVRAGE DU MÊME AUTEUR.

Leçons sur la Physiologie générale et comparée du système nerveux faites au Muséum d'histoire naturelle, rédigées par M. Ern. Brémond, 1866. Un fort volume in-8°... 10

LEÇONS

SUR

L'APPAREIL VASO-MOTEUR

(PHYSIOLOGIE ET PATHOLOGIE)

FAITES A LA FACULTÉ DE MÉDECINE DE PARIS

PAR

A. VULPIAN

PROFESSEUR A LA FACULTÉ DE MÉDECINE DE PARIS,
MEMBRE DE L'ACADÉMIE DE MÉDECINE,
MÉDECIN DES HÔPITAUX DE PARIS

RÉDIGÉES ET PUBLIÉES

PAR

LE DR H. C. CARVILLE

Ancien interne des hôpitaux de Paris,
Lauréat de la Faculté de médecine (prix Châteauvillard),
Membre de la Société de biologie, de la Société anatomique, etc.,
Préparateur du Cours de pathologie expérimentale et comparée (Hautes-Études).

TOME PREMIER

PARIS
LIBRAIRIE GERMER BAILLIÈRE
RUE DE L'ÉCOLE-DE-MÉDECINE, 17
1875

Tous droits réservés.

PRÉFACE

Appelé à prendre possession de la chaire de Pathologie expérimentale et comparée, lorsqu'elle est devenue vacante par suite de la démission de M. Brown-Séquard, j'ai choisi, pour sujet de mon premier cours (mars-juillet 1873), la physiologie et la pathologie de l'appareil nerveux vaso-moteur.

De nombreuses recherches ont été entreprises sur ce sujet, depuis que les travaux de M. Claude Bernard et de M. Brown-Séquard ont mis hors de doute l'existence et l'importance fonctionnelle des nerfs vaso-moteurs. La plupart des faits capitaux, relatifs à la physiologie et à la pathologie de l'appareil vaso-moteur, se trouvent consignés dans les Leçons de M. Cl. Bernard sur le système nerveux, sur les liquides de l'organisme, sur la chaleur animale, etc.; dans les Leçons, récemment traduites, de M. Brown-Séquard sur les nerfs vaso-moteurs, et dans de très-nombreux passages de ses différents ouvrages et mémoires ; dans le *Traité de Physiologie* de Longet (3ᵉ édition) ; dans les Leçons de M. Schiff sur la digestion (traduction française) ; enfin, dans la thèse de concours (*Des nerfs vaso-moteurs*), faite par un très-regrettable savant, le docteur Ch. Legros, professeur agrégé de notre Faculté.

Il convient d'ajouter que les résultats des investigations poursuivies dans tous les pays sur cette intéressante partie de la physiologie et de la pathologie expérimentales ont été maintes fois cités en France, et mis à profit par d'éminents cliniciens et thérapeutistes ; par les auteurs des récents *Traités de pathologie* et par ceux de divers articles de physiologie et de pathologie insérés dans les Dictionnaires de médecine en voie de publication.

Et cependant, j'ai cru qu'il ne serait pas inutile de faire un certain nombre de leçons sur l'appareil nerveux vaso-moteur. Il m'a paru important de rassembler les documents épars que les physiologistes et les médecins sont obligés d'aller chercher dans les divers ouvrages énumérés plus haut, et dans d'innombrables mémoires, publiés tant en France qu'à l'étranger.

D'autre part, les faits physiologiques indiqués dans ces écrits sont loin d'être tous absolument et définitivement démontrés. Il était nécessaire de les soumettre encore à un contrôle rigoureux, et il y avait là matière à des expériences nombreuses et pleines d'intérêt. C'est encore une des raisons qui m'ont poussé à choisir ce sujet. Je dois dire que nous avons répété, soit dans mon laboratoire, soit devant les auditeurs du cours, la plupart des expériences dues aux différents physiologistes qui se sont occupés des nerfs vaso-moteurs.

Enfin, certaines actions vaso-motrices sont encore très-difficiles à comprendre, et j'espérais arriver à me faire une idée plus nette de leur mécanisme. Mais je dois avouer immédiatement que je n'ai pas réussi au gré de mes désirs.

Ainsi, par exemple, nous ne savons rien de bien net sur le mécanisme des actions nerveuses vaso-dilatatrices, découvertes par M. Cl. Bernard. Tandis que des physiologistes éminents, M. Schiff entre autres, considèrent ces actions comme s'exerçant sur les parois mêmes des vaisseaux, et accordent à certains nerfs vaso-moteurs une influence dilatatrice active sur les canaux vasculaires, d'autres physiologistes non moins haut placés dans la science, entre lesquels on peut citer au premier rang M. Brown-Séquard, pensent qu'il s'agit là du résultat d'une suractivité du travail nutritif des éléments anatomiques, glandulaires ou autres, provoquée par l'excitation de certains nerfs qui leur sont destinés. D'après ces auteurs, la dilatation vasculaire serait la conséquence de l'exagération d'une sorte d'attraction, exercée sur le sang par les éléments anatomiques excités et devenus le siége d'un travail nutritif exalté. Pour M. Cl. Bernard, il s'agirait d'un phénomène analogue à celui qu'on étudie en physique sous le nom d'*interférence*, et ce phénomène se manifesterait par suite de l'action des nerfs vaso-dilatateurs sur les nerfs vaso-constricteurs.

Des expériences multipliées m'ont conduit, ainsi qu'on peut le voir dans mes leçons, à une opinion qui se rapproche beaucoup de celle de M. Cl. Bernard, comme aussi de celle qui a été émise par M. Ch. Rouget, dans son Introduction aux Leçons de M. Brown-Séquard sur le diagnostic et le traitement des principales formes de paralysie des membres inférieurs. Il m'a paru résulter de l'ensemble des faits expérimentaux, relatifs à l'étude de ces actions vaso-dilatatrices, qu'elles s'effectuent toujours par l'intermédiaire de ganglions nerveux placés sur le trajet des nerfs vaso-constricteurs.

Les nerfs vaso-constricteurs sont dans un état d'activité permanente. Les vaisseaux sont donc dans un état continu de demi-resserrement qui constitue ce que l'on nomme le *tonus vasculaire*. Ce tonus cesse, les vaisseaux se dilatent, quand on coupe en travers leurs nerfs vaso-constricteurs. Ces nerfs doivent, par conséquent, leur état d'activité tonique à une excitation venue des centres nerveux vaso-moteurs. Ce sont ces centres qui, en définitive, sont dans un état d'activité fonctionnelle continue : ce sont eux qui entretiennent le *tonus vasculaire*. Les ganglions nerveux, situés sur le trajet des nerfs vaso-constricteurs, paraissent jouer un rôle important, sous ce rapport. Or, on peut supposer que les fibres nerveuses vaso-dilatatrices se terminent dans ces ganglions, et qu'elles peuvent, lorsqu'elles entrent en jeu, par suite d'une excitation directe ou réflexe, modifier de telle sorte l'état moléculaire des cellules de ces ganglions, que l'excitation entretenue par ces cellules dans les fibres vaso-constrictives cesse tout aussitôt. De là, nécessairement, suspension du tonus vasculaire, et dilatation paralytique des vaisseaux.

Telle est l'hypothèse que j'ai développée dans mes leçons : mais je suis loin de lui attribuer une très-grande valeur; elle implique trop de suppositions secondaires pour qu'on puisse la considérer autrement que comme une interprétation provisoire. Depuis l'époque où j'exposais cette manière de voir, j'ai continué mes recherches sur ce point, et j'ai observé des faits dont il faudra évidemment tenir compte dans une discussion de cette interprétation. L'un de ces faits mérite d'être signalé ici.

J'ai constaté que, chez un chien chloralisé par injection intra-veineuse jusqu'à abolition complète de la sensibilité et de l'excitabilité réflexe, il est impossible de déterminer, par la faradisation du bout périphérique du nerf lingual coupé, les effets vaso-dilatateurs qui sont si marqués dans toute la moitié correspondante de la langue, lorsque l'expérience est faite sur un animal soit absolument sain, soit curarisé et soumis à la respiration artificielle, soit morphinisé ou atropinisé.

Comment expliquer ce résultat? Assurément, ce n'est pas en admettant que le chloral paralyse les fibres nerveuses vaso-constrictives de la langue et s'oppose, par suite, à une nouvelle action paralysante, c'est-à-dire à celle qu'exerce la faradisation des fibres vaso-dilatatrices contenues dans le bout périphérique du nerf lingual. Il est facile, en effet, de démontrer, par l'électrisation du cordon cervical du grand sympathique, que les nerfs vaso-constricteurs, chez un animal profondément chloralisé, n'ont pas perdu toute excitabilité.

Le chloral agirait-il d'une façon élective sur les nerfs vaso-dilatateurs, en détruisant leurs propriétés physiologiques? Mais une pareille action est bien peu probable. Nous savons qu'aucune substance, parmi celles qui ont été étudiées jusqu'ici, n'agit de cette façon sur des fibres nerveuses, à l'exclusion des autres fibres soumises à la même influence : nous ne connaissons pas, quoi qu'on en ait dit, de substances toxiques abolissant les propriétés physiologiques des fibres motrices et respectant celles des fibres sensitives, ou produisant des effets inverses (1). Pourquoi supposer qu'il pourrait en être autrement, lorsqu'il s'agit des fibres vaso-motrices, constrictives et dilatatrices?

On est conduit à penser que le chloral agit sur les ganglions nerveux, situés sur le trajet des nerfs vaso-

---

(1) J'ai expliqué ailleurs (*Leçons sur la physiologie générale et comparée du système nerveux*, p. 186 et suiv.) comment on doit interpréter, sous ce rapport, l'action du curare et de la strychnine.

moteurs, et que son action sur les cellules de ces ganglions se borne à empêcher les modifications que l'excitation des fibres vaso-dilatatrices y provoque, modifications qui ont pour résultat la paralysie des nerfs vaso-constricteurs.

On voit que toutes les difficultés de la question des actions vaso-dilatatrices ne sont pas levées. Nous ne sommes pas certains de posséder la véritable théorie de ces actions, et de nouvelles recherches sont nécessaires pour dissiper les obscurités qui l'enveloppent encore.

Si la physiologie des nerfs vaso-moteurs offre de nombreuses lacunes et de grandes incertitudes, on conçoit combien il faut être prudent, lorsqu'il s'agit d'utiliser les données expérimentales pour l'explication des phénomènes morbides. Aussi, ai-je cru devoir examiner de près les diverses tentatives qu'on a faites dans cette direction, et plusieurs de mes leçons ont été consacrées à cet examen.

On sait avec quelle ardeur un certain nombre de médecins de différents pays se sont lancés dans la voie ouverte par les expériences de M. Cl. Bernard et de M. Brown-Séquard. On est bientôt arrivé à admettre que la plupart des troubles morbides de l'organisme avaient pour origine ou pour mécanisme une modification fonctionnelle des nerfs vaso-moteurs. La fièvre, l'inflammation, les hémorrhagies, les dyspepsies, les grandes névroses (l'hystérie, l'épilepsie, par exemple), le tétanos, diverses paralysies, le diabète, l'albuminurie, etc., tous ces états pathologiques, ou, tout au moins, leurs principaux symptômes, étaient dus, à en croire ces pathologistes, à une perturbation de l'appareil vaso-moteur.

Et, en thérapeutique ou en toxicologie, que d'assertions téméraires ! Le sulfate de quinine a une influence favorable sur la fièvre intermittente, parce qu'il agit sur les nerfs vaso-moteurs ; la strychnine détermine les convulsions, parce qu'elle provoque une dilatation des vaisseaux de la moelle épinière ; l'opium est soporifique, parce qu'il fait resserrer les vaisseaux de l'encéphale ; le bromure de potassium n'exerce son action dépressive sur le système nerveux que par son influence sur l'appareil vaso-moteur ; et ainsi de suite pour toutes les substances toxiques et médicamenteuses.

J'ai toujours lutté, pour ma part, contre cette déplorable tendance à appliquer d'une façon prématurée à la pathologie les données encore incertaines de la physiologie expérimentale. La plupart des assertions qu'on émet ainsi, sans aucune espèce d'esprit critique, sont d'ailleurs absolument dénuées de preuves : ce sont des conceptions de cabinet, comme chacun peut en imaginer à plaisir. Et il serait même facile de prouver que les actions vaso-motrices, attribuées à tel ou tel médicament, ou à tel ou tel poison, par des médecins qui n'ont jamais fait la moindre expérimentation sérieuse par eux-mêmes, sont souvent le contraire de ce que la physiologie nous révèle.

Quant aux essais d'explication des états morbides par des troubles fonctionnels de l'appareil vaso-moteur, ils ne sont pas, en général, plus acceptables que ceux qui concernent l'action des substances toxiques ou médicamenteuses. Dans l'immense majorité des cas, les nerfs vaso-moteurs ne jouent, dans la pathogénie des maladies, qu'un rôle tout à fait secondaire. Ce sont les éléments anatomiques des tissus qui sont d'abord en souffrance, et les nerfs vaso-moteurs n'entrent en jeu que consécutivement, pour déterminer des anémies et, le plus souvent, des congestions locales. La congestion, pour ne parler que d'elle en ce moment, est toujours, ou presque toujours, un phénomène secondaire et sans importance réelle, sauf les cas où elle se produit pour fournir aux besoins d'un travail nutritif exalté, ou d'une sécrétion exagérée. Quelle influence pathogénétique présente-t-elle, par exemple, dans les cas de névralgie faciale, accompagnée de rougeur de la face? D'autre part, est-il raisonnable de lui attribuer une importance quelconque, quand on la trouve dans la substance grise de la moelle épinière, lors de la nécropsie d'un cas de tétanos spontané ou traumatique? Ne voit-on pas qu'il s'agit là d'une hyperémie réflexe, déterminée par l'irritation des éléments de la substance grise de la moelle? Et il en est de même dans un grand nombre de cas pathologiques. La congestion des divers stades de l'inflammation est elle-même un phénomène secondaire, quelque important qu'il puisse être d'ailleurs. Il serait facile de multiplier les exemples à l'appui de cette thèse; nous n'y insisterons pas davantage.

Ce que nous disons là de ces hyperémies, nous pouvons le répéter en toute assurance, à propos des effets des substances toxiques et médicamenteuses. Ces substances n'agissent, en général, sur les vaisseaux que d'une façon tout à fait détournée. Il y a d'abord une modification des éléments anatomiques de tel ou tel tissu. Si cette modification est de nature irritative, elle peut donner lieu à une excitation réflexe vaso-motrice, le plus souvent vaso-dilatatrice : d'où congestion, hyperémie de tel ou tel organe, de tel ou tel tissu. C'est ainsi que se produit, par exemple, la congestion de la moelle épinière, dans le cas d'intoxication par la strychnine.

Il était nécessaire d'insister, dans mon cours, sur ces

considérations, en les corroborant par de nombreux exemples. Aussi ai-je cru devoir étudier l'action d'un certain nombre de substances toxiques et médicamenteuses, en examinant surtout jusqu'à quel point on avait eu raison de les considérer comme ayant telle ou telle influence sur l'appareil vaso-moteur.

La critique expérimentale tient donc une grande place dans ces leçons. Si nous avons dû, sur plusieurs points, émettre des doutes ou redresser des erreurs, nous avons confirmé un grand nombre des données dues aux recherches de nos prédécesseurs. Le rôle physiologique de l'appareil vaso-moteur, dégagé des exagérations qui ont voulu trop l'agrandir, est encore considérable. C'est cet appareil qui règle les circulations locales, comme l'a dit M. Cl. Bernard; c'est lui qui modifie l'afflux du sang dans les organes, suivant leurs besoins fonctionnels, ou suivant les conditions morbides de leurs tissus. C'est l'appareil vaso-moteur qui est le régulateur et le répartiteur de la chaleur animale dans les diverses parties du corps, à l'état normal comme à l'état pathologique.

Quelle que soit la question de pathologie expérimentale dont on ait à s'occuper, on voit presque toujours l'appareil vaso-moteur intervenir à un certain moment, et il est nécessaire, pour bien préciser son mode d'intervention, d'invoquer les principes que l'étude physiologique de cet appareil a permis de poser. Il est donc avantageux, au début d'un enseignement de pathologie expérimentale, de chercher à bien connaître les fonctions normales et les troubles morbides de cet appareil.

Telles sont les considérations qui m'ont engagé à traiter, dans mon premier cours, de la physiologie et de la pathologie expérimentales de l'appareil vaso-moteur.

J'ai été secondé, dans les nombreuses expériences que j'ai dû faire pendant la durée de ce cours, par M. le docteur Carville, directeur-adjoint du laboratoire de pathologie expérimentale et comparée, par MM. les docteurs Bochefontaine, Chouppe, Liouville et Troisier. Je ne saurais trop les remercier du zèle désintéressé avec lequel ils ont pris part à tous les travaux que le cours a nécessités.

Je dois des remerciements tout spéciaux à M. le docteur Carville, qui a pris la peine de publier mes leçons, et qui, je dois le dire, dans un bon nombre des recherches consignées dans cet ouvrage, a été pour moi plutôt un collaborateur qu'un aide.

A. VULPIAN.

15 juillet 1874.

LEÇONS

SUR

L'APPAREIL VASO-MOTEUR

(PHYSIOLOGIE ET PATHOLOGIE)

PREMIÈRE LEÇON

Historique de la découverte des nerfs vaso-moteurs. — Disposition générale de l'appareil vaso-moteur. — Tunique musculaire des vaisseaux sanguins — Terminaison des nerfs vaso-moteurs.

On désigne sous le nom de *nerfs vaso-moteurs* les nerfs qui se distribuent au tissu contractile des vaisseaux, et dont les modifications fonctionnelles ont pour conséquence le resserrement ou la dilatation de ces canaux.

L'histoire de la découverte des nerfs vaso-moteurs comprend deux périodes : une période ancienne, si l'on peut ainsi dire, quoiqu'elle ne soit pas bien antérieure à notre époque, et une période moderne qui commence avec les travaux de M. Cl. Bernard (1851).

De tout temps, on a eu sous les yeux des phénomènes qui montraient, de la façon la plus manifeste, que l'afflux du sang peut varier dans les tissus, sous l'influence du système nerveux. Nous pouvons citer, parmi les exemples les plus frappants, la rougeur et la pâleur de la face, qui sont provoquées par les émotions. Mais, pour qu'on pût se faire une idée quelque peu nette du mode de production de ces phénomènes, il était d'abord nécessaire que le mécanisme de la circulation fût dévoilé. Jusqu'à Harvey, on ne pouvait donc formuler aucune hypothèse qui pût rendre un compte plausible de ces phénomènes. Et même, quand la découverte de ce grand homme eut triomphé de toutes les oppositions qu'elle avait soulevées, la physiologie de la circulation offrait encore des lacunes, qui ne permettaient pas d'entrevoir l'explication de ces modifications locales du cours du sang, et, d'une façon générale, de toutes celles qui semblent impliquer l'intervention du système nerveux. Pour que cette explication pût être démêlée, il fallait des données plus nettes que celles qu'on avait à cette époque sur les rapports des nerfs avec les vaisseaux; il fallait surtout que l'on connût la contractilité des petits vaisseaux : or, la science n'est entrée en possession de cette notion que longtemps après Harvey.

Sénac est un des premiers auteurs qui aient admis catégoriquement, d'une part, la contractilité des artères, et, d'autre part, l'action des nerfs sur les parois de ces vaisseaux. « Les artères, qui sont si actives, sont de vrais
» cœurs sous une autre forme; elles ont les mêmes fonc-
» tions, les mêmes mouvements... Ces mouvements sont des
» dilatations et des contractions alternatives qui se succè-
» dent sans cesse... La force attachée au tissu des artères
» est dépendante des fibres musculaires, sur la réalité des-
» quelles on a voulu jeter quelques soupçons. » Et ailleurs il ajoute : « Des nerfs sans nombre se distribuent à toutes
» ces fibres : voyez les plexus mésentériques, ils embras-
» sent de grandes artères, se divisent comme elles, et leur
» envoient des filets qui les accompagnent jusqu'aux
» dernières ramifications; or, que nous annonce tout

» cet appareil? Une puissance qui domine les autres (1).

Longet, à qui j'emprunte cette citation, mentionne encore (2) Abr. Ens, qui admettait aussi les contractions rhythmiques des artères et croyait avoir vu ces contractions disparaître après la section des nerfs (3).

Nous dirons plus tard ce qu'il faut croire relativement aux mouvements rhythmiques, indépendants, des artères; mais en laissant de côté ce point particulier des assertions de Sénac, on voit que ce médecin considérait les artères comme munies de fibres musculaires, et que, pour lui, ces canaux pouvaient se contracter sous l'influence des excitations nerveuses. Toutefois, il convient de reconnaître qu'aucune preuve anatomique directe, qu'aucune expérience, n'étaient invoquées par Sénac, à l'appui de ses théories. Aussi l'opinion des physiologistes resta-t-elle encore fluctuante.

Haller, tout en admettant que les artères peuvent se resserrer par suite d'une sorte de contraction, lorsqu'elles sont ouvertes, fait remarquer qu'il ne parle que d'une contraction *très-subtile* et *occulte* des très-petits vaisseaux; et, suivant lui, cette contraction qui se produit chez l'animal vivant ou récemment mort, ne dépend pas de la vie, n'a pas le caractère d'une contraction musculaire, mais est due plutôt à l'élasticité naturelle de la fibre cellulaire tendue. Cette contraction latente favorise le mouvement du sang, parce qu'elle resserre les artères qui ont été distendues par le cœur (4). Spallanzani ne crut pas devoir accepter l'opi-

---

(1) Sénac, *Traité de la structure du cœur*, 2ᵉ édit., Paris, 1777, t. II, p. 193 et 194. (La première édition avait paru en 1749.)
(2) Longet, *Traité de physiologie*, 3ᵉ édit. (1ʳᵉ édit., 1849), t. II, p. 199.
(3) Abr. Ens, *De causa vices cordis alternas producente*. Utrecht, 1745. (Disput. anat. de Haller, t. II, p. 411.)
(4) Haller, *Dissertation sur les parties irritables et sensibles des an-*

nion d'Haller, et refusa même aux artères, bien à tort, cette propriété de se resserrer par suite de l'élasticité de leurs parois (1). Ces physiologistes, on le voit, ne croyaient pas que les artères fussent contractiles.

Quoique la démonstration expérimentale de la contractilité artérielle eût été donnée par Zimmermann, Verschuir, et, plus tard, par J. Hunter, Bichat se refusa à admettre l'existence de cette propriété des artères. Il en fut de même de Magendie. Mais bientôt après, les expériences se multipliant et devenant de plus en plus significatives, il ne fut plus possible de mettre en doute la contractilité artérielle. On avait même reconnu que les parois de certaines veines sont contractiles aussi. On pouvait dès lors examiner, à l'aide de l'expérimentation, si les vaisseaux jouissant de cette propriété physiologique peuvent être influencés par le système nerveux, comme on l'avait déjà soupçonné théoriquement. Haller mentionne dans ses *Éléments de physiologie* (2) différents auteurs qui avaient fait jouer un rôle plus ou moins important, en physiologie et en pathologie, aux spasmes artériels, provoqués par le système nerveux. Au nombre de ces auteurs, il faut compter Boerhaave, qui faisait dériver la fièvre d'un excès d'irritation des artères et de l'accélération qui s'ensuit dans leurs mouvements. Nous avons vu que Sénac avait admis aussi l'influence du système nerveux sur les artères. Il manquait à ces auteurs, pour préciser leurs vues, des résultats ex-

---

maux, traduite du latin par M. Tissot. Lausanne, 1755, p. 50 et suiv. — *Elementa physiologiæ corporis humani*, t. I, p. 70 et suiv., et t. II, p. 206 et suiv., p. 215.

(1) Spallanzani, *Expériences sur la circulation observée dans l'universalité du système vasculaire*, etc., trad. française, par J. Tourdes. Paris, an VIII, p. 380 et suiv.

(2) Haller, *Elementa physiologiæ corporis humani*, t. II, p. 213.

périmentaux à l'abri de toute contestation. Les premières expériences un peu nettes, relatives à l'action du système nerveux sur les vaisseaux, datent de ce siècle. Elles sont dues à Dupuy (d'Alfort), qui les fit avec Breschet, en présence de Dupuytren (1).

Cependant, il ne faudrait pas croire qu'avant les expériences de Dupuy, on n'eût pas déjà signalé la dilatation des vaisseaux, qui se produit sous l'influence des lésions du grand sympathique. Pourfour du Petit, dans un mémoire publié en 1727 (2), avait indiqué la rougeur de la conjonctive comme une des conséquences de la section de la partie cervicale du grand sympathique ou de l'intercostal, ainsi qu'on disait alors. Ses expériences étaient faites sur des chiens, et il coupait nécessairement, à la fois, le cordon cervical du sympathique et le nerf de la 8ᵉ paire, auquel ce cordon est uni. Mais il dit bien que les effets observés dans l'œil sont dus à la section du sympathique.

Pour lui, la rougeur de la conjonctive est accompagnée d'un état inflammatoire de cette membrane. « L'inter- » costal », dit-il, « fournit des esprits à la conjonctive, aux » glandes et aux *vaisseaux* qui se trouvent dans ces » parties... » « Le relâchement de ces parties », dit-il ailleurs, « est si évident qu'il arrive presque toujours une » légère inflammation dans la conjonctive, par le gonfle- » ment des vaisseaux... » Mais bien qu'il parle encore des

---

(1) *Observations et expériences sur l'enlèvement des ganglions gutturaux des nerfs trisplanchniques sur des chevaux* (*Journal de médecine* de Leroux, 1816, p. 340 et suiv.).

(2) Pourfour du Petit, *Mémoire dans lequel il est démontré que les nerfs intercostaux fournissent des rameaux qui portent des esprits aux yeux* (Mémoires de l'Acad. des Sciences, 1727, p. 1 et suiv.). — *Lettres concernant des réflexions sur les découvertes faites sur les yeux*. Paris, 1732. (Citation de Longet.)

vaisseaux qui ont perdu leur ressort, ou qui sont relâchés, il est certain que Pourfour du Petit n'a pas, au moins dans le récit de ses expériences, appelé l'attention d'une façon spéciale sur cette modification de l'état des vaisseaux. J'ai à peine besoin d'ajouter qu'il n'a proposé aucune explication du relâchement vasculaire dont il parle.

Cruikshanks (1) avait aussi constaté cette *inflammation* de la conjonctive dans ses expériences, après la section, sur des chiens, du nerf vague et de l'*intercostal* accolés l'un à l'autre. Dans la première expérience, il y eut, dit-il, une légère inflammation et un état morne de l'œil; dans les expériences II, III et IV, les yeux devinrent immédiatement rouges et présentèrent le même état morne. Cet état morne de l'œil, dont parle Cruikshanks, n'était pas autre chose, probablement, que l'aspect singulier donné à cet organe par son retrait vers le fond de l'orbite, par la diminution de l'ouverture interpalpébrale, et enfin, par la saillie de la membrane nictitante qui s'avance de l'angle interne de cette ouverture vers la cornée transparente.

Un autre expérimentateur de la même époque, Arnemann (2) notait également, dans un certain nombre de ses expériences sur des chiens, une *inflammation* de l'œil du côté opéré. Suivant lui, c'est là une suite constante de l'opération. Il aurait observé le même résultat, après la section isolée du nerf *intercostal;* il ne dit pas d'ailleurs comment il avait réussi à couper ce nerf isolément chez le

---

(1) W. Cruikshanks, *Experiments on the Nerves, particularly on their Reproduction, and on the Spinal Marrow of Living Animals.* (Philosoph. Trans., t. XVII, 1795, p. 512 et suiv.)

(2) Arnemann, *Versuche über die Regeneration der Nerven.* Göttingen, 1797, p. 68, 85, 86, 87, 89, 95, 97, 99, 102.

chien. Il ne donne pas une description détaillée des phénomènes qui caractérisaient pour lui l'inflammation. Après avoir dit que l'œil du côté opéré s'enflammait au bout de quelques jours, il ajoute, dans la relation de certaines de ses observations, qu'il y avait un écoulement abondant de larmes de ce côté, et que la cornée était couverte d'un mucus visqueux, ou de pus. Dans la dernière partie de son travail, il traite, en s'appuyant sur ses expériences, de l'influence des nerfs sur la nutrition du corps, sur les sécrétions, sur les vaisseaux sanguins, sur la chaleur animale, le mouvement et la sensibilité ; c'est là, du moins, le titre de cette dernière partie. En réalité, on n'y trouve aucune indication nette, relative au mécanisme de l'action du système nerveux, soit sur les vaisseaux sanguins, soit sur la chaleur animale.

Les expériences de Dupuy (d'Alfort) consistaient dans l'extirpation des ganglions gutturaux (cervicaux supérieurs) du trisplanchnique, ou grand sympathique, sur les chevaux. Dans presque toutes ses expériences, il note la rougeur de la conjonctive, l'élévation de la température de la base des oreilles et du front, et des sueurs sur les oreilles, le front et la nuque. Et cependant, Dupuy ne conclut pas que le grand sympathique exerce une action directe quelconque sur la vascularisation, sur la calorification, sur la sécrétion sudorale des parties auxquelles les nerfs de ce système se distribuent. La seule conclusion qu'il tire de ses expériences, c'est que *les nerfs sympathiques exercent une grande influence sur les fonctions nutritives;* et l'on reconnaît facilement que cette conclusion ne s'applique pas seulement aux phénomènes qui se passent du côté de la tête, mais aussi, et au même titre, aux autres troubles morbides qui se sont montrés dans certaines de ses observations, c'est-à-dire à l'amaigrissement des animaux, à la perte de l'appétit, à la gêne de la respiration, à l'infiltration des jambes, et peut-être même à la gale dont ils étaient tous atteints.

Dupuy avait donc constaté et signalé les modifications de la circulation capillaire qui se produisent dans la conjonctive oculaire, à la suite de l'extirpation du ganglion cervical supérieur, et il avait bien remarqué aussi, du moins dans certains points de la peau de la tête et de la face, l'augmentation de chaleur que détermine cette opération. Mais il n'avait évidemment pas reconnu que ces modifications sont les conséquences de la paralysie des vaisseaux de ces parties. Aussi n'est-on pas en droit d'attribuer à Dupuy la démonstration expérimentale de l'action du grand sympathique, soit sur les vaisseaux, soit sur la chaleur animale.

Des résultats analogues à ceux qu'avait publiés Dupuy furent obtenus par Brachet (1), qui fit des expériences sur des chiens. Chez ces animaux, comme nous l'avons déjà rappelé, le cordon cervical du grand sympathique est uni d'une façon intime au nerf pneumogastrique dans toute la longueur du cou. Ce n'est qu'à la partie tout à fait supérieure de cette région, vers le ganglion cervical supérieur, ou à la partie tout à fait inférieure, c'est-à-dire vers le ganglion cervical inférieur, que l'on peut agir isolément sur le grand sympathique du chien. Brachet coupa sur plusieurs chiens le cordon formé par le pneumogastrique et le sympathique accolés, afin de voir quels seraient, sur l'œil correspondant, les effets de cette section. Il fait

---

(1) Brachet, *Recherches expérimentales sur les fonctions du système nerveux ganglionnaire*, 2ᵉ édit., 1837, p. 431 et suiv.

remarquer préalablement que « la distribution connue du
» pneumogastrique empêche de soupçonner que sa section
» puisse avoir quelque influence sur les yeux ». Il résume
les phénomènes que l'on observe dans l'organe de la vision,
la suite de l'opération, en disant que l'œil devient larmoyant
et chassieux, que la conjonctive devient rouge et se boursoufle, et il conclut qu'il y a, par conséquent, des modifications de la sécrétion lacrymale et muqueuse et de la
circulation capillaire. Il ne dit rien de la température de
la peau de la tête ou de la face du côté de l'opération. Il
avait cependant lu, sans doute, le mémoire de Dupuy qu'il
cite. Chose plus singulière, bien qu'il paraisse avoir pris
connaissance des recherches de Pourfour du Petit, il
semble n'avoir pas constaté la constriction de la pupille que
produit toujours cette section. Il dit même que l'iris n'a
pas été influencé par l'opération. Et pourtant, dans une de
ses conclusions, il pose en fait que le système nerveux
ganglionnaire est l'agent des mouvements de l'iris.

Mais laissons de côté cette lacune inexplicable, pour ne
nous occuper que des effets signalés par Brachet. Il cherche à découvrir le mécanisme de ces effets, et se demande
s'ils sont le résultat d'une excitation, ou augmentation
d'action des organes dont les fonctions sont ainsi altérées,
ou s'ils dépendent d'une atonie, faiblesse ou paralysie de
ces organes. Il essaye d'abord de montrer qu'on ne peut pas
les attribuer à une inflammation, ou à une excitation, et il
conclut qu'ils sont, par conséquent, le résultat de l'atonie,
ou plutôt de la paralysie des glandes et des vaisseaux
capillaires de la partie. « Rappelons-nous », dit-il, « que
» le système nerveux ganglionnaire préside aux sécrétions
» et à la circulation capillaire. Lors donc que, par la section
» ou la destruction des nerfs ganglionnaires d'un organe,

» on a paralysé son action sécrétoire et capillaire, le sang
» ne cesse pas pour cela de lui arriver, parce qu'il y est
» poussé avec force par les contractions du cœur ; mais ne
» trouvant plus dans les capillaires l'énergie nécessaire à
» leur réaction, il les distend peu à peu, y reste presque
» en stagnation, boursoufle la partie, lorsqu'elle offre
» assez de laxité pour le permettre, et en détermine la
» rougeur et le gonflement, comme on le voit à la conjonc-
» tive. » Dans d'autres expériences, Brachet essaye de détruire le ganglion cervical supérieur et il constate des résultats semblables, en ce qui concerne les yeux, à ce qu'il avait observé précédemment. Il note en plus, toutefois, la congestion des capillaires sanguins du cerveau, de la pie-mère et de l'arachnoïde, soit des deux côtés, soit seulement du côté de l'opération, suivant que l'expérience est faite sur les deux ganglions ou sur un seul. Dans la plupart de ses expériences, Brachet avait constaté, ou cru remarquer, des troubles cérébraux chez les animaux ainsi opérés, ou même chez ceux qui n'avaient subi que la section d'un cordon sympathique à la région du cou. Je dois dire que ce résultat est, pour le moins, très-exceptionnel : s'il s'est vraiment produit aussi souvent dans les expériences de ce physiologiste, il devait tenir à quelque circonstance particulière de l'opération elle-même, et non au fait de la section du sympathique ou de la destruction du ganglion cervical supérieur (1).

(1) M. le docteur Goujon a vu, chez un lapin, la section des deux cordons cervicaux du grand sympathique provoquer une méningite cérébro-spinale très-évidente (*Méningite céphalo-rachidienne consécutive à la section des filets cervicaux du grand sympathique*, dans *Journal de l'anatomie et de la physiologie de l'homme et des animaux*, 1867.) Même dans ces conditions, c'est-à-dire lorsque l'opération est faite des deux côtés, on n'observe rien de semblable dans l'immense majorité des cas.

Ainsi, non-seulement Brachet avait constaté la congestion que présente la conjonctive oculaire, sous l'influence de la section du grand sympathique cervical, mais encore il avait attribué très-nettement cette congestion, et celle du cerveau et de ses membranes, à une paralysie des capillaires sanguins. Dirons-nous cependant que Brachet a découvert le mécanisme véritable de l'action du système nerveux sur les vaisseaux? Ce serait certainement aller trop loin : il a entrevu, pour ainsi dire, ce mécanisme, mais il ne pouvait ni en concevoir, ni en donner une idée bien claire. On ignorait alors la structure des vaisseaux : on ne connaissait pas l'existence des fibres musculaires de la tunique moyenne des artérioles et des veinules, et il n'est pas possible, par conséquent, de se représenter comment Brachet comprenait le mécanisme de la paralysie vasculaire dont il parlait.

John Reid signala aussi, en 1838, la congestion sanguine de la conjonctive oculaire qui se manifeste dans ces conditions expérimentales (1).

Ses premières expériences furent faites sur des chiens. Quelque temps après la section du cordon formé par l'accolement du sympathique cervical et du pneumogastrique, il vit la conjonctive devenir rouge, gonflée, et se projeter au devant de la cornée... Une petite partie du globe oculaire était seule visible entre les paupières à demi fermées. Cette *inflammation* eut fréquemment pour résultat une production de matière purulente, et

---

(1) John Reid, *An Experimental Investigation into the Functions of the Eighth Pair of Nerves, or the Glosso-pharyngeal, Pneumogastric, and Spinal Accessory.* (The Edinburgh Medical and Surgical Journal, t. XLIX, 1838, p. 132.) — *On the Effects of Lesion of the Trunk of the Ganglionic System of Nerves in the Neck upon the Eyeball and its Appendages.* (Même journal, 1839, p. 36 et suiv.)

parfois un trouble plus ou moins marqué de la cornée : après avoir duré quelque temps, l'inflammation commença à disparaître graduellement.

John Reid avait donc cru, comme Pourfour du Petit et surtout comme Cruikshanks et Arnemann, que la rougeur de la conjonctive, observée dans ces conditions, était de nature inflammatoire, et il est clair qu'il n'a pas eu l'idée que le nerf grand sympathique pouvait avoir une action directe sur les parois des vaisseaux. Comment aurait-il pu d'ailleurs concevoir cette idée, alors que la section du cordon cervical du sympathique, faite isolément sur des chats et des lapins, et l'ablation du ganglion cervical supérieur, pratiquée sur des lapins, lui avaient paru ne pas donner lieu à une augmentation appréciable de la rougeur de la conjonctive? Je n'ai pas besoin de dire qu'il y avait là une singulière erreur d'observation, car l'action du sympathique cervical sur les vaisseaux de la tête, est tout aussi prononcée chez le chat et le lapin que chez le chien. En somme, au point de vue du problème concernant l'influence du sympathique sur les vaisseaux, les recherches de John Reid ont bien moins d'importance que celles de Brachet.

Nous arrivons enfin à l'époque où la présence d'éléments musculaires dans les parois des vaisseaux fut démontrée d'une façon irréfutable. Cette démonstration est due à Henle (1) qui, en 1840, décrivit les éléments musculaires de la tunique moyenne des artères, et montra qu'ils offrent les mêmes caractères que ceux du tissu musculaire de la vie organique. Avant le travail de cet histologiste, la tunique moyenne des artères avait bien été désignée

---

(1) Henle, *Wochenschrift für die gesammte Heilkunde*, 1840, n° 21, p. 329. — *Traité d'Anatomie générale*, t. II. (Encyclopédie anatomique, t. VII, trad. française, 1843, p. 28 et suiv., 44 et suiv., 57 et suiv.)

par différents auteurs sous le nom de *tunique musculaire*, mais on peut dire que cette dénomination traduisait une simple vue de l'esprit. Les médecins qui attribuaient à des contractions supposées des artères un rôle important dans la production de divers phénomènes pathologiques, de la congestion entre autres, et les physiologistes qui faisaient dépendre le pouls de mouvements rhythmiques des artères, devaient nécessairement admettre l'existence d'un tissu musculaire dans la paroi des artères, et ils avaient, par une inspiration heureuse, placé ce tissu dans la paroi moyenne de ces vaisseaux. Ce n'était là évidemment qu'une hypothèse, acceptée comme vraisemblable par les uns, rejetée complétement par les autres. La description de Henle devait lever tous les doutes : depuis lors, tous les anatomistes et les physiologistes, d'un commun accord, ont considéré comme musculaires les éléments fusiformes, disposés d'une façon annulaire entre la tunique interne et la tunique externe des vaisseaux. Nous étudierons tout à l'heure les caractères de ces éléments ; nous verrons si tous les vaisseaux en sont pourvus ; si, en dehors des fibres musculaires à direction annulaire, il n'en existe pas qui présentent une autre disposition. Contentons-nous en ce moment de constater que Henle a prouvé leur présence, non-seulement dans les artères, mais encore dans les veines. Cet histologiste a, de plus, très-nettement indiqué le rôle de la contractilité des vaisseaux dans le mécanisme de la circulation : « La part » que la contractilité du cœur et des vaisseaux prend à la » circulation peut être exprimée en deux mots, savoir : » que le mouvement du sang dépend du cœur, mais que sa » répartition est dépendante des vaisseaux. » De même encore, il n'hésite pas à attribuer au système nerveux une action puissante sur la tunique musculaire des vaisseaux.

Après avoir rappelé que Valentin croyait avoir vu des vaisseaux se resserrer, sous l'influence de l'irritation des nerfs correspondants, il ajoute que les vaisseaux peuvent sans doute se contracter, soit par suite d'une excitation agissant directement sur les nerfs vasculaires, soit par suite d'une excitation agissant sur ces nerfs par voie réflexe.

« Les excitants », dit-il, « à l'action desquels succède la
» contraction, agissent ou directement sur les nerfs des
» vaisseaux, ou indirectement, par sympathie (mouvements
» réflectifs), au moyen de nerfs sensitifs correspondants, et
» les vaisseaux d'une partie se contractent, après l'irritation
» de la peau qui couvre cette dernière, par la même raison
» qui fait que les muscles d'un membre, soumis à l'empire
» de la volonté, se contractent par l'effet du chatouille-
» ment. »

Ailleurs, il parle de la paralysie des vaisseaux : « Quand
» tous les nerfs d'un membre sont paralysés ou coupés, ou
» bien quand le système nerveux est en proie à un épuise-
» ment général, les vaisseaux sont souvent relâchés aussi
» bien que les muscles ; il peut même résulter de là des
» infiltrations qui ressemblent à celle de l'inflammation. »
Enfin, il cherche à donner une explication des diverses sortes de congestions produites par l'intermédiaire de modifications du système nerveux. Les congestions passives seraient celles qui dépendent d'une paralysie directe des nerfs vasculaires. Les congestions actives seraient dues encore, il est vrai, à une paralysie de ces nerfs, mais cette paralysie serait réflexe ; produite par une excitation des nerfs sensitifs, elle serait accompagnée de phénomènes en rapport avec cette excitation : douleur, élévation de température, etc.

A la même époque, Stilling (1) décrivait aussi les effets probables de l'action vaso-motrice. Il était conduit, par ses réflexions sur ce sujet, à admettre, comme Henle, qu'il y a des nerfs *vaso-moteurs* agissant sur les vaisseaux, soit par action directe, soit par action réflexe, et comparables en tout aux nerfs qui se rendent aux muscles de la vie animale (nerfs *musculo - moteurs*). C'est Stilling qui a créé ce mot de *vaso-moteurs* que nous employons couramment aujourd'hui.

On voit que Stilling et Henle étaient arrivés, par voie inductive, à concevoir de la même façon les relations qui peuvent exister entre les vaisseaux et le système nerveux. L'un et l'autre, ils avaient cherché à introduire dans le domaine de la pathologie leurs présomptions physiologiques, et ces présomptions leur avaient fourni des explications ingénieuses pour un certain nombre de phénomènes morbides.

Ce sont les travaux de ces deux auteurs qui ferment la première période de l'histoire des nerfs vaso-moteurs. Jusqu'ici nous ne voyons pas d'expériences qui démontrent d'une façon catégorique, indiscutable, l'influence de certains nerfs sur les vaisseaux. Mais le terrain est bien préparé pour l'expérimentation. On sait que les vaisseaux sont munis d'éléments contractiles; on sait aussi qu'ils se resserrent sous l'influence de certaines irritations; différents auteurs ont déjà vu des nerfs se perdre dans les parois des vaisseaux. Ainsi, au dire de Henle (2), Rudolphi avait constaté, sur les artères carotide et vertébrale, des filets nerveux qui semblaient pénétrer dans l'épaisseur des

---

(1) *Recherches pathologiques et médico-pratiques sur l'irritation spinale.* Leipzig, 1840.
(2) *Loc. cit.*, p. 43.

parois de ces vaisseaux. Lucæ avait suivi des nerfs vasculaires jusque dans la tunique moyenne de l'artère brachiale; Pappenheim, Schlemm, Göring, avaient fait des observations du même genre. Que manque-t-il encore? C'est, comme nous venons de le dire, la démonstration expérimentale rigoureuse de l'action du système nerveux sur le tissu contractile des vaisseaux. Or, c'est cette démonstration qui ouvre la seconde période de l'histoire en question.

Les premières expériences concluantes sont celles que M. Cl. Bernard publia en 1851, et, en réalité, c'est cette date qui marque le point de départ de nos connaissances positives sur les nerfs vaso-moteurs. Quelques physiologistes ne veulent pas qu'il en soit ainsi, et prétendent qu'avant les expériences de M. Cl. Bernard, la science avait déjà enregistré des données exactes sur ces nerfs. M. Schiff surtout a réclamé dans ce sens. Il rappelle un travail antérieur (1), dans lequel il indiquait, paraît-il, le trajet suivi par les nerfs vaso-moteurs. Dès cette époque, il aurait établi que ces nerfs, en sortant de la moelle, suivent le trajet des racines antérieures, traversent des ganglions placés sur leur parcours, ganglions qui ne modifient en rien leur action, et se distribuent aux organes. Il aurait dit encore qu'on peut suivre ces nerfs dans la moelle, jusqu'au bulbe rachidien, et, de là, jusqu'aux couches optiques.

M. Schiff allègue aussi la thèse inaugurale d'un de ses élèves, F. de Meyer (2), dans laquelle il serait fait mention, non-seulement de la dilatation des vaisseaux qui

---

(1) *De vi motoria baseos encephali*. Bockenhemii, 1845.
(2) *Paralyseos nervi trigemini*. Francfort-sur-le-Mein, 1847.

suit la paralysie des nerfs vaso-moteurs, mais encore de l'élévation de température qui se produit, sous l'influence de cette paralysie, dans les parties dont les vaisseaux sont animés par ces nerfs.

Enfin, dans la même année 1847, Axmann aurait cherché à montrer que le grand sympathique fournit seul les nerfs qui mettent en jeu la contractilité des artères (1).

Je n'ai pas pu consulter ces mémoires par moi-même, et je ne les cite que d'après ce qu'en a dit Longet; mais la valeur de la réclamation dont il s'agit ne me paraît pas avoir frappé beaucoup les esprits, car, non-seulement en France, mais à l'étranger, en Allemagne même, on s'accorde généralement à attribuer le mérite de la découverte, ou, si l'on veut, de la démonstration expérimentale de l'action des nerfs vaso-moteurs, à M. Cl. Bernard. D'ailleurs, en bonne justice, si l'on devait accorder une priorité quelconque à d'autres physiologistes, ce serait à Dupuy (d'Alfort) et à Brachet, qu'il faudrait l'attribuer. Nous avons vu toutefois qu'une revendication de cette sorte serait même inadmissible, puisque ces physiologistes, ou bien n'ont pas compris la véritable signification des effets qu'ils obtenaient, ou bien n'ont pas pu en saisir le mécanisme. Sachons donc être équitables. Avant les expériences de M. Cl. Bernard, la physiologie des nerfs vaso-moteurs n'existait réellement pas, et les spéculations perspicaces de Henle et de Stilling ne pouvaient être admises qu'à titre d'hypothèses hardies, pour ne pas dire téméraires.

C'est depuis le premier travail de M. Cl. Bernard que les physiologistes et les médecins ont pu enfin fonder des théories sur une base solide. Ce premier travail date de

(1) *Thèse physiologique sur l'influence du système nerveux ganglionnaire.* Berlin, 1847.

1851 : c'est une courte note publiée dans les comptes rendus de la Société de biologie (1). M. Cl. Bernard y fait connaître l'influence qu'exerce la section du cordon cervical du grand sympathique sur la calorification et la sensibilité des parties, auxquelles se distribuent les ramifications de ce cordon nerveux. Il a vu, aussitôt après cette section, la chaleur s'élever de plusieurs degrés dans toute la moitié correspondante de la face : on observe le même phénomène, parfois avec plus d'intensité, en enlevant le ganglion cervical supérieur. Ces résultats s'obtiennent constamment lorsque l'opération est faite sur le chien, le cheval et le lapin, et ils sont surtout très-prononcés lorsque les animaux sont vigoureux. « *En même temps*, dit M. Cl. Bernard, *que la chaleur augmente dans les parties, la circulation y devient plus active, ce qui est très-apparent sur les oreilles des lapins, ainsi que je l'ai montré en reproduisant les expériences devant la Société*. Je m'expliquerai plus tard sur cette modification de la circulation, au point de vue de son mécanisme et de la question de savoir si elle est la cause ou l'effet de l'accroissement de la chaleur animale... » Chez les animaux ainsi opérés, on constate aussi une augmentation de la sensibilité, dans toute la moitié de la face qui correspond au côté de l'opération.

L'attention des physiologistes, qui n'avait été frappée ni par les faits expérimentaux de Dupuy et de Brachet, ni par les théories de Henle et de Stilling, fut enfin vivement saisie par les résultats qu'annonçait M. Cl. Bernard. Non-seulement M. Cl. Bernard signalait l'influence du grand sympathique sur la circulation, mais encore, il notait d'une façon expresse celle que cette partie

---

(1) Cl. Bernard, *Influence du grand sympathique sur la sensibilité et la calorification*. (Comptes rendus de la Société de biologie, 1851, p. 163.)

du système nerveux exerce sur la chaleur animale. Dupuy avait bien indiqué, dans le récit de ses expériences, l'augmentation de chaleur qu'il observait chez des chevaux, dans certaines parties de la tête, à la suite de l'extirpation des ganglions gutturaux ; mais il ne paraît pas avoir compris la signification spéciale de ce fait. Nulle part il ne dit, ni ne donne à entendre que, pour lui, ce résultat prouve l'influence du sympathique sur la température des parties en relation avec cet appareil nerveux. Au contraire, non-seulement M. Cl. Bernard constate le fait, mais encore il en voit nettement l'importance; il le mét en saillie et l'inscrit même dans le titre de sa note.

Dans ce travail, M. Cl. Bernard ne cherchait pas à expliquer le mécanisme des modifications de la circulation et de la chaleur, déterminées, par la section d'un cordon cervical sympathique, dans la moitié de la face du côté correspondant. Il paraissait avoir des doutes sur la nature des relations qui peuvent exister entre les changements subis par la circulation, d'une part, et, d'autre part, l'élévation de la température, dans cette région. Il voulait évidemment faire de nouvelles recherches avant de se prononcer.

Dans une seconde note, communiquée cette fois à l'Académie des sciences (1), il signale de nouveau, mais avec plus de détails, les faits annoncés dans son premier travail sur ce sujet. Il tend à admettre que l'élévation de température observée dans ses expériences, n'est pas liée d'une façon absolue à l'activité plus grande de la circulation. « Toute la » partie de la tête, dit-il, qui s'échauffe après la section du » nerf, devient le siège d'une circulation sanguine plus ac-

(1) Claude Bernard, *De l'influence du système nerveux grand sympathique sur la chaleur animale.* (Comptes rendus de l'Acad. des sciences, 29 mars 1852.)

» tive. Les artères surtout semblent plus pleines et paraissent
» battre plus fort; cela se voit très-distinctement sur les
» vaisseaux de l'oreille, chez le lapin. Mais, les jours sui-
» vants, et quelquefois dès le lendemain, cette turgescence
» vasculaire a considérablement diminué ou même dis-
» paru, bien que la chaleur de la face de ce côté continue
» à être aussi développée que la veille. Cette circonstance
» doit faire penser que l'élévation de la température n'est
» pas uniquement un effet de l'activité plus grande dans la
» circulation sanguine. »

M. Cl. Bernard, à ce moment, inclinait donc à admettre que le sympathique cervical peut agir sur la calorification des parties, autrement que par l'intermédiaire des modifications qu'il imprime à leur circulation sanguine. D'autre part, il ne faisait pas encore connaître son opinion sur le mécanisme de l'augmentation d'activité de la circulation, quoiqu'il la fît pressentir, en parlant de la plénitude plus grande et des battements plus forts des artères. Ce n'est qu'un peu plus tard, vers la fin de l'année 1852, qu'il émit l'idée d'une relation étroite entre l'activité plus grande de la circulation et l'élévation de température, qui ont lieu, après la section du cordon cervical sympathique, dans les régions auxquelles se distribue ce cordon.

Mais le premier travail de M. Cl. Bernard avait donné l'éveil, et les physiologistes s'empressèrent de répéter ses expériences et d'en chercher l'interprétation. Dans l'intervalle qui sépara la seconde et la troisième publication de M. Cl. Bernard, parut en Amérique un travail très-important de M. Brown-Séquard (1). Cet expérimentateur y faisait voir que, si la section du cordon cervical du grand

---

(1) *Philadelphia Medical Examiner*, août 1852.

sympathique produit une dilatation des vaisseaux et une augmentation de chaleur dans le côté correspondant de la tête, l'électrisation du bout supérieur de ce nerf détermine la constriction des vaisseaux dilatés, constriction qui a pour conséquence un refroidissement considérable des parties dont la température s'était élevée par suite de cette section. Le premier, il montra ainsi, bien clairement, que l'activité plus grande de circulation, qui a lieu après la section du cordon cervical du grand sympathique, est bien due à une paralysie des vaisseaux de la moitié correspondante de la tête ; le premier aussi, il prouva que l'élévation de la température, observée dans cette même région, est le résultat direct de la dilatation paralytique des vaisseaux et des modifications de la circulation qui s'ensuivent.

La troisième note de M. Cl. Bernard (1), relative à l'influence du sympathique sur la circulation et la chaleur animale, fut publiée avant qu'on eût connaissance en France du travail de M. Brown-Séquard. Dans cette note, M. Claude Bernard, après avoir rappelé les recherches de Pourfour du Petit, de Biffi, de Budge et Waller sur le cordon cervical du grand sympathique, fait observer que les effets de la section ou de la galvanisation de ce cordon ne se bornent pas à ceux que ces physiologistes avaient constatés. Sous l'influence de la section du sympathique, ou de l'arrachement du ganglion cervical supérieur, non-seulement la pupille se rétrécit, mais il y a encore un resserrement et une déformation de l'ouverture palpébrale ;

---

(1) Cl. Bernard, *Sur les effets de la section de la portion céphalique du grand sympathique* (Comptes rendus de la Société de biologie, novembre 1852, p. 168 et suiv.). — Cette note fut publiée par la *Gazette médicale* le 29 janvier 1853.

une rétraction du globe oculaire vers le fond de l'orbite, avec saillie de la troisième paupière qui s'avance de dedans en dehors, au devant de l'œil ; un rétrécissement plus ou moins marqué de la narine et de la moitié de la bouche du côté de la section ; *une activité beaucoup plus grande de la circulation dans toutes les parties du côté de la face correspondant à la section, et, comme suite, une augmentation considérable de la caloricité dans ces parties.* Lorsqu'on galvanise le bout supérieur du cordon cervical du sympathique coupé, on détermine des effets diamétralement opposés. « La pupille s'élargit, l'ouverture des paupières s'a-
» grandit. L'œil fait saillie hors de l'orbite ; *d'active qu'elle
» était, la circulation devient faible ; la conjonctive, les na-
» rines, les oreilles, qui étaient rouges, pâlissent.* » On voit que M. Cl. Bernard ne se borne pas à constater la congestion et l'activité plus grande de la circulation, qui ont lieu dans la moitié de la face, du côté où l'on a coupé le cordon cervical du grand sympathique, ou arraché le ganglion cervical supérieur ; il montre, en même temps, que cette section a *comme suite* une augmentation de la chaleur dans les parties congestionnées. Ces résultats sont constants, mais à une condition qu'il indique de nouveau d'une façon expresse : il faut que ces expériences soient faites sur des animaux vigoureux. Signalons encore un autre fait expérimental mentionné dans cette même note et qui confirme les données précédentes. Si l'on met une goutte d'ammoniaque sur la conjonctive d'un chien, auquel on a coupé le cordon cervical sympathique du côté correspondant, l'animal, excité par la douleur, ferme avec force ses paupières ; mais la galvanisation du bout supérieur du nerf sectionné fait écarter les paupières, et, en même temps, *fait diminuer et presque disparaître la rougeur produite par le caustique.*

En 1853, Waller (1), sans avoir eu connaissance des travaux de M. Brown-Séquard et de M. Bernard, publia des résultats expérimentaux qui le conduisaient à proposer l'explication déjà donnée par ses devanciers. Il démontra de plus, et M. Budge le prouvait aussi de son côté (2), que la portion de la moelle épinière qu'ils avaient appelée *région cilio-spinale*, est également celle d'où naissent les nerfs vaso-moteurs de la tête et de la face. En effet, lorsqu'on agit sur cette région, on voit se manifester les mêmes phénomènes que lorsqu'on expérimente directement sur le grand sympathique.

Enfin, pour terminer ces quelques indications relatives à l'historique des premiers travaux sur la physiologie des nerfs vaso-moteurs, je dois rappeler encore une expérience publiée, en 1851, par MM. Brown-Séquard et Tholozan, et dont le résultat peut être considéré comme le premier exemple indiqué, de contraction réflexe expérimentale des vaisseaux. Si l'on plonge une main dans de l'eau très-froide, un thermomètre, tenu dans l'autre main, indique bientôt un abaissement notable de la température. (On peut, lorsque les mains sont froides, faire l'expérience en sens inverse, c'est-à-dire faire augmenter la température d'une des mains, l'autre étant seule plongée dans l'eau chaude.) Nous aurons l'occasion, dans une de nos leçons, de reparler de cette expérience.

Telle est l'histoire générale et résumée de la découverte

---

(1) Waller, *Neuvième mémoire sur le système nerveux* (Comptes rendus de l'Acad. des sciences, séance du 28 février 1853).

(2) Budge, *De l'influence de la moelle épinière sur la chaleur de la tête*. Lettre à M. Flourens, Bonn, 18 février 1853. (Comptes rendus de l'Académie des sciences de Paris, même séance, 28 février 1853).

des premiers faits relatifs à la physiologie des nerfs vaso-moteurs.

A dater des travaux de MM. Cl. Bernard et Brown-Séquard, la voie était ouverte aux expérimentateurs. De nombreuses recherches sont venues, depuis lors, enrichir cette partie de la physiologie. D'autre part, la pathologie a su profiter des découvertes dues aux efforts de l'expérimentation. Nous verrons que ces découvertes ont permis d'élucider certaines questions afférentes à la pathogénie, à la symptomatologie et à la thérapeutique des maladies. Mais avant d'exposer ces résultats, nous devons nécessairement entrer dans quelques développements sur le rôle que jouent les nerfs vaso-moteurs dans les principales fonctions des animaux. Il faut connaître le jeu normal de cet appareil, pour saisir et comprendre les conséquences des modifications, spontanées ou provoquées, de son fonctionnement.

Il convient de rappeler, avant tout, en quelques mots, la contexture et la disposition de l'appareil vaso-moteur, ainsi que la structure des éléments anatomiques sur lesquels agit cet appareil, c'est-à-dire des éléments contractiles de la paroi des vaisseaux sanguins.

— Les nerfs vaso-moteurs peuvent être considérés, d'une façon générale, comme appartenant au système du grand sympathique. On constate sans difficulté que la plupart d'entre eux sortent des ganglions de ce système, quelle que soit d'ailleurs leur provenance originelle. On ignore, pour un petit nombre d'entre eux, s'ils entrent en rapport avec des ganglions sympathiques, avant de se rendre aux vaisseaux dont ils doivent innerver les parois; mais il est probable que l'existence d'un rapport de ce genre est une des lois de la disposition des nerfs vaso-moteurs.

Le grand sympathique règne sur le devant de la colonne vertébrale, depuis la base du crâne jusqu'au coccyx ; il est formé de deux cordons nerveux longitudinaux, l'un du côté droit, l'autre du côté gauche, entrecoupés par des ganglions. Ce sont ces cordons qui forment la partie fondamentale, centrale jusqu'à un certain point, du grand sympathique. A la partie supérieure du cou, le ganglion cervical supérieur semble terminer cette partie centrale du sympathique. De ce ganglion partent de nombreux filets, dont les uns se rendent directement aux divers organes du cou et de la face, et dont les autres pénètrent dans le crâne, par le canal carotidien, pour se distribuer à l'œil et aux organes intra-crâniens. Dans toute la longueur de la colonne vertébrale, des communications, entre la partie fondamentale du grand sympathique et les nerfs rachidiens, sont établies par des filets qui portent le nom de *rameaux communicants*. Étudiés dans la région thoracique, ces rameaux unissent la partie externe de chaque ganglion au nerf intercostal situé au-dessus de ce renflement nerveux. Ils sont composés de deux groupes de fibres : les unes montent vers la moelle épinière par les deux racines, et surtout par la racine antérieure des nerfs intercostaux ; les autres vont à la périphérie (Bidder et Volkmann, Waller), ce sont les fibres destinées principalement aux vaisseaux.

J'ai constaté l'exactitude des descriptions des auteurs précités, en examinant la disposition dont il s'agit, non-seulement sur la grenouille, mais encore sur des mammifères (rats).

Si l'on étudie les fibres qui unissent un des ganglions de la chaîne fondamentale du grand sympathique à la moelle épinière, en passant par les racines du nerf rachidien correspondant, et surtout par sa racine antérieure, on reconnaît qu'elles sont de deux sortes. Les unes sont centrifuges, par rapport au centre spinal ; elles se dirigent de la moelle vers le ganglion, ce sont les racines médullaires du grand sympathique : les autres sont centripètes ; elles partent du ganglion et se rendent aux vaisseaux de la moelle épinière. Nous verrons plus tard comment on a acquis ces notions sur les relations du grand sympathique avec le centre cérébro-spinal.

Nous verrons aussi que les fibres qui mettent en rapport les ganglions du grand sympathique avec l'axe bulbo-spinal, proviennent de la substance grise de ce centre nerveux, et nous chercherons à déterminer où se trouve leur origine véritable. Une pareille recherche serait difficile à entreprendre, avant d'avoir appris à reconnaître les effets des lésions et des excitations des nerfs vaso-moteurs. Il nous suffit, pour le moment, de constater que l'axe bulbo-spinal contribue à la constitution anatomique du système sympathique, et aussi, sans doute, à celle de l'appareil vaso-moteur.

Outre les fibres vaso-motrices contenues d'abord dans les rameaux communicants, puis dans les nerfs rachidiens, et qui accompagnent ces nerfs dans leur trajet vers la périphérie, pour se distribuer surtout aux vaisseaux, il en est un grand nombre qui naissent du bord interne des ganglions et se portent vers les organes situés dans la région du cou, dans les cavités thoracique et abdominale. Ces fibres font partie de filets plus ou moins volumineux qui forment des plexus dans ces cavités, puis des nerfs destinés aux vaisseaux et aux viscères. On connaît les rapports qu'affectent si généralement les nerfs sympathiques avec les différents vaisseaux des cavités viscérales, avec l'aorte et ses branches; ils accompagnent souvent celles-ci, en leur formant une sorte de tunique surajoutée, pendant une assez longue partie de leur parcours; on peut quelquefois suivre, à l'œil nu, quelques filaments de ces nerfs jusque près des extrémités des artères. Les dernières artérioles (et il en est de même des veinules) peuvent ainsi recevoir des fibres nerveuses motrices de deux sources différentes : les unes proviennent des rameaux communicants et ont suivi les nerfs rachidiens jusqu'à leur distribution périphérique; les autres sortent du bord interne des ganglions de la chaîne fondamentale, et suivent les artères jusqu'aux dernières artérioles, ou bien vont aussi, en partie du moins, rejoindre les nerfs sensitivo-moteurs de la région et se diriger avec eux vers la périphérie, où elles se séparent des autres fibres et se rendent aux vaisseaux.

Un certain nombre de filets nerveux du grand sympathique traversent, outre les ganglions de la chaîne fondamentale, d'autres ganglions plus ou moins nombreux. Je ne saurais citer d'exemple plus frappant de cette disposition que le nerf grand splanchnique. Ce nerf, né par plusieurs racines des ganglions du cordon thoracique du sympathique, se porte vers le plexus solaire et semble se perdre dans le ganglion semi-lunaire. De ce ganglion sortent des fibres, qui sont en continuité plus ou moins directe avec celles du splanchnique et qui vont se rendre aux viscères intra-abdominaux, à l'intestin, entre autres. Les filets nerveux, formés par ces fibres, pénètrent dans la paroi intestinale, trouvent entre les deux tuniques musculaires un premier plexus ganglionnaire, le plexus d'Auerbach, où ils semblent se terminer. Les filets nerveux qui partent de ce plexus et qui sont encore en communication, au moins physiologique, avec le splanchnique, rencontrent un second plexus, celui de Meissner, dans le tissu sous-muqueux. De ce plexus proviennent enfin des filaments nerveux qui peuvent recevoir aussi l'influence du splanchnique et qui se rendent : les uns, dans les fibres musculaires de la paroi intestinale ; les autres, dans les éléments de la muqueuse elle-même, ou dans les vaisseaux. Les fibres nerveuses, qui pénètrent dans les parois des vaisseaux, se mettent en rapport avec les éléments contractiles de ces parois.

Les autres nerfs vaso-moteurs, provenant des renflements nerveux de la chaîne fondamentale du grand sympathique, n'entrent pas en relation avec des ganglions aussi nombreux, avant de se terminer dans les tuniques des vaisseaux ; cependant, cette disposition se retrouve encore, au moins pour un certain nombre d'entre eux : en effet, plusieurs de ces nerfs sont très-manifestement en connexion plus ou moins directe, durant leur trajet, avec un ou plusieurs renflements ganglionnaires. C'est ainsi que l'on voit des nerfs sympathiques vaso-moteurs se rendre, en totalité ou en partie, aux ganglions otique, sphéno-palatin, sous-maxillaire, pulmonaires, cardiaques, vésicaux, etc. Et nous verrons même que l'on a constaté la présence de groupes de cellules nerveuses au niveau des parois vasculaires.

En résumé, l'appareil vaso-moteur est constitué par des parties faisant fonction de centres nerveux, et par des cordons conducteurs. Les centres nerveux de cet appareil sont : d'une part, la substance grise de la moelle épinière ; d'autre part, les ganglions du cordon fondamental du sympathique et ceux qui sont répartis d'une façon variée, suivant les régions du corps, sur le trajet des nerfs vaso-moteurs. Quant aux cordons conducteurs, ce sont d'une part : les filets nerveux qui mettent les parties centrales de l'appareil en communication les unes avec les autres; d'autre part, les nerfs vaso-moteurs qui, émanés des parties centrales, vont se terminer dans les tuniques des vaisseaux. Ces nerfs sont formés de fibres centrifuges motrices, et, vraisemblablement aussi, de fibres centripètes excito-motrices. Ils offrent tous les caractères histologiques des nerfs sympathiques : je ne crois pas devoir vous rappeler ces caractères bien connus. En général, pendant la vie, les fibres vaso-motrices sont mises en activité par mécanisme réflexe ; l'expérimentation parvient d'ailleurs facilement à les faire entrer en jeu, soit par des excitations directes, soit par des excitations indirectes, réflexes.

L'étude du fonctionnement de l'appareil vaso-moteur nous occupera pendant plusieurs leçons. Mais, avant d'aborder cette étude, nous devons examiner, d'une façon sommaire, les particularités de la texture et de la structure des vaisseaux, qui permettent aux nerfs vaso-moteurs de déterminer des modifications du calibre de ces canaux.

— Les artères et les veines ont leurs parois formées de trois tuniques superposées. Dans l'une de ces tuniques, la moyenne, on trouve, comme Henle l'a montré le premier, des éléments musculaires en nombre plus ou moins considérable. On sait que ces éléments sont des corps fusiformes, plus ou moins allongés, munis chacun d'un noyau : ce sont les fibres-cellules de Kölliker. Ces éléments ont, en moyenne, 5 à 7 centièmes de millimètre de longueur, et 5 à 6 millièmes de millimètre de largeur, au point où ils sont le plus larges, c'est-à-dire au niveau du noyau. Le noyau est très-allongé; il offre une forme de bâtonnet, à bouts mousses, et sa substance est un peu grenue : tantôt il contient un nucléole, tantôt il n'en contient pas. La substance de l'élément musculaire est transparente, très-finement grenue. Au voisinage du noyau, on trouve d'ordinaire quelques granulations agglomérées qui semblent prolonger un peu la forme de ce noyau. Les éléments musculaires des vaisseaux, comme toutes les fibres-cellules en général, se colorent par le carmin et la fuschine, plus facilement que les autres éléments de la paroi vasculaire.

La tunique moyenne des grosses artères est formée presque exclusivement de tissu élastique. Les éléments musculaires y deviennent de plus en plus abondants, au fur et à mesure que le calibre de ces vaisseaux diminue, de telle sorte que cette tunique, d'abord presque totalement élastique dans les très-grosses artères, devient musculo-élastique dans les artères de moyen calibre et finit par être entièrement musculaire dans les artérioles.

Les grosses artères, l'aorte elle-même, ne sont pas privées de fibres musculaires (1) ; ces éléments sont plus courts que ceux des petites artères ; ils ne sont pas nettement fusiformes ; ils sont irréguliers, rectangulaires, ou ovalaires, plus ou moins déformés ; mais ils ont un noyau très-allongé, en forme de bâtonnet, c'est-à-dire le noyau caractéristique des fibres musculaires. Dans les grosses artères, ils sont plus abondants, d'après Gerlach (2), dans la partie de la tunique moyenne qui se trouve au voisinage de la tunique interne. Quoique les premières recherches histo-

---

(1) Victor von Ebner, *Ueber den Bau der Aortenwand, besonders der Muskelhaut derselben* (Recherches de l'Institut de Graz, sous la direction de Rollett, 1870).

(2) J. Gerlach, *Structur der Gefässhäute* (Centralblatt......, 1872, p. 799 et suiv.).

logiques n'eussent pas fait reconnaître pour musculaires les fibres-cellules modifiées de la tunique moyenne des grosses artères, on était bien forcé d'admettre qu'il existait dans cette tunique des éléments contractiles, puisque ces vaisseaux peuvent aussi se resserrer sous l'influence des excitants. C'est ce qu'on peut mettre en lumière, surtout chez les petits animaux. Ainsi la carotide primitive, la crurale, chez le lapin, diminuent de calibre, lorsqu'on les excite avec une pointe mousse, et nous verrons d'autres exemples de ce genre. Gerlach (1) a montré que la longueur et la ténuité des noyaux en bâtonnet des fibres-cellules augmentent, à mesure que la lumière des artères devient plus étroite ; en même temps, la contractilité des éléments musculaires offre une plus grande énergie.

Les fibres musculaires des artères sont presque uniquement disposées d'une façon annulaire dans la tunique moyenne: d'après quelques auteurs, elles pourraient offrir une disposition spirale, surtout dans les petites artères, (Lister, Ch. Rouget, H. Müller). Dans certaines artères, on trouve quelques fibres longitudinales. Je rappelle qu'on rencontre ces fibres surtout dans la tunique externe des grosses artères incomplétement fixées, comme l'artère splénique, l'artère ombilicale et la dorsale du pénis. Il y en a quelques-unes, longitudinales ou obliques, mêlées aux fibres transversales de la tunique moyenne de l'aorte thoracique. On trouve aussi, d'après Remak, des fibres de cette sorte formant de petits faisceaux, presque visibles à l'œil nu, à la surface externe de la crosse aortique et sur l'aorte thoracique. Il en a trouvé encore dans la tunique externe des artères iliaques du bœuf, du mouton et du

---

(1) *Loc. cit.*

porc; dans l'artère pulmonaire et ses branches chez le mouton ; puis dans le tronc et la première branche de l'artère mésentérique supérieure, dans la splénique et la rénale du bœuf; et, seulement, dans la mésentérique du mouton. Eberth a vu des fibres musculaires longitudinales isolées dans la tunique interne des artères hépatique, splénique, crurale ; mais il n'a pas pu en constater l'existence dans les autres artères abdominales, ni dans les artères axillaires et poplitées, où Kölliker pense en avoir vu.

Remak a constaté aussi des fibres musculaires longitudinales, formant une mince couche dans la tunique interne des artères rénales, splénique, hépatique et mésentérique de l'homme, du bœuf, du mouton et du porc. Ces fibres n'existeraient guère d'ailleurs qu'au voisinage des orifices d'origine des branches de ces artères.

Enfin, la présence simultanée de véritables couches de fibres musculaires, dans la tunique externe et la tunique interne, ne se constaterait que dans les artères ombilicales (1).

— Les veines sont moins riches que les artères en éléments musculaires; la tunique musculaire existe surtout dans les petites veines, qui peuvent se contracter avec énergie sous l'influence des agents mécaniques. Voici, d'après Eberth (2), la distribution de l'élément musculaire dans les parois des veines. En général, les fibres musculaires ont une disposition annulaire, du moins dans les veines des membres, les petites veines du cou, la veine

---

(1) Voyez J. Eberth, *Von den Blutgefässen* (Handbuch der Lehre von der Geweben des Menschen und der Thiere, herausgegeben von S. Stricker, p. 196 et 197).

(2) *Loc. cit.*, p. 199 et 200.

mammaire interne et les veines pulmonaires à l'intérieur du poumon : mais on trouve surtout des fibres longitudinales dans les veines de l'utérus gravide. La veine cave dans le foie et au-dessous du foie, la veine azygos, la veine porte, la veine hépatique, la spermatique interne, la veine rénale et l'axillaire, contiennent deux sortes de fibres musculaires, les unes, à disposition annulaire, en dedans, et les autres, longitudinales, en dehors. D'autres veines présentent des fibres longitudinales dans leur tunique externe et leur tunique interne, et, de plus, des fibres transversales dans leur tunique moyenne : telles sont les veines iliaques, crurales, poplitées, les branches des veines mésentériques, la veine ombilicale.

Ajoutons, d'après le même auteur, que certaines veines sont dépourvues d'éléments musculaires. Ce sont les veines de la pie-mère et de la dure-mère, les veines osseuses de Breschet, les veines de la rétine, la partie tout à fait inférieure des veines qui se dirigent vers la veine cave supérieure, à savoir : la veine jugulaire interne et la veine jugulaire externe, la veine sous-clavière. Il en est de même des veines du placenta maternel.

— Les capillaires, vaisseaux n'ayant qu'une seule tunique, constituent un système tout à fait distinct des artères et des veines, au point de vue anatomique et physiologique. C'est au travers des capillaires seuls, et peut-être aussi au travers des vaisseaux de transition, que se passent les phénomènes osmotiques. Il y a quelques années, on admettait que les capillaires étaient constitués par une seule tunique tapissée d'épithélium continu (Recklinghausen). Mais un certain nombre d'auteurs pensent maintenant que ce ne sont que des trajets revêtus d'endothélium, sans autre paroi. Hoyer,

Klebs, Auerbach, Eberth, Aeby, l'admettent d'une façon plus ou moins catégorique. Eberth (1) décrit une tunique extérieure pour quelques capillaires. Stricker, de son côté, croit que l'épithélium vasculaire constitue des tubes formés de protoplasma doué de propriétés sarcodiques et, par conséquent, d'un certain degré de contractilité. Il aurait vu les capillaires des larves de grenouilles et ceux de la membrane nictitante de la grenouille se rétrécir parfois de telle sorte, qu'ils ne pouvaient plus laisser passer un corpuscule sanguin. Il aurait vu pareillement des saillies se former sur la paroi des capillaires de la membrane nictitante et disparaître ensuite. Mais ces faits demandent à être vérifiés (2).

— C'est avec le tissu contractile des vaisseaux, dont nous venons d'étudier la disposition générale, que les nerfs vasomoteurs viennent se mettre en rapport. Il est nécessaire d'exposer l'état de nos connaissances sur la façon dont s'établit cette relation.

Les nerfs vaso-moteurs aboutissent aux vaisseaux. J'ai déjà mentionné, d'après Henle, les auteurs qui avaient vu des filets nerveux se terminer dans des artères. Ce point d'anatomie n'a été l'objet de nouvelles recherches que dans ces dernières années. M. Gimbert a suivi, sur la grenouille, les nerfs qui se distribuent aux artères de la membrane muqueuse palatine, de la membrane interdigitale, du mésentère et de la paroi abdominale, et il a constaté que les fibres nerveuses, réduites à l'état de fibres de Remak, se

---

(1) *Loc. cit.*

(2) Au moment où cette leçon est sous presse, M. Ch. Rouget publie dans les *Archives de physiologie normale et pathologique* (n° de novembre 1873) un important mémoire sur la structure et le développement des vaisseaux capillaires sanguins.

terminent en pointe dans leurs parois. Il a confirmé ainsi les résultats auxquels était parvenu M. Ordoñez, qui avait vu des fibres nerveuses sympathiques se terminer de même, c'est-à-dire en pointe, dans les artères du cerveau, du cervelet, de la moelle, du péritoine et de l'iris (1).

D'autres anatomistes, en assez grand nombre, ont étudié aussi le mode de terminaison des nerfs vaso-moteurs. La thèse de M. Hénocque (2), outre les résultats personnels et originaux de l'auteur, nous donne l'état de la science sur ce sujet.

M. Hénocque décrit plusieurs plexus autour des artères, à l'exemple de Klebs et d'Arnold.

1° Un plexus *fondamental*, qui forme un réseau lâche situé en dehors de la tunique externe, composé de fibres à myéline et de fibres de Remak, pâles et rubanées. D'après M. Hénocque, ce plexus, chez l'homme, ne serait formé que par des rameaux peu nombreux, et ces rameaux seraient constitués presque exclusivement par des fibres pâles.

2° Un plexus *intermédiaire*, situé dans la tunique externe. Il est constitué par un réseau de filaments qui partent du plexus fondamental; ces filaments sont formés de fibres qui, en pénétrant dans la tunique externe des vaisseaux, perdent leur myéline et leur névrilème (His). Certaines fibres paraissent n'être plus que des cylindres-axes nus. Dans ce plexus, on trouve des noyaux au niveau des points

---

(1) Gimbert, *Structure et texture des artères*. (Thèse inaugurale. Paris, 1865, n° 181, p. 60 et 61.)

(2) Alb. Hénocque, *Du mode de distribution et de la terminaison des nerfs dans les muscles lisses*. (Thèse inaug. Paris, 1870, n° 39. — Archives de physiologie norm. et path., 1870, p. 397.) On trouve dans la thèse de M. Hénocque des indications bibliographiques complètes sur les travaux qui ont précédé ses recherches.

de bifurcation des branches; on y trouve également des sortes de nodules et des renflements ganglionnaires.

3° Un plexus *intra-musculaire*, formé de filaments excessivement grêles, qui se détachent du plexus intermédiaire et qui se terminent dans les fibres musculaires.

Le réseau fondamental contient toujours (Beale (1), Lehmann, 1863, Gimbert, 1865) de petits ganglions formés de cellules nerveuses agglomérées; ces ganglions sont situés aux nœuds d'entrecroisement des fibres.

Dans le second plexus, il y a aussi, comme je l'ai dit, de petits renflements, contenant souvent une cellule nerveuse, et même quelques ganglions, à l'endroit où les fibrilles s'anastomosent les unes avec les autres.

Dans le troisième plexus, qui est constitué par des fibrilles d'un demi-millième à un millième de millimètre de largeur, plus ou moins parallèles aux fibres musculaires, on trouve de petits renflements nodulaires, au niveau de leurs anastomoses et sur leur trajet.

Les *fibrilles terminales* (Arnold, Hénocque) partiraient des fibrilles du plexus intra-musculaire, souvent à angle droit, et pénétreraient dans les fibres-cellules. Elles se termineraient par des renflements punctiformes, tantôt dans le noyau, tantôt dans la fibre, tantôt même à l'extérieur, dans l'interstice des fibres-cellules. Frankenhäuser, étudiant les fibres musculaires de l'utérus, prétend que les fibrilles aboutiraient quelquefois au nucléole du noyau. Mais M. Arnold et M. Hénocque n'ont pas retrouvé ce genre de terminaison.

Dans les veines, on trouve les mêmes plexus que dans

---

(1) *Philosoph. trans.*, 1860, pl. XXIII, fig. 5 et 9. — *On the Ultimate Distribution and Function of very Fine Nerve-Fibres.* (Quarterly Journal of microscopical Science, 1864, p. 11-17).

les artères, et M. Hénocque fait remarquer qu'en somme, les veines reçoivent plus d'éléments nerveux qu'on ne serait tenté de le croire.

La terminaison des nerfs dans les capillaires a été étudiée par M. Tomsa (de Kiew), dans le système capillaire de la peau humaine. Il s'est servi, pour les distinguer, de réactifs colorants, surtout du chlorure d'or, dont l'action porte d'une façon élective sur les éléments nerveux. On est obligé, pour l'examen microscopique, de rendre la peau transparente, après l'avoir traitée par le chlorure d'or : pour cela, on la fait chauffer, pendant quelques instants, dans un mélange d'eau et d'acide acétique à 5 pour 100, et l'on réussit ainsi, du même coup, à obtenir la transparence du tissu et à dépouiller les papilles dermiques de l'épiderme qui les recouvre. M. Tomsa (1) a vu que, du réseau des nerfs sans myéline du corps papillaire, partent des fibrilles qui se dirigent vers les papilles, et se rendent aux vaisseaux capillaires sanguins de ces parties. Ces fibrilles présentent des noyaux ou des renflements nucléiformes, comme on en voit sur les branches nerveuses périphériques. Elles forment un réseau qui entoure les capillaires : de ce réseau partent d'autres fibrilles fines et nombreuses, sans noyaux, qui s'anastomosent encore et pénètrent dans la paroi des capillaires. M. Tomsa ne peut pas d'ailleurs se prononcer sur la question de savoir si ces fibrilles se terminent dans les noyaux de cette paroi, ou dans la substance protoplasmique qui la constitue.

M. Kessel (2), étudiant la membrane du tympan, dit

(1) *Nerven der Blutgefässcapillaren*. (Centralblatt...., 1869, p. 562.)
(2) J. Kessel, *Das Gehörorgan* (Handbuch der Lehre von den Geweben, her. v. Stricker, p. 853 et 854).

aussi que des fibrilles nerveuses du plexus qui entoure les capillaires, vont se mettre en rapport de contiguité avec les parois des capillaires, et il représente cette disposition (1) ; mais il n'a pas pu s'assurer si ces fibrilles entrent en relation intime avec les noyaux de ces parois. En cela, il n'a pas été plus heureux que M. Tomsa, M. Lipmann (2) et M. Tolotschinoff (3).

Ces recherches ont été confirmées par le travail de M. Klein, principalement par ses études sur la membrane nictitante de la grenouille (4).

La description qui a été donnée des terminaisons des fibres nerveuses dans les muscles à fibres lisses, soit par M. Frankenhäuser, pour l'utérus, soit par M. Arnold, pour l'iris, soit par M. Hénocque et les auteurs que je viens de citer, pour les parois des vaisseaux, n'est pas acceptée par tous les anatomistes. W. Krause (5) se refuse à admettre la réalité de la disposition indiquée par Frankenhäuser et par Arnold. Il pense que les réseaux fibrillaires, que l'on a considérés comme nerveux, sont constitués par du tissu élastique. Il a constaté, en effet, que dans les préparations traitées par des alcalis, ces fibrilles résistent et demeurent bien visibles, ce qui caractérise d'ordinaire les fibres élastiques; cela n'aurait pas lieu si elles étaient formées par des éléments appartenant au tissu nerveux. Pour lui,

---

(1) *Loc. cit.*, fig. 284.

(2) H. Lipmann, *Die Nerven der organischen Muskeln* (Inaug. Dissert. Berlin, 1869).

(3) Tolotschinoff, *Ueber das Verhalten der Nerven zu den glatten Muskelfasern der Froschharnblase.* (Archiv f. microsc. Anat., v. 509-511, et Centralblatt, 1869, p. 899 et 900).

(4) E. Klein, *On the Peripheral Distribution of non-medullated Nerve-fibres* (in Quarterly Journal of Microsc. Science, 1872, p. 21 et suiv.).

(5) *Die Nervenendigung in den glatten Muskeln.* (Anal. *in* Centralblatt......, 1870, p. 366.)

les fibres nerveuses, destinées aux muscles lisses, aboutiraient à des sortes de plaques terminales, situées en dehors des éléments musculaires. Le nombre de ces plaques serait très-restreint par rapport à celui des fibres musculaires, de telle façon qu'une seule plaque servirait à l'innervation d'un faisceau tout entier de fibres lisses.

Je dois ajouter que d'autres anatomistes, qui ont cherché à voir la disposition terminale, décrite pour les fibres vaso-motrices par Frankenhäuser, Arnold et M. Hénocque, n'ont pas réussi à la constater. M. Sappey, dont on connaît l'habileté et le talent, m'a dit qu'il n'avait pas pu se convaincre de la réalité de cette disposition. Frey, Engelmann, M. Legros (1), n'ont pas été plus heureux, et ils sont disposés, d'après leurs propres recherches, à mettre en doute l'exactitude des conclusions d'Arnold, confirmées par M. Hénocque.

On voit que la question est encore en litige, et nécessite de nouvelles études pour être tout à fait élucidée.

(1) Ch. Legros, *Des nerfs vaso-moteurs* (Thèse de concours, 1873, p. 20).

DEUXIÈME LEÇON

Contractilité des artères sous l'influence des excitants mécaniques, du galvanisme, des agents chimiques, des substances toxiques et médicamenteuses, du froid, etc. — Contractilité des veines. — Contractilité des capillaires. — Mouvements rhythmiques spontanés de certains vaisseaux.

La présence de fibres musculaires dans la paroi des vaisseaux sanguins, confère à cette paroi le pouvoir de se contracter. D'une façon générale, c'est la tunique moyenne qui est la membrane contractile des vaisseaux, et la disposition annulaire des éléments musculaires dans cette tunique ne permet guère que des mouvements de resserrement de ces vaisseaux, lorsqu'il y a contraction des fibres-cellules, et de retour à l'état primitif, lorsque la contraction cesse. Si nous poursuivons les déductions qui découlent naturellement des données anatomiques, nous voyons que les relations des nerfs, dits *vaso-moteurs*, avec les vaisseaux, autorisent à admettre que ces mouvements doivent avoir lieu, d'ordinaire, sous l'influence de modifications fonctionnelles du système nerveux.

Quelque appui que prêtent à ces présomptions les faits que nous venons de rappeler, ils ne sauraient avoir la valeur démonstrative qui s'attache aux résultats expérimentaux. Or, l'action du système nerveux sur les vaisseaux a été mise hors de doute par les expériences de MM. Cl. Bernard, Brown-Séquard, Waller et de beaucoup d'autres physiologistes. Elles ont fait voir, en effet, que la section de certains nerfs paralyse les vaisseaux des parties correspondantes du corps, et que, d'autre part, l'électrisation du bout périphérique de ces nerfs coupés fait resserrer ces mêmes vaisseaux.

Ces expériences capitales ont été le point de départ de travaux considérables sur la physiologie normale et pathologique des actions vaso-motrices. Avant d'exposer ces travaux, il convient d'achever nos études préliminaires. Nous devons examiner de plus près la contractilité des vaisseaux, et surtout chercher à connaître l'action des excitants musculaires ordinaires sur ces vaisseaux. Voyons donc les résultats des investigations faites dans cette direction.

On a soumis les vaisseaux à l'action de tous les excitants employés pour l'étude de la contraction des muscles. Les excitants mécaniques, physiques, chimiques, ont été essayés. Les expériences les plus anciennes ont été faites à l'aide des excitations mécaniques : on piquait, ou l'on grattait, par exemple, la paroi d'un vaisseau ; au moyen d'une pointe d'instrument.

Pour rendre plus claire l'indication des résultats relatifs à cette question de la contractilité du système vasculaire, nous parlerons d'abord plus spécialement de ce qui concerne les artères.

a. *Artères*. — Le premier auteur qui ait vu les vaisseaux se contracter, sous l'influence des excitations mécaniques, est Verschuir (1). Il avait constaté, en effet,

---

(1) *Dissertatio medica inauguralis de arteriarum et venarum vi irritabili*, 1766.

que l'artère crurale et l'artère carotide d'un chien offraient des resserrements d'espace en espace, lorsqu'on les avait préalablement grattées avec une pointe de scalpel.

Ces expériences ont été répétées, dans ce siècle, par Thomson (1) : il a vu les petites artères de la patte d'une grenouille se rétrécir, lorsqu'il les excitait à l'aide d'une aiguille. Un résultat analogue a été obtenu plus tard par Wharton Jones, en exerçant une légère pression sur ces artères à l'aide d'un instrument mousse (2). Hastings, en 1818, a produit des effets du même genre, en soumettant à l'influence d'irritations mécaniques, de grosses artères, comme l'aorte abdominale du lapin, les artères mésentériques, la crurale de chats, de chiens, de lapins (3). Reinarz et Burdach, d'après M. Milne Edwards, dont le savant ouvrage me fournit la plupart de ces indications (4), ont constaté le resserrement d'un tronçon d'artère de bœuf ou de cheval, sur un cylindre de cire introduit sans effort dans ce vaisseau (5). Dans ses remarquables leçons sur l'inflammation, James Paget décrit les phénomènes qui se manifestent, lorsqu'on excite les vaisseaux de l'aile de la chauve-souris. Si l'on frotte la peau de l'aile avec une aiguille, en faisant passer trois ou quatre fois la pointe de cette aiguille en travers de la veine et de l'artère, sans blesser le tégument, ces vaisseaux se resserrent peu à peu jusqu'à occlusion. Puis,

---

(1) J. Thomson, *Traité médico-chirurgical de l'inflammation*, p. 57.

(2) Wharton Jones, *On the State of Blood and Blood-Vessels in Inflammation* (Guy's Hospital Reports, 2ᵉ série, t. VII, p. 9).

(3) Hastings, *Disputatio phys. inaug. de vi contractili vasorum.* Edinb. 1818. — *A Treatise on Inflammation of the Mucous Membrane of the Lungs...* 1824, p. 24 et suiv.

(4) Milne Edwards, *Leçons sur la physiologie et l'anatomie comparée de l'homme et des animaux*, t. IV, p. 207 et suiv.

(5) Burdach, *Traité de physiologie*, t. VI, p. 353.

au bout de quelques minutes, ils se dilatent de nouveau, et deviennent un peu plus larges qu'ils n'étaient auparavant. Il faut alors, pour obtenir un nouveau resserrement, employer une excitation plus forte que la première fois. Non-seulement J. Paget a étudié ces faits avec beaucoup de soin, mais encore il a bien vu le parti qu'on pourrait tirer de cette étude pour l'explication de l'arrêt des hémorrhagies dans les plaies (1).

J'ai fait aussi des expériences sur les contractions des vaisseaux, produites par des excitants mécaniques (2); pour cela, je frottais rapidement un vaisseau, sur une certaine longueur de son trajet, avec la pointe d'une paire de ciseaux, d'une pince, d'un scalpel ou d'un stylet.

J'ai fait ces expériences sur un très-grand nombre de vaisseaux, et j'ai vu que les artères, même celles d'un gros calibre, sont manifestement contractiles. Si l'on excite par ce procédé l'artère carotide d'un lapin, par exemple, on constate qu'elle revient peu à peu sur elle-même, à l'endroit qui a été excité, et qu'elle présente bientôt un resserrement dans le point touché; la diminution du calibre est souvent assez considérable. En même temps, les pulsations diminuent de force au niveau de la partie rétrécie.

Ces faits sont importants à connaître, lorsqu'on fait des expériences sur le grand sympathique au cou. En effet, dans ces opérations, on ne peut pas toujours éviter de produire une excitation mécanique de la carotide. Lorsque

(1) J. Paget, *Lectures on the Inflammation*, (London Medical Gazette, 1850).

(2) A. Vulpian, *Sur la contractilité des vaisseaux de l'oreille chez les lapins*. (Comptes rendus de la Société de biologie, 1856, p. 186 et suiv.). — *Expériences sur la contractilité des vaisseaux* (Comptes rendus de la Société de biologie, 1858, p. 3 et suiv.).

cette excitation a lieu, l'artère se resserre; la circulation devient, par cela même, moins active dans toutes les parties de la face alimentées par ce vaisseau, et il peut en résulter des modifications, plus ou moins marquées, des effets vasculaires qui se manifestent, quand on vient à couper ou à exciter le sympathique.

M. Armand Moreau a récemment appelé l'attention sur un effet du même genre, c'est-à-dire sur la contraction des artères mésentériques, que l'on détermine par irritation mécanique directe de ces vaisseaux, lorsqu'on fait la recherche des nerfs mésentériques, pour les couper et pour énerver ainsi des portions limitées de l'intestin grêle (1).

J'ai obtenu sur la fémorale du chien les mêmes résultats que sur la carotide du lapin. J'ai vu encore un léger resserrement de l'aorte abdominale du lapin, après que je l'avais grattée avec une pointe mousse.

J'ai fait aussi de nombreuses expériences sur les artères mésentériques, en les excitant de la même façon, et j'ai pu constater que la contraction devient de plus en plus nette, au fur et à mesure que l'excitation est faite sur des artères de plus en plus petites; le calibre intérieur des petits vaisseaux artériels peut même s'effacer complétement. Quand on gratte la surface d'une artériole, on en chasse d'abord le sang; puis, immédiatement après, l'artériole se remplit de nouveau; au bout de quelques instants, on voit qu'elle revient peu à peu sur elle-même, et son calibre intérieur, comme je l'ai dit, finit par disparaître complétement. Cet effacement dure quelquefois vingt secondes ou même davantage; après ce laps de

---

(1) Armand Moreau, *Sur un phénomène de vascularisation diminuée dans l'énervation de l'intestin* (Archives de physiologie, 1872, p. 115).

temps, une fine traînée de sang apparaît dans le vaisseau. D'abord presque imperceptible, cette traînée s'élargit progressivement, et le calibre artériel ne tarde pas à reprendre son diamètre primitif. Parfois même l'artère acquiert, et conserve pendant quelques minutes, une largeur plus grande qu'avant l'expérience, comme si un léger degré d'affaiblissement des parois succédait à la vive contraction dont elles ont été le siége.

Dans le point où l'artère est ainsi élargie, par suite d'atonie de sa paroi, les battements sont plus forts que partout ailleurs. Cette observation nous met à même de comprendre le mécanisme de la production des palpitations artérielles, au moins dans la majorité des cas. Ces palpitations tiennent certainement, en général, à l'affaiblissement des parois des artères et à la dilatation qui en est la conséquence (*palpitations nerveuses, anémiques*, etc.).

On peut déterminer des modifications des vaisseaux, au moyen d'excitants mécaniques, même lorsque ces excitants n'agissent pas d'une façon immédiate sur les canaux vasculaires. C'est ce qui a lieu tout particulièrement, lorsqu'on cherche à faire contracter les vaisseaux de la peau, au travers de l'épiderme. On provoque, par exemple, des contractions locales très-nettes de l'artère médiane de l'oreille du lapin, en frottant un peu vivement la peau, au niveau de ce vaisseau, avec une pointe mousse, ou avec l'ongle. Les vaisseaux cutanés de toutes les régions du corps, chez l'homme, peuvent être soumis à des expériences de ce genre.

M. Marey a décrit avec soin les effets que l'on observe, quand on excite ainsi les petits vaisseaux de la peau. Ces effets étaient bien connus, du moins quant à leurs caractères d'ensemble ; mais ils n'avaient pas été analysés avec toute l'attention qu'ils méritent (1).

J'ai étudié aussi les résultats qu'on obtient dans ces conditions, et je les indique d'après ce que j'ai vu par moi-même. La description que je donne est d'ailleurs conforme, sous presque tous les rapports, à celle qui a été faite par différents observateurs, par M. Marey, entre autres, et bien plus récemment par M. Petrowsky (2).

Quand, sur la joue d'un individu à face un peu colorée, on trace rapidement, à l'aide d'une pointe mousse, une ligne longitudinale ou de toute autre direction, le sang est chassé momentanément de tous les vaisseaux qui ont subi la pression de l'instrument, et il se produit une raie blanche, exsangue ; cette anémie, purement mécanique, disparaît presque immédiatement, et la partie redevient colorée comme auparavant. Après quelques instants, pendant lesquels la personne, sur laquelle on expérimente, éprouve une sensation très-nette de constriction, ayant pour siége les points excités, les vaisseaux s'effacent de nouveau, peu à peu, au niveau de ces points, et l'on voit apparaître, en cet endroit, une ligne blanche plus ou moins large. Cette traînée blanche persiste parfois pendant plusieurs minutes. Puis, la teinte normale de la peau reparaît progressivement ; elle peut même devenir plus rouge qu'à l'état habituel, et rester ainsi, pendant un temps assez long, plus colorée qu'avant l'expérience.

On peut observer ces effets, dans toutes les régions de l'enveloppe cutanée à l'état sain, à condition que l'exci-

---

(1) Marey, *Mémoire sur la contractilité vasculaire* (Ann. des Sc. nat., 1858, 4ᵉ série, t. IX, p. 68).

(1) Dʳ Pétrowsky (de Saint-Pétersbourg), *Verhalten der Haut gegen leichte mechanische Reizung* (Centralblatt..., 1873, p. 401).

tation ne soit pas très-énergique. Ainsi, par exemple, que l'on frotte deux ou trois fois, à l'aide d'un corps mousse et sans appuyer fortement, un point quelconque de la face dorsale de la main, ou de la surface de l'avant-bras, de la cuisse, etc., on verra se produire peu à peu une tache blanche d'anémie passagère, dans toute l'étendue de la région ainsi irritée, et le développement de cette anémie locale sera précédé et accompagné de la sensation que nous venons d'indiquer.

Mais les phénomènes ne sont plus tout à fait les mêmes, lorsque l'excitation est plus énergique. Si l'on trace rapidement une ligne sur la peau de la région dorsale des mains ou sur celle de l'avant-bras, à l'aide d'une pointe mousse, en l'appuyant quelque peu, il ne se produit rien au premier moment, mais on sent presque aussitôt, sur le trajet de l'excitation, une impression de constriction plus forte que lorsque cette excitation est moins énergique. Après quelques courts instants, la ligne tracée sur la peau devient rougeâtre, et cette teinte rouge s'accuse de plus en plus. En même temps on voit apparaître, de chaque côté de la ligne rouge, une traînée pâle, blanchâtre, beaucoup plus large que cette ligne. Ces phénomènes durent un certain temps, souvent plus d'une minute, puis les traînées blanches reprennent peu à peu la teinte normale de la peau. Quant à la ligne rouge qui s'est produite dans les points parcourus par le corps excitant, elle conserve sa teinte rouge plus longtemps encore ; et si l'irritation a été très-vive, même sans égratignure de la peau, cette ligne peut persister pendant plus d'une heure.

Soit qu'il y ait affaissement léger des parties anémiées, soit qu'il y ait tuméfaction congestive de la ligne rouge, soit enfin qu'il y ait concours de ces deux causes, toujours est-il que la ligne rouge, dans les conditions de l'expérience en question, fait d'ordinaire une légère saillie.

L'explication de ces phénomènes n'est pas très-facile. Disons cependant que, suivant toute vraisemblance, l'influence des excitations que nous étudions, porte principalement sur les artérioles de la région excitée. Ce sont les vaisseaux les plus richement pourvus de fibres musculaires, comme nous l'avons vu, et ils peuvent se resserrer au point de ne plus permettre le passage des globules sanguins. Le sang contenu dans ces artérioles se trouve ainsi poussé dans les capillaires, et, au travers des capillaires, jusque dans les veinules, qui se resserrent probablement aussi, à un certain degré, dans un sens centripète. Et il en est de même pour les capillaires. S'ils ne sont pas contractiles, et s'ils ne peuvent pas se resserrer par le mécanisme qui produit la constriction des artérioles et des veinules, le diamètre de ces vaisseaux doit cependant diminuer, parce que toute pression intérieure y cesse lorsque les artérioles ne sont plus perméables. De plus, ils sont comprimés par l'élasticité des tissus qu'ils traversent. C'est de cette façon, sans doute, que se produit la traînée pâle dans la région de la peau, dont la surface a été parcourue par l'excitant mécanique. C'est un effet inverse, un relâchement des parois contractiles des vaisseaux, qui détermine l'apparition d'une ligne rouge dans le cas d'excitation plus vive. Mais s'agit-il, dans l'un et l'autre de ces deux cas, d'une action directe de l'excitant sur les vaisseaux, ou bien d'une action nervo-vasculaire réflexe?

Il nous paraît probable qu'il s'agit surtout, dans ces cas, d'actions vaso-motrices réflexes, mais qu'il s'y joint des résultats d'irritation directe des vaisseaux. La congestion, qui se montre sur le trajet de la ligne d'excitation, nous semble devoir être rapportée surtout à une de ces actions, que nous étudierons plus tard sous le nom d'actions *vaso-dilatatrices réflexes*. Ce qui nous empêche de les considérer, ainsi que l'ont fait d'autres expérimentateurs, comme des résultats de paralysie, déterminés par une excitation trop vive, épuisant pour ainsi dire brusquement la contractilité vasculaire, c'est que la ligne rouge, dont il s'agit, ne se produit pas tout de suite après le passage de l'instrument irritant : elle se montre au bout de quelques instants ; elle dure, en général, longtemps, et il y a là une grande analogie avec ce qui a lieu dans les cas ordinaires de dilatation réflexe des vaisseaux, provoquée par des irritations locales. Les traînées blanches, qui bordent de chaque côté la ligne rouge, sont dues à une constriction des vaisseaux des parties de la peau devenues ainsi exsangues. S'agit-il ici pareillement d'une action réflexe *vaso-constrictive*? Nous ne saurions l'affirmer ; mais la lenteur, avec laquelle apparaissent ces traînées pâles, semble exclure l'idée d'une action portant directement sur les vaisseaux eux-mêmes.

Si l'on fait des expériences du genre de celle dont il s'agit, sur un malade atteint d'une affection qui détermine une dépression considérable du système cérébro-spinal, les phénomènes, provoqués par l'excitation mécanique de la peau, peuvent différer plus ou moins de ceux que nous avons décrits. Dans ce cas, le passage rapide d'une pointe mousse, ou de l'ongle, sur la peau, détermine l'apparition bien plus prompte d'une ligne rouge, et les traînées blanches qui bordent cette raie sont moins accusées, ou font même absolument défaut. La raie rouge se produit avec une grande netteté sur tous les points du tronc et des membres, mais surtout sur la peau de la région abdominale. Elle a été considérée par quelques pathologistes comme ayant une certaine valeur diagnostique, et on l'a nommée *raie méningitique*. On sait aujourd'hui, et depuis longtemps, que cette ligne rouge apparaît, avec une aussi grande netteté et une égale promptitude, dans divers états morbides, dans certains cas de fièvre typhoïde, par exemple, aussi bien que dans la méningite : par conséquent, on ne saurait réellement tirer de ce phénomène aucun indice propre à éclairer sur la nature de la maladie.

Lorsque la fièvre typhoïde débute, ou lorsque la convalescence est bien déclarée, on provoque encore facilement, sur l'abdomen, l'apparition de ces traînées de congestion locale ; mais, lorsque les excitations sont légères, on peut déterminer la production de lignes pâles, ce qu'il est difficile d'obtenir dans le cours même de la maladie. M. Bäumler a étudié les diverses particularités de la production des traînées pâles, sous l'influence des excitations mécaniques, dans plusieurs maladies, en particulier dans la première période du typhus exanthématique ; la facilité avec laquelle on provoque alors la production de ces traînées blanches, le porte à penser que l'excitabilité des artères serait plutôt augmentée que diminuée dans ces conditions morbides (1).

Il est probable que la cause, qui favorise l'apparition de la ligne rouge, dans les conditions diverses dont nous avons parlé, est l'affaiblissement plus ou moins prononcé de l'activité des parties centrales de l'appareil nerveux vaso-moteur. La stimulation permanente, à laquelle est due le tonus

---

(1) Chr. Bäumler, *Ueber das Verhalten der Hautarterien in der Fieberhitze*, (Centralblatt..., 1873, p. 179).

vasculaire, est vraisemblablement moins énergique que dans l'état normal, et les parois vasculaires cèdent plus facilement aux excitations réflexes vaso-dilatatrices, provoquées par l'irritation cutanée.

Il serait donc assez intéressant d'étudier minutieusement dans les maladies, en particulier dans toutes celles qui troublent plus ou moins les fonctions du système nerveux, les variations de l'influence des excitants mécaniques sur les vaisseaux cutanés; car ces variations sont certainement en rapport avec des modifications fonctionnelles de l'appareil d'innervation vaso-motrice, et ces modifications sont au nombre des éléments morbides dont la connaissance ne saurait être inutile. Mais pour qu'on pût tirer de cette étude des données de quelque valeur, il faudrait un grand nombre d'observations. J'ai examiné, dans différents cas d'affection de la moelle épinière, l'effet des excitations mécaniques faites sur la peau des membres, avec la pulpe d'un doigt, avec l'ongle ou avec un instrument pointu et mousse quelconque. Dans des cas de paraplégie par compression, on déterminait plus facilement l'apparition de lignes blanches que de lignes rouges. Sur un homme atteint de névralgie fessière et sciatique, en relation probable avec des lésions de la moelle ou de ses membranes, j'ai vu des traînées rouges se produire sur les cuisses avec une rapidité extraordinaire, même lorsque les excitations étaient assez légères : ces traînées étaient bordées, de chaque côté, par une large bande anémique, à limites irrégulièrement dessinées, et elles disparaissaient très-rapidement, lorsque la cause irritante avait agi avec peu d'énergie. Pour obtenir la contraction des vaisseaux cutanés, et pour produire par conséquent une traînée pâle, au niveau même des points directement excités, il fallait réduire l'excitation au minimum d'intensité : on y réussissait, par exemple, en frottant très-doucement la peau avec la pulpe du doigt. Dans un cas d'atrophie progressive des muscles de l'épaule gauche, chez un adulte, l'excitation de la peau de la région deltoïdienne, au moyen de l'ongle, donnait lieu à des lignes rouges, plus rapidement du côté gauche que du côté droit.

Chez plusieurs malades, frappés d'hémiplégie par suite d'hémorrhagie ou de ramollissement du cerveau, les excitations mécaniques produisaient aussi des raies rouges, plus facilement sur l'avant-bras du côté paralysé que sur celui du côté opposé. Ces raies étaient souvent plus larges et duraient plus longtemps sur le membre paralysé.

J'ai comparé l'effet des excitations mécaniques, sur les deux bras d'une femme affectée d'hémi-anesthésie de cause hystérique. La peau était évidemment moins colorée, plus pâle, sur la face dorsale et la face palmaire de la main gauche (côté anesthésié) que sur les parties correspondantes de la main droite. On provoquait l'apparition de raies rouges, au niveau de lignes tracées avec une pointe mousse, moins facilement sur le bras atteint d'anesthésie que sur l'autre bras.

En dehors des observations d'affections du système nerveux, on trouve des sujets chez lesquels les vaisseaux cutanés de certaines parties du corps présentent une résistance toute particulière aux excitations mécaniques. C'est ce qu'on peut observer dans des cas de cyanose de la face, des pieds et des mains, surtout lorsque cet état de la circulation a duré pendant longtemps. M. Petrowsky n'a pas pu provoquer la formation de lignes blanches, en soumettant à des excitations mécaniques la peau de la face et des mains, chez des individus qui, par suite de l'exposition prolongée à un froid intense, offraient une rougeur permanente de ces parties (1). Je n'ai pas réussi non plus à faire naître ces lignes d'anémie, en excitant mécaniquement la peau des mains, chez des malades qui présentaient, comme conséquence de troubles de la circulation périphérique, une cyanose très-prononcée des extrémités des membres.

Les phénomènes que nous venons d'étudier peuvent être constatés sur la surface de certains viscères des animaux. J'ai appelé l'attention sur la production de lignes saillantes, rouges d'abord, puis pâles, qui se manifestent à la surface du foie et des reins, surtout chez le lapin, le cochon d'Inde et le surmulot, lorsqu'on a frotté cette surface, dans une direction quelconque, avec un instrument à extrémité obtuse (2).

Tels sont les résultats de l'action des excitants mécaniques portant sur les vaisseaux, soit immédiatement, soit au travers des tissus parcourus par ces canaux. Ces résultats sont utiles à connaître, non-seulement pour le physiologiste, mais encore pour le médecin.

La section des petits vaisseaux, à l'aide d'instruments quelconques, détermine une vive excitation des éléments contractiles de leurs parois, et provoque ainsi leur resserrement, soit par action directe, soit par action réflexe. On comprend pourquoi, dans les amputations, une fois les grosses artères liées, toute hémorrhagie peut cesser : les petits vaisseaux se contractent momentanément, sous l'in-

---

(1) *Loc. cit.*
(2) A. Vulpian, *Comptes rendus de la Société de biologie*, 1858, p. 5.

fluence de l'excitation produite par l'instrument, et peut-être aussi sous l'influence du froid et du contact de l'air. Mais cette contraction n'est pas permanente; il se fait toujours ultérieurement un léger écoulement de sang. Dans quelques cas même, si des vaisseaux d'un assez fort calibre, resserrés immédiatement après l'opération, reprennent plus tard leur diamètre primitif, avant que le sang qu'ils contiennent se soit coagulé, on voit se produire des hémorrhagies secondaires, assez abondantes pour obliger à faire de nouvelles ligatures, ou à employer des moyens hémostatiques.

De même, dans les plaies par armes à feu, si des artères de petit calibre ont été divisées par le projectile, il ne se produira parfois, sur le coup, que des hémorrhagies insignifiantes, parce que les vaisseaux se sont resserrés presque aussitôt. Mais la contraction de la tunique musculaire des artères venant bientôt à cesser, des hémorrhagies plus ou moins graves pourront se déclarer quelques instants après la blessure.

De même encore, les vaisseaux du cordon ombilical se resserrent chez les enfants nouveau-nés, immédiatement après qu'on a pratiqué la section de ce cordon, et toute hémorrhagie peut être empêchée, dans certaines circonstances, par le seul fait de cette contraction.

— Des excitants d'un autre genre ont été employés aussi pour étudier la contractilité vasculaire. Ainsi, par exemple, on s'est servi du galvanisme, à l'aide duquel on a obtenu des effets d'une grande netteté. Par ce moyen, mieux encore que par les excitants mécaniques, on a constaté, ce qui est tout à fait d'accord avec les données anatomiques, que les petites artères sont beaucoup plus contractiles que les gros troncs artériels. Avant de parler de mes expériences, j'indiquerai, d'après M. Milne Edwards, les principales recherches faites à l'aide de l'électricité sur la contractilité des artères.

Nysten n'avait pas pu réussir à faire contracter l'aorte par des courants galvaniques, ni sur les animaux, ni sur des suppliciés (1). Wedemeyer, avec une pile galvanique de cinquante couples, n'obtenait aucun effet apparent en galvanisant l'aorte de la grenouille; mais, lorsqu'il agissait, avec une pile de douze à quinze couples, sur les artères mésentériques de ce même animal, il voyait ces artères se resserrer du quart, de la moitié ou même des trois quarts de leur diamètre (2). Les frères Weber ont provoqué des contractions de ces mêmes artères avec des courants interrompus. Ils les ont vues se réduire au sixième de leur calibre normal, et même quelquefois la circulation y devenait impossible (3). Depuis lors, les physiologistes ont bien souvent répété ces expériences sur les artères de différentes régions et sur divers animaux : les résultats on été conformes à ceux que nous venons de rappeler. Les expériences les plus intéressantes, au point de vue de la physiologie humaine, sont celles que Kölliker a faites sur une jambe amputée, immédiatement après l'opération. Il constata, sous l'influence des courants d'induction (appareil magnéto-électrique), une contraction très-manifeste de l'artère poplitée; la tibiale postérieure se resserra d'une

---

(1) Nysten, *Recherches de physiologie et de chimie pathologique*, 1811, p. 325.

(2) Wedemeyer, *Untersuchungen über den Kreislauf des Blutes*, p. 180.

(3) Ed. Weber et E.-H. Weber, *Ueber die Wirkungen welche die magneto-electrische Reizung der Blutgefässe bei lebenden Thieren hervorbringt* (Müller's Archiv, 1847, p. 234).

façon encore plus marquée. La contractilité des vaisseaux persista pendant plus d'une heure (1).

J'ai répété, ces jours-ci, sur des lapins et des chiens, les expériences que j'avais faites autrefois sur diverses artères des mammifères. A l'aide des courants interrompus, j'ai pu voir très-facilement la contraction des vaisseaux de l'abdomen du lapin et du chien. J'ai électrisé ainsi les artères mésentériques, et surtout leurs branches voisines de l'intestin ; les artères vésicales, les artères superficielles de la face interne de la paroi abdominale. J'ai électrisé aussi des artères sous-cutanées du lapin, après les avoir mises à nu, soit dans la région thoraco-abdominale, soit dans la région de la cuisse et de la jambe. Ces diverses artères se sont resserrées sous l'influence de l'excitation électrique.

Pour que les effets soient plus frappants, il ne faut laisser les électrodes en contact avec le vaisseau que pendant quelques courts instants. Quand on les retire, l'artère peut n'avoir subi encore aucune modification de son diamètre. Puis, peu à peu, les deux bords du vaisseau se rapprochent l'un de l'autre avec plus ou moins de lenteur, et il peut y avoir effacement complet du calibre intérieur de l'artère ainsi excitée, surtout si elle est de petit diamètre. Le rétrécissement a lieu surtout dans toute la longueur de la partie du vaisseau comprise entre les électrodes, s'ils ne sont éloignés l'un de l'autre que par un intervalle de 8 à 10 millimètres; l'effet cependant se propage du côté des extrémités périphériques des artères, jusqu'au point, du moins, où une anastomose ramène du sang dans le vaisseau : cet effet, au delà de la partie excitée, paraît donc être secon-

(1) Kölliker, *Zeitschrift für wissensch. Zoologie*, 1849.

daire, et est produit par la diminution de l'afflux du sang. Lorsqu'il n'y a que des anastomoses insuffisantes, le calibre de l'artère diminue jusqu'à ses ramifications ultimes, et les veines qui reviennent des capillaires alimentés par cette artère, subissent aussi une diminution de calibre. C'est ce qu'on voit bien nettement lorsqu'on électrise l'artère médiane de l'oreille du lapin.

Les frères Weber assurent que, très-souvent, si l'on emploie un courant trop fort, on ne détermine aucun rétrécissement de l'artère excitée, mais qu'on produit au contraire; du premier coup, une dilatation, par épuisement de la contractilité du vaisseau.

Cette assertion a été répétée depuis lors par tous les auteurs, et a servi à l'explication de nombreux phénomènes de pathologie expérimentale ; le fait en question n'est cependant pas exact, ou, tout au moins, il est loin d'être constant. J'ai essayé, en effet, l'expérience sur les artères mésentériques du lapin, avec un courant interrompu d'une grande intensité, et j'ai pu constater que, dans tous les cas, il se produisait une contraction vasculaire, mais que jamais on n'obtenait une dilatation d'emblée. J'ajouterai, pour prouver la force des courants employés dans ces expériences, que leur étincelle était tellement puissante, qu'elle déterminait souvent, dans les parois des vaisseaux, une brûlure capable d'en produire la perforation.

MM. Legros et Onimus ont avancé que les courants continus exercent, sur les artères, une action différente de celle des courants interrompus. D'après eux, les courants continus ascendants, c'est-à-dire ceux dans lesquels le pôle positif est placé près de la périphérie, le pôle négatif près du centre, produiraient un resserrement des artères à parois contractiles ; tandis que les courants dirigés en sens contraire, ou descendants, détermineraient, après une construction très-passagère, une dilatation considérable de ces vaisseaux (1).

Je n'ai pas pu vérifier le fait avancé par ces physiologistes. J'ai toujours vu, au contraire, qu'un courant continu, quelle que soit sa direction, détermine une contraction des vaisseaux : le courant descendant m'a paru même agir plus énergiquement que le courant ascendant pour produire ce résultat. J'aurai du reste à revenir sur ces expériences, à propos de l'action des nerfs vaso-moteurs.

Le froid a une action très-évidente sur la tunique musculaire des artères; on peut facilement le constater par des expériences sur les animaux. C'est ainsi que Schwann a vu une artère du mésentère du crapaud se réduire au tiers de son calibre primitif, sous l'influence d'une instillation d'eau froide sur cette partie. Wharton Jones a observé le même effet sur les artérioles de la membrane interdigitale de la grenouille.

Quand on fait une plaie assez étendue, sur un animal à sang chaud, pour avoir sous les yeux les vaisseaux d'une région, ces vaisseaux se resserrent souvent au premier moment. Est-ce à l'influence du froid ou à celle du contact de l'air que cet effet est dû? Au bout de quelques instants, on observe, au contraire, une dilatation des vaisseaux mis à découvert. C'est ce qu'on voit bien, par exemple, lorsqu'on ouvre l'abdomen d'un mammifère, et quand les intestins sont exposés au contact de l'air : la dilatation des vaisseaux intestinaux et mésentériques a lieu très-ra-

(1) Legros et Onimus, *Journal de l'anat. et de la physiologie de l'homme et des animaux*, 1868. — Legros, *Des nerfs vaso-moteurs* (Thèse de concours, 1873, p. 29 et 30).

pidement, et le sang veineux, qui revient de l'intestin, offre bientôt, par suite, une teinte moins foncée que dans l'état normal. Il s'agit évidemment, dans ce dernier cas, non pas d'un résultat produit par l'action du froid, mais d'un effet réflexe vaso-dilatateur, dû à l'excitation déterminée par le contact de l'air.

L'influence excitante du froid sur la contractilité artérielle se démontre, d'une façon bien plus nette, et plus intéressante d'ailleurs pour nous, par les effets qu'il produit sur l'homme lui-même.

On peut étudier ces effets dans le phénomène de l'onglée. Le froid détermine, tout d'abord, une dilatation des vaisseaux, et les doigts prennent une teinte plus ou moins violacée ou rouge. Il ne s'agit pas là, probablement, d'un simple résultat d'action vaso-dilatatrice réflexe. La teinte de la congestion due au froid n'est pas celle qui se manifeste ordinairement sous l'influence d'une action nerveuse de ce genre. On serait tenté de croire qu'il y a plutôt une légère constriction des artérioles, avec phénomènes de stase capillaire et veineuse. Quoi qu'il en soit, si les mains sont exposées plus longtemps à un froid vif, les doigts deviennent blancs, exsangues, et il est incontestable que cet effet est le résultat d'une contraction énergique des vaisseaux. Cette anémie locale s'accompagne, pendant qu'elle se produit, d'une sensation spéciale, plus ou moins pénible : lorsqu'elle est complète, il y a anesthésie de la peau et des tissus sous-jacents. Quand la main est soustraite à l'influence du froid, la circulation se rétablit dans les parties jusque-là exsangues, et l'on sait que les vaisseaux peuvent même acquérir alors un diamètre plus grand que dans l'état normal. La peau redevient chaude, rouge, d'une teinte moins sombre que dans la première période de l'onglée ;

une sensation de battements artériels et de vibration s'y manifeste; et l'état normal ne se rétablit qu'après plusieurs minutes.

Vous avez pu voir, dans les services des hôpitaux, employer la glace ou le mélange réfrigérant de glace et de sel marin, comme anesthésique, et vous avez dû remarquer que l'application de ces agents détermine des phénomènes semblables à ceux de l'onglée. Les parties deviennent d'abord rouges, un peu violacées, puis pâles, exsangues, d'aspect tout à fait cadavérique. Il y a alors abolition complète de la sensibilité. Le retour à l'état normal se fait de la même façon que dans les doigts frappés d'onglée.

Nous pourrions déduire de ces faits, par le raisonnement, que le froid doit être un des meilleurs hémostatiques que nous ayons à notre disposition : l'expérience médicale a, depuis longtemps, prononcé dans ce sens. L'emploi du froid est un des moyens les plus anciennement connus et les plus universellement mis en usage pour arrêter les hémorrhagies.

La chaleur, du moins quand elle est modérée, détermine en général, un afflux de sang et une dilatation vasculaire dans les parties directement échauffées. L'application de cataplasmes tièdes sur les morsures de sangsues favorise, comme vous le savez, et prolonge l'hémorrhagie à laquelle donnent lieu ces morsures.

— On a étudié aussi l'influence de divers agents chimiques sur les artères. Hastings a vu l'artère fémorale d'un chat se resserrer, dans le point où elle avait été touchée avec de l'acide nitrique, puis reprendre son calibre au bout de quelques heures (1). L'ammoniaque, d'après Thomson, mise en contact avec la peau de la membrane interdigitale des grenouilles, ferait constamment contracter les artères de cette région (2), tandis que, suivant Hastings, l'effet serait variable (3) ; il y aurait tantôt resserrement, tantôt dilatation de ces vaisseaux. L'essence de térébenthine, au dire de ce dernier expérimentateur, appliquée sur la membrane interdigitale de grenouilles, pourrait provoquer une constriction artérielle, allant presque jusqu'à l'effacement du calibre des petites artères (4).

Il est clair que les résultats obtenus, en mettant les substances dont il est question en contact avec la peau, sont dus, en général, non pas à une action directe sur les vaisseaux, mais à une action indirecte par l'intermédiaire du système nerveux et par mécanisme réflexe.

Il en est de même de l'action du sel marin, qui, selon Hastings, donnerait lieu à une dilatation des artérioles, précédée, d'après Wharton Jones, d'une faible constriction de ces vaisseaux. Wedemeyer aurait vu un resserrement plus ou moins permanent des vaisseaux du mésentère, sous l'influence de ce même agent d'excitation.

Wharton Jones, en faisant des expériences du même genre, a constaté, après avoir mis une faible solution aqueuse de sulfate d'atropine en contact avec la peau de la membrane interdigitale de grenouilles, une contraction lente des artérioles sous-cutanées (5). On pourrait être

---

(1) Hastings, *Op. cit.*, p. 28.
(2) Thomson, *Traité méd.-chir. de l'inflammation*, p. 56.
(3) Hastings, *Op. cit.*, p. 28 et 30.
(4) Hastings, *Op. cit.*, p. 56.
(5) Wharton Jones, *On the State of the Blood and Blood-Vessels in Inflammation*. (Guy's Hospital Reports, t. VII, p. 8).

tenté de citer ce résultat, comme démontrant que les préparations de belladone et d'atropine exercent une action constrictive sur les vaisseaux ; mais ce serait à tort. Je n'ai généralement pas réussi à obtenir le même résultat que Wharton Jones, ou, si j'y suis parvenu dans quelques circonstances, je crois devoir l'attribuer à la présence d'une petite quantité d'acide sulfurique, que l'on avait ajoutée au sel d'atropine pour faciliter sa dissolution dans l'eau : c'est cet acide qui faisait vraisemblablement contracter les vaisseaux.

Des expériences faites avec la teinture d'aconit, par Prevost, ont donné des résultats pareils à ceux qui ont été obtenus avec le sulfate d'atropine (1). Mais pour cette teinture, je ferai les mêmes objections que pour l'atropine : la teinture d'aconit contient de l'alcool, et l'action constrictive observée doit être plutôt attribuée à cette substance qu'aux principes de l'aconit.

L'ergotine, elle aussi, dit-on, aurait une action directe sur les vaisseaux, et ce serait là la cause du pouvoir hémostatique de cette substance.

J'ai fait jadis des expériences avec M. Philipeaux, dans le laboratoire de Flourens, afin de vérifier ce qu'il y avait de vrai dans cette assertion de M. Bonjean, qui prétendait, au moyen de l'ergotine, arrêter les hémorrhagies, même celles que produisent les lésions des grosses artères (2). Sur les moutons, par exemple, que l'on choisissait à cet effet,

---

(1) Prevost, *Note sur l'inflammation.* (Mém. de la Soc. de phys. et d'hist. nat. de Genève, 1833, t. VI, p. 146.)

(2) Bonjean, *Note sur l'application de l'ergotine dans les hémorrhagies externes.* (Comptes rendus de l'Acad. des sciences, 1845, t. XXI, p. 53.) — *Nouvelles expériences sur l'action de l'ergotine dans les hémorrhagies externes.* (Comptes rendus de l'Acad. des sc., t. XXI, p. 490.)

parce que ce sont des animaux d'assez forte taille, on ouvrait la carotide et l'on arrêtait l'hémorrhagie, conséquence de cette opération, avec un simple bourdonnet de charpie imbibé d'ergotine délayée dans l'eau.

Le résultat, indiqué par M. Bonjean, n'avait pas toutefois la signification qu'on lui avait attribuée : il est facile de se convaincre que, chez le mouton, l'hémorrhagie, produite par la section de la carotide, s'arrête souvent d'elle-même ; tout au moins il suffit, pour arriver à produire un tel effet, d'introduire dans la plaie une éponge imbibée d'eau froide. Quant à l'action de l'ergotine sur les hémorrhagies dues aux lésions des petits vaisseaux, les résultats qu'on invoque pour la démontrer n'ont que peu de valeur, parce que l'ergotine est une substance astringente : or, grâce à cette propriété, et sans qu'il soit nécessaire d'alléguer une influence spécifique, l'ergotine peut produire un resserrement de ces canaux, comme le ferait toute autre substance, douée de la même action sur les tissus organiques.

Je n'ai pas besoin d'ajouter que cette critique laisse intactes les expériences thérapeutiques qui ont été faites sur l'action hémostatique qu'exercent l'ergot de seigle et l'ergotine, lorsque ces substances sont introduites par absorption dans l'appareil circulatoire.

D'une façon générale, je puis dire que les expériences, entreprises sans idée préconçue, pour rechercher l'influence que peuvent exercer, sur la tunique musculaire des artères, les substances toxiques ou médicamenteuses, mises en contact plus ou moins direct avec les parois de ces vaisseaux, donnent des résultats peu variés et très-différents de ceux qui ont été indiqués par divers auteurs. J'ai essayé des préparations d'atropine, de morphine, des extraits de fève de Calabar, de datura stramonium, de jusquiame, d'ergot de seigle, sans observer d'effets bien nets. Dans une seule expérience, il m'a semblé voir se produire une légère constriction des artérioles du lapin, sous l'influence de l'extrait de jusquiame, dit hyoscyamine. Mes essais ont été faits sur les vaisseaux de la membrane interdigitale et du mésentère de la grenouille, sur les vaisseaux sous-cutanés et musculaires superficiels du lapin, sur les vaisseaux superficiels de l'intestin et sur ceux du mésentère du lapin et du chien. Il n'y a guère que les substances irritantes : acides, matières alcalines, essence de moutarde, cantharidine, etc., qui produisent des effets, et ces effets sont généralement les mêmes, si l'irritation est un peu intense. On observe presque constamment, dans ces conditions, le ralentissement progressif du cours du sang dans les capillaires, les veinules et les artérioles, puis leur dilatation, avec accumulation des globules sanguins, et enfin, l'arrêt de la circulation dans ces vaisseaux.

Quel que soit l'agent, sous l'influence duquel les artères se resserrent, les contractions que l'on observe sont analogues à celles des autres muscles à fibres lisses ; elles ne se montrent pas immédiatement après l'application de l'excitant, mais bien au bout d'un certain temps ; elles se font lentement et progressivement. On ne voit rien de semblable, par conséquent, à ce que l'on observe, lorsqu'on provoque, par une excitation directe, des contractions dans un muscle strié, un muscle de la jambe par exemple.

De plus, cette contraction est tonique ; elle dure un certain temps, dix à quinze secondes, quelquefois même davantage, et l'artère ne revient à son état primitif que peu à peu. En un mot, une semblable contraction se rapproche, comme je viens de le dire, de la contraction des muscles de la vie organique, des muscles de l'intestin, de la vessie, par exemple.

La contractilité des artères dure quelque temps encore après la mort; chez les animaux, on la voit persister une ou plusieurs minutes, et même, dans quelques cas, une ou plusieurs heures. Nous avons vu Kölliker constater la persistance de cette propriété pendant plus d'une heure, dans les artères d'un membre amputé. Hunter aurait vu la contractilité durer, dans les artères ombilicales du cordon tenant au placenta, pendant près de trois jours après l'accouchement; mais il est permis de conserver des doutes sur la valeur de cette observation (1).

J'ai cherché, plusieurs fois, sur des mammifères, à faire contracter les vaisseaux sous l'influence d'excitations mécaniques ou galvaniques directes, vingt-quatre heures après la mort, sans jamais y parvenir; mais j'ai obtenu, à l'aide des mêmes moyens, surtout par les excitants mécaniques, des resserrements plus ou moins manifestes des vaisseaux, deux ou trois heures après l'arrêt définitif de toute circulation.

La contractilité n'est pas la même pour toutes les artères, ce qui tient à ce qu'elles n'ont pas toutes la même quantité de fibres musculaires. Dans les artères du cerveau, de la moelle, des glandes, la contraction est extrêmement vive : elle paraît plus prononcée dans les artères intestinales que dans celles de la peau.

L'état général de l'animal, son affaiblissement, semblent avoir une influence marquée sur la contractilité vasculaire. Il en est de même chez l'homme, selon son état de santé

---

(1) Hunter, *Œuvres complètes*, t. III, p. 186.

ou de maladie. Ainsi, en général, chez un malade débilité, les vaisseaux se resserrent moins facilement, d'une façon moins durable, et les hémorrhagies secondaires sont bien plus à craindre. Mais, en réalité, la dépression des forces du sujet exerce une influence incontestable, plutôt sur le degré d'activité de l'appareil nerveux vaso-moteur, que sur celui de la contractilité artérielle elle-même. Le *tonus* vasculaire est plus ou moins énergique, suivant l'état des forces de l'animal, et, quand il y a une dépression considérable de cet état, les vaisseaux sont dans une sorte de relâchement continu ; ils sont, toutes choses égales d'ailleurs, plus larges que dans les conditions de santé et de vigueur normales. De plus, ainsi que je l'ai dit, il y a alors une tendance plus grande à la production des dilatations vasculaires réflexes.

Telles sont les preuves de la contractilité artérielle qui nous sont fournies par les résultats des excitations directes des artères. D'autres preuves viendront s'ajouter à celles-ci, lorsque nous examinerons l'influence du système nerveux sur ces vaisseaux, les contractions rhythmiques que présentent quelques-uns d'entre eux, et le *tonus* vasculaire. C'est alors seulement que nous pourrons comprendre le rôle physiologique de la contractilité vasculaire.

b. *Veines.* — Jusqu'à présent, dans notre étude sur la contractilité des vaisseaux, nous avons eu surtout les artères en vue ; je dois dire maintenant quelques mots de la contractilité des veines.

Les veines sont contractiles comme les artères : nous pourrions l'affirmer déjà en nous appuyant sur nos connaissances anatomiques, puisque nous avons trouvé, dans la tunique moyenne de ces vaisseaux, une structure musculaire, plus ou moins analogue à celle de la tunique moyenne des artères. L'expérimentation met complétement hors de doute l'existence de cette propriété des veines.

Mais l'élément musculaire est, d'une façon générale, moins abondant dans les veines que dans les artères, et l'on ne doit pas être étonné si la contractilité y est aussi, comme fait ordinaire, moins développée. Les excitants ne déterminent, dans la plupart des veines, que des effets peu manifestes, si on les compare à ceux qu'ils produisent dans les canaux artériels. On peut constater cette différence d'une manière très-frappante : pour cela, on fait, sur la ligne médiane de la paroi abdominale d'un lapin, une incision qui divise le tégument cutané ; puis on détache la peau à droite et à gauche, de façon à avoir sous les yeux, soit les artères et les veines qui se trouvent dans le tissu cellulaire sous-cutané, à la face profonde de la peau, soit les artères et les veines superficielles des muscles abdominaux. Chaque artériole est accompagnée d'une veinule, au moins ; et la veinule est plus large que l'artériole. On irrite du même coup, ou successivement, deux vaisseaux contigus (artériole et veinule), soit avec un excitant mécanique, soit par l'électricité. On voit facilement la différence des effets produits sur les deux vaisseaux. L'artériole se resserre tellement que son calibre intérieur peut s'effacer complétement, tandis que la veine revient bien, il est vrai, sur elle-même, mais reste toujours parfaitement visible. Cette différence se constate particulièrement, lorsqu'on agit sur des veinules d'un demi-millimètre à un millimètre de diamètre : elle est moindre lorsqu'on excite des veinules plus petites. En effet, à mesure que leur calibre diminue, la contractilité des veines devient plus forte, et l'on peut les voir aussi s'effacer presque complétement sous l'influence des excitants ; ce phénomène n'est cependant jamais aussi rapide et aussi accusé que sur les artérioles de même calibre. L'expérience réussit tout aussi bien que dans les conditions précédentes, lorsque l'excitation porte sur une veinule et une artériole mésentériques, chez le cobaye, le rat, le lapin, le chien.

Verschuir, que nous avons déjà cité à propos des artères, avait constaté un resserrement de la veine jugulaire, lorsqu'il la touchait avec les doigts ou qu'il l'irritait avec des pinces (1). Hastings, versant goutte à goutte de l'essence de térébenthine sur la membrane natatoire de grenouilles, avait vu une constriction d'une grosse veine de cette membrane. Après avoir mis à nu l'une des veines de l'oreille d'un lapin, il l'avait vue se resserrer, lorsqu'il l'irritait directement avec la pointe d'un scalpel (2). L'acide nitrique, suivant lui, appliqué, chez un mammifère, sur des veines mésentériques ou sur une veine jugulaire, y provoquerait des contractions bien visibles.

Au dire de Henle, à qui j'emprunte la plupart de ces citations (3), Marx aurait constaté que, chez le chien, des veines, mises à nu, peuvent se contracter sous l'influence du froid et qu'elles se resserrent, en tous cas, sous l'influence du contact de l'acide sulfurique (4).

Henle cite aussi Tiedemann comme ayant vu que les veines se resserrent dans toute l'étendue de la région où on

---

(1) *Loc. cit.*

(2) *Loc. cit.*

(3) J. Henle, *Traité d'anatomie générale* (Encyclopédie anatomique, traduction de A.-J.-L. Jourdan, t. II, p. 49).

(4) Marx, *Diatribe anatomico-physiologica de structura et vita venarum*, p. 71.

les a mises à nu (1), et Bruns, qui aurait observé souvent, chez le chien, un étranglement annulaire de la veine jugulaire (2).

Nysten (1811) a produit, à l'aide de la galvanisation, une constriction de la veine azygos et de la veine cave supérieure, sur différents mammifères; et chez des suppliciés, à l'aide du même moyen, il avait déterminé des contractions de la veine cave (3).

Kölliker (1849), expérimentant sur un membre amputé, a étudié la contractilité des veines, comme il avait étudié celle des artères. Il a pu produire des contractions très-manifestes de la veine saphène et de la veine tibiale postérieure, en électrisant ces vaisseaux, à l'aide d'un courant électro-magnétique (4).

La veine poplitée, au contraire, électrisée de la même manière, ne s'est pas resserrée.

Ces expériences montrent que les veines, même assez grosses, sont contractiles. J'ai pu, d'ailleurs, m'en assurer souvent par moi-même. Ainsi, j'ai fait contracter les veines jugulaires, le tronc de la veine porte, la veine splénique, chez le lapin.

La veine porte est pourvue, du reste, chez les mammifères, d'une couche musculaire relativement épaisse. Il en est de même, chez les fœtus, de la veine ombilicale : cette veine se rétrécit par conséquent aussi d'une façon assez énergique.

---

(1) Tiedemann, *Versuch über die Wege...*, p. 33.
(2) Bruns, *Allgemeine Anatomie*, p. 93.
(3) Nysten, *Recherches de chimie et de physiologie pathologiques*, p. 333, 337, 349, 354.
(4) Kölliker, *Zur Lehre von der Contractilität menschlicher Blut und Lymphgefässe* (Zeitschrift f. wiss. Zoologie, 1849, t. I, p. 258).

On peut, chez l'homme vivant, mettre en évidence la contractilité des veines, au moyen d'une expérience intéressante que M. Gubler a fait connaître (1). Cette expérience se fait sur les veines dorsales de la main. Si l'une de ces veines est percutée vivement, on ne tarde pas à la voir diminuer de calibre, se resserrer peu à peu, et son relief peut même s'effacer tout à fait chez les individus irritables. On a, en même temps, une sensation très-nette de constriction. Le resserrement de la veine s'étend jusqu'aux anastomoses voisines. Quelques secondes plus tard, au resserrement succède une dilatation progressive : une bosselure, comme variqueuse, se montre d'abord dans le point percuté, puis la dilatation s'étend de proche en proche, et la veine reprend ses dimensions normales au bout d'un temps variable, après une demi-minute ou une minute, par exemple.

Cette expérience est très-facile à répéter ; elle donne bien les résultats indiqués par M. Gubler. Elle réussit mieux chez les jeunes sujets que chez les vieillards.

Il est clair, du reste, que dans les expériences consistant à faire resserrer les petits vaisseaux cutanés, sous l'influence d'excitations mécaniques, telles que le frottement de la peau avec l'ongle ou avec un instrument pointu et mousse quelconque, les veinules se resserrent comme les artérioles ; sans quoi, l'anémie locale, si complète en apparence, qui se manifeste sur le trajet parcouru par le corps excitant, ne pourrait pas avoir lieu. La dilatation vasculaire, qui se montre lorsque l'excitation dépasse un certain degré, paraît se produire surtout dans les dernières arté-

---

(1) Gubler, *Contractilité des veines* (Comptes rendus de la Société de biologie, 1849, p. 79).

rioles. C'est ce qu'on peut reconnaître assez facilement lorsqu'on faradise, avec le pinceau électrique, la peau de la région dorsale des mains, chez des individus offrant une cyanose considérable des extrémités. Dans les points électrisés, on voit la teinte violette faire place à une coloration rouge qui, par le contraste, paraît plus vermeille encore qu'elle ne l'est en réalité.

La plupart des veines du cerveau, les sinus de la dure-mère n'ont pas de tunique musculaire ; ces vaisseaux ne sont donc pas contractiles.

Les veines, comme les artères, conservent leur contractilité un certain temps après la mort. C'est ce que prouvent bien pour l'homme les expériences de Nysten et celles de Kölliker. Sur des animaux morts depuis plusieurs minutes, j'ai pu provoquer aussi un resserrement manifeste de différentes veines, au moyen d'excitations, mécaniques.

c. *Capillaires.* — Examinons maintenant ce qui se passe dans les vaisseaux capillaires.

Bichat avait supposé que l'action du cœur est épuisée lorsque le sang arrive aux capillaires, et, d'après lui, ces vaisseaux devaient avoir une force impulsive propre et capable de faire passer le sang dans les veines. Broussais, adoptant les idées de Bichat sur ce point, considérait les capillaires comme un cœur périphérique. Mais ces auteurs n'apportaient aucune preuve à l'appui de leurs présomptions. Bichat même paraît ne pas avoir admis la contractilité véritable des vaisseaux ; il n'attribuait aux capillaires que ce qu'il appelait la *contractilité insensible*, propriété imaginaire qui, par conséquent, ne saurait rien expliquer. D'ailleurs, ni Bichat, ni Broussais, ne distinguaient et ne pouvaient distinguer les vrais capillaires des artérioles et des veinules.

Aujourd'hui, nous connaissons bien la structure des vrais capillaires, et il est permis de douter de la possibilité de la contraction de ces vaisseaux, puisqu'ils ne renferment pas de fibres musculaires : il est vrai qu'ils sont constitués par des cellules épithéliales contenant une substance protéique, à laquelle Stricker a voulu attribuer des propriétés sarcodiques ; il est vrai aussi que cet auteur a même cru constater une contraction réelle des capillaires de la queue du têtard : mais ces résultats sont encore très-discutables.

« La paroi des capillaires, dit C. J. Eberth (1), est con-
» tractile chez les jeunes animaux aussi bien que chez les
» animaux adultes. Stricker (2) a vu non-seulement les ca-
» pillaires des larves de grenouilles, mais encore ceux de la
» membrane nictitante de la grenouille, se resserrer à un
» tel point, qu'ils ne pouvaient plus livrer passage à un
» seul corpuscule sanguin. Il a vu s'élever, sur la paroi
» des capillaires de la membrane nictitante, de petites sail-
» lies bosselées qui s'affaissaient ensuite. Il n'est pas in-
» vraisemblable que, sous l'influence de ces contractions,
» les corpuscules sanguins puissent pénétrer la paroi vascu-
» laire et même la traverser. » Les observations de Stricker sont loin d'avoir convaincu tous les physiologistes : la plupart d'entre eux admettent encore que les vrais capillaires ne sont pas contractiles.

En tout cas, on ne voit pas [les capillaires se contracter

(1) C.-J. Eberth, *Von den Blutgefässen* (Handbuch der Lehre von den Geweben der Menschen und der Thiere, p. 208).
(2) Stricker (Wiener Sitzungsberichte, Bd. LI und LII).

dans le mésentère de la grenouille et dans celui des petits mammifères, pas plus que dans la membrane interdigitale de la grenouille. J'ai examiné souvent la circulation capillaire, surtout sur la grenouille, pour étudier spécialement ce point de la physiologie des vaisseaux, et jamais je n'ai pu reconnaître le moindre indice de contractilité des parois des capillaires. On les voit subir les influences de l'état de la circulation artérielle, se dilater quand les artères se dilatent, revenir sur eux-mêmes quand les artères se resserrent : mais ce ne sont évidemment pas là des effets impliquant l'existence d'une véritable contractilité.

— Les preuves de la contractilité vasculaire que j'ai indiquées jusqu'ici ne sont pas les seules que l'on puisse donner.

L'existence de cette contractilité est démontrée aussi par la contraction spontanée de certains vaisseaux.

Ces contractions spontanées, c'est-à-dire survenant sans l'intervention d'aucun excitant expérimental, sont plus ou moins rhythmiques, par conséquent plus ou moins analogues aux contractions du cœur. Dans le siècle dernier, Sénac avait imaginé que toutes les artères devaient posséder des mouvements rhythmiques. « Les artères, disait-il, sont » de vrais cœurs sous une autre forme; elles ont les mêmes » fonctions, les mêmes mouvements (1) ». En réalité, les exemples bien constatés de contractions rhythmiques des vaisseaux, chez les animaux vertébrés, sont peu nombreux. On a signalé les contractions spontanées de certains vaisseaux chez divers animaux. Ainsi on sait qu'il existe des

(1) Sénac, *Traité de la structure du cœur*, 2ᵉ édit., t. II, p. 193 (Citation de Longet).

mouvements de ce genre dans l'artère axillaire de la torpille (Davy), de la chimère (Duvernois) (1) ; dans le bulbe aortique de la grenouille et des poissons ; dans les veines de l'aile de la chauve-souris (W. Jones) (2). Marshall Hall a décrit une sorte de cœur veineux dans la queue de l'anguille (3) : M. Eckhard a étudié l'influence de la moelle épinière sur cet organe contractile (4) et il a vu que ces mouvements, contrairement à ce qu'avait assuré Mayer, sont soumis à cette influence. Enfin, on voit des mouvements alternatifs et rhythmiques de systole et de diastole, dans les terminaisons des veines caves et des veines pulmonaires, chez les mammifères.

Les mouvements des veines de l'aile de la chauve-souris se répètent huit à dix fois par minute ; chaque systole ferme les valvules de ces veines, et le sang est ainsi poussé dans une seule direction, des extrémités de l'aile vers le cœur. M. Schiff, d'après M. Fr. Riegel (5), croit avoir prouvé que ces mouvements ont leur cause excitatrice dans le renflement brachial de la moelle épinière.

Les contractions rhythmiques des terminaisons des veines caves et des veines pulmonaires ont été observées déjà en 1660 par Wallæus (6), par Stenon (7) en 1673,

(1) *Ann. des sciences nat.*, t. VIII, 1837, p. 35.
(2) *London medico-chir. Transact.*, 1853.
(3) Marshall Hall, *Critical and Exper. Essay on the Circulation of the Blood.* London, 1831, p. 170, pl. x.
(4) C. Eckhard. *Notiz über die Ursachen der Bewegung des Caudalherzens des Aales* (Beiträge zur Anatomie und Physiologie. Siebente Abhandlung, p. 167).
(5) Fr. Riegel, *Ueber den Einfluss des Nervensystems auf den Kreislauf und die Körpertemperatur* (Pflüger's Archiv, 1871).
(6) Wallæus, *Epist. ad Gasp. Bartholinum de motu chyli et sanguinis,* 1660. (Opera omnia medica, p. 254.)
(7) *Stenonis ex variorum animalium sectionibus hinc inde factis excerpta*

par Lower (1), par Lancisi (2). Haller a constaté des contractions propres dans les veines pulmonaires des grenouilles (3), et Spallanzani dans les veines caves de ces batraciens (4). Flourens a étudié avec soin les contractions rhythmiques des principaux troncs veineux de la grenouille et il a bien montré, à l'aide de ligatures interrompant toute communication entre le cœur et ces veines, que leurs mouvements alternatifs de systole et de diastole sont indépendants des mouvements du cœur (5). Quelques années plus tard, ces mêmes mouvements des veines, surtout des veines pulmonaires et des veines caves, ont été indiqués aussi par Müller (6), puis décrits par Allison chez les poissons, les batraciens, les reptiles, les oiseaux et les mammifères (7). Ces mouvements ont été depuis lors connus de tous les physiologistes. M. Colin, d'Alfort, a fait assez récemment un travail spécial, consacré à l'étude de leurs particularités (8).

Voici, du reste, une grenouille sur laquelle on peut parfaitement distinguer le phénomène :

Le cœur a été enlevé en entier, les oreillettes ont été excisées avec le plus grand soin, puis les poumons écartés.

---

observationes circa motum cordis, auricularum et venæ cavæ. (Bartholini Acta medica Hafniensia, 1673, t. II, obs. 46, n°s 7 à 12, p. 143.)

(1) Lower, *Tractatus de corde*, p. 53, 73, etc.

(2) Lancisi, *De motu cordis et aneurismatibus*, p. 211.

(3) Haller, *Mém. sur le mouvement du sang*, p. 310, etc.

(4) Spallanzani, *Expér. sur la circulation*, p. 199 et 364.

(5) Flourens, *Expér. sur la force de contraction propre des veines principales dans la grenouille* (Ann. des sc. nat., 1833, t. XXVIII, p. 65).

(6) *Manuel de physiologie*, traduction de Jourdan, t. I, p. 122.

(7) Allison, *Experiences proving the Existence of a Venous Pulse Independant of the Heart and Nervous System, with Remarks on the Contractility of the Veins in General* (American journal of Medical Science, 1838, n° 45, t. XXIII, p. 318).

(8) *Annales des sciences naturelles*, 1863, p. 259 et suiv.

Sur la ligne médiane, en un point correspondant à la place occupée auparavant par le cœur, on voit très-distinctement les pulsations des veines pulmonaires et de la veine cave.

Ces battements, qui ne dépendent évidemment pas du cœur, peuvent subsister pendant plusieurs heures. On peut s'assurer facilement que ces contractions précèdent celles des oreillettes et ont lieu lors de chaque révolution cardiaque.

Il en est de même chez les mammifères. Si l'on examine, en effet, le cœur d'un chien, d'un chat, ou d'un lapin, on voit que chaque systole du cœur débute par une systole des extrémités des veines caves. Leur contraction peut, en quelque sorte, être considérée comme le mouvement d'échappement du cœur.

Chez le chien, c'est surtout la veine cave supérieure qui offre nettement des contractions rhythmiques, indépendantes. La paroi de cette veine contient une couche épaisse de fibres musculaires striées, qui est le prolongement du tissu de l'oreillette droite : cette couche s'étend de l'embouchure de la veine jusqu'à une assez grande distance du cœur, c'est-à-dire jusqu'à 15 ou 20 millimètres de cette embouchure. Les diverses particularités relatives aux fibres musculaires striées des terminaisons des veines ont été étudiées par M. J. Elischer (1).

Les contractions rhythmiques de la veine cave supérieure sont fortes, tout à fait comparables à celles des oreillettes; elles produisent un resserrement de la veine de haut en bas et complètent la diastole auriculaire commencée par

---

(1) J. Elischer, *Ueber quergestreifte Muskeln der in das Herz einmündenden Venen* (Wiener Sitzungsb, t. LX, 1869).

la *vis a tergo*. Aussitôt que la systole veineuse a eu lieu, la contraction auriculaire se produit. Pour démontrer l'indépendance des systoles veineuses, on lie la veine cave supérieure au niveau de son abouchement dans l'oreillette, et l'on constate que les mouvements de la veine continuent à se faire : souvent, dans ces nouvelles conditions, le rhythme des systoles veineuses cesse d'être semblable à celui du cœur ; les contractions de la veine et celles de l'oreillette n'ont plus lieu un même nombre de fois par minute. On pourrait aussi exciser la veine cave supérieure de façon à la séparer entièrement du corps, comme Allison l'a fait, et l'on verrait les mouvements rhythmiques de ce vaisseau persister pendant un temps plus ou moins long. Allison a vu ces mouvements durer pendant plusieurs heures, dans les veines pulmonaires du chat, ainsi extraites de l'intérieur du corps.

Lorsque sur un chien curarisé et soumis à la respiration artificielle, on place, à une faible distance l'un de l'autre, les électrodes d'une machine volta-électrique, à courants interrompus, en contact avec la veine cave supérieure, on voit tout aussitôt les mouvements de cette veine se modifier, devenir très-fréquents, et les contractions de l'oreillette droite s'accélèrent aussi, tandis que les mouvements du reste du cœur ne semblent que peu influencés.

Il est indubitable que des mouvements rhythmiques, pareils à ceux dont on constate directement l'existence chez les mammifères mis en expérience, doivent se produire dans les veines caves et peut-être dans les veines pulmonaires de l'homme ; et, d'une façon générale, quand on parle des révolutions successives du cœur, il faut poser en fait, que chaque révolution cardiaque commence, comme chez la grenouille, le chien, le chat et le lapin, non par une systole des oreillettes, mais par une systole des parties terminales des grosses veines qui s'ouvrent dans le cœur. Avec des appareils perfectionnés de cardiographie ou de sphygmographie, on enregistrerait sans doute ces mouvements veineux, comme ceux des oreillettes et des ventricules.

Il faut tenir compte de ceux de ces mouvements qui se passent dans la veine cave supérieure, lorsqu'on étudie, dans les maladies du cœur, les phénomènes du pouls veineux au niveau des régions latérales du cou.

Les mouvements rhythmiques qui ont été peut-être le plus étudiés, sont ceux de l'artère médiane de l'oreille du lapin. L'oreille du lapin est très-favorable pour l'observation des phénomènes vasculaires ; elle est à demi-transparente et elle présente, à sa partie médiane, de sa base vers sa pointe, une artère dont les rameaux se distribuent chemin faisant, et aboutissent, par l'intermédiaire de capillaires, à deux veines principales, placées sur les parties marginales de l'organe.

En regardant l'artère par transparence, on voit le phénomène sur lequel M. Schiff a le premier appelé l'attention, en 1854, et qui lui a fait donner à cette artère le nom de *cœur accessoire* (1). Il l'a fort bien décrit : à un certain moment, l'artère est complétement vide de sang ; cet état dure de quatre à cinq secondes : alors on voit apparaître, à l'intérieur du vaisseau, un petit filet rouge qui monte de la base vers la pointe de l'oreille et augmente

---

(1) Schiff, *Ein accessorisches Arterienherz bei Kaninchen*, (Archiv f. physiol. Heilkunde, 1854, t. XIII, p. 521). — *Sur un cœur artériel accessoire dans les lapins.* (Comptes rendus de l'Acad. des sciences, t. XXXIX, 1854, p. 508 et suiv.) — Vulpian, *Note sur la contractilité des vaisseaux de l'oreille chez les lapins.* (Comptes rendus de la Société de biologie, 1856, p. 183.)

rapidement, de telle façon que l'artère devient très-visible dans toute sa longueur. De plus, comme le note M. Schiff, la dilatation s'étend à toutes les artérioles qui naissent de l'artère principale. Cette artère reste en état de diastole pendant deux ou trois secondes tout au plus, puis revient sur elle-même, et s'efface de nouveau, de la base à la pointe, pour se remplir encore après quelques secondes, et ainsi de suite.

L'artère présente donc, avec une certaine régularité, un mouvement alternatif de diastole et de systole. La régularité de ces mouvements n'est cependant pas comparable à celle des battements du cœur. Les intervalles des diastoles sont loin d'être d'une durée toujours la même. La diastole est toujours beaucoup plus rapide que la systole, et elle est moins durable. L'artère, dans les circonstances ordinaires, ne se dilate que peu, lors de chaque diastole. Les diastoles successives n'ont pas toutes la même expansion. Parfois il y a plusieurs diastoles très-faibles, puis une plus large, à laquelle succèdent encore de faibles dilatations.

Il y a cinq à six mouvements de ce genre par minute; quelquefois il y en a moins; d'autres fois il y en a davantage, ce qui tient aux conditions particulières dans lesquelles se trouve l'animal. Ainsi, ces mouvements sont plus nets, plus réguliers, plus développés et peut-être moins lents, chez les animaux en bonne santé, que chez les animaux affaiblis ou souffrants. J'ai vu sur des lapins, dans ces dernières conditions, les diastoles artérielles être séparées par des intervalles de deux minutes et même plus encore.

La systole artérielle peut être retardée ou empêchée pendant un certain temps, lorsqu'on a irrité l'oreille ou le bout central d'un des nerfs sensitifs de cet organe et déterminé, par suite, une dilatation réflexe plus ou moins durable de l'artère. Il en est de même de la diastole, si l'on a fait contracter l'artère en l'excitant, soit directement, soit par l'intermédiaire du système nerveux. Si l'on irrite l'artère dans une partie de son trajet, le resserrement local que l'on provoque de la sorte ne disparaît pas lors de la diastole spontanée qui se produit ensuite.

Les variations déterminées dans la circulation artérielle, par les mouvements dont il s'agit, se font sentir dans les veines, qui sont plus larges quand l'artère entre en diastole, et reviennent sur elles-mêmes pendant la systole. Seulement elles ne s'effacent jamais totalement.

Le sang de ces veines change visiblement de couleur, lors des variations de calibre de l'artère médiane. Quand l'artère est en systole, tout à fait effacée, le sang des veines marginales devient peu à peu plus sombre ; il rougit notablement, au contraire, en même temps que les veines deviennent plus larges, lorsque la diastole artérielle vient d'avoir lieu.

Ces mouvements, d'ailleurs, sont tout à fait indépendants des mouvements du cœur, puisqu'on n'en observe au plus que quatre, cinq, ou six par minute, pendant que le cœur dans le même temps, bat cent vingt à cent cinquante fois. Ils sont indépendants aussi de la respiration, puisque l'on peut compter quarante à cinquante inspirations par minute.

M. Schiff admet que ces mouvements sont sous la dépendance du système nerveux. D'après lui, si l'on coupe la moelle cervicale dans son entier, on les fait cesser des deux côtés ; tandis qu'on ne les anéantit que du côté sectionné, dans le cas où l'on laisse intacte une moitié de cette moelle. On arriverait au même résultat en sectionnant les racines antérieures des dernières paires cervicales et des deux premières paires dorsales. L'artère reste alors dans un état de dilatation moyenne. Enfin, on obtiendrait les mêmes effets en coupant le cordon du grand sympathique au cou, ou en enlevant le ganglion cervical supérieur.

Ces assertions ont quelque chose de vrai, mais elles sont un peu trop absolues. Si l'on coupe le grand sympathique au cou, l'artère se dilate d'ordinaire aussitôt après l'opération et elle reste dilatée, de telle sorte qu'il est impossible d'apercevoir le mouvement rhythmique; mais si l'on attend deux ou trois jours, la dilatation vasculaire étant alors diminuée ou ayant même complétement disparu, on voit les mouvements rhythmiques reparaître dans toute leur plénitude. Quelquefois la réapparition des mouvements rhythmiques a lieu dès le lendemain du jour de l'opération. Il en est de même lorsqu'on a enlevé le ganglion cervical supérieur du grand sympathique. J'ai signalé depuis longtemps ce fait (1); il a été constaté de nouveau tout récemment, en Allemagne, par M. Rœver.

Il est probable que les autres indications données par M. Schiff ne sont pas non plus complétement exactes; du moins, on peut le présumer pour le résultat de la section des racines des nerfs cervicaux inférieurs et de celle des nerfs dorsaux supérieurs, car cette section ne peut abolir que l'action du grand sympathique cervical, et nous venons de voir que la destruction même du ganglion cervical supérieur ne fait pas cesser, d'une façon durable, les mouvements de l'artère de l'oreille du lapin.

(1) Comptes rendus de la Société de biologie, 1856.

Le mouvement rhythmique de cette artère persiste après qu'on a coupé en travers le nerf cervico-auriculaire antérieur et le nerf cervico-auriculaire postérieur, c'est-à-dire un très-grand nombre des fibres sensitives de l'oreille. Il ne disparaît pas chez les animaux soumis, soit à l'influence du sulfate d'atropine, soit à celle du curare et de la respiration artificielle.

On peut, sur le lapin, observer un autre phénomène de ce genre. Chez cet animal, en effet, la veine saphène est accompagnée d'une artère, l'artère saphène, sur laquelle M. Lovén a fait des expériences remarquables, dont je parlerai plus spécialement à propos de la dilatation réflexe des vaisseaux. Cette artère, comme l'avait indiqué M. Lovén (1), offre des mouvements rhythmiques analogues à ceux de l'artère de l'oreille. Elle se dilate lentement, de la base du membre à son extrémité, puis elle se resserre plus rapidement, dans le même sens, et ce phénomène se produit une ou deux fois par minute.

Ces mouvements sont moins nombreux, moins régulièrement rhythmiques que ceux de l'artère de l'oreille. Depuis que M. Lovén les a fait connaître, ils ont été vus par tous les expérimentateurs. M. Riegel les a étudiés de nouveau dans un travail récent (2). J'ai pu assez facilement contrôler par moi-même les observations faites sur ces mouvements.

Cette artère saphène est d'ailleurs très-propre aux études sur les effets des irritations locales. On peut la voir se resserrer sous l'influence d'excitations faibles, ou se dilater dans les points touchés, sous l'influence d'irritations plus

---

(1) Christ. Lovén, (Arbeiten aus der physiolog. Anstalt zu Leipzig, 1866, p. 1).
(2) *Op. cit.*, (Pflüger's Archiv, 1871).

fortes. Et lorsqu'on cherche à se rendre compte du mécanisme de ces effets, on est conduit à penser, qu'au moins dans le dernier cas, celui de la dilatation produite par irritation, il s'agit d'un phénomène d'action vaso-dilatatrice réflexe.

On a trouvé des mouvements rhythmiques spontanés dans d'autres vaisseaux. D'après Wharton Jones, dont j'ai déjà cité le travail, lorsqu'on observe au microscope la membrane interdigitale de la patte d'une grenouille, on voit se produire, dans les artères qu'elle contient, des alternatives de dilatation et de rétrécissement (1). Le resserrement va quelquefois jusqu'à réduire l'artère à la moitié ou au tiers de son volume, et même jusqu'à effacer le calibre des petites artérioles. Ces mouvements sont tantôt bornés à un point très-court du vaisseau, tantôt étendus à une grande partie de sa longueur ; ils sont séparés par des espaces de temps très-irréguliers, ordinairement assez longs, et ils n'ont, en aucune façon, le caractère des mouvements rhythmiques. Quelquefois deux modifications successives du calibre d'une artère sont séparées par un intervalle de plusieurs minutes; d'autres fois, d'après le même observateur, quelques contractions successives seraient séparées par des intervalles de moins d'une minute.

Ces mouvements ont été revus par d'autres auteurs, et certains d'entre eux ont pensé, contrairement à l'opinion de Wharton Jones, qu'il y avait là de véritables mouvements rhythmiques; parmi ces auteurs, je citerai Gunning, Saviotti (2), de Bezold, dont j'aurai souvent à vous parler par la suite, et un de ses élèves, Gscheidlen.

---

(1) Wharton Jones, *Op. cit.*, p. 7.
(2) Virchow's Archiv, Bd. L, 1870, p. 592.

M. Riegel a étudié ces mouvements des artères de la membrane interdigitale des grenouilles, et il assure, comme Gunning l'avait déjà dit, et contrairement à l'assertion de Saviotti, que la section des nerfs sciatiques ne les abolit pas. Il aurait vu des contractions et des dilatations analogues dans les artères du mésentère de ces batraciens, mais ces phénomènes n'y seraient pas rhythmiques et seraient plus obscurs que ceux des artères de la membrane interdigitale. Rien de semblable n'aurait lieu dans les artères de la langue. D'autre part, il a constaté des mouvements du même genre, dans les artérioles sous-cutanées et musculaires superficielles des parois du thorax et de l'abdomen du lapin.

J'ai examiné souvent les vaisseaux de la membrane interdigitale de la grenouille, pour chercher à voir les mouvements alternatifs de constriction et de dilatation décrits par ces différents auteurs. J'ai vu parfois des artères se rétrécir sur certains points, s'élargir sur d'autres, et reprendre ensuite leur calibre normal. Mais ce phénomène est bien inconstant, bien irrégulier. On peut fixer ses regards sur une artère, pendant plusieurs minutes, sans y constater le moindre changement de calibre. Et si des modifications se produisent, elles sont le plus souvent si faibles, qu'on peut les mettre en doute; de plus, les intervalles qui séparent deux modifications successives, sont extrêmement inégaux. Évidemment, il ne s'agit pas de véritables mouvements rhythmiques; il n'y a rien là qui rappelle les mouvements de l'artère médiane de l'oreille du lapin. Quant aux artères sous-cutanées de ce dernier animal, je les ai vues parfois se resserrer et s'élargir alternativement; mais ces changements de calibre ne m'ont paru avoir lieu que dans les très-petites artérioles, et ils sont, il faut bien le dire, très-inconstants, très-irréguliers, très-lents, très-peu prononcés, et, en somme, assez difficiles à constater, pour que leur réalité puisse être contestée. Les veines et les capillaires ne présentent aucune contraction, ni dans la membrane interdigitale de la grenouille, ni dans les tissus sous-cutanés du lapin. J'ai examiné les vaisseaux sous-cutanés chez le chien, et je n'ai vu non plus aucun mouvement, ni dans les artères, ni dans les veines.

Les physiologistes se sont intéressés d'autant plus à ces phénomènes, qu'il s'agissait de savoir si ces contractions jouent un rôle dans la circulation du sang. Il est clair, en effet, que, si ces mouvements se faisaient partout, s'ils étaient considérables, ils pourraient avoir une grande influence sur le mode de progression du sang dans les vaisseaux. Mais ces mouvements sont irréguliers, incertains; on ne les observe guère que chez les grenouilles et le lapin; aussi est-il permis de douter de leur importance physiologique. On ne peut même pas les invoquer pour expliquer la progression du sang, qui, d'après certains auteurs, continuerait encore pendant quelque temps dans les artères de la grenouille, après la ligature du bulbe aortique. Le fait de cette persistance du mouvement de progression du sang est, par lui-même, très-contestable. Le mouvement, dans de telles conditions, ne dure que quelques instants, et même, il peut s'arrêter presque brusquement et définitivement, aussitôt après la ligature du bulbe aortique. D'ailleurs il est facile de montrer que ce mouvement, en supposant qu'il persiste encore momentanément, n'entretient pas alors, en réalité, la circulation, comme des physiologistes l'ont cru. M. E. Heubel a prouvé que, dans ces conditions, ni la strychnine, ni le curare, injectés dans les sacs lymphatiques sous-cutanés, ne produisent leurs effets toxiques accoutumés (1).

Les mouvements spontanés des artères, rhythmiques ou non, dont il a été question tout d'abord, n'ont donc pas une grande importance physiologique; ils ne sont surtout pas accélérateurs du courant sanguin.

La circulation se fait beaucoup moins rapidement dans les organes à artères pourvues de mouvements rhythmiques qu'ailleurs; c'est ce qu'il est facile de constater en observant ce qui a lieu dans l'oreille du lapin. On doit donc regarder ces mouvements, bien plutôt comme une condition de retard de la circulation, que comme une cause d'accélération du cours du sang. C'est ainsi que les considèrent Donders, Hoppe, Van der Beke Callenfels, Milne Edwards; et, sous ce rapport, il est inexact de donner le nom de *cœurs artériels accessoires* aux vaisseaux qui en sont doués.

Si nous n'admettons pas de vraies contractions rhythmiques dans les petits vaisseaux, nous n'y admettons pas non plus de mouvements péristaltiques ou antipéristaltiques.

MM. Legros et Onimus pensent que les artères exécutent des mouvements péristaltiques, analogues à ceux de l'intestin; et, d'après eux, ces mouvements pourraient avoir, sur la progression du sang, une action comparable à celle des parois intestinales, sur le cours des matières alimentaires.

Un pareil rapprochement ne me semble pas pouvoir être accepté. Il y a, sans doute, dans les artérioles, un mouve-

---

(1) E. Heubel, *Ueber die Beziehungen der Centraltheile des Nervensystems zur Resorption* (in Virchow's Archiv, 1872, LVIe vol., p. 248 et suiv., et Centralblatt....., 1873, p. 71).

ment de systole qui suit immédiatement la diastole, provoquée par l'entrée de l'ondée sanguine cardiaque dans l'aorte. Mais il est certain que ce double mouvement, si net dans les grosses artères, devient assez obscur dans les artérioles. La théorie indique qu'il doit exister, mais l'observation directe ne le démontre guère. Qu'on veuille bien examiner avec attention la circulation de la langue, des poumons, du mésentère, des membranes interdigitales, sur des grenouilles, et l'on verra que, le plus souvent, les dernières artères ont un calibre constant, ou à peu près, pendant qu'elles donnent passage au courant sanguin. Ce courant, lorsque la circulation est normale, y est presque uniformément continu; mais parfois, surtout si le cours du sang s'affaiblit un peu, on constate que le mouvement sanguin s'accélère par saccades, qui correspondent aux systoles ventriculaires du cœur. Même dans ce dernier cas, on ne distingue que bien difficilement, si l'on y réussit, de très-faibles dilatations et constrictions alternatives.

Lorsqu'elles existent incontestablement, ces modifications de calibre sont tout à fait analogues, sous certains rapports, à celles qui ont lieu dans les grosses artères: elles sont régulières, rhythmiques, absolument dépendantes des mouvements du cœur. Ces resserrements sont, en effet, des réactions provoquées par la distension que produit, dans toutes les artères, l'entrée des ondées cardiaques dans l'aorte. C'est un ressort élastique qui agit dans les grosses artères; c'est un ressort musculaire dans les artères plus petites : mais le résultat est le même. Le resserrement ne commence pas absolument au même instant dans toute la longueur de l'arbre aortique, et l'on peut admettre une sorte de propagation du mouvement systolique artériel, de l'origine de l'aorte aux extrémités terminales des artérioles de la circulation générale, ou de l'origine de l'artère pulmonaire aux extrémités des derniers ramuscules de cette artère.

Mais, même en exagérant beaucoup ce qui existe en réalité, il est difficile d'établir une comparaison admissible, entre ce mouvement des artères et le mouvement inconstant, irrégulier, vermiculaire des parois intestinales. Les mouvements des artères, dus à la contractilité de leurs parois, et qui ont lieu lors de chaque systole du cœur, sont, au contraire, réguliers, uniformes; ils dépendent étroitement de la distension des vaisseaux par l'ondée cardiaque.

La contractilité des artères de moyen et de petit calibre, joue certainement un rôle considérable dans les phénomènes de la propulsion du sang, mais cela par un mécanisme analogue à celui de l'élasticité des parois des grosses artères; elle transforme, en mouvement continu, le mouvement interrompu qui est produit par le cœur. Elle joue encore un rôle important, soit dans les phénomènes du *tonus vasculaire*, qui représente l'état physiologique des vaisseaux, soit dans les circulations locales, etc. Je serai ramené, à propos de ces diverses questions, à vous parler de la contractilité des vaisseaux.

Nous avons vu que, d'après différents auteurs, certaines substances toxiques ou médicamenteuses, lorsqu'elles sont mises en contact avec les parois des vaisseaux doués de contractilité, produiraient tantôt un resserrement, tantôt une dilatation de ces canaux. On pourrait être tenté d'appliquer ces données à l'étude des effets vasculaires qui se manifestent pendant la vie, lorsque ces substances sont absorbées par l'homme ou par les animaux : mais ce serait à tort, comme je l'ai déjà dit, à propos de l'extrait de belladone et de l'atropine. Une pareille manière de raisonner serait, pour le moins, téméraire, et conduirait bien souvent à des présomptions inexactes ; car rien n'indique que les effets doivent être les mêmes, lorsque la substance active est mise directement, et tout d'un coup, en contact avec les vaisseaux, ou lorsqu'elle arrive jusqu'à eux par l'intermédiaire de la circulation, et qu'elle pénètre molécule à molécule, pour ainsi dire, dans l'épaisseur de leurs parois, pour agir sur les éléments musculaires ou sur les extrémités des fibres vaso-motrices.

Pour connaître les effets que produisent sur les vaisseaux les agents toxiques et médicamenteux, introduits dans la circulation par telle ou telle voie, il faut donc des expériences toutes spéciales. C'est là un sujet de recherches que nous ne pourrons aborder qu'après avoir acquis des connaissances plus étendues sur la physiologie des vaisseaux.

TROISIÈME LEÇON

De l'influence des nerfs vaso-moteurs sur les vaisseaux. — Étude spéciale de l'action du cordon cervical et du ganglion cervical supérieur du grand sympathique sur les vaisseaux. — Phénomènes produits par la section de ce nerf, par son excitation. — Action du galvanisme, du curare.

Pendant la vie, la contractilité de la paroi musculaire des vaisseaux, dans les conditions normales ou pathologiques, est mise en jeu presque exclusivement par l'intermédiaire du système nerveux. Les modifications du calibre des vaisseaux se produisent par suite de l'excitation ou de la paralysie des nerfs vaso-moteurs. L'action de ces nerfs sur les vaisseaux n'a été définitivement admise, ainsi que nous l'avons vu, qu'à dater des expériences de MM. Cl. Bernard et Brown-Séquard, bientôt suivies de celles de Waller, de Schiff, et de différents autres physiologistes dont nous aurons à exposer les travaux.

Les premières recherches de ces expérimentateurs ont fait connaître l'action de la partie cervicale du grand sympathique sur les vaisseaux de la tête. L'expérience qui consiste à pratiquer la section du grand sympathique cervical, ou mieux l'ablation du ganglion cervical supérieur, est si importante dans l'histoire des nerfs vaso-moteurs, qu'elle mérite bien que nous nous y arrêtions quelques instants. Je vais décrire les principaux phénomènes qui se manifestent à la suite de cette expérience, en vous mettant à même de les constater. Pour cela, je vous montre un lapin albinos, sur lequel M. Carville a arraché ce matin le ganglion cervical supérieur du côté droit.

Les phénomènes qui se produisent peuvent être divisés en trois groupes distincts.

a. — Ce sont d'abord les phénomènes oculo-pupillaires, vus en partie par Pourfour du Petit, et qui sont les plus faciles à constater.

La pupille se resserre. On peut remarquer, en outre, une rétraction assez considérable du globe oculaire vers le fond de l'orbite. Il paraît ainsi notablement plus enfoncé que celui du côté opposé. Les paupières se rapprochent un peu, par le fait de ce retrait de l'œil; l'ouverture palpébrale, par suite, est moindre que celle de l'autre côté. La membrane clignotante s'avance de dedans en dehors sur l'œil, de façon à couvrir la partie la plus interne de la cornée transparente. Pourfour du Petit avait même cru que la cornée s'aplatit un peu à la suite de l'opération; mais il y a là vraisemblablement une erreur d'observation.

La constriction de la pupille s'explique par la paralysie des fibres rayonnées de l'iris. Les fibres circulaires, par suite de la paralysie de leurs antagonistes, se raccourcissent et déterminent ainsi le resserrement de l'ouverture pupillaire.

La rétraction du globe oculaire est due à la paralysie d'un muscle particulier, découvert par H. Müller et décrit par lui sous le nom de *muscle orbitaire*. C'est un muscle à fibres lisses, situé dans la cavité orbitaire, au pourtour du globe oculaire. La contraction tonique normale de ce muscle produit et maintient un certain degré de propulsion de l'œil : lorsqu'il est paralysé, le globe oculaire, tiré en arrière par la contraction tonique des muscles oculaires à fibres striées, subit un retrait vers le fond de l'orbite. H. Müller avait déjà indiqué le rôle du muscle orbitaire à fibres lisses. MM. J. L. Prevost et Jolyet ont confirmé, par des expériences très-décisives, les assertions de cet anatomiste (1).

Non-seulement l'ouverture palpébrale se resserre, mais encore, comme l'a montré M. Cl. Bernard, elle devient plus elliptique et plus oblongue transversalement. L'ouverture pupillaire se déforme aussi quelque peu ; elle ne reste plus parfaitement circulaire.

Il y a une augmentation très-notable de la sécrétion des glandes de Meibomius, signalée d'abord par Pourfour du Petit et indiquée depuis par différents observateurs. Mais ce phénomène ne peut se constater que quelque temps après que l'expérience a été faite. Il est d'ailleurs loin d'être constant, même chez les chiens, sur lesquels il a été surtout remarqué. Il est probable qu'il faut, pour qu'il se manifeste, que l'animal soit dans de mauvaises conditions hygiéniques. On a parlé aussi d'augmentation de la sécrétion lacrymale : c'est encore un résultat qui fait souvent défaut. J'ajoute que, chez des chiens qui avaient subi une destruction complète du ganglion cervical supérieur gauche, j'ai vu, lorsque les animaux étaient curarisés et soumis à la respiration artificielle, la sécrétion lacrymale

(1) J. L. Prevost, *Recherches anatomiques et physiologiques sur le ganglion sphéno-palatin* (Archives de physiologie normale et pathologique, 1868, p. 220 et suiv.). — J. L. Prevost et Jolyet, *Note sur le rôle physiologique de la gaîne fibro-musculaire de l'orbite* (in Mémoires de la Société de biologie, 1867, p. 129 et suiv., et Comptes rendus de l'Acad. des sciences, 18 nov. 1867).

être plus abondante du côté droit (non opéré) que du côté gauche.

On constate encore, comme l'a dit M. Cl. Bernard, une diminution de l'ouverture de la narine du côté opéré; cette diminution est du reste peu accusée. De plus, ainsi que l'a noté aussi M. Cl. Bernard, l'ouverture buccale est un peu déformée du côté correspondant à la lésion.

b. — Outre les modifications oculaires que nous venons d'énumérer, la section du cordon cervical du grand sympathique produit des changements remarquables de l'état des vaisseaux. Ces vaisseaux se dilatent d'une façon considérable.

L'artère médiane de l'oreille du lapin offre alors une diastole permanente, soit pendant quelques heures, soit pendant quelques jours, et la dilatation est souvent telle, que l'on peut sentir le pouls artériel, en prenant l'oreille entre deux doigts au niveau de cette artère. Cet effet peut faire défaut : c'est ce qui arrive parfois, lorsque l'opération est faite sur un animal maigre et affaibli ; ce résultat négatif s'observe surtout lorsque, dans ces conditions, on se borne à couper le cordon cervical du sympathique.

Non-seulement l'artère médiane de l'oreille se dilate, mais toutes les branches de cette artère, ses rameaux et ses plus fins ramuscules s'injectent aussi. A l'aide d'une loupe, on peut distinguer un grand nombre de ces vaisseaux qui n'étaient pas visibles auparavant. Les effets de cette dilatation vasculaire se manifestent jusque dans les veines. On voit presque aussitôt les veines marginales de l'oreille qui s'élargissent ; des veinules, qu'on n'apercevait pas, deviennent apparentes. En même temps, le sang veineux, vu par transparence, prend une coloration moins foncée. L'oreille tout entière, dans l'intervalle des vaisseaux visibles, présente une coloration moins pâle qu'à l'état normal, ce qui indique que les capillaires sont parcourus par une plus grande quantité de sang.

Les mouvements alternatifs de diastole et de systole, décrits par M. Schiff et qui ont lieu à l'état normal dans l'artère médiane de l'oreille du lapin, ne peuvent plus être constatés, lorsque cette artère est dilatée, par suite de la section du cordon cervical du sympathique, ou par suite de l'arrachement du ganglion cervical supérieur. Quand cette dilatation cesse, au bout de quelques heures ou de quelques jours, ces mouvements, comme nous l'avons déjà dit, se montrent de nouveau, tout aussi nets qu'avant l'opération.

c. — La circulation de l'oreille et de la moitié correspondante de la tête devient plus active ; on le prouve facilement (Aug. Waller) en faisant une incision sur l'un des bords de chacune des deux oreilles, au même niveau. On voit alors le sang s'écouler bien plus rapidement du côté où le sympathique a été coupé que du côté opposé. Le sang est plus rouge aussi du côté de l'opération. Comme le phénomène de la dilatation des vaisseaux n'est pas borné à l'oreille, et comme il se manifeste dans toute la moitié correspondante de la face et de la tête, le sang de la jugulaire éprouve les mêmes modifications que celui des veines de l'oreille et l'on peut, par une saignée de cette veine, de chaque côté, constater qu'il est plus rouge du côté opéré que de l'autre.

La différence de coloration n'est pas le seul changement observé dans le sang de la jugulaire du côté de l'opération ; sa composition, comme l'a fait voir M. Cl. Bernard, n'est pas non plus la même que celle du sang de la jugulaire du côté opposé. Comme le sang artériel traverse plus rapidement les vaisseaux capillaires de cette moitié de la tête que ceux de la moitié opposée, il s'y modifie à un moindre degré ; et, dans les veines en communication avec ces capillaires, il contient une plus grande proportion d'oxygène, une moindre quantité d'acide carbonique ; il se coagule plus rapidement ; en un mot, il conserve en partie les caractères du sang artériel.

La rougeur des tissus ne se borne pas à l'oreille, elle se constate encore avec facilité sur la conjonctive, en particulier sur la membrane nictitante, et dans les culs-de-sac palpébraux.

La pression artérielle est accrue dans les branches de la carotide du côté opéré, ce qui tient certainement à l'augmentation de l'afflux du sang dans cette artère, car théoriquement, à cause de la dilatation des artérioles et des capillaires, la pression devrait, au contraire, s'abaisser.

L'augmentation de température du côté lésé est généralement très-facile à percevoir. On la constate aisément par la palpation comparative des deux oreilles ; mais si on veut la déterminer avec quelque exactitude, il est absolument nécessaire de faire usage du thermomètre. On peut alors reconnaître qu'il y a souvent un écart considérable entre les températures des deux oreilles. Cet écart, suivant la saison, peut être de 5, 10, 15 degrés centigrades et même plus. Des différences aussi fortes ne se trouvent d'ordinaire, que lorsque la cuvette du thermomètre est mise en contact avec l'extrémité des oreilles. Il faut d'ailleurs certaines précautions pour obtenir un résultat exact, et ces précautions étant fondées sur nos connaissances relatives à la physiologie des nerfs vaso-moteurs, il est bon que vous ne les ignoriez pas. La principale de ces précautions, peut-être plus importante que celle de ne pas toucher les oreilles avec une main trop chaude, consiste à ne pas les tenir trop longtemps en contact avec le thermomètre, même en se servant comme moyen de contention d'un linge ou d'une pince. En effet, un contact un peu prolongé d'un corps quelconque avec l'oreille du côté où le grand sympathique n'est pas lésé, pourra donner lieu à des actions réflexes vaso-dilatatrices qui diminueraient la différence entre les deux oreilles.

La sensibilité du côté lésé est exagérée ; je ne sais si cela est très-appréciable sur le lapin que vous pouvez observer, mais le fait n'en est pas moins incontestable, et tous les expérimentateurs l'ont constaté depuis que M. Cl. Bernard l'a signalé. De même, la sécrétion de la sueur est augmentée, ce qui se voit surtout chez le cheval (Dupuy).

Les propriétés des muscles et des nerfs, du côté sur lequel est faite l'expérience, persistent plus longtemps après la mort que cela n'a lieu du côté opposé. Les mouvements réflexes peuvent être déterminés, après la mort, dans les muscles du côté du sympathique coupé, alors qu'ils n'existent plus du côté intact (Cl. Bernard). Sur des chiens empoisonnés avec du curare, on peut se convaincre facilement que les mouvements réflexes sont plus vifs du côté où le sympathique cervical est lésé que du côté opposé. Si l'on souffle alternativement sur les deux yeux, alors que l'intoxication n'est pas encore complète, on voit les paupières de l'œil du côté opéré se fermer plus brusquement, et en même temps, il se produit presque constamment dans l'oreille du même côté un mouvement réflexe associé. Ce dernier phénomène fait souvent défaut, lorsqu'on souffle sur l'œil du côté non opéré.

L'augmentation des mouvements réflexes du côté opéré a été aussi signalée par M. Brown-Séquard. Ce physiologiste a noté d'autres différences, relatives à la rapidité moins grande d'apparition de la rigidité cadavérique et de la putréfaction dans les parties qui correspondent au sympathique lésé ; à la durée plus longue de la possibilité de la régénération des propriétés des nerfs et des muscles dans ces parties, par le moyen d'injection de sang oxygéné dans les vaisseaux après la mort, etc. Il a d'ailleurs réuni, dans des tableaux très-instructifs, tous les phénomènes qui sont consécutifs soit à la section, soit à la galvanisation du grand sympathique (1).

L'augmentation de la vascularisation produit, comme l'a prouvé M. Cl. Bernard, une résistance différente à l'action des poisons : c'est ainsi que la sensibilité se conserve plus longtemps, dans le côté correspondant au grand sympathique coupé, sous l'influence des inhalations d'éther, de chloroforme ou d'autres substances anesthésiantes. Mais, en sens inverse, le curare agit plus rapidement sur les nerfs correspondant au côté coupé, que sur les nerfs du côté sain. Cette différence d'action du curare se constate surtout dans les membres inférieurs : si l'un des nerfs sciatiques est sectionné, il perd plus rapidement ses propriétés que le nerf sciatique intact.

Les phénomènes que je viens de signaler ne se voient pas seulement sur la conjonctive oculaire et dans l'oreille. Les modifications dont il s'agit se montrent dans toutes les parties de la tête et de la face. C'est ainsi qu'un thermomètre introduit dans la narine du côté opéré indique une certaine élévation de température ; cette narine est,

---

(1) *Leçons sur les nerfs vaso-moteurs*, etc. Paris, 1872, p. 4 et suiv.

VULPIAN. 7

en même temps, plus sèche que l'autre. Si l'on pouvait prendre isolément et avec précision la température des deux côtés de la bouche, on constaterait un échauffement de la membrane muqueuse dans la moitié de la cavité buccale du côté de l'opération : on peut d'ailleurs reconnaître cette modification de température en palpant comparativement l'intérieur des lèvres des deux côtés. En tout cas, il est facile de voir que la peau de cette moitié de la face a, comme celle de l'oreille, une teinte moins pâle que celle des parties correspondantes du côté opposé. La membrane muqueuse de la fosse nasale et celle de la moitié de la cavité buccale du côté de l'opération, ont une coloration plus rouge que celle des mêmes points de l'autre côté.

Dans le cerveau il en est encore de même, ainsi que l'a constaté M. Cl. Bernard d'abord, et comme l'ont vu depuis d'autres physiologistes, en mettant l'encéphale à nu de chaque côté de la ligne médiane, dans des points symétriques, et en plongeant un thermomètre successivement dans les deux hémisphères cérébraux.

En outre, lorsqu'on fait cette expérience, comme on a la pie-mère cérébrale sous les yeux, on peut voir qu'il y a une congestion sanguine, plus ou moins marquée, du côté correspondant à la section du cordon sympathique. Cela a été vu d'une façon plus nette encore, lorsque le ganglion cervical supérieur était arraché (1).

Cette congestion s'observe aussi très-distinctement dans les vaisseaux du fond de l'œil; à l'aide de l'ophthalmoscope, leur dilatation est aussi facile à constater que celle des vaisseaux de l'oreille.

(1) Nothnagel, *Des nerfs vaso-moteurs des vaisseaux du cerveau* (in Virchow's Archiv, 1867, anal. in Gaz. hebdom., 1867, p. 750).

Ce phénomène est important à connaître, aujourd'hui surtout que M. Bouchut a émis l'idée qu'on peut apprécier les modifications pathologiques de l'encéphale par l'observation des troubles circulatoires du fond de l'œil; il a même créé pour cette sorte d'examen un nom, dont on peut contester la régularité, mais qui est très-significatif, la *cérébroscopie*. MM. Patrick Nicol et Isaac Mossop ont pensé pouvoir se rendre compte de l'effet de certaines substances (chloral, bromure de potassium, alcool, quinine, ergotine, belladone) sur la circulation encéphalique, en étudiant, avec l'ophthalmoscope, l'état des vaisseaux du fond de l'œil sur l'homme sain, soumis à l'action de ces médicaments (1).

Ces divers phénomènes, comme je l'ai indiqué, sont plus nets, si, au lieu de couper le grand sympathique au cou, on arrache le ganglion cervical supérieur. Ils sont aussi plus durables alors.

On conçoit facilement la cause de cette différence; en coupant le grand sympathique au-dessous de son ganglion, on ne coupe pas pour cela tous les nerfs vaso-moteurs destinés à la tête. Le ganglion cervical reçoit des filets nerveux de différents nerfs : du pneumogastrique, de l'hypoglosse, du glosso-pharyngien. Ces filets contiennent des fibres vaso-motrices qui traversent le ganglion, s'unissent à d'autres fibres nées de ce renflement, et constituent des nerfs vaso-moteurs destinés aux diverses parties de la tête.

Dans les conditions créées par la section du cordon cervical sympathique, toutes les relations du ganglion cervical

(1) Britann. Rev., July 1872.

supérieur avec le centre cérébro-spinal ne sont donc pas rompues, et l'activité de ce ganglion peut persister. Progressivement cette activité augmente, et les fibres vasomotrices, provenant de ce ganglion, peuvent, au bout de peu de temps, suppléer, dans leur rôle fonctionnel, celles qui ont été coupées dans le cordon cervical. Mais après l'ablation de ce ganglion, la plupart des fibres vaso-motrices de la moitié correspondante de la tête ont leur continuité interrompue, et, par conséquent, la paralysie vasculaire ainsi produite est plus complète, plus durable.

Il ne faut pas croire cependant que l'arrachement du ganglion cervical supérieur produise des effets vasculaires tout à fait permanents; ils diminuent plus ou moins notablement au bout de quelques semaines.

Toutefois, ce n'est qu'après un temps assez long que la diminution est très-considérable. D'après M. Cl. Bernard, chez le chien, on pourrait constater encore la dilatation des vaisseaux et l'élévation de la température, plus de dix-huit mois après l'opération (1).

Si la paralysie vasculaire, déterminée par l'arrachement du ganglion cervical supérieur, n'est pas absolument permanente, si elle diminue au bout d'un certain nombre de semaines, cela tient à ce que les diverses parties de la tête reçoivent encore des fibres vaso-motrices, émanées d'autres points des centres nerveux. C'est ainsi que des nerfs du plexus cervical amènent à la tête des fibres vaso-motrices; il en est de même de plusieurs des nerfs crâniens; et ces fibres, nées de la protubérance, du bulbe et de la partie supérieure de la moelle épinière, s'unissent sans doute à ces différents nerfs, dès leur origine, les accompagnent

---

(1) Cl. Bernard. *Leçons sur le système nerveux*, t. II, p. 492.

dans la plus grande partie de leur parcours, et les quittent ensuite, pour aller se distribuer aux vaisseaux. Ces fibres vaso-motrices qui ne sont pour ainsi dire qu'auxiliaires, lorsque le grand sympathique cervical est intact, sont forcées d'entrer plus activement en jeu, lorsque le cordon cervical est coupé, ou que le ganglion cervical supérieur est arraché : elles acquièrent peu à peu une grande influence sur les vaisseaux qui avaient été tout d'abord paralysés, et, après un nombre de jours variable, la paralysie vasculaire disparaît.

Nous pouvons constater pour chaque partie du corps, et presque pour chaque organe, cette origine multiple des nerfs vaso-moteurs, et les routes diverses suivies par ces nerfs. S'il s'agit d'un membre, on voit que les fibres nerveuses vaso-motrices viennent de différents points s'unir aux nerfs de ce membre, et que, de plus, il y a des fibres destinées aussi aux vaisseaux, qui accompagnent ces canaux, sans passer par les nerfs sensitivo-moteurs.

Il en est de même pour certains organes. Ainsi la langue reçoit des fibres vaso-motrices de filets nerveux sympathiques, qui suivent le même trajet que l'artère linguale ; elle en reçoit également par l'intermédiaire du nerf hypoglosse, du nerf lingual et du nerf glosso-pharyngien.

D'après un ancien travail de M. Schiff, l'influence du nerf hypoglosse et celle du nerf lingual sur les vaisseaux de la langue, offriraient un caractère tout particulier. Il dit, en effet, qu'après la section du nerf hypoglosse, sur des chiens, la langue reste plutôt pâle que rouge ; mais si l'on coupe le nerf lingual du même côté, un mois environ après la première opération, la moitié correspondante de la langue deviendrait rouge. De même, d'après lui, la section isolée du nerf lingual ne produirait rien, tandis que la moitié correspondante de la langue se congestionnerait si, quelque temps après la première section, on coupe le nerf hypoglosse du même côté (1). Il est probable qu'il y a eu, dans les expériences de M. Schiff, une cause d'erreur, qui l'a empêché de voir les résultats de ces sections de nerfs, tels qu'ils se produisent en réalité. Si l'on coupe le nerf lingual d'un côté sur un chien, on observe une congestion manifeste de la moitié correspondante de la langue, et le sang qui parcourt les veinules de la face inférieure de l'organe, est toujours plus rouge que celui qui est contenu dans les veinules homologues du côté opposé. La section du nerf hypoglosse du même côté augmente un peu la congestion produite par la première opération. Il en est de même lorsqu'on coupe d'abord le nerf hypoglosse d'un côté : la moitié correspondante de la langue rougit, et la rougeur devient un peu plus prononcée quand on coupe ensuite le nerf lingual du même côté. Une congestion assez nette se montre encore dans une des moitiés de la langue, quand on a coupé seulement le cordon cervical du sympathique du côté correspondant. Ainsi donc, ces différents nerfs contiennent des fibres vaso-motrices (vaso-constrictives) dont la paralysie détermine la dilatation des vaisseaux de la langue. Nous aurons à reparler de l'action vaso-motrice des nerfs de la langue à propos des phénomènes vaso-dilatateurs.

Les effets de la section des différents nerfs de la langue sur les vaisseaux de cet organe, sont des plus intéressants à étudier, sur des chiens curarisés et soumis à la respira-

---

(1) M. Schiff, *Ueber den Einfluss der Nerven auf die Gefässe der Zunge* (Archiv f. physiol. Heilkunde, II Heft., 1853, pp. 377 et suiv.).

tion artificielle : leur langue, devenue inerte, peut être examinée alors avec une grande facilité. On peut voir, presque d'un seul coup d'œil, les vaisseaux des deux côtés de sa face inférieure; on peut comparer la température des deux moitiés de l'organe, etc. On reconnaît ainsi aisément la dilatation des veines superficielles, la teinte moins sombre du sang contenu dans ces vaisseaux, l'élévation de température dans la moitié de l'organe qui est congestionnée, etc.

A l'oreille du lapin se rendent aussi des nerfs vaso-moteurs de diverses provenances. Le cordon cervical du sympathique, le ganglion cervical supérieur, les nerfs auriculaires fournis par les nerfs cervicaux, le nerf auriculaire du facial, donnent manifestement des fibres vaso-motrices à l'oreille. Et ce fait explique, au moins en grande partie, les résultats que M. Arm. Moreau a récemment publiés (1). Il coupe le cordon cervical du grand sympathique sur un lapin, et il observe les phénomènes de vascularisation que vous connaissez. Mais ces phénomènes sont souvent peu accusés; ils peuvent même faire défaut dans certaines conditions d'affaiblissement de l'animal. Il sectionne aussitôt, ou peu de temps après cette première opération, la branche auriculaire antérieure du plexus cervical superficiel. Immédiatement, la vascularisation devient plus prononcée. On peut, je le répète, expliquer ce résultat expérimental par l'existence bien constatée de fibres vaso-motrices dans les nerfs auriculaires du plexus cervical. L'effet de la section de ces nerfs s'ajoute à celui de la section du cordon cervical du grand sympathique, et l'on conçoit qu'il se pro-

(1) Arm. Moreau, *Sur le rôle du filet sympathique cervical et du nerf grand auriculaire dans la vascularisation de l'oreille du lapin* (Archives de physiologie normale et pathologique, 1872, p. 667).

duise une dilatation vasculaire plus considérable que lorsqu'un seul de ces nerfs est coupé. Peut-être faut-il tenir compte aussi de l'irritation déterminée, dans le bout central du nerf auriculaire coupé, par la lésion traumatique de ce nerf, et de la dilatation réflexe ainsi provoquée dans les vaisseaux de l'oreille. Mais cette excitation ne peut être que passagère et ne saurait expliquer la dilatation durable des vaisseaux de l'oreille du lapin opéré. On ne doit pas négliger non plus, pour l'explication du fait signalé par M. Moreau, la diminution du tonus vasculaire que doit entraîner la section d'un des principaux nerfs sensitifs de l'oreille (1). Disons toutefois que cette conséquence de la section du nerf cervico-auriculaire ne peut suffire à expliquer complétement le fait en question, car elle devrait se manifester, même lorsque le cordon cervical du sympathique et le ganglion cervical supérieur sont intacts, et l'on ne voit rien de pareil dans la plupart des cas où l'on coupe isolément ce nerf. La dilatation des vaisseaux de l'oreille, dans ces conditions, est un résultat exceptionnel.

En somme, le fait signalé par M. Moreau tient à plusieurs causes, dont la principale est sans doute la section plus complète des fibres nerveuses vaso-motrices de l'oreille du lapin.

La vascularisation qui se développe, lorsque les nerfs vaso-moteurs sont coupés, n'est pas une congestion inflammatoire, et elle peut durer des jours et des semaines, sans qu'il se produise une véritable inflammation dans les parties où les vaisseaux sont dilatés. Tous les physiologistes ont insisté sur ce fait important, signalé d'abord par

---

(1) Ch. Legros, *Des nerfs vaso-moteurs* (thèse de concours, 1873, p. 78).

M. Cl. Bernard. J'aurai d'ailleurs à vous en parler plus tard d'une façon plus explicite. Nous avons vu, dans l'historique, que plusieurs auteurs, Pourfour du Petit, Cruikshank, Arnemann, John Reid, qui ont indiqué la rougeur de la conjonctive au nombre des effets de la section du cordon cervical du sympathique, ont cru qu'il s'agissait d'une vraie inflammation. Ce qui les a trompés, c'est qu'en réalité à la congestion paralytique simple peuvent succéder des phénomènes inflammatoires, dans certaines conditions. L'inflammation peut se développer dans ces parties beaucoup plus facilement qu'à l'état normal, principalement lorsque l'animal est affaibli par une cause quelconque, le séjour dans un endroit obscur et humide, l'alimentation insuffisante, la fièvre, des saignées fréquemment répétées, par exemple (Cl. Bernard). On peut voir alors la conjonctive se gonfler, en devenant le siège d'une vive injection : il se produit une sécrétion muco-purulente plus ou moins abondante ; la cornée transparente s'opacifie, peut s'ulcérer ; l'œil tout entier peut même participer à l'inflammation. Par la section du grand sympathique, on constitue donc une sorte d'imminence morbide, ou plutôt une prédisposition locale à l'inflammation, dans les parties auxquelles se rend ce nerf.

J'ai observé attentivement, au point de vue des lésions oculaires, plusieurs chiens qui avaient subi soit la section du cordon cervical du sympathique, soit l'arrachement du ganglion cervical supérieur. Ces chiens se trouvaient, après l'opération, dans des conditions hygiéniques assez bonnes. Aucun d'eux n'a présenté de véritables phénomènes inflammatoires. J'ai constaté un amas de chassie, dans deux cas seulement. Ce produit à demi-concret contenait, en même temps que de nombreuses cellules épithéliales, beaucoup de leucocytes; mais, même dans ces deux cas, il n'y a pas eu de lésions appréciables des membranes.

Les modifications des vaisseaux, et, par suite, de la circulation, de la température, etc., dont j'ai parlé à propos de la section du cordon cervical du sympathique, se produisent, à des degrés variés, sous l'influence de la section de la plupart des nerfs; car ils contiennent tous un nombre plus ou moins considérable de fibres vaso-motrices. Si l'on coupe, sur un mammifère, le nerf sciatique d'un côté, on constate que la vascularisation du membre correspondant augmente notablement. La température des orteils peut s'élever, chez un chien, de 10 à 15 degrés, si ces orteils étaient froids au début de l'expérience. Il en est de même si l'on coupe transversalement les nerfs d'un des membres antérieurs; la température des extrémités digitales, du côté de la section, l'emportera beaucoup sur celle des extrémités du membre du côté opposé.

La section du cordon thoracique du grand sympathique d'un côté produit une vascularisation plus grande du poumon et de la plèvre du côté correspondant. M. Cl. Bernard a même vu survenir des pleurésies dans ces conditions; mais c'est un résultat dont nous aurons plus tard à déterminer la signification.

L'arrachement ou la destruction des ganglions semi-lunaires, la section des nerfs du plexus solaire, déterminent la paralysie et la dilatation des artères mésentériques, et quelquefois des suffusions sanguines dans la muqueuse intestinale (Budge, Cl. Bernard). La section d'un des nerfs splanchniques produit une congestion très-nette du rein correspondant, etc.

Notons enfin que ces phénomènes ne se produisent pas

seulement sur les mammifères; on les observe aussi chez les oiseaux, et même sur des animaux d'un ordre inférieur, comme les reptiles, les batraciens et les poissons.

Voici une grenouille sur laquelle on a coupé un nerf sciatique : on peut voir, à l'œil nu, que les vaisseaux qui sont accolés aux doigts de l'animal dans l'épaisseur de la membrane interdigitale et ceux qui se ramifient dans cette membrane, sont plus dilatés du côté de la section que du côté opposé. C'est le résultat que publiait Wharton Jones, en 1851, l'année même où paraissait le premier travail de M. Cl. Bernard. Si l'on examine, au microscope, la membrane interdigitale et ses différents vaisseaux, on reconnaît sans difficulté, après l'opération, la dilatation de tous les vaisseaux, du côté où le nerf est coupé.

On peut encore, sur les grenouilles, étudier les effets de l'arrachement du ganglion qui, chez ces animaux, correspond au ganglion cervical supérieur des mammifères. Je vous fais passer sous les yeux une grenouille à laquelle on a pratiqué cette opération du côté gauche. Vous pouvez voir facilement que, du côté où a été faite l'ablation du ganglion, il y a un resserrement notable de la pupille; et l'on peut constater tout aussi nettement que, de ce même côté, la langue est certainement plus rouge, plus vascularisée que du côté opposé. La congestion n'est pas d'ailleurs bornée à la moitié gauche de la langue (faces supérieure et inférieure) ; la membrane muqueuse du plancher de la bouche et de la paroi latérale de la cavité buccale a aussi une coloration rosée, du côté gauche, jusque sur le bord et la commissure des mâchoires. La peau de la moitié de la tête, du côté de l'opération, devient sèche et plus lisse qu'elle ne l'est dans l'autre moitié. Il est probable que la dilatation vasculaire se produit aussi dans le membre antérieur du même côté. En tous cas, le tégument cutané de ce membre devient plus sec que celui de l'autre membre; et nous verrons plus tard que l'arrachement du ganglion cervical supérieur a, sur le pigment cutané du membre antérieur du côté de l'opération, une action qui montre que l'influence de ce ganglion se fait sentir aussi, chez la grenouille, dans cette partie du corps.

— Tels sont les effets de la paralysie des nerfs vasomoteurs. Examinons maintenant le résultat de leur excitation.

Nous supposons un mammifère sur lequel on vient d'observer tous les effets produits par la section du cordon cervical du grand sympathique. Si l'on excite, à l'aide d'un courant interrompu assez intense, le bout supérieur de ce cordon, on voit se manifester des phénomènes opposés à ceux que nous venons de signaler. Les modifications oculo-pupillaires disparaissent. Chez un lapin, par exemple, l'œil, qui était enfoncé dans l'orbite, est projeté en avant et forme une saillie plus prononcée que du côté opposé. Les paupières s'écartent fortement; la membrane nictitante se retire de dehors en dedans, vers l'angle interne de l'ouverture palpébrale; la pupille se dilate plus ou moins largement. Les vaisseaux, dilatés dans toute la moitié de la tête, se resserrent, et l'on peut même provoquer un effacement complet des artérioles. Cependant, d'une façon générale, et en exceptant surtout l'oreille, la constriction des artères, quelque prononcée qu'elle soit, n'a pas lieu d'une manière aussi considérable que sous l'influence des excitations portant directement sur leurs parois. Les veines en communication avec les artères de la région se resserrent aussi et le sang y prend une teinte plus sombre. La circulation capillaire est beaucoup moins active du côté où l'on fait l'expérience. La peau et les membranes muqueuses de ce côté peuvent même devenir plus pâles que dans l'état normal.

La température diminue partout dans la moitié correspondante de la tête, dans l'oreille, à la face, dans le nez, dans la langue, dans le cerveau, et elle peut même s'abaisser au-dessous de celle des mêmes parties du côté opposé. Les fonctions des glandes sudoriparcs s'arrêtent plus ou moins complétement, la sensibilité cutanée devient plus obtuse, du côté où le sympathique est excité. En un mot, comme le dit M. Brown-Séquard, on constate les indices d'un affaiblissement des propriétés vitales des diverses parties dont les vaisseaux sont innervés par le cordon cervical du sympathique.

Nothnagel (1) a fait, après Callenfels (2), des expériences pour étudier les effets de l'électrisation du grand sympathique au cou, sur les vaisseaux de la pie-mère et du cerveau. Ces expérimentateurs ont vu que les vaisseaux de la pie-mère du côté électrisé se resserrent. Nous avons répété l'expérience sur des lapins, en enlevant symétriquement une partie de la voûte crânienne, des deux côtés de la ligne médiane. Dans quelques cas, nous avons vu bien nettement les vaisseaux de la pie-mère se resserrer du côté où l'on électrisait le cordon cervical sympathique. Dans d'autres cas, les résultats ont été ou douteux, ou nuls. Peut-être ces derniers résultats tenaient-ils à ce que les animaux opérés étaient dans de mauvaises

---

(1) *Loc. cit.*
(2) Callenfels, *Ueber den Einfluss der vasomotorischen Nerven auf den Kreislauf und die Temperatur* (Zeitschrift f. rationn. Med., 1855, 2ᵉ série, t. VII).

conditions de santé. D'ailleurs nous avions faradisé le cordon cervical du sympathique : or, c'est surtout en agissant directement sur le ganglion cervical supérieur qu'on obtient des effets bien démonstratifs.

Nothnagel aurait vu aussi, après l'arrachement de ce ganglion, que l'on peut encore provoquer un rétrécissement des artères de la pie-mère en excitant vivement le nerf crural d'un côté : ce qui démontrerait, s'il n'y a pas eu d'erreurs d'observation, que les vaisseaux de la pie-mère reçoivent des fibres vaso-motrices soit du plexus carotidien, soit directement des nerfs qui naissent des pédoncules cérébraux et de la protubérance annulaire.

Waller (1), après avoir coupé sur des lapins le grand sympathique cervical d'un côté, faisait une incision sur le bord des deux oreilles : il constatait que le sang sortait de la plaie avec une abondance plus grande du côté de la section du nerf. Il électrisait alors le bout supérieur du nerf coupé : l'hémorrhagie s'arrêtait. Elle reparaissait aussitôt que l'on cessait l'excitation.

On obtient des résultats analogues en agissant sur le nerf sciatique. On sectionne ce nerf sur un chien, puis on fait une plaie à la pulpe d'un des orteils, sur chacun des membres postérieurs : d'un côté, il s'écoule à peine quelques gouttes de sang ; mais, du côté où l'on a coupé le sciatique, l'écoulement sanguin est abondant. Si ensuite on excite le bout périphérique du nerf sciatique coupé, l'hémorrhagie du côté correspondant s'arrête complètement. Elle reparaît aussitôt que l'on suspend l'électrisation.

---

(1) Aug. Waller, *Neuvième mémoire sur le système nerveux* (Comptes rendus de l'Acad. des sc., 28 fév. 1853).

MM. Cl. Bernard (1), Donders, Waller, ont fait encore des expériences très-significatives sur l'œil. Si l'on touche la conjonctive de l'œil d'un lapin ou d'un chien avec de l'ammoniaque, on y produit une dilatation vasculaire considérable. Si le cordon cervical du grand sympathique a été préalablement coupé de ce côté, la congestion déterminée par cette section, — congestion très-peu marquée d'ailleurs, en général, — devient intense. En galvanisant le bout supérieur du cordon coupé, on fait diminuer la congestion : elle peut même disparaître presque complétement. De même, si l'on fait dilater les vaisseaux de l'oreille d'un lapin par des applications d'eau chaude, de farine de moutarde ou d'autres rubéfiants, on peut, par la faradisation du grand sympathique cervical, faire disparaître la vascularisation ainsi produite (Aug. Waller).

On peut constater les effets de l'électrisation des nerfs vaso-moteurs, dans la plupart des régions du corps. Nous n'avons mentionné que quelques exemples de ces effets et nous avons choisi ces exemples parmi un grand nombre d'expériences du même genre, publiées par divers physiologistes. Il convient, pour ne pas être trop incomplet, de vous citer encore quelques faits qui offrent un grand intérêt, au point de vue de la physiologie des nerfs vaso-moteurs. Ainsi, je dois mentionner les résultats obtenus par M. Brown-Séquard, en électrisant les filets nerveux qui, des ganglions abdominaux, vont aux artères et aux veines des membres postérieurs : on détermine alors dans ces membres des phénomènes pareils à ceux qu'on produit dans la face en électrisant le sympathique cer-

---

(1) Cl. Bernard, *Sur les effets de la section de la portion céphalique du grand sympathique* (Comptes rendus de la Soc. de biol., 1852, p. 168 et suiv.).

vical (1). De même la faradisation des nerfs splanchniques au-dessous du diaphragme, provoque la contraction des vaisseaux du mésentère et de l'intestin et fait pâlir ces parties. On observe le même résultat, d'après mes recherches, en électrisant la chaîne ganglionnaire thoracique vers les septième et huitième vertèbres dorsales et même plus haut encore.

Je n'insiste pas d'ailleurs sur ces faits, parce que nous aurons à nous en occuper de nouveau dans la suite de ces leçons.

Tous les excitants produisent le même effet que l'électricité, pourvu qu'ils n'interrompent pas la continuité du nerf ou qu'ils ne rendent pas ses fonctions impossibles. C'est ainsi que le froissement, un léger pincement du cordon cervical du grand sympathique, peuvent déterminer, ou bien directement, une contraction des vaisseaux de la moitié correspondante de la tête, ou bien indirectement, par action réflexe, une dilatation vasculaire. Mais dès que ces violences mécaniques dépassent un certain degré d'intensité, elles donnent lieu à une paralysie de cette partie du système nerveux.

Le contact de l'acide sulfurique agit comme la section du nerf, lorsqu'il est appliqué à l'état pur : tandis que, dans les cas où l'on se borne à toucher légèrement les nerfs, avec un pinceau imbibé de cet acide très-étendu d'eau, on peut produire des phénomènes d'excitation centrifuge, et, par suite, une constriction des vaisseaux auxquels se rendent les nerfs mis en expérience.

(1) Brown-Séquard. Comptes rendus de l'Académie des sciences, t. XXXVIII, 1854.

J'ai constaté chez le chien, que le contact de l'acide acétique pur, sur le cordon nerveux résultant de l'accolement du pneumogastrique et du sympathique cervical, détermine, en général, les mêmes effets que la section de ce cordon. Ce résultat est constant, lorsqu'on a traversé le nerf avec une aiguille chargée d'une gouttelette de cet acide. Il en est de même de l'action de la teinture d'iode, de l'ammoniaque, d'une solution suffisamment concentrée de nitrate d'argent, de teinture de cantharides, etc. D'après MM. Legros et Onimus, l'imbibition du cordon cervical du sympathique avec de la glycérine produit une dilatation énorme des vaisseaux (1).

Les différentes sortes de courants agissent de la même manière, ou à peu près, sur les nerfs vaso-moteurs.

Ainsi que je l'ai déjà dit, il résulte des recherches de MM. Legros et Onimus, que lorsqu'on fait passer des courants galvaniques dans un nerf contenant des fibres vaso-motrices, les courants ascendants, c'est-à-dire ceux dans lesquels on place le pôle négatif près du centre, le pôle positif près de la périphérie, feraient contracter les vaisseaux, tandis que les courants descendants, c'est-à-dire dont les pôles sont placés à l'inverse des précédents, les feraient dilater.

Or, les expériences que nous avons répétées, avec M. Carville, sur la membrane interdigitale de la grenouille, dans la condition la plus favorable, puisque nous désirions vivement voir les phénomènes signalés par ces expérimen-

---

(1) Legros et Onimus, *Recherches expérimentales sur la circulation, et spécialement sur la contractilité artérielle.* (Journal de l'anatomie et de la physiologie normales et pathologiques de l'homme et des animaux, pp. 362 et suiv.; p. 382).

tateurs, ne nous ont pas donné les résultats que nous attendions. Lorsque nous électrisions les nerfs lombaires d'une grenouille, en examinant au microscope la membrane interdigitale du même côté, les courants galvaniques continus produisaient le même résultat, moins accusé toutefois, que les courants interrompus, ou bien ils ne produisaient rien. Les courants descendants ne nous ont jamais paru produire un effet de dilatation vasculaire dans ces conditions. Ces courants, dans nos expériences, faisaient resserrer les vaisseaux plus sûrement que les courants inverses.

Quant aux expériences, dans lesquelles MM. Legros et Onimus agissent avec les courants continus au travers de la peau et des parties sous-jacentes, il est clair qu'elles ne peuvent pas avoir une valeur bien grande, pour prouver que telle sorte de courant agit par les nerfs vaso-moteurs et fait contracter les vaisseaux, et que telle autre sorte de courant, agissant sur ces mêmes nerfs, amène la dilatation de ces mêmes vaisseaux. Non-seulement on n'est pas autorisé à croire qu'on agit ainsi sur ces nerfs, mais de plus, il est évident qu'on détermine des excitations de tous les tissus compris dans le courant, de la peau entre autres, et que cette excitation peut provoquer des dilatations vasculaires réflexes qui viennent compliquer les résultats. Pour démontrer que des courants ainsi employés produisent directement, par l'intermédiaire des nerfs vaso-moteurs, une dilatation ou une constriction des vaisseaux dans une partie du corps, il faudrait que ces nerfs eussent été préalablement séparés des centres nerveux, ou que toutes les fibres excito-motrices de la région eussent été coupées, de telle sorte qu'il n'y eût plus d'intervention possible d'effets vasculaires réflexes.

Ainsi donc, les nerfs vaso-moteurs réagissent, sous l'influence des excitants, de la même manière que tous les autres nerfs. Il n'y a pas lieu de s'en étonner ; tous les nerfs ont la même propriété, la névrilité. On ne peut pas admettre plus de différence entre les nerfs vaso-moteurs et les nerfs sensitivo-moteurs, sous le rapport des propriétés physiologiques proprement dites, qu'il n'y en a entre les nerfs moteurs et les nerfs sensitifs.

C'est une hypothèse que je soutiens depuis longtemps, et qui se trouve, jusqu'à présent, justifiée par tous les faits connus.

Ce qui semble bien prouver que les nerfs sympathiques ont les mêmes propriétés essentielles que les autres nerfs, c'est que, dans des conditions expérimentales déterminées, on peut constater que les excitations, conduites par les fibres des nerfs sensitivo-moteurs, se transmettent sans difficulté aux fibres des nerfs sympathiques. Sur un chien, comme je l'ai fait avec M. Philipeaux, on unit le bout périphérique du nerf hypoglosse avec le bout central du pneumogastrique, qui, chez cet animal, est accolé au cordon cervical du sympathique : il se fait, au bout de trois ou quatre mois, une soudure complète entre les deux nerfs. Lorsque cette réunion est obtenue, on coupe le bout périphérique du nerf hypoglosse près de la langue, de façon à en laisser un long segment en relation, par la soudure, avec le bout central du nerf vague. Si l'on électrise alors ce segment du nerf hypoglosse, qui communique non-seulement avec le bout central du pneumogastrique, mais encore avec la partie ascendante ou périphérique du sympathique cervical, on voit la pupille du côté correspondant se dilater, comme si l'on avait excité le grand sympathique lui-même. Cela démontre bien que l'excitation des fibres du nerf hypoglosse a pu franchir le point où les deux nerfs sont soudés, puis se propager dans le bout supérieur du sympathique, pour faire contracter les fibres rayonnantes de l'iris.

Ce résultat, quelque intérêt qu'il puisse présenter, ne saurait d'ailleurs être un argument absolument décisif en faveur de notre opinion, sur l'identité des aptitudes physiologiques des fibres nerveuses servant à des fonctions différentes, car on voit l'excitation des fibres nerveuses motrices passer de ces fibres dans les muscles, pour mettre les faisceaux musculaires en activité : et cependant, il s'agit là d'éléments anatomiques ayant évidemment des propriétés physiologiques essentiellement distinctes. La seule déduction rigoureuse qu'on puisse tirer de cette expérience, c'est que l'excitation des fibres sensitivo-motrices du nerf hypoglosse peut mettre en activité les fibres du cordon cervical du grand sympathique. Et encore faut-il faire une sérieuse réserve ; car le nerf hypoglosse contient des fibres sympathiques, vaso-motrices, et il serait possible que le cordon cervical n'entrât en relation physiologique qu'avec ces fibres.

Si les fibres vaso-motrices et les autres fibres nerveuses ont les mêmes propriétés, on est conduit à penser que les agents médicamenteux ou toxiques doivent avoir la même influence sur les nerfs vaso-moteurs que sur les nerfs moteurs. Nous étudierons cette question en détail à propos de l'action des poisons sur l'appareil vaso-moteur ; mais je ne puis cependant passer outre, sans vous dire quelques mots de l'action du curare sur les nerfs vaso-moteurs.

Nous nous servirons souvent, en effet, de ce poison pour

immobiliser les animaux sur lesquels nous devons faire des expériences; il importe donc que nous connaissions l'influence qu'il peut avoir sur les résultats observés. Rappelons en quelques mots ce qu'on sait du mécanisme de l'action du curare sur les nerfs en général.

M. Cl. Bernard a démontré que le curare agit en paralysant les nerfs moteurs, tout en respectant la contractilité musculaire. Ce poison, en effet, ne détruit les propriétés ni de la fibre nerveuse motrice, ni du faisceau musculaire strié.

Est-ce sur la plaque terminale motrice que se produit l'action du curare? C'est l'idée qui se présente tout d'abord, et cependant l'exactitude de cette manière d'interpréter l'action du curare est loin d'être démontrée.

J'ai donné depuis longtemps les raisons pour lesquelles je fais certaines réserves relatives à cette hypothèse. Il me semble qu'on ne peut l'admettre, qu'à la condition de considérer la plaque motrice terminale comme n'étant pas constituée par un prolongement des éléments qui font partie des fibres nerveuses; car le curare n'agit pas, ou n'agit que très-lentement, sur ces éléments dans la fibre nerveuse proprement dite, et l'on ne voit pas pourquoi il agirait rapidement sur ces mêmes éléments dans la plaque motrice. Dire que c'est parce que le cylindre-axe ne se trouve pas là environné de myéline, ne serait pas une réponse suffisante. En effet, le cylindre-axe des fibres motrices est dépourvu de gaîne de myéline dans la substance grise de la moelle épinière, au moment où il sort de la cellule nerveuse qui lui donne naissance, et le curare n'agit pas sur lui, dans ce point. D'autre part, on sait maintenant, d'après les recherches de M. Ranvier, que le cylindre-axe, même dans les troncs nerveux, n'est pas partout enveloppé de myéline. La gaîne formée par cette substance est interrompue de distance en distance au niveau des étranglements annulaires des tubes nerveux (1), et cependant nous voyons que les fibres nerveuses, dans ces troncs, résistent à l'action du curare, ou tout à fait, ou pendant plusieurs heures au moins. Si le curare agit sur la plaque terminale des fibres nerveuses motrices, son action doit donc porter sur une autre substance que celle qui est un prolongement de ces fibres. Il faut bien l'avouer, nous ne savons pas exactement où, ni comment, s'effectue l'action du curare à l'extrémité des fibres motrices. Nous représenter que cette action a lieu au niveau des points où la fibre nerveuse entre en conflit avec le faisceau musculaire, et que l'agent toxique produit son effet, sans altérer physiologiquement, d'une façon notable, soit l'un, soit l'autre de ces éléments, c'est là tout ce que nous sommes en droit de faire. Les fibres nerveuses se trouvent en quelque sorte détachées physiologiquement des faisceaux musculaires dans lesquels elles pénètrent. C'est là la théorie que j'ai soutenue, c'est celle à laquelle je tiens toujours.

Comme l'action du curare, sur l'appareil névro-musculaire de la vie animale, paraît s'effectuer au point même de rencontre de l'extrémité terminale des fibres nerveuses et des faisceaux musculaires striés primitifs ; comme le mode de terminaison de ces fibres, dans ces faisceaux, offre des caractères spéciaux, on ne doit pas s'étonner si le curare n'agit pas d'une façon absolument identique sur ces fibres et sur celles qui se rendent à des muscles lisses.

---

(1) L. Ranvier, *Recherches sur l'histologie et la physiologie des nerfs.* (Archives de physiologie normale et pathologique, 1872, pp. 129 et suiv.)

Nous savons, en effet, que dans ces derniers, le nerf a probablement une terminaison très-différente de celle qu'il possède dans les muscles striés. Or, de nombreuses expériences ont démontré que les nerfs qui se rendent à des muscles lisses résistent pendant très-longtemps à l'action du curare. C'est ce qu'on peut bien voir sur un mammifère curarisé et soumis à la respiration artificielle. Longtemps après que les excitants mécaniques ou galvaniques ont perdu toute action sur les nerfs mixtes, destinés aux muscles à fibres striées des membres, du tronc, de la tête, on voit les nerfs vésicaux, intestinaux, etc., conserver leur excitabilité. Il en est de même des nerfs vaso-moteurs.

Il ne faudrait pas croire toutefois que le curare n'agit pas du tout sur les nerfs vaso-moteurs; il agit aussi sur eux. Ce qui le prouve, c'est que si l'on curarise un animal, toutes ses membranes rougissent; le nez, les membres deviennent chauds; il y a un affaiblissement évident du système nerveux vaso-moteur. Mais cette paralysie est très-incomplète; elle ne fait que de lents progrès, lorsque la dose de curare n'est pas très-forte, et, pendant une longue période de temps, les phénomènes vasculaires, qui résultent normalement de la section ou de l'excitation de ce système, peuvent encore se manifester.

Si l'on coupe le grand sympathique cervical sur un lapin curarisé et soumis à la respiration artificielle, les vaisseaux de l'oreille se dilatent, la pupille se rétrécit, etc.; si l'on électrise le bout supérieur du cordon nerveux coupé, l'artère médiane se resserre, s'efface, la pupille s'élargit, etc.

Si l'on électrise le nerf sciatique sur un chien curarisé, il ne se produit aucune contraction des muscles de la vie animale auxquels il se rend. Au contraire, on détermine ainsi un resserrement des vaisseaux du membre, et, comme je l'ai déjà dit, si l'on a fait une incision sur la pulpe d'un des orteils de ce membre, on peut, par la faradisation du nerf sciatique, arrêter l'écoulement de sang qui a lieu par cette incision.

Ainsi donc, il est exact de dire, comme je vous le faisais remarquer tout à l'heure, que les fibres nerveuses musculo-motrices de la vie animale sont empoisonnées par le curare, et que les fibres vaso-motrices sont relativement respectées.

Vous comprenez l'importance de ces faits pour le physiologiste. S'il fait des expériences sur les vaso-moteurs des membres ; s'il galvanise, par exemple, sur un animal non curarisé, les nerfs mixtes, pour exciter les fibres vaso-motrices qui y sont mêlées aux fibres sensitives et aux fibres motrices, il provoquera nécessairement des contractions violentes des muscles animés par ces nerfs. Il en résultera une compression plus ou moins forte des vaisseaux interposés aux muscles, ou traversant ces organes, et il se fera ainsi des modifications circulatoires qui pourront être, à tort, rapportées à l'excitation des nerfs vaso-moteurs. Si, au contraire, au moyen du curare, on a paralysé l'action des nerfs moteurs qui animent les muscles de la vie animale, les effets vasculaires, produits par l'excitation des nerfs mixtes, ne pourront plus être attribués qu'à l'influence des nerfs vaso-moteurs.

Du reste, dans la pathologie humaine, on peut trouver certains cas dans lesquels l'action des nerfs sur les muscles a été anéantie, tandis que les vaso-moteurs ont conservé la totalité de leurs fonctions. Je vous citerai, comme exemple, ce que l'on peut constater dans les cas de paralysie *a frigore* du nerf radial.

Vous savez que, sous l'influence du froid, on voit, dans

quelques circonstances, une paralysie de tous les muscles placés sous la dépendance du radial. Dans cette paralysie, étudiée par M. Duchenne (de Boulogne), les muscles animés par le nerf radial possèdent encore leur contractilité; mais la volonté est impuissante à les mettre en action. Lorsque l'avant-bras est en pronation, la main est pendante comme dans la paralysie saturnine; contrairement à ce qui a lieu dans cette paralysie toxique, le muscle long supinateur est frappé comme les autres muscles soumis au nerf radial. De plus, dans la paralysie saturnine, la contractilité est abolie plus ou moins complétement dans les muscles paralysés, tandis qu'elle est conservée, comme nous venons de le dire, dans la paralysie radiale *a frigore*.

Dans un cas de paralysie radiale que j'ai eu récemment dans mon service, j'ai constaté, un certain temps il est vrai après le début de l'affection, que la faradisation du nerf radial n'avait aucune influence sur les muscles animés par ce nerf : ces muscles restaient inertes, ce qui contrastait d'une façon bien remarquable avec les fortes contractions que provoquait leur faradisation directe. Le nerf radial avait-il donc perdu toute conductibilité, ou toute excitabilité? Il était facile de se convaincre qu'il n'en était rien, car toutes les régions de la peau, en relation avec les extrémités cutanées de ce nerf, avaient conservé leur sensibilité. Par conséquent les fibres sensitives du nerf étaient restées excitables et conductrices. D'autre part, et c'est là ce qui nous intéresse surtout ici, l'irritation de la peau dans ces mêmes régions, par des excitants mécaniques ou galvaniques, déterminait des contractions ou des dilatations vasculaires, qu'on ne saurait rapporter qu'à des actions vaso-motrices réflexes. Les fibres vaso-motrices contenues dans le nerf radial avaient donc conservé leur motricité. Il ressort de là que le nerf, suivant toute vraisemblance, se trouvait, par rapport aux muscles, dans les conditions où se trouvent les nerfs mixtes chez les animaux empoisonnés par le curare. Le nerf avait conservé sa névrilité, tout comme le muscle avait conservé sa contractilité. Mais les fibres nerveuses musculo-motrices avaient perdu leur aptitude normale à faire passer les faisceaux musculaires de l'état de repos à l'état d'activité, c'est-à-dire de contraction.

Je considère cette hypothèse comme d'autant plus acceptable que, dans le nerf radial, les fibres sensitives et les fibres vaso-motrices, comme je viens de le dire, avaient conservé leurs propriétés, et qu'il ne saurait être admis qu'une cause générale, telle que le froid, aille démêler, dans l'épaisseur d'un nerf, les fibres motrices au milieu des autres fibres, pour les frapper seules. Nous voyons donc que, dans ce cas, les fibres vaso-motrices du nerf radial, comme les fibres sensitives, du reste, avaient échappé à l'action paralysante, exercée par le froid sur les extrémités terminales des fibres musculo-motrices de ce nerf, exactement comme les fibres vaso-motrices et sensitives d'un nerf mixte gardent leur pouvoir plus ou moins intact, lorsque ce nerf mixte est soumis à l'influence du curare.

J'ajouterai que, dans les paralysies saturnines, les fibres vaso-motrices du nerf radial ont conservé aussi leurs propriétés et leurs fonctions, ce dont on peut facilement se convaincre. En effet, la peau de la face dorsale de l'avant-bras et de la main possède encore sa coloration normale; il n'y a, par conséquent, ni contracture, ni paralysie des vaisseaux cutanés; d'autre part, si l'on faradise la peau dans les parties animées par le nerf paralysé, à l'aide du pinceau métallique, ou si on l'irrite au moyen d'excitants mécaniques, on provoque l'apparition de rougeurs cutanées réflexes, exactement comme chez un sujet dont les nerfs sont sains. Sous l'influence de l'électrisation, il y a aussi dans les points irrités, comme d'ailleurs dans les cas de paralysie *a frigore*, contraction des muscles cutanés et production de la *chair de poule*. Les fonctions sudorales ne sont modifiées non plus, ni dans l'un, ni dans l'autre cas.

Voici donc des cas, de nature bien différente, la paralysie *a frigore* et la paralysie saturnine, dans lesquels nous voyons les fibres nerveuses vaso-motrices échapper à l'action de la cause paralysante, froid, plomb. Il serait intéressant d'examiner s'il en est toujours ainsi dans ces cas, et si une pareille immunité des fibres vaso-motrices se retrouve dans d'autres sortes de paralysies. C'est là un sujet de recherches que je tenais à vous signaler, d'autant plus que, jusqu'à présent, les études faites dans cette direction ont été très-incomplètes.

QUATRIÈME LEÇON

Preuves cliniques de l'influence des lésions du grand sympathique sur le système vasculaire. — Des nerfs vaso-dilatateurs. — Étude spéciale de l'action vaso-dilatatrice de la corde du tympan.

Nous avons étudié les phénomènes résultant des lésions qui interrompent la continuité des nerfs vaso-moteurs. D'autre part, nous avons examiné l'action des excitants appliqués sur ces nerfs, et nous avons vu que les nerfs vaso-moteurs se comportent, sous l'influence de ces excitants, comme les nerfs ordinaires.

Si les fonctions des nerfs vaso-moteurs sont abolies, les vaisseaux pourvus d'éléments contractiles se paralysent, exactement comme les muscles des membres se paralysent lorsque leurs nerfs sont coupés; si les nerfs vaso-moteurs sont excités directement, au contraire, les vaisseaux se resserrent le plus souvent, et cela, de la même manière que les muscles des membres se contractent lorsqu'on excite leurs nerfs moteurs.

En étudiant les divers phénomènes vasculaires que nous avons passés en revue, nous avons constamment eu l'attention fixée, d'une façon à peu près exclusive, sur les artères : ce sont ces vaisseaux qui paraissent toujours se modifier les premiers, sous l'influence de la section ou de l'excitation des nerfs vaso-moteurs; les vaisseaux capillaires et les veines semblent, dans les conditions expérimentales ordinaires, ne se dilater et ne se resserrer que secondairement.

Quant aux capillaires, il est très-vraisemblable que leurs parois ne se contractent pas réellement. Il est cependant, comme nous l'avons vu, quelques auteurs, Stricker entre autres, qui considèrent les capillaires comme jouissant d'une certaine contractilité; je me suis déjà expliqué à cet égard, je n'y reviendrai pas ici. Les modifications que subit leur diamètre, dans tel ou tel cas, doivent sans doute s'expliquer autrement. Comme les tissus qu'ils traversent ont une certaine élasticité, les vaisseaux capillaires, dont la paroi endothéliale est élastique aussi, offrent des variations de calibre qui dépendent du débit artériel : lorsque l'afflux sanguin augmente, ils se dilatent sous l'effort de la poussée du sang; quand cet afflux diminue, ils subissent un retrait passif qui peut simuler une véritable contraction.

Les veines, au contraire, sont munies, comme nous le savons, d'éléments contractiles qui sont, en général, plus nombreux dans les veinules que dans les vaisseaux veineux plus gros. Nous avons vu que les excitants, appliqués directement sur les veines, peuvent déterminer un resserrement de leur calibre : le plus souvent, ce resserrement est beaucoup moins considérable que celui qui peut être déterminé dans les artères par les mêmes agents.

Nous avons constaté aussi que des fibres nerveuses viennent se terminer dans cette tunique contractile : le calibre des veines peut donc se modifier sous l'influence de l'action nerveuse vaso-motrice.

Les modifications de ces vaisseaux peuvent ainsi ne pas être entièrement passives, dans le cas où les excitations des nerfs vaso-moteurs paraissent agir primitivement sur les artères. Mais on ne sait pas quel rôle jouent les vaso-moteurs veineux dans ces conditions. On ignore aussi si les veines peuvent, sous l'influence de leurs vaso-moteurs propres, se resserrer ou se dilater d'une façon indépendante, c'est-à-dire sans que leur constriction ou leur dilatation soit précédée par celle des artères, et il est bien difficile d'instituer des expériences qui puissent nous renseigner à cet égard.

C'est une lacune regrettable; il y aurait là un sujet intéressant de recherches; il est possible, en effet, que les vaso-moteurs des veines aient, eux aussi, une certaine influence sur la circulation capillaire. La dilatation des veines, si elle se produisait isolément, aurait pour conséquence une diminution de pression dans les capillaires et un afflux de sang plus considérable dans les parties d'où ces veines proviennent. De même, si elles se resserraient, il en résulterait une augmentation de pression dans les capillaires : ces vaisseaux se dilateraient sous l'influence de la pression artérielle, la circulation se ralentirait dans les réseaux qu'ils forment ; il y aurait tendance à la stase sanguine et à la production d'œdème, dans la région où les veines se seraient resserrées. Il est fort possible que, dans quelques cas, il se produise des effets de ce genre ; mais on ne sait rien de certain à cet égard.

On peut observer, chez l'homme, les effets de la paralysie des nerfs vaso-moteurs à la suite de diverses sortes de lésions.

Dans certains cas, il s'agit d'une blessure, produisant une section de nerfs vaso-moteurs, tout à fait semblable aux sections expérimentales faites sur les animaux. C'est un accident qui peut survenir dans le cours d'une opération, comme, par exemple, lorsqu'on enlève une tumeur et qu'un nerf, contenant des fibres vaso-motrices, est contigu à la tumeur ou la traverse; il peut arriver, en effet, qu'on soit amené à l'exciser ou à le sectionner, soit volontairement, soit involontairement.

Dans d'autres circonstances, il y a compression, contusion, écrasement de ces nerfs, ou bien leur continuité est interrompue dans une plaie d'arme à feu, ou bien enfin, leurs éléments ont été détruits ou altérés plus ou moins profondément par le contact d'un cautère actuel ou d'une substance caustique.

Ce dernier mode d'interruption peut s'observer chez l'homme, à la suite de l'emploi des agents caustiques, dans des cas où l'on cherche à détruire, à l'aide de ces agents, des productions néoplastiques, ayant des racines profondes, dans des régions où siégent des nerfs plus ou moins importants. Un pareil résultat est facile à comprendre, lorsqu'on emploie des substances telles que le chlorure de zinc, par exemple, qui désorganise tous les tissus avec lesquels il entre en contact. Mais on peut observer des effets du même genre, dans des conditions où l'on ne s'attendrait pas à les voir se produire immédiatement. Il s'agit d'ailleurs ici de faits purement expérimentaux. J'ai déjà dit un mot de ces faits dans la précédente leçon.

Si l'on transperce le nerf vague chez un chien avec une aiguille chargée d'une gouttelette d'acide acétique, il semblerait que l'on dût provoquer simplement une excitation de ce nerf, ainsi que du cordon cervical sympathique qui lui est accolé; mais il n'en est rien. L'acide introduit de cette façon dans le nerf, pénètre, de proche en proche et très-rapidement, dans tous les interstices des fibres nerveuses, atteint ces fibres elles-mêmes, et abolit presque aussitôt leur conductibilité. Peut-être cette action si prompte est-elle favorisée par l'existence des étranglements annulaires, décrits par M. Ranvier, et au niveau desquels le cylindre-axe de la fibre nerveuse, par suite de l'interruption de la gaine de myéline, est plus facilement atteint par le liquide caustique. Ce qui est certain, c'est que le nerf est paralysé au lieu d'être excité ; et la paralysie se produit si rapidement que, l'opération terminée, on constate aussitôt une constriction très-marquée de la pupille du côté de l'opération et une dilatation très-prononcée des vaisseaux, avec élévation de la température, dans la moitié de la tête du même côté. Il en est de même lorsqu'on fait l'expérience en chargeant l'aiguille d'une gouttelette d'ammoniaque, ou d'une solution aqueuse, modérément concentrée, de nitrate d'argent, ou de teinture de cantharides, etc. On obtient, d'ailleurs, des résultats du même genre en pratiquant cette expérience sur d'autres nerfs, comme le nerf sciatique, par exemple ; dans ce dernier cas, il y a, en même temps que paralysie des muscles du membre correspondant, dilatation des vaisseaux et élévation plus ou moins considérable de la température dans cette partie.

Je reviens aux lésions du grand sympathique chez l'homme. Il importe de montrer que les notions que nous avons acquises peuvent avoir, dans certains cas, une application clinique, et qu'il peut être indispensable de les posséder, pour comprendre la signification des différents symptômes observés dans ces cas. Nous verrons ainsi, d'autre part, que l'action du grand sympathique sur les vaisseaux est, chez l'homme, la même que chez les animaux.

Nous parlerons ici surtout des lésions du cordon cervical du grand sympathique. Dans la plupart des cas de ce genre, l'attention des observateurs ne s'est portée que sur un seul des effets que peuvent produire ces lésions, à savoir, sur les modifications de la pupille du côté lésé. Comme il s'agissait, en général, dans ces cas, de lésions qui avaient déterminé une solution de continuité, plus ou moins complète, des fibres nerveuses de ce cordon, ou une dégénération atrophique de ces fibres, on a constaté d'ordinaire une constriction plus ou moins prononcée de la pupille, et l'on n'a même pas, le plus souvent, examiné s'il y avait en même temps, comme chez les animaux dont le cordon cervical sympathique est coupé, rétraction du globe oculaire, diminution et déformation de l'ouverture des paupières, etc.

Dans quelques observations de tumeur d'une des régions latérales du cou, la pupille du côté correspondant, au lieu d'être resserrée, était dilatée, et l'on a pensé qu'il y avait dans ces cas excitation du cordon cervical du grand sympathique. M. John Ogle a cité quelques faits de ce genre (1); d'autres, analogues, sont relatés dans la thèse de M. Poiteau (2). Les observations réunies dans ce dernier travail et parmi lesquelles se trouvent celles de M. J. Ogle, forment un total de neuf cas, dans lesquels on a constaté, sous l'influence supposée de compressions légères du cordon cervical du sympathique, une excitation des fibres musculaires dilatatrices de la pupille. Je n'en parle ici que pour émettre un doute sur la signifi-

---

(1) John W. Ogle, *On the Influence of the cervical portions of the sympathetic nerve and spinal cord upon the eye and its appendages.* (Medico-chir. Trans., 1858, t. XLI, p. 397.)

(2) Anat. Poiteau, *Des lésions de la portion cervicale du grand sympathique.* Thèse de Paris, 1869, n° 2.

cation qui leur a été attribuée. Ne serait-il pas possible que, dans plusieurs de ces cas, la dilatation de l'iris ait été produite, non pas par une excitation directe, mais par une excitation réflexe des fibres sympathiques destinées à l'iris?

Je laisse de côté, pour le moment, les faits dans lesquels on a admis une altération fonctionnelle du sympathique, sans lésion directe du cordon cervical. Je ne veux m'occuper ici, je le répète, que des faits dans lesquels on a constaté des lésions de la région latérale du cou, pouvant atteindre ce cordon.

Les phénomènes vaso-moteurs ont été observés bien plus rarement, dans ces conditions, que les modifications de la pupille; mais ils ont été vus aussi.

Et ici encore, il y a lieu de distinguer les cas dans lesquels une lésion du cordon sympathique cervical a déterminé une paralysie des vaso-moteurs, de ceux dans lesquels on a observé au contraire des phénomènes indiquant une irritation de ces nerfs. Les cas de cette dernière catégorie sont tout à fait exceptionnels. Voyons d'abord les faits de paralysie des nerfs vaso-moteurs par lésion du cordon cervical du grand sympathique.

M. W. Ogle, en 1869, a fait paraître, dans les *Transactions médico-chirurgicales*, de Londres, un travail dont l'idée lui avait été suggérée par un cas de ce genre (1). A propos de la relation de ce fait, il avait recherché, soit dans le mémoire de son homonyme, M. John W. Ogle, soit dans d'autres publications, toutes les observations semblables, dans lesquelles on avait constaté des phéno-

(1) William Ogle, *A case illustrating the physiology and pathology of the cervical portion of the sympathetic nerve.* (Medico-chir. Transactions, t. LII, 1869, p. 150.)

mènes vaso-moteurs dus à la lésion du grand sympathique; mais il n'avait pu en réunir que deux où ils fussent mentionnés d'une façon très-explicite.

Mais M. W. Ogle n'a pas eu sous les yeux tous les cas de ce genre qui ont été publiés. Quoi qu'il en soit, ces faits sont peu nombreux. La plupart d'entre eux se trouvent rassemblés dans l'intéressante thèse de M. Poiteau (1). La première observation est de Gairdner (d'Édimbourg) : je n'en dirai que quelques mots.

Dans un cas d'anévrysme de l'aorte thoracique, Gairdner (2) a vu la pupille du côté gauche plus étroite que la droite, et la moitié gauche de la face présentait des sueurs froides accompagnées de rougeur.

Dans un autre cas, où l'on constatait les signes d'une maladie du cœur ou d'un anévrysme, Gairdner observa un resserrement de la pupille d'un côté et des sueurs limitées à ce côté.

Ces faits sont intéressants, mais ils sont loin d'être aussi complets que le suivant, qui a été observé par M. le docteur Panas en 1863, et qu'il a publié en 1864 (3).

Un homme, âgé de cinquante-deux ans, s'était aperçu depuis trois mois du développement d'une tumeur au niveau du milieu de la région latérale gauche du cou. Au moment où M. Panas vit ce malade, la tumeur avait acquis le volume d'un œuf de poule. La pupille et l'ouverture palpébrale étaient plus étroites du côté gauche que du côté droit. La conjonctive oculaire, l'oreille et la moitié de la face étaient congestionnées du côté gauche.

(1) *Op. cit.*
(2) Gairdner, *Aneurism of the subclavian artery.* (Edinb. Monthly Journal, 1855, p. 55.) — *Aneurism of the aorta.* (Edinb. Med. Journal, 1855-56, pp. 71, 143, 429.)
(3) Panas, Mém. de la Soc. de chirurgie, t. VI, 1864, p. 363.

Ces dernières parties étaient plus chaudes que celles de l'autre côté; on le reconnaissait avec la main : avec le thermomètre on trouvait, entre les deux moitiés de la face, une différence de deux degrés centigrades. Dans ce cas, on le voit, les principaux phénomènes, qui se manifestent sous l'influence de la section du cordon cervical du sympathique, se sont montrés avec une netteté qui ne laissait rien à désirer.

M. Verneuil a publié aussi deux cas dans lesquels il a reconnu l'existence de troubles vaso-moteurs (1).

Dans un de ces cas, il s'agissait d'un malade, chez lequel il avait pratiqué la ligature préalable de la carotide, pour procéder à l'ablation d'une tumeur volumineuse de la région parotidienne. Quelque temps après, M. Verneuil constata qu'il y avait une augmentation de chaleur, avec congestion vasculaire, à la tempe et aux gencives du côté opéré. On observait, en même temps, des sueurs localisées sur la tempe et sur la moitié correspondante de la face. La pupille du même côté était resserrée d'une façon permanente.

Dans l'autre cas, une tumeur cancéreuse du corps thyroïde s'était développée chez une femme de quarante ans et proéminait surtout du côté droit du cou. La pupille droite était resserrée, la conjonctive oculaire de ce côté était un peu congestionnée; la moitié correspondante de la face l'était davantage (2).

J'arrive aux faits que M. W. Ogle a consignés dans son mémoire. Deux de ces faits sont empruntés à des publications antérieures.

(1) Verneuil, Bulletins de la Soc. de chirurgie, 2ᵉ série, t. V, 1864, p. 167.
(2) Thèse de M. Poiteau, p. 23.

L'un d'eux a été observé par M. U. Trélat (1). Il s'agit d'un cas de tumeur enchondromateuse du côté droit du cou : l'opération faite par M. Trélat fut assez laborieuse, et le cordon cervical du grand sympathique fut sectionné ou rompu pendant qu'on énucléait la tumeur. Le lendemain, on constata que la pupille du côté de l'opération était plus étroite que celle du côté sain. La face était fortement congestionnée, surtout du côté droit : cette congestion n'était pas diffuse ; elle se montrait sous forme de plaques rouges, violacées, couleur lie de vin. La conjonctive oculaire n'offrait une rougeur anormale ni à droite ni à gauche. Il n'est fait, dans l'observation, aucune mention relative à l'état de la température.

L'autre fait se trouve dans le travail bien connu, dû aux chirurgiens américains W. Mitchell, Morehouse et Keen (2), et relatif aux plaies par armes à feu.

Un soldat, qui avait reçu une balle dans le côté droit du cou, le 3 mai 1863, à la bataille de Chancellorsville, fut examiné par ces chirurgiens, le 15 juillet de la même année. A ce moment, on pouvait encore constater nettement les signes d'une lésion du cordon cervical sympathique du côté droit. Ainsi, la pupille droite était très-étroite, un peu déformée, plutôt ovale que ronde, tandis que la pupille de l'œil gauche était plus large que dans l'état normal. Il y avait un léger ptosis de la paupière supérieure de l'œil droit et une déformation, peu marquée d'ailleurs, de l'ouverture palpébrale : le globe oculaire droit paraissait moins volumineux que celui du

---

(1) *Enchondrome à marche rapide.* Observation recueillie dans le service de M. Trélat, par M. Legée, interne (Gaz. des hôpitaux. 2 juin 1868.)

(2) S. Weir Mitchell, G. R. Morehouse et W. W. Keen, *Gunshot wounds and other injuries of nerves.* Philadelphia, 1864, p. 39.

côté gauche. L'œil gauche était un peu larmoyant, mais la vue y était meilleure que celle de l'œil droit, ou du moins l'œil droit était devenu myope ; on ne trouvait d'ailleurs, à l'aide de l'ophthalmoscope, aucune modification de la rétine. La conjonctive de l'œil droit était un peu plus rouge que celle de l'œil gauche. On remarqua, le 30 août, à la suite d'une marche assez longue, que le côté droit de la face était devenu rouge, tandis que le côté gauche était pâle. Les jours suivants on put, à volonté, renouveler cette observation, en faisant marcher le blessé pendant un certain temps. La rougeur s'étendait, du côté droit, jusqu'à la ligne médiane, mais elle était moins nettement limitée, au niveau du menton et des lèvres, qu'au-dessus de ces points : le blessé se plaignait, dans ces moments, de douleurs au-dessus de l'œil droit et il voyait, de cet œil, des lueurs rouges. L'examen thermométrique, fait pendant le repos, ne montra aucune différence entre les deux côtés de la tête (bouche et oreille) sous le rapport de la température. Malheureusement, — au grand regret des observateurs, — l'examen ne fut pas renouvelé dans les moments où la moitié droite de la face devenait rouge sous l'influence de l'exercice.

Puis M. W. Ogle rapporte l'observation du fait qu'il a eu sous les yeux. Dans ce cas, une tumeur, développée chez un homme, au cou, du côté droit, après s'être étendue au loin, avait fini par comprimer le grand sympathique cervical. Bien que le malade n'ait été vu par M. W. Ogle que trois ans après le début de sa maladie, il offrait encore diverses modifications dues à la lésion du sympathique : ces modifications avaient commencé à se manifester deux ans avant le moment où le premier examen eut lieu. On constatait, du côté correspondant à la lésion, non-seulement tous les phénomènes oculo-pupillaires produits par la solution de continuité du sympathique cervical, la constriction de la pupille, le resserrement de l'ouverture palpébrale, le retrait du globe oculaire, mais encore une rougeur notable de la conjonctive, de la joue, de l'oreille, etc. Il n'y avait pas de modification de la circulation du fond de l'œil (examen ophthalmoscopique). En même temps, l'oreille droite était plus chaude que l'oreille gauche. On pouvait facilement augmenter ou diminuer la différence de température entre les deux oreilles. Pour l'augmenter, il suffisait d'appliquer, pendant quelques instants, de la glace sur les deux oreilles : l'oreille, du côté où le sympathique était sain, pâlissait et se refroidissait rapidement; l'autre, au contraire, résistait relativement au froid, de telle sorte qu'elle pouvait offrir, à un moment donné, une température supérieure de plusieurs degrés à celle de l'oreille gauche. Pour diminuer la différence, il suffisait d'appliquer de l'eau chaude sur les deux oreilles. L'oreille droite se réchauffait à peine, celle du côté opposé se réchauffait d'une manière très-sensible; la différence primitive tendait donc à disparaître d'une façon à peu près complète. Ces particularités sont tout à fait semblables à celles que l'on observe sur les chiens ou les lapins placés dans des conditions analogues.

On constatait encore d'autres phénomènes très-intéressants. Lorsqu'on faisait marcher rapidement le malade, la joue et l'oreille du côté gauche offraient une rapide élévation de température et devenaient, après très-peu de temps, plus chaudes que les mêmes parties du côté droit. D'autre part, c'était aussi du côté gauche de la face et du cou qu'il suait alors; le côté droit restait tout à fait sec; il en était de même, lorsque le patient prenait un bain turc. Quand il recevait, en marchant, le vent dans la face, son œil gauche devenait seul larmoyant. Il se mouchait uniquement de la narine gauche, et le côté gauche de sa cavité buccale lui paraissait souvent plus sec que le côté droit. Il n'y avait pas d'augmentation de la sensibilité dans le côté droit de la face ; il n'y avait pas non plus de changements reconnaissables dans la forme soit de la bouche, soit des narines.

M. W. Ogle cherche à expliquer les phénomènes observés à la suite de marches rapides par la supposition d'une sorte de contracture secondaire des artères, analogue à la contracture des muscles faciaux, consécutive à l'hémiplégie faciale, dite rhumatismale. La tunique musculaire des artères, d'abord paralysée, aurait subi peu à peu des altérations qui lui auraient enlevé sa dilatabilité. Cette contracture des artères se serait donc opposée, suivant lui, à la dilatation que produit d'ordinaire la marche accélérée, comme aussi à la sécrétion sudorale qui survient dans les mêmes circonstances. Il faut évidemment tenir compte de l'explication donnée par M. W. Ogle. La valeur de l'analogie qu'il invoque ne saurait être contestée. Cependant il est probable que l'absence de dilatation vasculaire et de sueur, dans le côté droit de la face, dépendait, en grande partie, dans le cas dont il s'agit, de l'impossibilité d'actions vaso-dilatatrices, déterminée par la solution de continuité du cordon cervical du sympathique. L'abolition plus ou moins complète de ces actions s'observe chez les animaux, quelques jours après la section du sympathique cervical, comme j'aurai à vous le montrer plus tard, et il est probable que cet effet peut persister tout aussi longtemps que les autres résultats de la lésion de ce cordon nerveux.

Je crois devoir mentionner encore quelques cas de lésion directe du cordon cervical du grand sympathique dans lesquels on a constaté des modifications de la circulation et de la température de la face. Je citerai d'abord un cas dans lequel on a observé, comme dans ceux qui précèdent, des effets de paralysie de ce cordon. Voici un résumé de cette observation publiée par M. Seeligmüller (1).

Un lieutenant, âgé de vingt-cinq ans, reçut, le 30 août 1870, une balle de chassepot dans l'épaule gauche. L'ouverture d'entrée était au niveau de la portion claviculaire du sterno-cléido-mastoïdien du côté gauche, à trois centimètres au-dessus du bord supérieur de la clavicule ; l'ouverture de sortie à gauche de l'apophyse épineuse de la quatrième vertèbre dorsale. La première ouverture se cicatrisa au bout de six semaines ; la seconde, au bout de onze semaines. Il y eut, aussitôt après la blessure, paralysie du bras gauche. M. Seeligmüller ne vit le blessé que neuf mois après le jour où il fut frappé. L'ouverture palpébrale et la pupille étaient plus petites du côté gauche que du côté droit.... Pas de myopie. Pas de différence habituelle entre les conjonctives et les joues, sous le rapport de la rougeur. Mais après une vive émotion, on observa une rougeur intense du côté gauche de la face. Il en fut de même après l'ingestion de vin. L'œil gauche était larmoyant. Amaigrissement remarquable de la joue gauche, qui paraissait beaucoup plus aplatie que la droite.... Le pouls de l'artère temporale était plus fort du côté gauche que du côté droit ; la température était plus élevée de 0°,1 centig. dans le conduit auditif gauche que dans celui du côté droit....

(1) Seeligmüller (Berlin. klin. Wochenschr., 1872, n° 4). — Voy. aussi Albert Eulenburg et Paul Guttmann, *Die Pathologie des Sympathicus auf physiologischer Grundlage*. Berlin, 1873, p. 15.

Dans ce cas, les nerfs vaso-moteurs de la tête n'ont vraisemblablement été lésés que d'une façon incomplète, mais ils ont certainement été atteints. Est-ce au niveau du cordon cervical lui-même? Est-ce au niveau du ganglion cervical inférieur ou des premières racines dorsales? Il est difficile de se prononcer sur ce point.

M. W. Nicati, dans un travail récent (1), a cité des cas de paralysie des vaso-moteurs, produite, comme dans d'autres cas déjà mentionnés, sous l'influence de la compression du sympathique cervical par des tumeurs du cou.

Un de ces faits est celui d'un homme de vingt-huit ans, observé dans la clinique du professeur Horner, et qui offrait une hypertrophie du lobe latéral droit de la glande thyroïde. On constata chez cet homme un myosis prononcé du côté droit; la face est plus colorée et elle est plus chaude aussi de 0°,35 à 1°,10 de ce côté que de l'autre.

Dans un autre cas, observé dans la même clinique, une femme, âgée de soixante-six ans, est affectée de cataracte sénile des deux yeux. Il y a myosis et faible degré de ptosis du côté gauche. La face est plus vascularisée et plus chaude de ce côté que du côté droit, lorsque, sous l'influence d'une boisson excitante (trois tasses de café chaud) la circulation devient plus active. Dans les conditions normales, la face, le cou et la main offrent, de ce côté, une température plus froide que les mêmes parties du côté opposé. La cause de la paralysie du cordon cervical du sympathique paraît être l'existence d'un goître volumineux du corps thyroïde, plus développé à gauche qu'à droite.

(1) William Nicati, *La paralysie du nerf sympathique cervical.* Lausanne-Paris, 1873.

Enfin, des phénomènes analogues peuvent être constatés dans un autre cas du même service chez une jeune fille, âgée de seize ans, affectée de goître du lobe latéral droit de la glande thyroïde. Il y a du myosis à droite, l'ouverture palpébrale est rétrécie de ce côté. La température de la moitié droite de la face l'emporte de 0°,10 à 0°,80, suivant la température extérieure, sur celle de la moitié gauche. La transpiration est plus forte sur le côté droit de la face que sur le côté gauche.

Les observations, dont je viens de vous parler, nous offrent des exemples montrant bien la différence qu'il faut établir entre les congestions vaso-paralytiques et les congestions inflammatoires. En effet, dans aucun de ces cas, malgré la date ancienne du début des symptômes de paralysie vasculaire, il n'y a eu de phénomènes inflammatoires quelconques, soit dans l'œil, soit dans les autres parties de la tête, du côté lésé.

Je vous ai dit que les cas cliniques dans lesquels on a observé, sous l'influence d'une lésion du cordon cervical du sympathique, une paralysie des nerfs vaso-moteurs de la moitié correspondante de la tête, sont beaucoup moins exceptionnels que ceux dans lesquels on a constaté une excitation de ces nerfs. Et, en fait, je n'ai trouvé dans les diverses publications que j'ai compulsées, que deux cas où les phénomènes d'excitation vaso-motrice aient été incontestables. Je ne parle encore ici que des faits dans lesquels on a constaté l'existence bien nette de conditions de lésions directes du cordon cervical sympathique.

Il s'agissait dans l'un de ces cas, observé par **M. A. Eulenburg** (1), d'une jeune malade atteinte d'affection tu-

---

(1) Alb. Eulenburg, *Durch Struma bedingter Irritationsneurosen des Hals-*

berculeuse du sommet des poumons. Sous l'influence d'un goître vasculaire, développé presque exclusivement du côté droit, se montra une mydriase considérable, avec immobilité complète de l'iris, et un certain degré d'exophthalmie, avec faiblesse de l'accommodation. En outre, il y avait un abaissement permanent de la température dans le conduit auditif du côté affecté (0°,3 à 0°,4 C. de différence entre les deux oreilles).

M. Eulenburg a publié plus récemment un autre cas d'irritation du cordon cervical du grand sympathique par des tumeurs ganglionnaires du cou. Cette observation est celle d'un jeune homme âgé de vingt-six ans, offrant un engorgement des ganglions lymphatiques du côté gauche du cou, en arrière du bord postérieur du muscle sterno-mastoïdien. L'engorgement avait été plus considérable trois mois auparavant et c'est à cette époque que remontaient les premiers troubles de la vue. M. Eulenburg constata une mydriase considérable du côté gauche, avec asthénopie. Il n'y avait pas de changement de coloration de la face, mais le conduit auditif externe du côté gauche présentait une température plus basse de 0°,4 que celle du conduit auditif du côté droit (1).

Une question importante, que vous avez dû déjà vous poser, est celle qui est relative à l'explication de ce fait assez étrange : que les symptômes oculo-pupillaires s'observent beaucoup plus souvent, à la suite des lésions du cordon cervical du grand sympathique, que les

---

Sympathicus. (Berlin. klinische Wochenschr., 1869, p. 287); et Alb. Eulenburg et P. Guttmann, *op. cit.*, p. 5.

(1) A. Eulenburg (Berliner Klinische Wochenscrift, 1873, n° 15. — Analyse in Gaz. hebdom. de méd. et de chir., 1873, p. 521).

troubles fonctionnels de l'action des nerfs vaso-moteurs.

Si la rareté des faits de lésion du cordon cervical du grand sympathique, dans lesquels il a été signalé des symptômes vaso-moteurs, tient en partie, sans doute, à ce que l'attention des observateurs ne s'est point portée sur l'examen de ces phénomènes, elle n'est pas due évidemment à cette seule cause. Bien certainement, dans nombre de cas, ces symptômes faisaient absolument défaut, et les phénomènes oculo-pupillaires existaient seuls.

On a cherché à se rendre compte de ce résultat de diverses façons. Une hypothèse, qui ne me paraît pas soutenable, a été proposée, dans un travail récent, par MM. Eulenburg et Guttmann (1). Ces auteurs supposent que les fibres sympathiques, qui président aux phénomènes oculo-pupillaires se trouvent dans la partie superficielle du cordon cervical sympathique tandis que les fibres vaso-motrices seraient placées au centre de ce cordon. Il résulterait, d'après eux, de cette disposition anatomique, que toute tumeur développée au cou, comprimant d'abord la surface du cordon cervical et laissant intactes ses parties profondes, pourrait déterminer ainsi des phénomènes oculo-pupillaires avant l'apparition des symptômes de la lésion des fibres vaso-motrices.

Formuler cette explication, c'est presque en faire la critique, tant son invraisemblance est grande. Il s'agit, en effet, d'un cordon nerveux très-mince, et ce n'est pas parce que les fibres de fonctions différentes seraient distantes de quelques centièmes de millimètre les unes des autres qu'elles se comporteraient différemment sous l'influence d'une tumeur qui comprime le cordon dans lequel elles se trouvent juxtaposées.

(1) A. Eulenburg et P. Guttmann. (Archiv f. Psychiatrie, I, p. 422.)

On peut émettre une autre hypothèse. On peut supposer que la rareté des troubles vaso-moteurs, dans les cas de ce genre, tient à ce que ces phénomènes morbides, lorsqu'ils dépendent d'une lésion du cordon cervical du sympathique, sont essentiellement passagers, fugaces, puisque, comme je vous l'ai dit, il arrive parfois qu'ils cessent au bout de quelques jours et même de quelques heures : les phénomènes oculo-pupillaires, qui sont plus durables, pourraient persister seuls au bout d'un certain temps. Il doit arriver souvent qu'un malade, atteint d'une lésion pouvant agir sur le grand sympathique, ne consulte un médecin qu'un certain temps après le début de l'affection. Lorsqu'il en est ainsi, il est très-possible que les phénomènes vaso-moteurs aient disparu au moment de l'examen du malade, tandis que les phénomènes oculo-pupillaires existent encore.

D'autre part, d'après M. W. Ogle, la constriction de la pupille, qui se montre dans les cas de tumeurs de la région latérale du cou, pourrait bien ne pas être toujours due à la compression du cordon cervical du grand sympathique; elle pourrait être déterminée par une simple compression de la veine jugulaire, et elle pourrait, dans ces cas, ne pas être accompagnée de phénomènes bien nets de congestion. M. W. Ogle s'appuie, pour émettre cette hypothèse, sur les expériences de M. Kussmaul (1). Cette opinion me paraît bien peu admissible. On sait bien, par les expériences de M. Brown-Séquard (2), qu'un simple afflux de sang à

---

(1) Adolf. Kussmaul, *Untersuchungen über den Einfluss welchen die Blutströmung auf die Bewegungen der Iris und anderer Theile des Kopfes ausübt.* (Verhandlungen der physikalisch-medicinischen Gesellschaft in Würzburg, t. VI, 1856, p. 1.)

(2) Brown-Séquard, *Expériences prouvant qu'un simple afflux de sang à la tête peut être suivi d'effets semblables à ceux de la section du grand sympathique au cou.* (Comptes rendus de l'Acad. des sc., 1854, t. XXXVIII, p. 117.)

la tête peut produire des effets semblables à ceux de la section du nerf grand sympathique. Si l'on suspend un lapin par les membres postérieurs, la tête en bas, on voit les vaisseaux de la tête se dilater; la température de cette partie s'élève; les pupilles se resserrent; la sensibilité cutanée et les propriétés vitales des muscles et des nerfs s'exaltent, etc. Mais il faut noter que dans ces expériences, les phénomènes de congestion et les modifications des pupilles se montrent en même temps; on ne saurait donc y trouver un argument en faveur de l'hypothèse de M. W. Ogle. D'ailleurs, l'expérimentation ne la confirme guère non plus. Lorsqu'on lie une veine jugulaire sur un lapin, il n'y a pas, en général, de congestion de l'œil ni de l'oreille du côté correspondant; mais on ne constate pas non plus une constriction bien appréciable de la pupille du même côté.

Il est enfin des cas dans lesquels les lésions portent, non sur le grand sympathique cervical lui-même, mais sur les racines des nerfs rachidiens qui concourent à la formation de ce cordon. Et dans ces cas encore, on conçoit que les phénomènes oculo-pupillaires puissent se manifester seuls, ou même que la pupille soit seule modifiée nettement. Si les racines des deux premières paires dorsales, par exemple, sont seules atteintes, les effets oculo-pupillaires devront se montrer sans être accompagnés de phénomènes vaso-moteurs, par la raison bien simple que les fibres vaso-motrices du cordon cervical sympathique ne seront pas intéressées. Il résulte, en effet, des expériences de M. Cl. Bernard que ces fibres vaso-motrices ne naissent pas de la moelle par l'intermédiaire des racines des deux premières paires des nerfs dorsaux, comme les fibres du même cordon destinées à l'iris et aux muscles à fibres lisses de l'orbite, mais qu'elles proviennent surtout de la racine de la troisième paire dorsale.

D'après Hutchinson (1) la paralysie traumatique du plexus brachial s'accompagnerait souvent d'une paralysie du sympathique cervical, caractérisée par un resserrement et une moindre mobilité de la pupille et par une augmentation de la température de la moitié correspondante de la face. Les choses se passeraient fréquemment ainsi, par exemple, dans les cas de fracture de la clavicule, lorsqu'il y a paralysie du bras. MM. Eulenburg et Guttmann, dont le mémoire me fournit cette indication, citent encore deux faits qui ont été publiés par M. Seeligmüller (2) et qui confirmeraient l'assertion d'Hutchinson. Dans un de ces cas il s'agit d'un enfant de neuf mois qui offrait une fracture du col de l'omoplate et une fracture de la clavicule, survenues pendant l'accouchement. La seconde observation est relative à un homme de trente-quatre ans, qui, étant ivre, fut renversé par un convoi de chemin de fer et blessé grièvement dans la région gauche de la poitrine et à l'épaule. Le bras gauche fut rompu en trois endroits, et trois mois après survint une paralysie de ce bras, avec amaigrissement. Dans le second cas seulement, en outre de la constriction de la pupille, on observa une température plus élevée dans l'oreille gauche que dans l'oreille droite. Mais MM. Eulenburg et Guttmann montrent que l'opinion d'Hutchinson n'est pas fondée : ils ont réuni un grand nombre de cas de paralysie traumatique du plexus brachial, dans lesquels la paralysie du cordon cervical du sympathique a constamment fait défaut. Il

---

(1) Hutchinson. (Med. Times and Gazette, 1868, p. 584.)
(2) Seeligmüller, *Ueber Sympathicus-Affectionen dei Verletzung des Plexus brachialis*. (Berlin. klin. Wochenschr., 1870, n° 26.)

est indubitable que cette coïncidence de ces deux sortes de paralysie est tout à fait éventuelle et qu'elle n'a lieu que lorsque le traumatisme, qui paralyse les nerfs du membre supérieur, atteint en même temps, soit la partie inférieure du cordon cervical sympathique, soit le ganglion cervical inférieur ou le premier ganglion thoracique, soit les rameaux communicants qui mettent ce cordon en rapport avec les racines des premiers nerfs dorsaux.

Les faits précédents suffisent pour montrer que, d'une façon générale, les nerfs vaso-moteurs de la tête offrent, chez l'homme, la même disposition que chez les animaux de la classe des mammifères; qu'ils sont unis aux nerfs sympathiques de l'iris et de l'œil dans le cordon cervical du grand sympathique, et que les lésions qui les atteignent dans ce cordon, se révèlent par des symptômes semblables, dans la clinique et dans les conditions expérimentales. Il en est de même, sans aucun doute, pour les nerfs vaso-moteurs des diverses autres parties du corps; et la plupart des données que l'expérimentation nous fournira dans cet ordre de recherches, ainsi que je vous le disais tout à l'heure, pourront servir de bases à la physiologie et à la pathologie des nerfs vaso-moteurs de l'homme.

Reprenons nos études, un instant interrompues, sur les fonctions des nerfs vaso-moteurs, et examinons si les effets de l'excitation de ces nerfs sont invariablement les mêmes.

Nous avons vu que l'excitation des nerfs vaso-moteurs est suivie d'une constriction, d'un resserrement des vaisseaux, et, *a priori*, on ne voit pas qu'un autre effet puisse se produire, puisque les vaisseaux sont munis de fibres musculaires dont la disposition est annulaire, et dont la contraction ne peut déterminer qu'une diminution du calibre vasculaire.

Or, l'expérimentation est venue nous apprendre un fait singulier qu'il faut accepter, puisqu'il est réel, mais qu'il est impossible, pour le moment, d'expliquer d'une façon entièrement satisfaisante, à savoir : qu'il est des nerfs qui font partie de la classe des nerfs vaso-moteurs et dont l'excitation provoque directement, par action centrifuge, la dilatation des vaisseaux soumis à leur influence.

La connaissance de ces nerfs est due à M. Cl. Bernard. On peut les désigner sous le nom de nerfs *vaso-dilatateurs*, et donner à ceux que nous avons étudiés jusqu'ici, le nom de nerfs *vaso-constricteurs*.

Vous savez que c'est en poursuivant ses études relatives à l'influence des nerfs sur la sécrétion salivaire, que M. Cl. Bernard a découvert l'existence de nerfs vaso-dilatateurs.

Avant les expériences de M. Cl. Bernard sur ce sujet, on connaissait l'action du nerf lingual sur la glande sous-maxillaire. Ludwig (1) avait déjà montré que la section du nerf lingual, au-dessus du point d'où se détachent les filets destinés à la glande sous-maxillaire, arrête la sécrétion de cette glande. Il avait vu que, si l'on introduit une canule dans le canal de Wharton, et si l'on électrise la partie périphérique du nerf lingual, après avoir coupé ce nerf comme nous venons de le dire, il se produit un abondant écoulement de salive par la canule : lorsqu'il cessait l'électrisation, l'écoulement salivaire s'arrêtait, pour recommencer très-

---

(1) Ludwig, *Zeitschrift für rationn. Med.*, 1851.

activement quand il électrisait de nouveau le nerf lingual. Czermak (1) avait répété cette remarquable expérience et avait signalé, de plus, l'action du grand sympathique sur la même glande; il avait montré que l'électrisation des rameaux du sympathique détermine un arrêt de la sécrétion salivaire sous-maxillaire. Le résultat n'est pas absolument tel qu'il l'avait cru, puisque, au commencement de l'excitation, il y a une légère augmentation de la sécrétion; mais, au bout d'un temps très-court, cette sécrétion s'arrête bien réellement.

M. Cl. Bernard (2) constata, de son côté, l'influence du nerf lingual et du sympathique sur la sécrétion de la glande sous-maxillaire. Il fit voir que c'est aux filets anastomotiques, fournis au lingual par la corde du tympan, qu'est due l'action du lingual ou des filets glandulaires qui naissent de ce nerf. Je n'ai pas à insister, ici, sur tous les faits relatifs à l'influence du système nerveux sur cette sécrétion. Je dois me borner à rappeler les résultats des recherches de M. Cl. Bernard sur les variations de couleur du sang veineux de la glande sous-maxillaire, suivant que cette glande est en état de repos ou de fonction.

La glande sous-maxillaire reçoit deux ordres de nerfs : les uns proviennent du ganglion cervical supérieur et du cordon cervical du grand sympathique, les autres sont des

---

(1) Czermak, *Beiträge zur Kenntniss der Beihülfe der Nerven zur Speichelsecr.* (Sitzungsberichte d. k. k. Acad., 1857, Bd. XXV, p. 3.)

(2) Cl. Bernard, *Leçons sur la physiologie et la pathologie du système nerveux*, 1858, t. II, p. 144 et suiv. — *Des variations de couleur dans le sang veineux des organes glandulaires, suivant leur état de fonction ou de repos* (Comptes rendus de l'Acad. des sc., 25 janvier 1858). — *De l'influence de deux ordres de nerfs qui déterminent les variations de couleur du sang dans les organes glandulaires* (Comptes rendus de l'Acad. des sc., 9 août 1858. — Journal de Brown-Séquard, 1858, t. I, p. 649).

filets fournis par la corde du tympan. On sait que la corde du tympan, branche du nerf facial, s'anastomose avec le nerf lingual, à une assez faible distance du pertuis spécial par lequel elle sort du temporal. Une partie de la corde du tympan accompagne le nerf lingual jusque dans la langue ; nous en parlerons tout à l'heure : une autre partie de la corde abandonne le nerf lingual, un peu au-dessus du bord inférieur de l'os maxillaire inférieur, et forme un filet nerveux qui se rend, d'avant en arrière, par une sorte de trajet récurrent, à la glande sous-maxillaire. Chez le chien, que j'ai surtout en vue dans ces indications anatomiques, on ne constate pas nettement, à l'œil nu, la présence d'un ganglion nerveux sur le trajet de ce filet nerveux : mais, à l'aide du microscope, on reconnaît qu'il y a un ou deux renflements ganglionnaires sur ce trajet, à une petite distance du point où le filet dont il s'agit se sépare du nerf. Quelquefois même, on rencontre plus de deux ganglions : ces amas de cellules nerveuses sont très-petits alors. Le ganglion sous-maxillaire (ce que je dis s'applique exactement aux ganglions multiples, lorsque cette disposition existe) reçoit, d'autre part, des filaments qui proviennent du sympathique cervical. Le filet, qui va du lingual à la glande sous-maxillaire, ne se jette pas d'ailleurs tout entier dans le ganglion sous-maxillaire : une partie seulement de ses fibres pénètre dans ce renflement ; les autres le côtoient, sans entrer en relation avec lui et se portent directement vers la glande, en s'accolant plus ou moins intimement, au delà du ganglion, avec des fibres nerveuses qui en sortent. A l'endroit où les filaments nerveux, constitués par ces diverses fibres, vont pénétrer dans l'intérieur de la glande sous-maxillaire, on trouve encore des cellules nerveuses agglomérées en petites masses ganglionnaires. Il est possible que les fibres, qui n'ont pas pénétré dans le ganglion sous-maxillaire, se mettent là en rapport avec les cellules nerveuses de ces renflements; mais on ne saurait rien affirmer à cet égard.

J'ai cherché à approfondir davantage la constitution du filet nerveux qui va du lingual au ganglion sous-maxillaire, et pour cela, j'ai étudié plusieurs fois ce filet sur des chiens qui avaient subi, depuis douze ou quinze jours, une section complète de la corde du tympan dans la caisse tympanique.

J'ai pu constater ainsi, que ce filet, qui d'ailleurs est formé souvent de filaments plus ou moins distincts, ne contient pas exclusivement des fibres provenant de la corde. En effet, on y trouve toujours un certain nombre de fibres nerveuses saines mêlées aux fibres altérées. J'ai voulu savoir si les fibres saines n'étaient pas des fibres provenant des ganglions sous-maxillaires, allant rejoindre le lingual, et accompagnant ce nerf vers sa périphérie : il m'a bien semblé que quelques-unes de ces fibres offraient cette disposition, mais je suis absolument certain que plusieurs d'entre elles proviennent de la partie centrale du lingual; et ces fibres saines sont plus nombreuses que celles qui, dans la corde du tympan, échappent à l'altération résultant de la section de ce filet nerveux dans la caisse tympanique. Quant à ce qui concerne les relations des fibres saines et des fibres altérées avec le ganglion ou les ganglions sous-maxillaires les plus voisins du nerf lingual, j'ai constaté qu'elles sont à peu près les mêmes pour les unes et pour les autres. Un certain nombre de fibres saines et de fibres altérées se rendent dans ces amas ganglionnaires; les autres passent en dehors de ces petits organes, sans entrer en relation avec eux.

Nous aurons recours à ces dernières données anatomiques, lorsque nous aborderons la question de l'autonomie physiologique des ganglions nerveux : les notions relatives aux rapports de la glande sous-maxillaire avec le grand sympathique cervical et avec la corde du tympan, nous suffisent aujourd'hui pour étudier l'influence des nerfs sur les vaisseaux de cette glande.

Si l'on introduit, sur un chien, une canule de verre ou de métal dans le canal de Wharton d'un côté, on constate que la salive ne s'en écoule qu'en très-faible quantité ; l'écoulement salivaire peut même être nul ou presque nul. Si l'on coupe le nerf lingual du même côté, au-dessus du point où s'en détache le filet nerveux qui va à la glande sous-maxillaire, et si l'on électrise le bout périphérique de ce nerf et le filet nerveux glandulaire qui lui est accolé, de nombreuses gouttes de salive s'échappent presque aussitôt de la canule.

En même temps, comme l'a montré M. Cl. Bernard, la circulation devient beaucoup plus active dans la glande, et, si l'on regarde la surface de cet organe à la loupe, on y distingue de petits vaisseaux qui n'étaient pas visibles auparavant. Si l'on a mis bien à découvert, comme le fait M. Cl. Bernard, le tronc veineux principal qui ramène le sang de la glande, on voit que cette veine se dilate, se gonfle. Le sang qu'elle contient, examiné par transparence, était de couleur noirâtre avant l'électrisation ; sa teinte devient rapidement plus claire, plus rouge ; elle ressemble à celle du sang artériel. Bientôt la veine est animée de battements rhythmiques, isochrones à ceux de l'artère. Si la veine a été sectionnée en travers, avant qu'on ait commencé à électriser le nerf, le sang s'écoule peu à peu, assez lentement; quand l'électrisation est pratiquée, l'écoulement sanguin augmente promptement, et, au bout de quelques instants, le sang s'échappe en jet saccadé, comme d'une artère.

La suractivité circulatoire qui se produit dans la glande, a évidemment pour cause une dilatation des artérioles, déterminée par l'irritation des fibres nerveuses de la corde du tympan. Il y a afflux plus considérable de sang dans ces artérioles, puis dilatation passive des capillaires; et le sang passe au travers du réseau formé par ces vaisseaux, plus rapidement que dans l'état normal. Ce sang n'a donc pas le temps de subir les transformations qui doivent le changer en sang veineux. Il arrive ainsi dans les veines, non-seulement en plus grande abondance, mais en conservant encore, en partie, ses qualités de sang artériel. Les veines doivent donc se dilater, et elles doivent être parcourues par du sang plus ou moins rutilant. De plus, l'influence des poussées cardiaques peut se propager jusqu'aux veines, au travers des capillaires dilatés, ce qui explique pourquoi le sang veineux présente un mouvement saccadé, comme le sang qui circule dans les artères.

Lorsqu'on cesse l'électrisation, l'écoulement salivaire s'arrête bientôt et la circulation de la glande reprend ses caractères normaux. Si l'on recommence l'électrisation, les phénomènes de suractivité circulatoire et sécrétoire se montrent de nouveau (1).

L'électrisation des filets sympathiques, destinés à la

---

(1) La dilatation vasculaire, produite par l'électrisation du filet nerveux glandulaire, ou du lingual lui-même, au-dessus du point où ce filet s'en sépare, ne se circonscrit pas d'une façon absolue dans la glande sous-maxillaire : elle se propage en dehors de cet organe, jusqu'à une certaine distance; et l'on voit, chaque fois que l'on recommence l'électrisation de ce nerf, des hémorrhagies capillaires se produire à la surface de la plaie, tout autour de la glande.

glande sous-maxillaire, provoque, comme l'ont montré MM. Eckhard et Adrian, l'issue très-lente de quelques gouttes de salive épaisse et visqueuse; puis l'excrétion s'arrête, alors même que l'on continue à irriter ces filets nerveux. Le sang des veines devient plus noir, et la circulation se ralentit très-notablement dans la glande : les hémorrhagies capillaires à la surface de l'organe, l'écoulement de sang, provenant d'une ouverture de la veine principale, peuvent s'arrêter complétement sous l'influence de l'électrisation.

Ces expériences de M. Cl. Bernard ont donc fait voir qu'il existe des nerfs, dont l'irritation provoque directement la dilatation des vaisseaux. La corde du tympan est un type de cette classe de nerfs vaso-dilatateurs.

M. Cl. Bernard, ainsi que vous le pensez, a recherché s'il n'y avait pas d'autres nerfs vaso-dilatateurs. Il croit avoir vu, sur le chien, que la branche auriculo-temporale du trijumeau, qui s'anastomose avec le facial, aurait une action dilatatrice sur les vaisseaux de l'oreille. Il croit avoir vu aussi que les filets nerveux, qui entourent la carotide externe, ont une action semblable sur les branches de ce vaisseau.

Enfin, d'après lui, l'excitation électrique de l'extrémité terminale du pneumogastrique déterminerait une dilatation des vaisseaux du rein et une exagération du courant sanguin dans cet organe. J'ai cherché, à plusieurs reprises, à constater cette dilatation des vaisseaux du rein, en répétant cette expérience; mais je n'ai jamais pu voir cet effet se produire, quelle que fût l'intensité du courant induit dont on se servait. M. Cl. Bernard dit, d'ailleurs, que ces phénomènes sont beaucoup moins frappants que ceux qu'il a vus dans la glande sous-maxillaire.

M. Schiff, dès 1851, avait déjà bien constaté, par l'expérimentation, que la corde du tympan a une influence sur les glandes salivaires. « La corde du tympan, » dit-il, « comme on l'a déjà maintes fois présumé, et comme j'ai » réussi à le prouver par l'expérience pour la première » fois l'année dernière, sur des chats, est un nerf moteur » pour les glandes salivaires. Comme je le montrerai en » détail dans mon travail sur les nerfs du goût, en excitant » la corde du tympan, on provoque l'accélération de » l'excrétion salivaire ; en détruisant ce nerf, on empêche » cette accélération (1). » Mais M. Schiff n'avait rien dit des modifications circulatoires qui ont lieu dans la glande sous-maxillaire, au moment où l'on électrise le nerf tympanico-lingual. Depuis les recherches de M. Cl. Bernard, il a pu, comme tous les expérimentateurs, constater l'exactitude des résultats trouvés par ce physiologiste.

De plus, il aurait vu fréquemment aussi l'action dilatatrice du nerf auriculo-temporal sur l'oreille du lapin ; mais il note que cette action ne se produit pas constamment. Pour moi, j'ai fait souvent cette expérience ; mais je n'ai jamais pu observer la moindre dilatation vasculaire dans ces conditions : j'ai toujours remarqué, au contraire, une constriction considérable des vaisseaux de l'oreille toutes les fois que l'auriculo-temporal, ou que le rameau auriculaire du facial, qui reçoit par anastomose cette branche du trijumeau, était électrisé.

J'arrive à un autre fait que j'ai découvert dans ces derniers temps, et qui démontre que l'action vaso-dilatatrice

(1) M. Schiff, *Ueber motorische Lähmung der Zunge* (Archiv f. physiol. Heilkunde, 1851, p. 579).

de la corde du tympan s'exerce aussi sur les vaisseaux de la langue.

Ainsi que nous l'avons vu (page 102), la section isolée du nerf lingual, chez le chien, détermine une congestion de la moitié correspondante de la langue, il en est de même lorsque, le nerf lingual étant intact, on coupe seulement le nerf hypoglosse; enfin, la section de ces deux nerfs a pour conséquence une dilatation des vaisseaux bien plus marquée que lorsque l'un des deux nerfs est seul divisé.

Or, quand on électrise, à l'aide de courants interrompus, et successivement, les bouts périphériques de ces deux nerfs, après les avoir coupés transversalement, l'effet est bien différent, suivant que l'excitation porte sur le nerf hypoglosse, ou sur le nerf lingual. L'électrisation du bout périphérique du nerf hypoglosse fait diminuer la rougeur de la moitié correspondante de la langue. L'électrisation du bout périphérique du nerf lingual provoque, au contraire, une augmentation considérable de cette rougeur. Le résultat est tout à fait le même, lorsqu'on électrise la partie périphérique du nerf lingual coupé, l'hypoglosse du même côté étant intact. L'effet est rapide et progressif; au bout de quelques instants, la congestion est très-prononcée. Il en est de même, lorsqu'on électrise le bout périphérique du nerf lingual, à l'aide de courants continus. La membrane muqueuse de la moitié de la langue, du côté du nerf excité, devient d'un rouge intense; cette teinte rouge se voit sur les deux faces de la langue, mais elle est plus facile à apprécier sur la face inférieure de l'organe. On voit qu'elle s'étend aussi à toute la moitié correspondante du frein de la langue, mais la teinte de la membrane muqueuse du plancher buccal ne se modifie pas. Les veinules superficielles de la face inférieure de cette moitié de la langue deviennent plus visibles ; elles sont plus larges, et, en même temps, elles contiennent un sang bien plus rouge que celui des mêmes veinules du côté opposé. La veine ranine est gonflée ; mais je n'ai pas pu y reconnaître de pulsations analogues à celles des artères.

La température augmente notablement dans la moitié de la langue dont on excite le nerf lingual : on peut le reconnaître aisément en prenant simultanément, entre le pouce et l'index des deux mains, les deux moitiés de la langue ; avec un thermomètre, on peut constater une différence de deux ou trois degrés, ou même davantage, entre ces deux moitiés de l'organe.

L'expérience est plus facile à faire chez les animaux soumis à l'action du curare, parce qu'on peut plus aisément, dans ces conditions, examiner la langue d'une façon continue. Si l'on fait une petite plaie aux veines ranines, on voit que, dans l'intervalle des électrisations, le sang coule noir, en bavant. Au moment de l'électrisation, au contraire, il coule en abondance et sa teinte est rouge ; mais la différence entre ces deux colorations n'est pas aussi nette qu'elle devrait l'être, ce qui tient à ce que le sang veineux, chez les animaux curarisés, a une coloration moins foncée qu'à l'état normal. J'ai cherché très-attentivement à voir si la langue, sous l'influence de l'électrisation du nerf lingual, ne présenterait pas d'autres modifications que celle qu'offre sa coloration. Je n'en ai observé aucune. Les papilles de la face supérieure de la langue n'offrent aucun changement de forme ou de direction ; il n'y a rien à noter par rapport à l'état de sécheresse ou d'humidité de la membrane muqueuse, lorsqu'on empêche la salive de se répandre sur cette membrane.

Après avoir constaté cette congestion active des vaisseaux de la langue, je me suis demandé si c'était bien à l'électrisation des fibres propres du nerf lingual qu'elle était due. Je pensai qu'elle pouvait dépendre, comme les phénomènes vaso-dilatateurs de la glande sous-maxillaire, de l'excitation des fibres de la corde du tympan. La corde du tympan, en effet, ne se termine pas dans la glande sous-maxillaire. A l'endroit où le filet nerveux glandulaire se sépare du nerf lingual, la corde du tympan se divise en deux branches : l'une qui forme ce filet, et l'autre qui reste accolée au nerf lingual et l'accompagne dans son trajet vers la périphérie. J'ai vu qu'il en est bien réellement ainsi, en employant la méthode de Waller. J'ai coupé la corde du tympan dans la caisse tympanique ; au bout de quinze jours, il était facile de suivre, au microscope, les fibres atrophiées dans tout leur parcours. J'ai pu voir alors que le nerf lingual contient des fibres en voie d'atrophie, bien au delà du point d'où naît le nerf de la glande sous-maxillaire. On en trouve dans tous les rameaux et les ramuscules du nerf lingual, jusqu'à leurs extrémités visibles à l'œil nu. M. J. L. Prevost, de Genève, est arrivé récemment, sans connaître mes recherches, aux mêmes résultats sur ce point. Une partie de la corde du tympan se distribue donc à la langue.

Pour constater physiologiquement si c'est bien la corde du tympan qui produit cette action vaso-dilatatrice, il fallait agir sur la corde du tympan, au sortir du crâne, avant son anastomose avec le lingual. Cette expérience est difficile à faire sur le chien, en raison des dégâts qu'il faut produire : l'artère maxillaire interne, à cause de ses rapports avec la partie condylienne de l'os maxillaire inférieur, peut être déchirée et coupée pendant l'opération et donner lieu à une hémorrhagie très-grave, mortelle même dans quelques cas.

Je suis pourtant parvenu plusieurs fois à électriser la corde du tympan mise à nu dans la région que je viens d'indiquer, et j'ai pu provoquer dans la langue une congestion tout à fait semblable à celle que j'obtenais, lorsque j'agissais sur le lingual uni à la corde du tympan. Ce phénomène ne se produisait pas, au contraire, lorsque l'excitation portait sur le lingual, au-dessus du point où il s'anastomose avec la corde du tympan. Il est donc bien clair que l'électrisation du bout périphérique du lingual, coupé au-dessous de l'os maxillaire inférieur, ne détermine une dilatation des vaisseaux de la langue, que par l'intermédiaire de la partie de la corde du tympan qui lui est accolée dans tout le reste de son trajet.

J'ai fait une autre expérience tout aussi concluante : après avoir coupé la corde du tympan dans la caisse tympanique, j'ai attendu une quinzaine de jours, de façon que son bout périphérique fût atrophié. Toutes les fibres qu'elle donne au nerf lingual avaient alors perdu leur névrilité. Si, dans ces conditions, on coupe le nerf lingual, et si l'on électrise son bout périphérique, on ne fait apparaître aucun des phénomènes vaso-dilatateurs, que l'on voyait se manifester lorsque la corde du tympan était intacte.

Cette dernière expérience est la confirmation des précédentes, et démontre que c'est bien réellement à la corde du tympan qu'il faut attribuer les phénomènes vaso-dilatateurs, produits par l'excitation du bout périphérique du lingual.

J'ai répété ces expériences sur le lapin et j'ai obtenu les mêmes résultats. L'électrisation du bout périphérique du nerf lingual coupé, détermine aussi sur le cobaye les mêmes effets que chez le chien et le lapin. Il est, par conséquent, vraisemblable qu'il s'agit là d'un fait constant, pouvant être observé dans toute la classe des mammifères.

L'influence des excitations de la corde du tympan sur les vaisseaux de la langue est donc un nouvel exemple d'action nerveuse vaso-dilatatrice (1). On ne saurait trop s'appliquer à la recherche de ces nerfs vaso-dilatateurs ; ils existent probablement partout, et ils doivent jouer un rôle non moins important peut-être que celui des nerfs vaso-constricteurs. Dans la majorité des cas, en effet, ce sont des dilatations vasculaires que l'on observe chez l'homme, sous l'influence de causes excitatrices diverses, normales ou pathogénétiques, et il est probable que ces effets se produisent par l'intermédiaire de fibres nerveuses vaso-dilatatrices.

Le fait dont je viens de parler est particulièrement intéressant, parce qu'il élimine plusieurs des hypothèses faites sur le mécanisme de l'action des nerfs dilatateurs, ainsi que je vous le démontrerai.

J'ai cherché à produire des phénomènes vaso-dilatateurs dans d'autres parties du corps, et, je dois le dire, je n'ai pas réussi à mon gré. J'ai fait, à cet égard, de nombreuses expériences sur l'oreille du lapin, qui, comme on le sait, reçoit un grand nombre de nerfs sensitifs : le nerf cervico-auriculaire venant du plexus cervical ; l'auriculo-facial, branche du nerf facial, qui contient la plus grande partie de l'auriculo-temporal, rameau du trijumeau ; l'occipito-auriculaire, fourni par les nerfs cervicaux ; le grand sym-

---

(1) M. Cl. Bernard avait présumé que la corde du tympan doit agir sur les vaisseaux de la langue ; mais il n'a donné aucune preuve expérimentale à l'appui de cette présomption, et d'ailleurs il ne dit pas de quelle sorte doit être cette action. (*Leçons sur le système nerveux*, 1858, t. II, p. 172.)

pathique et probablement quelques fibres du pneumogastrique. J'ai étudié ces différents nerfs et je n'en ai pas trouvé un seul qui ait une action franchement vaso-dilatatrice.

Un de ces nerfs cependant, dans deux cas, a produit une dilatation vasculaire, sous l'influence de la faradisation : c'est le cordon cervical du grand sympathique ; chose singulière, puisque l'excitation de ce cordon nerveux détermine toujours, dans les conditions ordinaires, une constriction vasculaire. Dans les deux cas, où l'électrisation du sympathique a produit une dilatation des vaisseaux de l'oreille, le nerf auriculo-facial était lié.

Ces faits ont un certain intérêt : ils confirment une opinion qui a déjà été émise par M. Schiff. D'après lui, le cordon cervical du grand sympathique contiendrait à la fois des fibres vaso-dilatatrices et des fibres vaso-constrictives. Ces dernières seraient les plus nombreuses ; on ne doit donc pas s'étonner si l'électrisation de ce nerf détermine constamment une constriction des vaisseaux de l'oreille. Mais dans certaines circonstances, des excitations physiologiques pourront agir isolément sur les fibres vaso-dilatatrices du nerf, et une congestion plus ou moins vive de l'oreille se produira. Il est probable qu'au point où se trouve leur origine médullaire, ces deux ordres de fibres se séparent, et, de la sorte, on comprend qu'un même cordon nerveux puisse être excité, par l'intermédiaire de la moelle épinière, à produire tantôt des actions vaso-dilatatrices, tantôt des actions vaso-constrictives.

CINQUIÈME LEÇON

Des nerfs érecteurs. — Théorie de l'action vaso-dilatatrice. — Influence des centres nerveux sur le système vaso-moteur. — Origine des nerfs vaso-moteurs ; effets des excitations de la moelle sur ces nerfs.

Dans la dernière leçon, nous avons étudié les nerfs dilatateurs des vaisseaux. Il est encore des nerfs appartenant à cette classe de vaso-moteurs dont je dois vous dire quelques mots ; je veux parler des nerfs qui provoquent, par action centrifuge, le phénomène de l'érection.

Ces nerfs ont été décrits par M. Eckhard (1) sous le nom de *nervi erigentes*. Comme c'est sur le chien que les expériences de ce physiologiste ont été faites, voyons quelle est, chez cet animal, la disposition des nerfs dont il s'agit. Je me suis assuré de l'exactitude de la description donnée par M. Eckhard et je vais en reproduire les principaux détails. Les nerfs érecteurs sont ordinairement au nombre de deux ; il y en a un pour chaque côté : parfois on trouve deux nerfs de chaque côté. Ces nerfs naissent du plexus sacré correspondant, par conséquent des nerfs sacrés, tantôt du premier et du second de ces nerfs seulement, tantôt, mais plus rarement, du troisième nerf aussi. Les nerfs érecteurs se rendent, par un trajet assez direct, des côtés du sacrum vers le bas-fond de la vessie et vers la prostate, pour se

---

(1) C. Eckhard, *Untersuchungen über die Erection des Penis beim Hunde* (Beiträge zur Anatomie und Physiologie, VIIe Abhandlung. Giessen, 1863).

perdre dans le plexus hypogastrique, où aboutissent aussi des nerfs provenant du plexus mésentérique postérieur (ou inférieur). Il est difficile de suivre les nerfs érecteurs au delà de ce plexus ; mais ils sont évidemment en communication avec des filets nerveux qui en partent, pour aller se terminer dans les corps caverneux, plus particulièrement dans les corps caverneux de l'urèthre.

Les corps caverneux reçoivent encore d'autres nerfs : ce sont les nerfs honteux. La section de ces nerfs ne détermine aucune modification de la circulation de ces corps, au moins dans la plupart des cas. M. Eckhard a vu, une ou deux fois seulement, le gland se gonfler après cette opération ; mais ce gonflement était très-incomplet. L'irritation du bout périphérique de ces nerfs, après section, n'a produit non plus aucune tendance à l'érection. Ces nerfs, cependant, jouent un rôle important dans le phénomène de l'érection, car c'est par eux que passent, dans l'état normal, les excitations centripètes qui provoquent ce phénomène.

Les nerfs érecteurs ont une tout autre action. Si on les coupe, on ne voit pas, il est vrai, se manifester de changements reconnaissables dans l'état des corps caverneux ; mais il n'en est plus de même, lorsqu'on excite leur bout périphérique. L'expérience peut être faite, comme l'a montré M. Lovén, sur des chiens curarisés et soumis à la respiration artificielle. C'est dans ces conditions que je l'ai répétée. Il faut, par une incision du prépuce et de la peau qui recouvre la verge, mettre à découvert le gland et les corps caverneux de l'urèthre dans toute leur longueur : pour cela, il faut prolonger l'incision en arrière jusqu'au niveau du scrotum, et diviser celui-ci sur la ligne médiane. Si on électrise, avec des courants interrompus, le bout périphérique d'un des nerfs érecteurs, on voit, après un moment, la portion bulbeuse de l'urèthre se gonfler peu à peu. Le gonflement semble se faire d'arrière en avant : en même temps, cette portion de l'urèthre devient plus rénitente. Les veines latérales se dilatent et le sang qu'elles contiennent acquiert une coloration moins sombre. Le gland ne se tuméfie relativement que très-peu : sa membrane muqueuse superficielle devient un peu plus congestionnée. Lorsqu'on cesse l'électrisation, le gonflement du corps caverneux de l'urèthre persiste encore pendant quelques instants, puis disparaît assez rapidement.

Si l'on a pratiqué des incisions sur le corps caverneux de l'urèthre, avant d'électriser le nerf érecteur, le sang s'écoule par la plaie, goutte à goutte, plus ou moins lentement, et il offre la coloration foncée du sang veineux ; quand on vient à pratiquer l'électrisation du nerf, on voit l'écoulement sanguin augmenter rapidement et devenir abondant au bout de quelques instants. En même temps, la teinte du sang se modifie : elle devient plus ou moins rutilante. On peut répéter plusieurs fois l'expérience : lorsqu'on cesse l'électrisation, l'écoulement sanguin reprend bientôt ses premiers caractères, et se modifie de nouveau, comme nous venons de le dire, quand on électrise le nerf.

Pour expliquer l'érection qui se produit sous l'influence de la faradisation des nerfs érecteurs, on pourrait supposer que l'excitation de ces nerfs a pour effet de provoquer un resserrement des veines efférentes, ou bien de faire contracter les faisceaux musculaires situés entre les racines de ces veines, de façon à comprimer plus ou moins fortement ces vaisseaux : il se produirait ainsi une diminution du calibre des veines dans l'intérieur des corps caverneux ; le retour du sang qui traverse ces corps serait entravé ;

d'où accumulation rapide du sang dans ces organes, et érection. Mais M. Eckhard a montré que cette explication de l'érection, par l'arrêt de la circulation veineuse, ne peut pas être admise : en effet, si on lie les veines qui reviennent du corps caverneux, cette ligature ne produit pas l'érection ; et cependant, l'interception du cours du sang veineux est alors bien autrement complète que celle qui résulterait de la contraction soit de la tunique contractile des veines, soit des faisceaux musculaires qui leur sont interposés.

Quand on pratique l'électrisation des nerfs érecteurs, après avoir lié les veines efférentes des corps caverneux, l'érection a lieu, et, d'après M. Lovén, elle est un peu plus prononcée que lorsque les veines ne sont pas liées.

On doit donc admettre que si, dans l'érection, il y a un resserrement des veines, ce phénomène favorise l'érection, mais ne la produit pas. Du reste, ce qui achève de démontrer que le resserrement des veines ne peut jouer qu'un rôle accessoire dans le phénomène de l'érection, c'est que l'on peut encore, après avoir ouvert largement les veines qui reviennent des corps caverneux, provoquer un certain degré d'érection par l'électrisation des nerfs érecteurs. Quant au sang veineux qui s'écoule dans ces conditions, son abondance et ses caractères physiques se modifient, comme nous l'avons dit tout à l'heure, à propos des hémorrhagies du corps caverneux lui-même.

M. Lovén (1) a répété les expériences de M. Eckhard, et il a constaté les mêmes faits que lui. Non-seulement il a vu, sous l'influence de l'électrisation des nerfs érecteurs, le

(1) Christ. Lovén, *Ueber die Erweiterung von Arterien in Folge einer Nevenerregung.* (Arbeiten aus der physiologischen Anstalt zu Leipzig vom Jahre 1866, mitgeth. d. C. Ludwig, pp. 1-29.)

gonflement du corps caverneux de l'urèthre se produire, et les hémorrhagies, provenant de plaies faites au tissu de ce corps, augmenter considérablement, mais il a pu prendre la pression du sang dans les veines efférentes, et reconnaître le degré de l'augmentation que présente cette pression dans ces conditions. Le manomètre était introduit tantôt dans une des veines elles-mêmes, tantôt dans le canal de l'urèthre, en arrière de l'os de la verge. Dans ce dernier cas, l'urèthre était lié en avant de la vessie, et des scarifications faites sur sa muqueuse en avant de ce point permettaient au sang du tissu caverneux de s'écouler dans l'urèthre, entre la ligature postérieure et l'extrémité du manomètre, introduite dans ce canal, en arrière de l'os de la verge, et fixée dans ce point. L'augmentation de pression était plus forte, lorsqu'on excitait les nerfs érecteurs des deux côtés, que lorsque l'excitation était unilatérale. Il en est de même, du reste, pour l'érection.

M. Lovén a encore vu, comme M. Eckhard, que l'électrisation des nerfs honteux ne détermine aucune tendance à l'érection ; il a constaté même que ces nerfs agissent, en quelque sorte, par leurs fibres centrifuges, comme antagonistes des nerfs érecteurs. Lorsqu'on électrise leur bout périphérique, après avoir électrisé les nerfs érecteurs, on voit l'écoulement du sang provenant de plaies du corps caverneux, écoulement que l'excitation de ces derniers nerfs avait augmenté, diminuer rapidement et s'arrêter complétement en quelques instants.

M. Lovén enfin a signalé une particularité qui avait échappé aux recherches de M. Eckhard, c'est la présence d'un certain nombre de petits ganglions et de cellules nerveuses sur le trajet des nerfs érecteurs.

En résumé, nous voyons que les corps caverneux de

l'urèthre et du gland reçoivent des nerfs qui agissent sur leur circulation, comme la corde du tympan agit sur la circulation de la glande sous-maxillaire ou sur celle de la langue. Il paraît se produire en même temps, d'après M. Eckhard, une augmentation de la sécrétion prostatique. L'érection déterminée par l'électrisation des nerfs érecteurs n'est pas complète, surtout dans le gland; elle ne peut être obtenue complète par l'expérimentation, que lorsqu'on lie préalablement le tronc commun des veines dorsales avant d'électriser les nerfs érecteurs. Il doit donc y avoir, dans les conditions naturelles, deux conditions qui agissent concurremment pour déterminer l'érection, indépendamment des actions nerveuses centripètes : d'une part, l'excitation des nerfs érecteurs et, d'autre part, l'obstacle créé au retour du sang veineux par la compression exercée sur la veine dorsale par le muscle de Houston. De ces deux conditions, la première est évidemment la plus importante, puisqu'elle peut, à elle seule, déterminer une érection très-manifeste des corps caverneux de l'urèthre, tandis que la seconde, comme le montrent les effets négatifs de la ligature de cette veine sur le chien, est totalement impuissante par elle-même.

L'action des nerfs érecteurs est donc une action analogue à celle des nerfs vaso-dilatateurs. Quant au mécanisme de cette action, il n'est pas entièrement élucidé. Les nerfs érecteurs agissent-ils, comme l'a présumé M. Kölliker (1), sur le tissu caverneux lui-même, dont les trabécules contiennent des fibres musculaires? Ou bien leur influence s'exerce-t-elle sur les artérioles se terminant dans ce tissu? Il est difficile de répondre d'une façon catégorique : cepen-

(1) A. Kölliker, Würzburger Verhandlungen, II Bd., n°s 8 et 9.

dant il est probable que la dilatation, provoquée par l'excitation des nerfs érecteurs, a son siége primitif plutôt dans les artérioles que dans les aréoles du tissu caverneux (1).

On trouve chez quelques oiseaux des organes qui offrent des phénomènes tout à fait comparables à ceux qui se manifestent dans les corps caverneux du pénis des mammifères : tels sont les tubercules charnus jugulaires du coq et du dindon. Il est à présumer que le gonflement érectile qui a lieu, sous certaines influences, dans ces tubercules, est dû aussi à la mise en activité de fibres vaso-dilatatrices; mais on n'a pas pu les démêler jusqu'ici. C'est seulement par l'intermédiaire de la moelle épinière, et par action réflexe, que l'on peut atteindre ces fibres au milieu des autres fibres nerveuses auxquelles elles sont associées, dans la constitution des nerfs de ces parties.

Il est probable, du reste, que les vaisseaux de toutes les parties du corps sont en rapport avec des fibres nerveuses vaso-dilatatrices, et, ainsi que nous le verrons plus tard, c'est vraisemblablement par l'intermédiaire de fibres de cette sorte que se produisent les congestions réflexes, soit dans l'état de santé, soit dans l'état de maladie.

Comme vous devez bien le penser, on a cherché à se rendre compte du mécanisme de l'action des nerfs vaso-dilatateurs.

Une première explication, qui ne mérite guère ce nom,

---

(1) M. Eckhard a annoncé tout récemment qu'il a trouvé chez les canards mâles un nerf analogue aux nerfs érecteurs des mammifères (Centralblatt., 1873, p. 835). D'autre part, M. Goltz se propose de démontrer que le centre nerveux des nerfs érecteurs se trouve dans la région lombaire de la moelle épinière (Pflüger's Archiv, VII, 1873, p. 346).

consiste à dire que, sous l'influence de l'excitation des nerfs dont nous avons parlé, il se produit une *dilatation active* des vaisseaux. Si l'on entend par là exprimer simplement que la dilatation vasculaire en question se produit sous l'influence d'une excitation directe, d'une activité exagérée des fibres nerveuses, dites vaso-dilatatrices, rien de mieux : cela ne peut pas toutefois être regardé comme une explication. Mais si l'on veut dire, en employant ces mots de *dilatation active*, que la dilatation ainsi provoquée est le résultat d'une action spéciale, directe, des fibres nerveuses en question sur les éléments contractiles de la paroi des vaisseaux, on émet une proposition inadmissible.

Je sais bien que des physiologistes du plus haut mérite, M. Schiff entre autres, ont cru à la possibilité d'une pareille action des nerfs sur les vaisseaux. Mais ils avouent eux-mêmes qu'ils ne comprennent pas comment cette dilatation active peut s'effectuer. Et vous concevez bien la difficulté énorme à laquelle se heurte cette hypothèse. Dans l'immense majorité des vaisseaux contractiles, et surtout dans les artérioles, les éléments musculaires de la tunique moyenne sont tous disposés d'une façon annulaire; il n'y a pas de fibres musculaires longitudinales dans la paroi vasculaire ; cette paroi n'est pas non plus en rapport avec des éléments musculaires qui, partant des tissus environnants, viendraient s'insérer à sa surface, et pourraient, en se contractant, l'entraîner avec eux, de manière à agrandir le calibre intérieur du vaisseau. En un mot, il n'y a aucune disposition permettant de comprendre une dilatation active des vaisseaux : la seule condition de mouvement propre qui existe dans les parois de ces canaux, c'est-à-dire l'existence de la couche de fibres-cellules à disposition annulaire, ne peut donner lieu, sous l'influence d'une excitation, qu'à une seule sorte de modification de calibre, à savoir : à un resserrement, à une constriction vasculaire. La dilatation active des vaisseaux, produite par une excitation nerveuse mettant en jeu, d'une façon spéciale, l'action des fibres musculaires de ces canaux, est donc, je le répète, inadmissible, quelle que soit l'autorité des physiologistes qui ont émis et soutenu cette hypothèse. M. Cl. Bernard avait paru d'abord l'accepter, lorsqu'il écrivait : « Nous verrons... que cette dilatation active, » que l'on repousse comme anti-rationnelle, est cependant » une réalité (1) » ; aujourd'hui, ainsi que j'aurai l'occasion de vous le dire, il professe une tout autre opinion.

Une seconde explication a été proposée : elle attribue les phénomènes vaso-dilatateurs à une constriction des veinules qui ramènent le sang de la partie dont les vaisseaux se dilatent. Le sang rencontrant ainsi un obstacle, au sortir des vaisseaux capillaires, s'accumulerait d'abord dans ces vaisseaux, puis dans les artérioles et les artères qui communiquent avec eux. La pression sanguine augmenterait donc dans ces différents vaisseaux, et, sous cette influence, ils subiraient une dilatation plus ou moins prononcée.

Une telle explication ne résiste pas à l'examen direct des particularités de l'expérience. En effet, les veines se dilatent tout comme les artères, ainsi que le prouvent les expériences sur la glande sous-maxillaire, sur la langue et sur les corps caverneux du pénis. Non-seulement ces veines se gonflent considérablement, mais encore la pression sanguine y augmente, ainsi que la rapidité de la circulation. D'autre part, la couleur du sang change dans ces vaisseaux ; et enfin, tous les phénomènes de l'expérience se mani-

---

(1) Cl. Bernard, *Leçons sur les liquides de l'organisme*, t. I, p. 230.

festent encore, après que les veines ont été largement ouvertes. Comment concilier l'hypothèse en question avec ces faits ? Cela est évidemment impossible, et il n'y a pas lieu de la discuter plus longuement.

M. Legros (1) a cherché à expliquer d'une autre façon l'action des nerfs dilatateurs. Il admet, comme nous l'avons vu, que dans les conditions ordinaires de la circulation, les artères sont le siége de mouvements péristaltiques, se propageant du centre vers la périphérie. Or, il pense que l'on pourrait se rendre compte de l'action vaso-dilatatrice de certains nerfs, en admettant que l'excitation de ces nerfs exagère les mouvements péristaltiques artériels. Il est difficile de comprendre comment l'exagération de ces mouvements pourrait amener la congestion. D'ailleurs, ainsi que je vous l'ai dit, le fait même, qui sert de base à cette explication, est loin d'être solidement établi. Les mouvements des artères n'ont, en réalité, aucun caractère qui permette de les rapprocher des mouvements vermiculaires, péristaltiques, de l'intestin.

D'après M. Brown-Séquard, et c'est là une explication déjà donnée pour les phénomènes de congestion par des auteurs plus anciens, Prochaska (2) entre autres, la dilatation des vaisseaux ne serait pas une dilatation primitive, mais bien une dilatation secondaire. Il admet que le nerf vaso-dilatateur que l'on excite, produit son effet en agissant, non pas sur les vaisseaux, mais sur les éléments anatomiques de la région où s'observe le phénomène de la dilatation vasculaire, dite active. L'excitation de ce nerf

(1) Ch. Legros, *Des nerfs vaso-moteurs* (Thèse de concours, Paris, 1873, p. 67).

(2) Prochaska, *Adnotationum Academicarum fasciculus tertius*. Pragæ, 1784, p. 84.

augmenterait l'attraction que le tissu, animé par lui, exerce sur le sang dans l'état normal; et les vaisseaux de ce tissu se dilateraient, par suite de l'afflux sanguin ainsi provoqué (1).

Je prends un exemple pour mieux me faire comprendre.

Lorsqu'on électrise le nerf lingual au-dessus du point d'où se détache le filet destiné à la glande sous-maxillaire, il y a, comme nous l'avons vu, augmentation de la sécrétion de la glande, et, en même temps, activité plus grande de la circulation dans cet organe, dilatation des vaisseaux, etc. Or, d'après M. Brown-Séquard, l'excitation portant ainsi sur le nerf glandulaire, émané de la corde du tympan, se transmettrait directement, non pas aux vaisseaux eux-mêmes, mais bien aux éléments anatomiques de la glande. Il en résulterait une exagération du mouvement nutritif et du travail sécrétoire de ces éléments: cette suractivité du travail physiologique de la glande déterminerait, vers cet organe, une sorte d'appel du sang; le sang afflurait en abondance dans les artères, et la conséquence de cet afflux serait la dilatation vasculaire observée.

En outre de la *vis a tergo*, que l'on connaît dans la circulation comme étant une des principales causes de la progression sanguine, il y aurait, ainsi que le dit Carpenter, une *vis a fronte*, c'est-à-dire une force de succion, d'appel.

Cette explication s'appliquerait à tous les faits de dilatation vasculaire, produite par excitation des nerfs vaso-dilatateurs.

J'ai développé autrefois cette manière de voir dans mes

---

(1) Brown-Séquard, *Leçons sur les nerfs vaso-moteurs*, etc., trad. par Beni-Barde, pp. 25, 65.

cours au Muséum ; je croyais, à cette époque, que cette hypothèse pouvait être admise, et, en tous cas, je la considérais comme plus acceptable que celle de la dilatation active. Je me fondais sur des expériences qui ont leur intérêt, indépendamment de toute discussion de la question qui nous occupe.

H. Weber a vu que l'on peut produire des phénomènes de congestion dans la membrane interdigitale des grenouilles, en l'irritant directement, même après section de tous les nerfs destinés à cette membrane. C'est ainsi, qu'après avoir coupé tous les nerfs d'un des membres postérieurs, sur des grenouilles, il constatait au microscope la dilatation des vaisseaux de la membrane interdigitale de ce membre, sous l'influence de l'application d'une très-petite quantité d'acide sulfurique sur cette membrane. Il a même vu ces vaisseaux se dilater, lorsque l'agent irritant était appliqué sur la membrane interdigitale d'un membre postérieur lié en masse, ou même amputé.

De mon côté, j'avais fait des expériences sur les vaisseaux privés de nerfs de l'*area vasculosa* de l'embryon du poulet. Je déposais sur la membrane vascularisée une petite gouttelette de nicotine, et je constatais, au bout de peu de temps, qu'autour du point irrité se produisait une congestion vraiment admirable. Cette congestion était même quelquefois tellement forte, que tout le reste de l'appareil circulatoire de l'animal était presque totalement vidé du sang qu'il contenait auparavant.

Il y avait là sans doute quelque chose de très-frappant, qui semblait indiquer que les nerfs ne sont pas indispensables dans la production de la dilatation vasculaire, et j'avais cru pouvoir en tirer la conséquence que c'est bien dans l'excitation des éléments anatomiques eux-mêmes, et dans une augmentation de l'attraction exercée par eux sur le sang, qu'il faut chercher l'origine du phénomène.

Mais, je le reconnais aujourd'hui, il faut abandonner cette manière de voir.

Si nous prenons tout d'abord les expériences de Weber, je dirai que, exactes en elles-mêmes, comme je m'en suis souvent assuré, elles ne sont pas décisives, parce que l'on ne peut jamais espérer détruire tous les centres nerveux d'une partie : on ne détruit pas, par exemple, les ganglions microscopiques; ni les cellules nerveuses qui se trouvent, ainsi que nous l'avons vu, soit dans les plexus nerveux circum-vasculaires, soit dans ceux de la paroi même des vaisseaux : et ce sont là évidemment des centres nerveux permettant la production de phénomènes réflexes.

Les expériences de Weber n'ont donc pas la valeur qu'on avait pu leur attribuer avant que l'on connût l'existence de ces ganglions et de ces cellules nerveuses. Et du reste, les congestions que l'on détermine, dans les conditions où se plaçait Weber, sont bien moins rapides, bien moins intenses que celles que l'on observe, lorsque les nerfs sont intacts.

Si l'on constate un très-léger degré de dilatation vasculaire, ou même de congestion, dans le point de la membrane interdigitale sur lequel porte une irritation, lorsque l'expérience est faite sur un membre amputé, on peut l'expliquer de la manière suivante : les troncs artériels, revenant sur eux-mêmes, lorsqu'ils ne sont plus soumis à la pression existant dans les conditions normales, peuvent encore, par ce retrait, pousser le sang vers les capillaires; les artérioles, au contraire, sous l'influence de l'excitation expérimentale, et grâce à leur système nerveux propre, peuvent se relâcher, par action réflexe, dans la région soumise à l'irritation. Le sang poussé d'une façon uniforme vers les capillaires, par la rétraction des grosses artères, affluera en quantité nécessairement plus grande dans les artérioles paralysées, que dans celles qui possèdent encore une partie de leur tonus normal.

Quant à l'expérience que j'ai faite sur l'*area vasculosa*, si elle a bien la signification que je lui ai supposée, elle ne concerne, en réalité, que la circulation de la première période de l'âge embryonnaire. Elle ne saurait suffire, par conséquent, à démontrer que le système nerveux ne joue pas un rôle indispensable chez les adultes, dans les phénomènes d'action nerveuse vaso-dilatatrice.

Ces diverses considérations nous montrent que l'hypothèse en question, c'est-à-dire celle qui attribue les phénomènes vaso-moteurs à une plus grande attraction du sang par les tissus, n'a aucune base expérimentale solide; car les expériences que nous venons d'examiner sont les plus nettes parmi celles qu'on a alléguées à l'appui de cette supposition. On peut d'ailleurs prouver que l'un des faits les plus remarquables d'action nerveuse vaso-dilatatrice, ne saurait s'expliquer de cette façon. Il est facile, en effet, de faire voir que l'action vaso-dilatatrice de la corde du tympan est indépendante de l'action de ce même nerf sur la fonction sécrétoire de la glande sous-maxillaire, et que l'on peut laisser la première de ces actions persister, en empêchant l'autre de se manifester.

Ainsi, M. Cl. Bernard (1) a constaté que ces deux phénomènes ne sont pas synchrones, et que l'action vaso-dilatatrice est plus rapide que l'action sécrétoire. Il est vrai que cette preuve ne serait pas tout à fait convaincante : la mo-

---

(1) Cl. Bernard, *Revue scientifique*, 1872, p. 119.

dification circulatoire, produite par la dilatation des vaisseaux, doit évidemment se manifester plus rapidement que celle qui a lieu dans la glande sous-maxillaire, et qui est beaucoup plus complexe.

Un autre argument pourrait être fourni par une expérience due à M. de Wittich (1); ce physiologiste a constaté que la sécrétion, chez des animaux empoisonnés par une forte dose de curare, est abolie bien avant l'action des nerfs vaso-moteurs.

L'expérience la plus probante est celle qui a été publiée par M. Heidenhain (2). J'ai répété plusieurs fois cette expérience et je l'ai trouvée exacte. Elle consiste à observer les phénomènes qui se passent lorsqu'on électrise le nerf glandulaire, émané de la corde du tympan, sur un chien empoisonné par le sulfate d'atropine.

On fait l'expérience de la façon suivante. On introduit sous la peau d'un chien, à l'aide d'une seringue de Pravaz, 10 centigrammes de sulfate d'atropine, en solution dans une faible quantité d'eau distillée. Au bout de quelques minutes, les phénomènes de l'atropinisme sont très-évidents. L'animal est inquiet, agité, la membrane muqueuse buccale est sèche et injectée ; les pupilles sont largement dilatées et la vue est évidemment troublée. On fait alors une injection sous-cutanée de quelques centigrammes de curare délayé dans de l'eau distillée. On attache l'animal et, lorsque la paralysie survient, lorsque la respiration spontanée est sur le point de s'arrêter, on le soumet à la respi-

---

(1) Von Wittich, *Ueber den Einfluss der Sympathicusreizung auf die Funktion der Parotis* (Virchow's Archiv, 1866, t. XXXVII, pp. 93, 100).

(2) R. Heidenhain, *De l'action de quelques poisons sur les nerfs de la glande sous-maxillaire* (Pflüger's Archiv, V, pp. 40-45. Anal. in Archives de physiologie 1872, p. 520).

ration artificielle. Il est facile de constater que les phénomènes de l'atropinisme persistent, car les pupilles restent largement dilatées, et la membrane muqueuse buccale est encore rouge et sèche. On isole alors le canal de Wharton et l'on met à découvert la glande sous-maxillaire et ses vaisseaux ; puis on introduit une canule dans le canal. On dissèque le nerf lingual et on le coupe au-dessus du point d'où se détache le nerf destiné à la glande sous-maxillaire. Tous ces préparatifs étant faits, on électrise, à l'aide d'un courant interrompu, le bout périphérique du nerf lingual, uni à la corde du tympan. Ainsi que l'avait vu M. Keuchel, il ne s'écoule pas une goutte de salive par la canule introduite dans le canal de Wharton, mais la circulation de la glande devient plus active, comme cela aurait lieu chez un chien non empoisonné par le sulfate d'atropine. Si on recommence l'électrisation du nerf à plusieurs reprises, on observe toujours les mêmes résultats : excrétion salivaire nulle ; activité plus grande de la circulation dans la glande, dilatation des vaisseaux, passage du sang rouge au travers des capillaires jusque dans les veines, où cette teinte rouge est encore reconnaissable.

L'atropine n'a d'ailleurs pas plus d'action sur les nerfs vaso-dilatateurs de la langue que sur ceux de la glande sous-maxillaire. Quand on électrise le bout périphérique du lingual et la corde du tympan unie à ce nerf, on voit la moitié correspondante de la langue se congestionner, et cette congestion, comme chez les animaux non atropinisés, est plus facile à constater sur la face inférieure de l'organe que sur la face supérieure.

Pour bien apprécier la valeur de ces expériences, il faut se rappeler que la curarisation, faite à dose modérée, ne modifie pour ainsi dire pas l'action de la corde du tympan sur la sécrétion de la glande sous-maxillaire, ni sur les vaisseaux sanguins; de façon que les modifications de cette action, en ce qui concerne la sécrétion de la glande sous-maxillaire, après un double empoisonnement par le curare et l'atropine, sont bien dues à l'influence de l'atropine.

Voilà donc une substance toxique qui paralyse l'action de la corde du tympan sur la sécrétion de la glande sous-maxillaire et qui laisse intacte, au contraire, l'influence de ce même nerf sur les vaisseaux de cette glande ! Comment expliquer un pareil résultat, si l'on n'admet pas que la corde du tympan contient à la fois des fibres nerveuses pouvant agir sur la sécrétion sous-maxillaire, et d'autres fibres, auxquelles est dévolue une influence vaso-dilatatrice sur les vaisseaux de la glande? En tout cas, cette expérience nous autorise à affirmer que, dans les conditions ordinaires, le phénomène de la dilatation vasculaire et de la suractivité circulatoire n'est pas lié, par une étroite connexité, à l'exagération du travail sécrétoire de la glande sous-maxillaire, puisque, chez un animal atropinisé, les phénomènes vasculaires se manifestent seuls. Nous pourrions d'ailleurs, pour prouver que les actions vaso-dilatatrices ne dépendent pas de modifications sécrétoires ou nutritives bien apparentes, invoquer encore le fait de la dilatation des vaisseaux de la membrane muqueuse linguale, sous l'influence de l'électrisation de la corde du tympan, puisque cette dilatation a lieu, sans qu'il soit possible de constater le moindre changement concomitant dans les divers caractères de cette membrane.

Ce que nous disons de la glande sous-maxillaire, de la langue, nous pouvons l'appliquer à tous les organes, à tous les tissus. Nous pouvons donc conclure que, bien certainement, la dilatation vasculaire, engendrée par l'excitation des nerfs vaso-dilatateurs, n'est pas le résultat de l'influence de cette excitation sur les éléments anatomiques intervasculaires, et ne provient pas d'une sorte d'appel de liquides nourriciers, par suite de la suractivité nutritive de ces éléments.

Ajoutons, comme dernier argument contre l'hypothèse de l'attraction du sang par les tissus, dans les cas de congestion par excitation vaso-dilatatrice directe ou réflexe, que si cette hypothèse était exacte, on devrait, dans le cas dont il s'agit, constater une diminution de la pression sanguine dans les veines qui ramènent le sang de la partie où se produit la congestion. Le sang se trouvant, en effet, retenu dans la partie congestionnée par l'attraction des éléments anatomiques irrités, la *vis a tergo* devrait diminuer dans les veines correspondantes, le sang devrait prendre une coloration plus noirâtre, etc. Or, c'est l'inverse qui a lieu, comme nous l'avons vu : les veines se dilatent autant que les artères, le sang y devient plus rouge, la pression sanguine y augmente. M. Schiff (1) a déjà fait valoir cet argument, et il me paraît d'un grand poids.

Enfin, il est une autre hypothèse, à l'aide de laquelle on cherche à expliquer les phénomènes de dilatation vasculaire, qui se manifestent sous l'influence centrifuge de certains nerfs. On admet que ces nerfs, les vaso-dilatateurs, exercent sur les nerfs vaso-constricteurs une sorte d'action suspensive, une véritable action d'arrêt.

---

(1) Moritz Schiff, *De l'inflammation et de la circulation*. Traduction franç. par le docteur Guichard de Choisity. Paris, 1873, p. 5.

Vous pouvez comprendre ce que signifie cette théorie, en vous rappelant l'action bien connue des nerfs vagues sur le cœur. Vous savez que, si l'on électrise les bouts périphériques de ces nerfs coupés, les mouvements du cœur s'arrêtent, et que cet organe reste pendant quelques instants immobile, en état de diastole, flasque, et comme paralysé. L'excitation du bout périphérique du nerf vague paraît donc produire, dans ce cas, une modification des ganglions nerveux cardiaques, modification par suite de laquelle l'activité de ces centres nerveux est suspendue, paralysée, pendant quelques moments, ce qui amène l'interruption des mouvements rhythmiques normaux du cœur ; et cet organe demeure dans l'inertie, jusqu'au moment où l'influence suspensive du nerf vague cesse d'agir.

Il se produit vraisemblablement la même chose pour les vaisseaux. Il est difficile de décider si l'effet observé est dû, comme le dit M. Cl. Bernard, à un phénomène comparable aux phénomènes que la physique étudie sous le nom d'*interférence de la lumière*. Mais nous nous bornons à constater que certains nerfs peuvent avoir sur les vaisseaux une action analogue à celle que les nerfs pneumogastriques exercent sur le cœur. Nous verrons que les nerfs vaso-constricteurs sont constamment en activité ; que, par suite, les parois vasculaires contractiles ne sont jamais en repos à l'état normal ; qu'elles sont dans un état de contraction moyenne, état que nous étudierons plus tard sous le nom de *tonus vasculaire*. Or, d'après l'hypothèse en question, hypothèse que nous considérons comme très-acceptable, les vaso-dilatateurs pourraient, lorsqu'ils sont excités, suspendre cette action tonique en paralysant, pour ainsi dire, les vaso-constricteurs : le *tonus vasculaire* cesserait donc ; les vaisseaux, artères, capillaires et veines, se laisseraient distendre par le sang, et ainsi se produirait la dilatation vasculaire.

Si vous examinez les conditions anatomiques de cette *action d'arrêt*, dans les cas les plus nets de dilatation active que l'on connaisse, vous remarquerez que les nerfs vaso-dilatateurs irrités présentent sur leur trajet une série de ganglions ou de cellules nerveuses ; cette disposition anatomique vous rappellera immédiatement celle qui existe sur le trajet des fibres cardiaques des nerfs pneumogastriques. Il y a là une analogie qu'il ne faut pas oublier, lorsqu'on veut comparer, les unes aux autres, les actions suspensives des nerfs vaso-dilatateurs d'une part, et des nerfs vagues d'autre part.

Voyons, en effet, le nerf vaso-dilatateur de la glande sous-maxillaire. Ce nerf, qui émane de la corde du tympan, entre en rapport avec le ganglion sous-maxillaire ; dans la glande elle-même, il est encore en relation avec une série de petits ganglions microscopiques et de cellules nerveuses isolées.

Le filet vaso-dilatateur qui naît aussi de la corde du tympan, et qui accompagne le nerf lingual dans la langue, présente vraisemblablement une disposition semblable. On sait que les filets du lingual se mettent en rapport, dans la langue même, avec de petits ganglions nerveux ou des cellules nerveuses, et il est probable que, parmi les fibres du rameau que la corde du tympan fournit au nerf lingual, il en est qui entrent en relation avec ces éléments nerveux cellulaires. S'il en est ainsi, le nerf vaso-dilatateur de la partie antérieure de la langue, branche linguale de la corde du tympan, offrirait donc la même disposition que l'autre branche de la corde du tympan, qui se distribue à la glande sous-maxillaire.

Il en est encore de même des nerfs érecteurs : nous avons vu, en effet, qu'il existe, d'après M. Lovén, des cellules nerveuses sur le trajet de ces nerfs.

Quant aux autres parties de l'organisme où, ainsi que je vous l'ai dit, il doit y avoir aussi des actions vaso-dilatatrices, on n'y a pas découvert, il est vrai, de ganglions; mais la présence de cellules nerveuses dans les réseaux circum-vasculaires et dans la paroi même des vaisseaux, est suffisamment démontrée, pour qu'on puisse admettre que les vaso-dilatateurs sont probablement partout en rapport avec des éléments de ce genre.

En résumé, les nerfs vaso-dilatateurs, d'après l'hypothèse dont il s'agit, agiraient sur les nerfs vaso-constricteurs, par l'intermédiaire des ganglions et des cellules nerveuses qui sont en rapport avec ces derniers nerfs. L'activité continue de ces ganglions et cellules, qui est entretenue par le centre cérébro-spinal, et qui, mettant en jeu d'une façon incessante les nerfs vaso-constricteurs, détermine et maintient ainsi le *tonus vasculaire*, cesserait sous l'influence de l'excitation des nerfs vaso-dilatateurs.

Cette explication rend compte évidemment de la plupart des cas d'action vaso-dilatatrice. Pour les nerfs érecteurs, il y a une difficulté particulière. On peut se demander si, comme le pense M. Kölliker, l'action nerveuse suspensive ne porterait pas sur les fibres musculaires contenues dans les trabécules du tissu caverneux (1). En tout cas, lors même que cette opinion serait exacte, il ne faudrait pas supposer que l'influence de l'excitation des nerfs érecteurs se borne à mettre ces trabécules en état de relâchement ; il n'est pas douteux, comme je l'ai déjà dit, que les

(1) *Loc. cit.*

THÉORIE DE L'ACTION VASO-DILATATRICE.

artères et artérioles des corps caverneux ne subissent une action vaso-dilatatrice, et, par conséquent, si la dilatation de ces vaisseaux n'est pas la cause exclusive du phénomène de l'érection, elle y prend certainement une part importante.

On a objecté à la théorie dont je viens de vous parler, que la congestion produite par l'électrisation des vaso-dilatateurs est plus considérable que celle produite par la paralysie expérimentale des vaso-constricteurs. Une pareille différence, dit-on, ne devrait pas avoir lieu, s'il était vrai que l'action vaso-dilatatrice n'est qu'un effet de paralysie des nerfs constricteurs.

Si l'on coupe les filets du grand sympathique qui vont à la glande sous-maxillaire, il est incontestable qu'on n'obtient pas un résultat aussi prononcé qu'en électrisant la corde du tympan. Dans le second cas, en effet, l'accélération de la circulation sanguine intra-glandulaire est incomparablement plus considérable que celle qui est produite dans le premier cas.

L'explication de cette différence me semble facile. Il est impossible certainement de détruire expérimentalement tous les nerfs vaso-constricteurs d'une région. On peut, sans doute, couper un ou plusieurs des filets nerveux vaso-moteurs qui se rendent à la glande sous-maxillaire, par exemple : mais on ne peut réussir à les couper tous ; il en reste toujours un nombre suffisant pour que la paralysie ne puisse pas être complète. De plus, il y a dans la glande, de petits ganglions nerveux qui peuvent, pendant quelque temps au moins, jouer le rôle de centres et maintenir un certain degré de *tonus* vasculaire.

Au contraire, si l'on agit sur le nerf vaso-dilatateur de

la glande, c'est-à-dire sur la corde du tympan ou sur la branche glandulaire du lingual qui provient de cette corde, l'action sera plus complète que celle produite par une section du grand sympathique, puisque, par l'intermédiaire des ganglions et des cellules nerveuses, on paralysera momentanément la totalité des nerfs vaso-constricteurs de cette glande.

Les nerfs vaso-dilatateurs, du reste, ne doivent pas être considérés comme des antagonistes des nerfs vaso-constricteurs. Tandis que ceux-ci sont en état d'activité plus ou moins permanente, les nerfs vaso-dilatateurs ne paraissent agir avec efficacité que d'une façon éventuelle, c'est-à-dire lorsqu'ils sont excités. Ce qui prouve qu'il en est bien ainsi, c'est que la section de ces nerfs n'est suivie d'aucune modification de la circulation dans les parties correspondantes. Ainsi, la section d'une des cordes du tympan, faite dans la caisse tympanique, ne détermine aucun changement de coloration dans la moitié de la langue du même côté : je m'en suis assuré sur plusieurs chiens. Si les fibres vaso-dilatatrices linguales contenues dans la corde du tympan jouaient le rôle d'antagonistes, par rapport aux fibres vaso-constrictives du sympathique destinées aussi à la langue, la section de la corde du tympan devrait avoir pour résultat nécessaire une augmentation de l'action des fibres sympathiques, et, par conséquent, un resserrement bien marqué des vaisseaux correspondants : la moitié de la langue, du côté de la section, devrait donc offrir une teinte plus pâle que la moitié de l'organe du côté opposé. Je répète qu'il n'en est rien. Et un pareil résultat négatif ne peut guère se comprendre, qu'en admettant : d'une part, que les fibres vaso-dilatatrices ne vont pas directement se mettre en relation avec les éléments musculaires, mais qu'elles se terminent dans les ganglions d'où partent les fibres vaso-constrictives ; et, d'autre part, que les fibres vaso-dilatatrices, comme je viens de le dire, n'agissent sur ces ganglions, que lorsqu'elles sont excitées, à un moment donné, par une cause physiologique ou expérimentale.

J'avais pensé qu'on pourrait peut-être reconnaître jusqu'à quel point ces présomptions sont légitimes, en électrisant les fibres nerveuses vaso-dilatatrices de la langue, après avoir anéanti l'aptitude fonctionnelle des fibres vaso-constrictives de cet organe. En effet, si l'action dilatatrice de la corde du tympan ne s'exerce sur les vaisseaux linguaux que par l'intermédiaire des nerfs sympathiques, il me semblait que cette action devait être impossible, lorsque ces nerfs auraient perdu leur excitabilité. J'ai donc enlevé sur plusieurs chiens un des ganglions cervicaux supérieurs, celui du côté gauche. Au bout de quelques jours, lorsque je supposais que tous les nerfs sympathiques qui partent de ce ganglion s'étaient altérés et étaient devenus inexcitables, les animaux étaient curarisés et soumis à la respiration artificielle. Les deux nerfs linguaux étaient mis à nu, puis coupés, et l'on faradisait leur bout périphérique. Contrairement à mon attente, la section du nerf lingual gauche a toujours augmenté un peu la congestion légère qui existait déjà dans la moitié gauche de la langue, par suite de l'ablation du ganglion cervical de ce côté. De plus, la faradisation du bout périphérique de ce nerf lingual déterminait une dilatation vasculaire aussi prononcée que celle qui était provoquée dans l'autre moitié de la langue, par la faradisation du nerf lingual droit.

Ces résultats, en y réfléchissant bien, ne peuvent pas être considérés comme étant en contradiction avec l'idée que nous nous faisons du mécanisme de l'action des nerfs vaso-dilatateurs. Ils prouvent d'abord que le nerf lingual contient des fibres vaso-constrictives qui ne proviennent pas du ganglion cervical supérieur, puisque nous avons vu que la section de ce nerf, faite après que tous les filets nerveux émanés de ce ganglion s'étaient altérés, a déterminé encore une congestion de la moitié correspondante de la langue. D'autre part, si la faradisation du bout périphérique du nerf lingual gauche a produit une dilatation considérable des vaisseaux de cette même moitié de la langue, cette action vaso-dilatatrice des fibres de la corde du tympan, unies au nerf lingual, a pu s'exercer par l'intermédiaire des fibres vaso-constrictives qui, ainsi que nous venons de le dire, ne s'étaient pas altérées. En outre, bien que les filets sympathiques, provenant du ganglion cervical supérieur, aient subi une altération complète ou à peu près complète, cette altération ne s'est pas propagée dans ces filets jusqu'à leurs extrémités périphériques. Elle s'est arrêtée au niveau des divers ganglions placés sur le trajet de ces filets; et, à partir de ces ganglions, les fibres nerveuses, altérées jusque-là, ont conservé leur structure et leur excitabilité normales. La faradisation du rameau de la corde du tympan, uni au nerf lingual, peut donc agir encore sur la partie périphérique de ces fibres, par l'intermédiaire des ganglions dont il s'agit.

Les expériences dont je viens d'indiquer les résultats ne prouvent donc pas que la théorie en question soit inexacte.

Voilà quel est aujourd'hui l'état de la science sur cette importante question de l'action des nerfs vaso-dilatateurs. Je viens de vous indiquer l'idée qu'on peut se former sur le mécanisme de cette influence si bien constatée. Que l'exactitude de cette théorie ne soit pas absolument démontrée, cela est vrai ; mais de toutes celles que nous venons de passer en revue, c'est certainement la seule qui soit d'accord avec les données de l'expérimentation. Acceptons-la donc provisoirement : elle pourra nous servir plus tard de point de départ pour de nouvelles recherches.

— Cette étude de l'action des nerfs vaso-dilatateurs termine ce que je voulais vous dire sur les effets produits par les causes qui agissent directement sur les nerfs vaso-moteurs, soit en les paralysant, soit en les excitant. Si maintenant je poursuis le plan que j'ai adopté au début de ces leçons, il me reste à vous parler de l'action des centres nerveux sur ces nerfs.

Les nerfs vaso-moteurs, comme vous le savez, sont en rapport intime avec la moelle épinière. Ce rapport s'établit, d'une façon générale, par les rameaux communicants; mais pour certains nerfs, et surtout pour les nerfs vaso-dilatateurs, il peut avoir lieu par des filets nerveux qui viennent des racines de la moelle, sans passer par les rameaux communicants.

Dans quel sens a lieu le rapport des nerfs sympathiques vaso-moteurs avec la moelle épinière? Les fibres vaso-motrices contenues dans les rameaux communicants proviennent-elles de la moelle épinière, pour aller traverser les ganglions de la chaîne fondamentale, et transmettre finalement l'influence du centre nerveux médullaire aux vaisseaux des diverses parties du corps? Ou bien sortent-elles, au contraire, des ganglions de cette chaîne, pour aller se rendre à la moelle épinière, et se distribuer à ses propres vaisseaux? Ces questions, relatives aux nerfs vaso-moteurs, peuvent être soulevées, en des termes plus ou moins analogues à ceux-ci, lorsqu'il s'agit des autres fibres nerveuses sympathiques ; et, en réalité, elles peuvent être traitées d'une façon générale, en ayant en vue l'ensemble des fibres qui constituent les cordons nerveux du système sympathique. Or, on s'est demandé depuis longtemps, si le grand sympathique est un système à part, constitué par des centres nerveux indépendants, les ganglions sympathiques; et si ces ganglions exercent, sur les fibres nerveuses afférentes et efférentes en rapport avec eux, une action centrale, plus ou moins analogue à celle de la moelle épinière sur les fibres sensitives et motrices des nerfs rachidiens. Je n'aborderai pas en ce moment l'historique de la discussion relative à cette question : je me bornerai à vous rappeler qu'aujourd'hui on paraît être d'accord pour admettre, sous certaines réserves, que le grand sympathique est, d'une façon générale, une simple dépendance du système nerveux cérébro-spinal, dans les parties centrales duquel plongent ses racines. On a essayé de démontrer ce fait par diverses preuves, les unes anatomiques, les autres physiologiques.

Les preuves anatomiques sont tirées de l'étude des rameaux communicants. Il s'agissait de savoir si ces cordons nerveux émanent des ganglions pour aller vers la moelle épinière, ou si, au contraire, ils partent de la moelle pour se rendre aux ganglions.

Aug. Waller avait déjà étudié, par sa méthode, ce point d'anatomie. Sur des grenouilles, il coupait des nerfs rachidiens à leur sortie des trous de conjugaison des vertèbres ; puis, au bout de deux mois environ, il examinait la partie périphérique de ces nerfs. Il trouvait cette partie entièrement altérée, sauf un petit faisceau de fibres nerveuses. Qu'étaient ces fibres ? Évidemment elles ne provenaient ni de la moelle épinière, ni des ganglions des racines postérieures des nerfs coupés, puisque toutes ces fibres, séparées de ces deux sortes de centres nerveux, avaient dû subir l'altération atrophique qui se produit dans ces conditions. Elles ne pouvaient donc émaner que des ganglions sympathiques en rapport avec le nerf coupé, par l'intermédiaire des rameaux communicants.

Plus récemment, M. Courvoisier (1) a repris l'étude de cette question. Il a démontré, par la méthode de Waller, et en répétant l'expérience de ce physiologiste, que la section d'un nerf rachidien, faite, sur des lapins ou des grenouilles, entre le trou de conjugaison des vertèbres et le point où les rameaux communicants viennent s'unir à ce nerf, détermine, au bout de quelques jours, l'altération atrophique de ces rameaux, à l'exception de quelques-unes de leurs fibres nerveuses. De plus, il a fait voir que si l'on sectionne en travers, à leur partie moyenne, les rameaux communicants eux-mêmes, les fibres du bout de ces rameaux qui restent en rapport avec le ganglion s'altèrent presque toutes, tandis que l'altération atteint un bien moins grand nombre de fibres dans le bout en rapport avec le nerf rachidien correspondant.

Ces expériences paraissent prouver que la plupart des fibres constituant les rameaux communicants ont leur centre trophique dans la moelle épinière, et qu'un petit nombre seulement de ces fibres ont le leur dans les ganglions sympathiques.

M. Schiff (2), sur des mammifères, avait déjà vu le fait signalé par M. Courvoisier. Les observations de ces deux auteurs sont tout à fait en désaccord avec celles de Waller.

---

(1) L. G. Courvoisier, *Beobachtungen über den sympathischen Gränzstrang* (Archiv f. mikroskopische Anatomie her. v. Max. Schultze, 1866, pp. 13-43).

(2) Schiff (Vierordt's Archiv, XI).

M. Giannuzzi (1), selon un travail récent, dans lequel il a étudié, sur le chien, les relations des rameaux communicants avec la moelle épinière et les ganglions sympathiques, a constaté aussi que la plupart des fibres de ces rameaux ont leur foyer trophique dans la moelle épinière et les renflements ganglionnaires des racines postérieures. Les recherches de M. Giannuzzi ont été faites de la même façon que celles des expérimentateurs précédents. Il est donc probable qu'une cause d'erreur s'est introduite dans les expériences de Waller et l'a conduit à des conclusions inexactes.

Je n'insiste pas sur les autres résultats obtenus par M. Courvoisier, car cela nous entraînerait hors de notre sujet. Je mentionne seulement, en passant, ce fait intéressant, à savoir que la section des nerfs rachidiens, en deçà du point de jonction entre les rameaux communicants et ces nerfs, provoque un travail d'atrophie dans le ganglion d'où partent ces rameaux. Parmi les fibres des rameaux communicants, qui s'altèrent dans ces conditions, il en est probablement, par suite, quelques-unes dont l'altération se produit d'une façon indirecte, en quelque sorte, c'est-à-dire sous l'influence de la dégénération des cellules du ganglion.

En somme, les expériences de Waller, celles de MM. Schiff, Courvoisier, Giannuzzi, ne sauraient nous fournir des renseignements bien significatifs sur les relations fonctionnelles des rameaux communicants, et, d'une façon générale, du grand sympathique, avec la

(1) G. Giannuzzi, *Dei rapporti esistenti fra il midollo spinale ed il sistema del gransimpatico esaminati col metodo Walleriano*. (Ricerche eseguite nel gabinetto di Fisiologia della R. Università di Siena, 1871-1872; Siena-Roma, 1872, p. 51.)

moelle épinière. Prouver que les fibres des rameaux, qui mettent le système nerveux sympathique en communication avec la moelle épinière, ont leur centre trophique dans cet organe, ce n'est pas démontrer, d'une façon implicite, qu'elles y ont, en tout ou en partie, leur centre fonctionnel. Il faut, pour obtenir des éclaircissements bien nets sur ce point, étudier les relations dont il s'agit, en examinant, au moyen de l'expérimentation, les effets produits par les lésions de la moelle épinière, ou des racines des nerfs rachidiens, sur les parties innervées par le grand sympathique. Étudions donc ces effets, en nous occupant exclusivement de ce qui concerne les vaisseaux et les nerfs vaso-moteurs.

Si l'on coupe les racines des nerfs qui se rendent à un membre antérieur ou postérieur, sur des mammifères ou sur des grenouilles, il se produit une dilatation des vaisseaux de ce membre. Or, si les nerfs vaso-moteurs ne prenaient pas origine, en partie du moins, dans la moelle épinière, une semblable section serait sans influence sur les vaisseaux. Si l'on excite le bout périphérique des racines coupées, on provoque, au contraire, une constriction des mêmes vaisseaux, ce qui est une nouvelle preuve de l'origine médullaire des vaso-moteurs.

Chez les mammifères, c'est surtout par les modifications de température qu'on peut apprécier les changements de calibre des vaisseaux. Chez la grenouille, on peut observer directement ces changements, en examinant au microscope les vaisseaux des membranes interdigitales. C'est de la sorte que M. Pflüger a constaté, sous l'influence de la galvanisation des racines antérieures des nerfs, une constriction de ces vaisseaux, assez prononcée pour arrêter la circulation.

Ces expériences sont très-concluantes, et elles nous permettent d'affirmer que, parmi les fibres des rameaux communicants que l'on peut suivre dans les nerfs rachidiens et dans leurs racines, jusqu'à la moelle épinière, il y a un certain nombre de fibres vaso-motrices qui naissent dans ce centre nerveux, et sont, par rapport à lui, centrifuges. Il est probable que d'autres fibres vaso-motrices, accolées aux précédentes, sont, au contraire, centripètes, par rapport à la moelle épinière, et vont innerver les parois des vaisseaux de ce centre nerveux ; mais aucune expérience ne l'a clairement démontré. Pour donner cette démonstration, il faudrait, sous l'influence de la section, soit des rameaux communicants d'un ganglion sympathique, soit d'un nerf rachidien, en deçà du point où ces rameaux s'unissent à lui, soit enfin des racines de ce nerf, il faudrait, dis-je, constater une congestion vaso-paralytique de la région correspondante de la moelle épinière, ou produire une anémie de cette région, en électrisant l'un des divers cordons nerveux que nous venons d'indiquer. Je ne crois pas que des expériences de ce genre aient été faites.

C'est surtout par la racine antérieure des nerfs que l'influence de la moelle épinière est transmise aux nerfs vaso-moteurs, comme le prouvent de nombreuses expériences de M. Cl. Bernard, de M. Brown-Séquard, de M. Schiff et d'autres physiologistes. L'expérience de M. Pflüger, dont je parlais tout à l'heure, parle dans le même sens. Les recherches microscopiques démontrent aussi que le plus grand nombre des fibres des rameaux communicants qui, après avoir atteint les nerfs rachidiens, se portent ensuite de dehors en dedans vers la moelle, passent par les racines antérieures de ces nerfs. J'ai étudié autrefois avec soin ce point anatomique, et je puis assurer que quelques-unes des fibres dont il s'agit se portent vers la moelle, en suivant les racines postérieures.

Il ne faut pas perdre de vue que les rameaux communicants contiennent encore d'autres fibres : ce sont celles qui, après que ces rameaux ont pénétré dans les nerfs rachidiens, se dirigent, non vers la moelle épinière, mais vers la périphérie, avec les fibres de ces nerfs. J'ai vu très-nettement que le rapport entre le nombre de ces fibres et celui des fibres qui se rendent aux racines des nerfs rachidiens, n'est pas le même chez la grenouille et chez les mammifères. Chez la grenouille, comme l'ont indiqué Bidder et Volkmann, ce sont les fibres destinées à la périphérie dont le nombre est le plus considérable; chez les mammifères, ce sont, au contraire, les fibres que l'on suit vers la moelle qui sont les plus nombreuses (1).

On ne doit pas se représenter les rameaux communicants comme formés de fibres provenant toutes du ganglion sympathique correspondant, ou y pénétrant toutes. Si l'on enlève sur de petits mammifères, sur des surmulots, par exemple, une portion du cordon fondamental thoracique du sympathique, avec les ganglions de ce cordon, les rameaux communicants, les nerfs intercostaux et les racines de ces nerfs, on peut étudier au microscope les relations des rameaux communicants avec ces diverses parties. On constate facilement qu'un certain nombre seulement des fibres de ces rameaux provient de l'intérieur du ganglion sympathique correspondant : les autres fibres le côtoient sans y entrer, et vont rejoindre le cordon fondamental.

---

(1) A. Vulpian, *Leçons sur la physiologie générale et comparée du système nerveux*. Paris, 1866, p. 725.

Puis, si l'on suit ce cordon de bas en haut, ou de haut en bas, vers le ganglion situé au-dessus ou au-dessous du précédent, on voit aussi que toutes ses fibres sont loin de pénétrer dans ce renflement nerveux. Beaucoup d'entre elles passent près de lui pour aller s'unir, au delà, avec la partie du cordon fondamental qui sort du ganglion. En somme, les fibres des rameaux communicants qui, arrivées dans les nerfs intercostaux, se rendent avec eux vers la périphérie, ne viennent pas toutes du ganglion immédiatement placé au-dessous de ces nerfs. Elles peuvent provenir de renflements nerveux plus ou moins éloignés, suivant les régions du corps, et, par l'intermédiaire de ces ganglions, elles peuvent émaner d'une partie de la moelle située à une distance plus ou moins grande, au-dessus ou au-dessous du ganglion où semble être, à première vue, le point de départ de ces fibres.

Voyons les nerfs vaso-moteurs de la tête, par exemple. Ils paraissent, pour la plupart, prendre origine dans le ganglion cervical supérieur. Or, si on recherche leur véritable origine, on voit qu'ils sont amenés à ce ganglion par le cordon cervical du grand sympathique; et ce cordon provient lui-même des racines des trois premières paires dorsales, et, par conséquent, de la partie supérieure de la région dorsale de la moelle épinière. M. Cl. Bernard a même démontré que, tandis que les fibres oculo-pupillaires proviennent surtout des racines des deux premiers nerfs dorsaux, les fibres vaso-motrices, qui s'unissent aux précédentes pour former le cordon cervical sympathique, naissent de la moelle, par l'intermédiaire des racines de la troisième paire dorsale. Ce premier fait est remarquable : si vous comparez, en effet, au point de vue de l'origine médullaire, les nerfs vaso-moteurs de la tête aux nerfs sensitivo-moteurs de cette partie du corps, vous voyez qu'ils naissent à une grande distance les uns des autres, puisque les nerfs sensitivo-moteurs de la tête font partie des nerfs crâniens. Ce n'est pas qu'il n'y ait aussi, dans les diverses régions de la tête, d'autres fibres nerveuses vaso-motrices provenant, soit des nerfs crâniens, soit même des nerfs rachidiens cervicaux; mais je n'ai dû vous parler, pour ma démonstration, que des fibres vaso-motrices amenées par le cordon cervical du grand sympathique.

Examinons maintenant l'origine des fibres vaso-motrices destinées aux membres thoraciques. Elles dérivent de trois sources principales :

a. Il est des fibres qui proviennent du ganglion cervical inférieur et du ganglion thoracique supérieur (Cl. Bernard). Elles se réunissent au plexus brachial, à peu près au niveau de la première côte.

b. D'autres fibres naissent avec les racines du plexus brachial (Schiff).

c. D'autres enfin émanent du cordon thoracique et naissent des racines des 3°, 4°, 5°, 6° et 7° nerfs dorsaux, principalement du 3° et du 7°, ainsi que l'a montré M. Cyon.

Vous voyez que ces sources d'origine des nerfs vaso-moteurs des membres thoraciques sont assez éloignées les unes des autres. La connaissance de ces origines multiples permet d'expliquer facilement les résultats suivants :

Si l'on coupe, sur un chien, les racines du plexus brachial dans le canal vertébral, il se produit une dilatation des vaisseaux du membre supérieur correspondant, et, par suite, un échauffement plus ou moins prononcé de ce membre; mais cette dilatation devient plus considérable, si l'on coupe ensuite le plexus en dehors du canal rachidien, parce qu'à ce moment il a reçu d'autres nerfs vaso-moteurs. Le phénomène est encore bien plus marqué, lorsque l'on ajoute aux opérations précédentes la section du cordon sympathique thoracique, vers les premières côtes.

Parmi les nerfs vaso-moteurs du bras, il en est d'ailleurs qui ne suivent pas les nerfs du plexus, mais qui, procédant aussi des ganglions de la chaîne fondamentale, arrivent directement aux vaisseaux de la région et les accompagnent dans leurs divisions.

Les nerfs vaso-moteurs des membres abdominaux proviennent, eux aussi, de plusieurs sources. Les uns naissent de la moelle épinière en même temps que les racines du nerf sciatique et du nerf crural; les autres émanent de la partie abdominale du cordon fondamental du grand sympathique; et, parmi ceux-ci, il en est qui vont rejoindre le nerf sciatique ou le nerf crural, tandis que d'autres se rendent directement aux vaisseaux du membre, se subdivisent avec eux et se distribuent aussi à leur tunique contractile.

Si l'on coupe les racines du nerf sciatique dans le canal vertébral, il y a échauffement de l'extrémité du membre postérieur correspondant; mais cette extrémité devient plus chaude encore, lorsque l'on coupe hors du bassin le tronc même du nerf sciatique (Schiff). La section des filets provenant du sympathique abdominal, faite dans l'abdomen, rendrait l'échauffement encore plus considérable.

Les nerfs des viscères abdominaux proviennent d'une grande étendue de la moelle dorsale et lombaire, par les nerfs splanchniques et par différents filets nerveux qui naissent du cordon fondamental du sympathique abdominal.

Ces données sont importantes à connaître pour le médecin ; elles lui permettent de se rendre compte de certains phénomènes observés à la suite des lésions de la colonne vertébrale ou de la moelle, et qui se produisent plus ou moins loin des parties en rapport, par leurs nerfs sensitivo-moteurs, avec la région où siégent ces lésions.

C'est ainsi que les lésions de la région dorsale de la moelle peuvent produire des effets de dilatation vasculaire dans les membres supérieurs.

Si vous avez sous les yeux un malade atteint de mal de Pott, siégeant au niveau des troisième ou quatrième vertèbres dorsales, vous ne serez pas surpris de voir des modifications circulatoires dans les membres supérieurs, puisque les nerfs vaso-moteurs de ces membres reçoivent aussi des fibres nerveuses nées de la moelle épinière, dans la région correspondant à ces vertèbres.

Ces connaissances sont aussi très-utiles au point de vue thérapeutique. Elles vous aideront parfois à préciser, dans quelques cas difficiles, le siége de certaines lésions médullaires, et, par conséquent, elles pourront vous indiquer le point de la région vertébrale sur lequel devront porter les efforts de la médication externe.

M. Cyon insiste beaucoup sur ces connaissances topographiques, et je les considère, ainsi que lui, comme absolument nécessaires, lorsque l'on veut faire servir l'électricité au traitement des désordres nerveux vaso-moteurs.

— Puisque l'appareil vaso-moteur a ses racines principales dans la moelle épinière, on a dû nécessairement se demander s'il ne serait pas possible de déterminer le siége exact et le mode de cette origine.

M. Jacubowitch, par exemple, a considéré un certain groupe de cellules, situées au point de réunion de la corne antérieure et de la corne postérieure, groupe auquel M. Lockhart-Clarke a donné le nom de *colonne vésiculaire postérieure*, comme une réunion de cellules sympathiques. Outre leur siége spécial, un autre caractère distinguerait ces cellules des autres cellules de la substance grise : elles auraient, en général, une forme triangulaire. Ces cellules constitueraient un centre nerveux sympathique intra-médullaire : c'est de ce centre qu'émanerait l'influence de la moelle sur les organes innervés par le sympathique, sur les vaisseaux, entre autres. Ces allégations n'ont jamais été appuyées sur des recherches histologiques directes. Comment pouvait-il en être autrement? Quel anatomiste aurait jamais osé avancer qu'il avait pu suivre, dans des préparations microscopiques d'ensemble, les fibres sympathiques, depuis les ganglions de la chaîne fondamentale, jusqu'à certaines régions déterminées de la substance grise de la moelle, en ne les perdant pas une seule fois de vue pendant leur trajet, au milieu des fibres des racines antérieures et postérieures, puis au travers des faisceaux blancs et des cornes de la substance grise? Aucun semblant de preuve, tiré d'expériences physiologiques, n'a été non plus fourni pour étayer l'hypothèse de M. Jacubowitch. Aussi cette hypothèse n'a-t-elle jamais pris place dans le domaine de la science exacte.

Disons nettement qu'on ne sait rien encore sur le mode d'origine des nerfs vaso-moteurs dans la moelle. Or, c'est un point fondamental de l'histoire anatomique et physiologique de ces nerfs, et du sympathique en général. Il y a donc là une lacune des plus regrettables, et il est à souhaiter qu'elle soit bientôt comblée.

— Maintenant que nous avons établi que la moelle est le foyer principal, sinon unique, d'origine des nerfs vasomoteurs, il nous faut étudier l'influence des lésions médullaires, ou des excitations de la moelle épinière, sur les vaso-moteurs. Pour cela, il faut examiner : a, l'état des vaisseaux, ou la coloration, de la partie dont les nerfs vasomoteurs ont été atteints, dans la moelle, par la lésion, ou l'agent d'excitation; b, les modifications de température de cette partie; c, enfin les changements de la pression sanguine, soit dans cette même partie, soit dans le système artériel de la circulation générale, si l'action vaso-motrice a déterminé une modification circulatoire dans une région étendue du corps.

L'état des vaisseaux se constate très-facilement sur la grenouille, au moins au niveau des extrémités postérieures, à cause de la transparence de la membrane interdigitale. On peut même, sans opération préalable, voir assez aisément, sur la grenouille rousse, les vaisseaux cutanés superficiels dans le reste de l'étendue des membres postérieurs, ou dans les membres antérieurs. La dilatation des vaisseaux capillaires se révèle chez ces animaux par une teinte rosée plus ou moins accusée. Chez les mammifères on ne peut pas voir, en général, les vaisseaux superficiels; mais la congestion capillaire se reconnaît aussi sans peine chez la plupart d'entre eux, surtout au niveau des parties dépourvues de poils, par exemple à la pulpe des orteils, à la face interne des oreilles, etc., par l'apparition d'une coloration rougeâtre manifeste. Toujours est-il que, chez les mammifères, on est souvent obligé, pour apprécier les modifications circulatoires produites par les troubles fonctionnels des nerfs vaso-moteurs, d'avoir recours, soit à l'examen de l'écoulement du sang par une plaie d'épreuve, soit à la constatation des changements de température ou de ceux de la pression intra-artérielle. Nous nous servirons souvent de ces deux moyens de constatation, et, pour le moment, nous nous adresserons surtout aux indices fournis par les variations de la température. Ces indices, vous comprenez bien leur signification : en effet, toutes les fois que, dans les expériences du genre de celles dont j'ai à vous parler, les vaisseaux se dilatent, la température s'élève ; toutes les fois qu'ils se resserrent, la température s'abaisse.

Au dire de M. Schiff, ce serait H. Nasse qui aurait, le premier, en 1839, noté l'élévation de température dans les membres, à la suite d'une section de la moelle épinière. Cette indication avait passé à peu près inaperçue.

M. Brown-Séquard a montré, en 1853, qu'une hémisection de la moelle, faite à la région dorsale, sur un lapin ou sur un cochon d'Inde, détermine une augmentation de température de plusieurs degrés dans le membre postérieur du côté correspondant. Il aurait vu, de plus, que le membre du côté opposé se refroidit un peu.

L'échauffement du membre postérieur du côté de la lésion s'explique par une dilatation paralytique de tous les petits vaisseaux de ce membre, dilatation amenant une circulation plus active. Quant au refroidissement du membre opposé, il est plus difficile à expliquer. M. Brown-Séquard admet une contraction réflexe des vaisseaux de ce membre. L'exaltation de la sensibilité, produite dans le membre postérieur droit, par exemple, sous l'influence d'une hémisection du côté droit de la moelle, aurait pour conséquence une excitation réflexe de la tunique contractile des vaisseaux du membre gauche, et, par suite, il y aurait diminution de la température dans ce membre. Il est possible qu'il se produise un effet de ce genre, mais le résultat peut s'expliquer aussi par ce simple fait, que le passage d'une plus grande masse sanguine dans l'un des membres doit diminuer d'autant la quantité qui circule dans le membre opposé. Étant données les deux artères iliaques, par exemple, si l'une d'elles a ses extrémités dilatées, la tension du sang y diminuera, et, par suite, une plus grande quantité de liquide pourra y être reçue. Le sang, arrivant par l'aorte aux artères iliaques primitives, se partagera en deux courants inégaux : celui qui pénétrera dans l'artère iliaque du côté de l'hémisection médullaire sera plus considérable que dans l'état normal, et celui qui entrera dans l'artère iliaque opposée sera peut-être moins volumineux qu'avant l'opération. Il en résultera un léger refroidissement du membre correspondant.

D'autre part, il faut bien le dire, le fait dont nous discutons la cause est exceptionnel. Je vous montrerai sur un chien l'expérience en question. Vous verrez, comme tous les physiologistes l'ont vu après M. Brown-Séquard, que le membre postérieur correspondant au côté de l'hémisection médullaire, l'opération étant faite vers la cinquième ou la sixième vertèbre dorsale, s'échauffera d'une façon considérable. Si la température extérieure est basse et si les extrémités digitales des membres postérieurs sont froides avant l'expérience, il peut y avoir, un certain temps après que l'hémisection a été pratiquée, plus de quinze degrés de différence entre les deux membres. Mais comme nous aurons bien soin de prendre la température des deux membres avant de pratiquer l'hémisection, vous constaterez sans doute ce que j'ai vu presque toujours dans mes expériences, à savoir : qu'il n'y a réellement pas un refroidissement appréciable du membre postérieur du côté opposé. Bien plus, dans quelques cas, on observe un léger degré d'élévation de la température dans ce membre, au moins pendant un certain temps après l'opération.

Si, au lieu de sectionner une moitié de la moelle, on divise transversalement l'organe en totalité, l'échauffement se produira dans les deux membres.

Les phénomènes d'échauffement des membres postérieurs sont, en général, plus marqués, lorsque la lésion est faite vers le milieu de la région dorsale, que lorsqu'elle porte sur la partie antérieure de la région lombaire. Et il ne peut pas en être autrement, puisque, dans le premier cas, on paralyse un certain nombre de fibres nerveuses vaso-motrices des membres postérieurs, fibres qui conservent leurs fonctions dans le second cas. Il semble ressortir de l'ensemble de mes expériences sur ce sujet, que les sections qui intéressent la région dorsale vers son milieu déterminent une plus forte élévation de température dans les membres postérieurs, que celles qui atteignent la partie supérieure de la région cervicale.

M. Schiff (1) a étudié avec beaucoup de soin les effets des sections et des hémisections de la moelle épinière, et il a tiré de ses expériences des conclusions un peu différentes de celles auxquelles M. Brown-Séquard était arrivé. Il a cru voir que, si l'on fait une hémisection de la moelle vers le milieu de la région dorsale, il n'y a d'augmentation de température que dans le pied et dans la partie inférieure

(1) M. Schiff, *Untersuchungen zur Physiologie des Nervensystems*, Frankfurt am Main, 1855, p. 195 et suiv.

de la jambe du côté de l'hémisection. D'après lui, si l'hémisection est pratiquée un peu plus haut, vers les premières vertèbres dorsales, le dos, la cuisse, le genou, la partie supérieure de la jambe du côté opposé à la section, ainsi que le pied et la partie inférieure de la jambe du côté opéré, s'échauffent, tandis qu'il y a un léger refroidissement du pied et de la partie inférieure de la jambe du côté sain, ainsi que du dos, de la cuisse, du genou et du haut de la jambe du côté sectionné. M. Schiff fut conduit ainsi à conclure que les fibres vaso-motrices destinées au pied et au bas de la jambe parcourent la moelle sans s'entre-croiser, sinon au niveau du bulbe rachidien : les fibres destinées à la cuisse, au genou et à la partie supérieure de la jambe subiraient, au contraire, un entre-croisement dans la moelle, bientôt après y être entrées.

Cet entre-croisement ne me paraît pas démontré ; du moins, je n'ai pas pu me convaincre de son existence. Du reste, l'interprétation des résultats des hémisections de la moelle n'est peut-être pas aussi simple qu'elle le paraît au premier abord.

Quand on fait une lésion partielle de la moelle, on peut, sans doute, obtenir les effets qui résultent de la section des fibres nerveuses vaso-motrices ; mais comme on détermine en même temps une excitation d'un certain nombre de ces fibres, il peut survenir, soit une constriction des vaisseaux, analogue à celle que provoque l'excitation des vaso-constricteurs, soit une dilatation due à l'excitation directe ou réflexe des vaso-dilatateurs. Une seule lésion de la moelle produira, peut-être, en même temps ces deux effets dans des points différents du même membre, et il sera fort difficile, on le conçoit, de distinguer dans les phénomènes de dilatation vasculaire, survenant dans ces conditions, ceux qui proviennent d'une excitation des nerfs vaso-dilatateurs, de ceux qui résultent d'une paralysie des nerfs vaso-constricteurs : il y a donc là encore une difficulté pour l'interprétation des effets observés.

Pour vous montrer que les lésions partielles de la moelle peuvent donner lieu à une dilatation des vaisseaux, sans qu'il y ait interruption de la continuité des fibres vaso-constrictives contenues dans l'organe lésé, je vous citerai le résultat expérimental suivant, que j'ai pu constater plusieurs fois. Après avoir mis à nu la moelle d'un chien, si l'on fait une piqûre profonde sur un des faisceaux postérieurs, à la région dorsale, il se produit un échauffement du membre postérieur correspondant à ce faisceau piqué, échauffement parfois comparable à celui que l'on obtient par une hémisection de la moelle. Il n'y a cependant pas eu de section des fibres vaso-motrices de ce membre, ou il n'y a, tout au plus, qu'un petit nombre de ces fibres qui aient été sectionnées. L'élévation de température, qui se manifeste dans le membre postérieur du côté opéré, paraît donc être, dans ce cas, le résultat d'une excitation des fibres vaso-dilatatrices, et non de la paralysie des fibres vaso-constrictives.

En résumé, les lésions partielles de la moelle peuvent donc déterminer des constrictions ou des dilatations vasculaires dans les parties en relation par leurs nerfs avec la région médullaire lésée, et chacune de ces modifications peut provenir, soit d'une paralysie des fibres nerveuses vaso-constrictives, soit d'une excitation directe ou réflexe de ces fibres, ou des fibres vaso-dilatatrices. On s'explique ainsi la variabilité des effets vasculaires produits par ces lésions partielles, qu'elles soient de cause expérimentale ou qu'elles soient de cause pathologique.

SIXIÈME LEÇON

Influence des lésions de la moelle sur les vaso-moteurs ; expériences sur les animaux, observations cliniques chez l'homme. — Actions vaso-motrices réflexes.

L'opinion de M. Schiff, d'après laquelle les nerfs vaso-moteurs subiraient un entre-croisement partiel dans la moelle épinière, n'a pas été admise par la généralité des physiologistes. De Bezold, qui avait cherché à contrôler les assertions de M. Schiff à l'aide de nombreuses expériences, n'est pas arrivé aux mêmes conclusions que cet auteur. Pour lui, si la partie supérieure du membre postérieur, du côté correspondant à une hémisection de la moelle, se refroidit un peu, cela tiendrait à la paralysie des masses musculaires situées sous la peau. Aussi n'admet-il pas que les nerfs vaso-moteurs s'entre-croisent dans la moelle épinière ; il croit qu'ils restent dans la moitié de la moelle d'où ils naissent, et remontent ainsi jusqu'au bulbe rachidien, où ils se termineraient sans décussation (1).

Les expériences que j'ai faites ne me permettent pas non plus d'adopter la manière de voir de M. Schiff. Quoi qu'en dise ce physiologiste, et bien que de Bezold ait, sur ce point, confirmé les résultats de M. Schiff, je ne crois pas

---

(1) De Bezold, *Des effets croisés de la moelle épinière.* (Zeitschrift für wissensch. Zoologie, 1858, t. IX, p. 307. — Anal. in Gaz. hebdom. de méd. et de chir., 1858, p. 823.)

qu'il y ait un abaissement constant de température dans la partie supérieure du membre postérieur, du côté correspondant à l'hémisection. Je n'ai rien observé de semblable dans les cas où j'ai examiné avec soin la température des diverses régions des membres postérieurs, chez des chiens, après avoir coupé une des moitiés de la moelle, à la région dorsale (p. 201).

Chez des grenouilles rousses, on voit, sans préparation, quelques-uns des vaisseaux cutanés de la cuisse, surtout à la partie inférieure et interne de ce segment du membre postérieur, et il est facile, par conséquent, de constater directement l'effet des lésions médullaires sur le calibre de ces canaux. Or, on reconnaît aisément, lorsqu'on a pratiqué une hémisection de la moelle sur des animaux de cette espèce, que les vaisseaux cutanés sont plus développés sur la cuisse du côté de l'hémisection que sur la cuisse du côté opposé.

Quant à la diminution de température qui se montrerait, d'après M. Brown-Séquard et d'après M. Schiff, dans l'extrémité du membre postérieur du côté opposé, chez les mammifères, elle est pareillement loin d'être constante; car, dans les expériences que j'ai faites récemment sur des chiens, pour m'assurer de la réalité de ce refroidissement, je ne l'ai pas observé. J'ai plutôt vu, au début du moins, une élévation de température de ce côté, beaucoup moins forte en général que du côté où la moelle est sectionnée. Si la moelle est coupée de telle sorte qu'il y ait hémorrhagie méningée, on peut voir se produire une contracture plus ou moins intense des muscles du membre non paralysé, et alors il s'y manifeste une augmentation de température plus forte que dans les cas ordinaires : mais même en laissant de côté ces faits, je répète que j'ai vu, dans toutes mes expériences récentes, que les orteils du membre du côté opposé à l'opération offrent une élévation de température plus ou moins prononcée (p. 199).

Je n'ai pas examiné, dans ces derniers temps, la température des diverses parties des membres antérieurs, lors des cas d'hémisection de la moelle épinière à la région cervicale : mais je ne crois pas que les choses doivent s'y passer autrement que dans les membres postérieurs ; et, par conséquent, je doute aussi de l'exactitude des données établies par M. Schiff, relativement à la température des diverses parties de ces membres dans ces conditions.

Lorsqu'on observe un résultat de ce genre, et il faut bien admettre qu'il se produit quelquefois, puisqu'il a été constaté par M. Schiff, je crois qu'il faut en chercher l'explication, non pas dans un entre-croisement des vaso-moteurs dans la moelle, comme le veut ce physiologiste, ni dans la paralysie des masses musculaires considérables de la cuisse, comme l'admettait de Bezold, mais dans une sorte de dérivation du sang destiné à la partie supérieure du membre, dérivation qui a lieu au profit des extrémités des artères principales de ce membre, dans la jambe et le pied postérieur, ou dans l'avant-bras et le pied antérieur. Une dérivation analogue, mais s'exerçant aux dépens de toute la circulation du membre du côté opposé à une hémisection de la moelle, expliquerait suivant moi, mieux que toute autre hypothèse, le refroidissement observé, comme je le rappelais tout à l'heure, dans ce membre, après une opération de ce genre, par M. Brown-Séquard et par M. Schiff.

Les effets des lésions de la moelle se montrent nécessairement dans des régions du corps plus ou moins étendues, suivant le point sur lequel portent ces lésions.

Une hémisection, faite vers le tiers inférieur de la région

dorsale de la moelle épinière, produit une dilatation vasculaire dans le membre postérieur du côté correspondant. Lorsque la lésion est pratiquée au niveau du milieu de la région dorsale, ou même vers la partie antérieure ou supérieure de cette région, la dilatation des vaisseaux du membre postérieur du côté correspondant est plus prononcée encore que dans le cas précédent, et par conséquent la température des orteils de ce membre est plus élevée. On s'explique bien, comme je l'ai déjà dit, pourquoi il en est ainsi, en tenant compte de la multiplicité d'origine des nerfs vaso-moteurs des membres inférieurs. Nous avons vu, en effet, que certains de ces nerfs proviennent des plexus sympathiques intra-abdominaux et qu'ils ont, par suite, leur origine médullaire dans la région dorsale de la moelle. Les nerfs vaso-moteurs du membre postérieur, du côté correspondant à une hémisection de la moelle, ne sont donc tous coupés, que si la lésion porte sur une partie assez élevée de la région dorsale de ce centre nerveux.

Si la section est faite entre la septième et la troisième vertèbres dorsales, et, à plus forte raison, si elle est faite au-dessus de cette région, outre l'échauffement du membre inférieur, il peut y avoir aussi vascularisation et élévation de température dans le membre supérieur du même côté. On conçoit qu'il puisse en être ainsi, puisque nous avons vu que certains des nerfs vaso-moteurs destinés aux membres antérieurs naissent, comme l'a indiqué M. Cyon, dans la partie de la moelle épinière comprise entre la troisième et la septième vertèbres dorsales.

Si l'hémisection est faite un peu plus haut, vers la première et la deuxième vertèbres dorsales, il y a une dilatation vasculaire dans toutes les parties de la moitié correspondante du corps, y compris la tête, parce que les fibres vaso-motrices du cordon cervical du grand sympathique naissent au niveau des premières vertèbres dorsales, et plus particulièrement au niveau de la troisième.

Si l'hémisection est faite dans la région cervicale, les résultats obtenus seront les mêmes que dans le cas précédent, peut-être encore plus nets; et ils seront plus apparents au fur et à mesure qu'on se rapprochera du bulbe.

J'ai à peine besoin d'ajouter que les effets des lésions expérimentales de la moelle épinière sont les mêmes, dans les cas de section transversale complète, que dans les cas d'hémisection. Seulement, ils se produisent dans les deux moitiés symétriques du corps, lorsque la section transversale est complète ; et, dans ces conditions, les expériences sont peut-être un peu moins instructives. Dans les cas d'hémisection, on peut, en effet, comparer l'une à l'autre les deux parties homologues et, par conséquent, apprécier plus facilement les modifications de température, déterminées par la lésion médullaire.

Quand on opère sur le bulbe rachidien, on produit encore des effets du même genre. Dès 1853, nous avions montré, M. Philipeaux et moi, que l'on observe, presque aussitôt après l'opération, une différence de température entre les deux membres postérieurs d'un animal, sur lequel on vient de pratiquer une hémisection du bulbe rachidien. Nous avions fait cette remarque, en répétant une expérience de Magendie, qui consiste à couper en travers une moitié du bulbe rachidien, pour voir ce que devient alors la sensibilité de la face. Le trijumeau présente, ainsi que vous le savez, une racine descendante, racine de Rolando, qui parcourt tout le bulbe, jusqu'en arrière du *calamus scriptorius*. Chez différents mammifères, entre autres chez les rongeurs et chez les carnassiers, on reconnait facilement cette racine à la surface même du bulbe rachidien; elle y fait un relief bien visible, en dehors du cordon postérieur proprement dit. On doit donc paralyser, en partie du moins, la sensibilité d'une moitié de la face, par une hémisection du bulbe, faite du côté correspondant, et un peu en arrière du sommet du bec du *calamus*. L'hémisection pratiquée au niveau même de ce bec produirait le même effet, mais il vaut mieux ne pas couper la moitié du bulbe en ce point, parce qu'on risque trop de tuer l'animal sur le coup. L'expérience donna bien le résultat déjà indiqué par Magendie : la moitié de la face, du côté de l'opération, était, en grande partie, paralysée sous le rapport de la sensibilité. Mais de plus, nous pûmes constater que les deux membres postérieurs de l'animal, il s'agissait d'un cochon d'Inde, présentaient une différence considérable de température. Malheureusement, nous n'avions pas examiné quel était le degré de la température des extrémités digitales de ces membres, avant de pratiquer la section d'une moitié du bulbe rachidien; et ce qui nous frappa surtout, une fois l'expérience faite, ce fut la sensation de froid que donnait le membre postérieur du côté opposé. Le thermomètre indiquait une température plus basse dans ce membre que dans l'autre; aussi avions-nous cru avoir produit seulement un refroidissement du membre postérieur du côté opposé à la lésion, tandis qu'en réalité il y avait un échauffement considérable du membre du côté correspondant (1).

L'influence des hémisections et sections du bulbe rachidien sur la température des diverses parties du corps

---

(1) A. Vulpian, *Recherches sur l'origine de plusieurs paires de nerfs crâniens*. Thèse inaugurale, Paris, 1853.

a été bien observée, d'abord par M. Brown-Séquard, puis par M. Schiff. Ils ont vu qu'une section transversale d'une moitié du bulbe rachidien détermine une dilatation des vaisseaux de toutes les régions du tronc, des membres et de la tête, du côté correspondant à la lésion. Il peut paraître singulier, *a priori*, qu'une hémisection du bulbe rachidien produise une dilatation vasculaire uniquement dans la moitié correspondante de la tête et du corps. Il semblerait que la dilatation des vaisseaux dût être, à cause de l'entre-croisement des pyramides, ou bien croisée et unilatérale, ou bien bilatérale. Mais il faut noter que les lésions expérimentales, qui portent sur une des moitiés du bulbe, ne divisent presque jamais complétement cette partie en travers, et que la pyramide antérieure du côté correspondant reste souvent intacte. D'ailleurs, nous ignorons si les pyramides antérieures renferment un grand nombre des fibres vaso-motrices destinées aux diverses parties du corps.

M. Schiff crut reconnaître que, si l'on produit des lésions des parties de l'encéphale situées en avant du bulbe rachidien, ces lésions ne déterminent plus d'effet sur la température des membres, de la tête et du tronc. Si l'on fait, par exemple, une hémisection de la région postérieure de la protubérance annulaire, on n'observerait, d'après lui, aucune modification de la température de ces parties.

La région des centres nerveux qui agirait sur les vasomoteurs, comprendrait donc toute la moelle épinière, le bulbe rachidien, et s'étendrait jusqu'au niveau du point où le bulbe entre en connexion avec la protubérance.

Ces données ont été confirmées par un grand nombre d'auteurs; elles sont exactes, en partie du moins.

Il est très-certain que les lésions faites sur le bulbe, jusqu'à la limite indiquée par M. Schiff, ont sur les vaso-moteurs une influence bien plus considérable que celles qui sont faites en avant de cette partie. Il y a cependant une exception admise par M. Schiff lui-même ; elle est relative aux nerfs vaso-moteurs des viscères abdominaux. M. Schiff, en effet, a montré que les lésions des pédoncules cérébraux ou même des couches optiques, déterminent une dilatation des vaisseaux des viscères abdominaux, particulièrement dans le foie et l'estomac.

Récemment, plusieurs auteurs se sont occupés de cette question ; je citerai, entre autres, MM. Bruck et Günter, qui ont publié un travail, dans lequel ils étudient l'action des différentes lésions des centres nerveux sur la température. Leurs expériences les ont conduits à conclure que les sections, qui sont faites en avant du bulbe, n'ont plus d'influence sur la température centrale et ne font plus dilater les divers vaisseaux du corps.

Un autre auteur, connu par de nombreux travaux, entre autres par ses recherches sur la structure de la moelle étudiée particulièrement chez les poissons, M. Owsjannikow (1), a publié aussi un travail intéressant sur ce sujet. Il enlève, sur des lapins et sur des chats, une partie des os du crâne au moyen du trépan ; puis, par l'ouverture ainsi produite, il pratique des sections transversales de l'encéphale. Un hémodynamomètre est mis en communication avec l'une des artères carotides de l'animal, et l'on peut ainsi constater, après chaque lésion de l'encéphale, les modifications de la tension artérielle. Si cette tension reste au même degré, on peut en déduire que le calibre

---

(1) Ph. Owsjannikow, *Die tonischen und reflectorischen Centren der Gefässnerven* (Arbeiten aus der physiolog. Anstalt zu Leipzig, 1871, 21-34).

des vaisseaux périphériques n'a pas varié; si elle baisse c'est que les artérioles des diverses parties du corps se sont dilatées et que la résistance qu'offrent les petits vaisseaux, dans l'état normal, au passage du sang artériel a diminué; enfin, si la pression s'élève, c'est que cette résistance, par suite du resserrement des petits vaisseaux, a augmenté. Or, en pratiquant ainsi des sections transversales, d'abord sur les parties antérieures de l'encéphale, puis, successivement, sur des régions de plus en plus rapprochées du bulbe rachidien, il constata que les lésions ne commençaient à agir sur la pression artérielle qu'à un millimètre en arrière des tubercules quadrijumeaux. L'abaissement de cette pression était plus grand encore, lorsque l'incision était faite à 2 millimètres en arrière de ces tubercules.

Pour les sections faites au niveau des tubercules quadrijumeaux et en arrière de ces tubercules, au niveau de la protubérance et du bulbe, M. Owsjannikow était forcé de faire traverser le cervelet par l'instrument; mais il s'était assuré auparavant, à l'aide d'expériences spéciales, que les lésions du cervelet n'ont, chez les animaux dont il se servait, aucune influence sur la tension artérielle.

Ces différents résultats, vous le voyez, sont assez concordants; ils tendraient tous à démontrer que les nerfs vaso-moteurs ont leurs origines dans l'isthme encéphalique, dans le bulbe rachidien et dans la partie de la protubérance annulaire qui est située en arrière des tubercules quadrijumeaux. Nous examinerons bientôt jusqu'à quel point cette interprétation des résultats expérimentaux est légitime. Pour le moment, nous voulons seulement rechercher s'il est vrai, comme M. Schiff l'a dit le premier, et comme on le répète généralement depuis lors, que les lésions faites sur les parties antérieures de la protubérance, sur les tubercules quadrijumeaux et sur les parties de l'encéphale situées en avant de ces tubercules, n'ont aucune influence sur les vaisseaux du tronc, de la tête et des membres.

Eh bien, je puis vous déclarer que cette proposition physiologique n'est pas absolument exacte ; il est certain que des lésions faites sur la protubérance, sur les tubercules quadrijumeaux, peuvent amener une légère dilatation des vaisseaux des membres. Dans une note publiée en 1856, à propos d'un travail de De Bezold, j'ai cité les résultats d'expériences qui sont en contradiction relative avec les assertions de M. Schiff. Ces expériences, qui avaient été faites en commun avec M. Philipeaux, prouvent que les lésions des tubercules quadrijumeaux et de l'isthme peuvent déterminer d'assez grandes modifications de température dans les membres. Nous avions, en effet, constaté, entre les deux membres postérieurs, des différences pouvant aller à plus de 4 degrés centigrades, sur des chiens qui avaient subi des lésions unilatérales, plus ou moins étendues, de ces parties (1).

Ces différences toutefois sont loin d'être aussi considérables que celles qui résultent des lésions unilatérales de la moelle épinière.

Si les données de l'expérimentation pouvaient laisser quelques doutes, relativement à l'influence des parties de l'encéphale qui sont situées en avant du bulbe, sur les éléments contractiles des vaisseaux des diverses régions du

---

(1) Vulpian, *Des effets croisés des lésions de la moelle épinière*. (Gaz. hebdom. de méd. et chir., 1858, p. 822).

corps, ces doutes seraient dissipés par l'observation des malades atteints de lésions de l'encéphale. Et nous devons d'autant moins négliger les renseignements fournis par la clinique, que nous avons toujours la pathologie pour but.

On a cru pendant longtemps que les lésions des hémisphères cérébraux n'exercent aucune action directe sur la température du corps. On admettait généralement que, dans un certain nombre de cas d'hémiplégie, les membres paralysés présentent une température plus basse que celle des membres du côté opposé; et l'on considérait cette diminution de chaleur comme une conséquence toute naturelle de l'inertie fonctionnelle, du ralentissement de la circulation veineuse, et de la paresse nutritive, suites de la paralysie. Ainsi, Boerhaave, van Swieten, Abercrombie, Breschet, M. Becquerel, M. Andral, et la plupart des pathologistes qui ont parlé de la température des membres paralysés dans les cas d'hémiplégie, avaient admis que, lorsque cette température se modifie, elle s'abaisse plus ou moins. A une époque encore peu éloignée de nous, si l'on avait dit qu'il était possible d'observer une élévation de température dans les membres paralysés, chez des sujets atteints d'hémiplégie, cette assertion aurait été considérée presque comme une véritable hérésie médicale. Aujourd'hui, il n'en est plus de même : M. Routier, dans sa thèse inaugurale, M. Axenfeld (1852 et 1853), M. Dunglison (cité par M. Brown-Séquard), ont signalé l'augmentation de chaleur, que présentent fréquemment les membres paralysés, dans les cas d'hémiplégie de cause cérébrale. Depuis lors, un grand nombre d'observations sont venues démontrer qu'il n'est pas rare de trouver, dans les membres du côté frappé d'hémiplégie, une température plus élevée que dans les membres du côté sain. Cette différence, il est vrai, ne se manifeste pas d'ordinaire dans les premiers moments qui suivent la production de la lésion, qu'il s'agisse d'une hémorrhagie siégeant dans un corps strié, une couche optique, le noyau blanc d'un des hémisphères, ou bien que l'on ait sous les yeux un cas d'obstruction artérielle, suivie de ramollissement d'une de ces mêmes parties de l'encéphale. D'après M. Charcot, il y a plutôt, en général, dans cette période, abaissement de température. Quand on observe une augmentation de température dans les membres paralysés, elle peut cependant se produire une ou deux heures après l'attaque : le plus souvent elle n'est appréciable qu'après plusieurs heures, ou même au bout de deux ou trois jours, et elle peut atteindre des proportions considérables ; il peut y avoir plusieurs degrés de différence entre la main paralysée et la main du côté sain.

L'élévation de la température des membres paralysés n'est point, dans ce cas, le seul signe de dilatation vasculaire : cette dilatation est révélée aussi par la coloration de la peau. Or, on constate souvent que la main paralysée est plus colorée que celle du côté sain. Elle est d'un rouge un peu plus vif. Si vous regardez les vaisseaux superficiels, les veines, par exemple, vous verrez qu'elles sont plus dilatées de ce côté que de l'autre. Si vous faites une saignée, vous pourrez reconnaître, dans les cas où la température est notablement augmentée, que le sang veineux est plus rouge que dans l'état normal, ce qui tient évidemment à ce qu'il revient dans les veines, en conservant encore une partie des caractères du sang artériel.

Nous avons depuis longtemps, M. Charcot et moi, appelé l'attention sur ces modifications de la circulation dans les membres du côté paralysé, chez les hémiplégiques. Les indications que nous avions données ont été confirmées par les recherches dues à divers investigateurs. Je citerai, entre autres, le travail de M. Folet (1), où se trouvent consignés des résultats tout à fait conformes à ceux que nous avions fait connaître.

Voilà donc des faits qui sont loin d'être rares, et qui démontrent que les lésions des hémisphères cérébraux, des corps striés, ou des couches optiques, peuvent avoir une influence paralysante sur les nerfs vaso-moteurs.

Du reste, les cas dans lesquels on éprouve une émotion assez vive, provoquant de la pâleur ou de la rougeur de la face, peuvent servir aussi à faire voir que les parties de l'encéphale, situées en avant du bulbe, ne sont pas sans influence sur les vaisseaux. Le point de départ de ces réactions émotives, en effet, ne se trouve pas dans le bulbe rachidien, mais probablement dans la protubérance annulaire. On peut donc tirer encore de ces observations des arguments en faveur de ce que je disais tout à l'heure : que le bulbe et la moelle ne sont pas les seules parties du centre cérébro-spinal qui agissent sur les nerfs vaso-moteurs.

Toutefois, je le répète, il ne faut pas exagérer cette action des hémisphères cérébraux sur les vaisseaux du tronc et des membres. Leur influence sur ces vaisseaux est incomparablement plus faible que celle du bulbe rachidien et de la moelle épinière.

La protubérance annulaire et les pédoncules cérébraux ont certainement, comme M. Schiff l'assure, une action incontestable sur les vaisseaux des viscères thoraciques et abdominaux. M. Cl. Bernard a insisté sur les phénomènes de congestion vasculaire que l'on produit dans la

---

(1) H. Folet, *Étude sur la température des parties paralysées* (Gazette hebdomadaire, 1867).

cavité abdominale, et en particulier dans le foie et dans les reins, en piquant le plancher du quatrième ventricule. De son côté, M. Brown-Séquard a montré que les lésions expérimentales de certaines parties de l'encéphale déterminent fréquemment des hémorrhagies pulmonaires.

De même, dans des expériences que j'avais entreprises pour étudier les lésions du quatrième ventricule, et dont les résultats ont été publiés dans les Mémoires de la Société de Biologie (1), j'ai souvent pratiqué des sections des parties supérieures de l'isthme encéphalique très-haut, au niveau de l'aqueduc de Sylvius et des tubercules quadrijumeaux. J'ai fréquemment observé, dans ces circonstances, une dilatation plus ou moins marquée des vaisseaux abdominaux. Dans la plupart des cas, la muqueuse de l'intestin était rouge, violacée, couverte d'un mucus sanguinolent : les chiens sur lesquels j'opérais avaient quelquefois des selles sanglantes.

Des hémorrhagies siégeant sous la peau, sous les séreuses, dans l'épaisseur des membranes muqueuses, etc., ont été observées aussi (2), chez l'homme, dans des cas d'apoplexie encéphalique (3).

(1) Vulpian, *Recherches expérimentales relatives aux effets des lésions du plancher du quatrième ventricule...* (Mém. de la Soc. de biol., 1861, p. 261 et suiv.).

(2) J. Charcot, *Sur la production d'ecchymoses qu'on observe fréquemment sous les téguments de la tête, dans l'épaisseur des plèvres, de l'endocarde, de la membrane muqueuse de l'estomac, etc., chez les apoplectiques.* (Comptes-rendus de la Société de biologie, pour 1868, p. 213. — Même recueil. 1869, p. 206.) — R. Lépine, *Sur la cause des ecchymoses du péricrâne dans l'apoplexie.* (Archives de physiologie, 1869, p. 667.)

(3) Au moment où cette feuille est sur le point d'être tirée, je prends connaissance d'un travail très-intéressant de M. Aug. Ollivier, dans lequel sont relatées plusieurs expériences faites sur des lapins, pour étudier l'influence des lésions de l'encéphale, et surtout de celles de l'isthme encéphalique, sur la production des hémorrhagies viscérales. M. Ollivier a pu déterminer chez ces animaux, au moyen de lésions de ce genre, des congestions, des ecchymoses ou

On peut, à propos de certains des résultats expérimentaux précités, se poser la question que nous avons déjà examinée dans une précédente leçon, à savoir : s'il s'agit d'une paralysie vaso-motrice ou d'une excitation des nerfs vaso-dilatateurs. Il y a là matière à discussion, d'autant plus que, dans les cas dont je vous parle, il ne s'agit pas d'hémisections transversales proprement dites, mais de lésions plus ou moins étendues, en sens divers, et quelquefois même de simples piqûres. C'est ainsi que dans les expériences de M. Cl. Bernard, relatives au diabète et à la polyurie, les lésions consistent surtout en piqûres du plancher du quatrième ventricule. Dans mes expériences, il s'agissait de sections longitudinales ou obliques, et plus ou moins profondes, de ce même plancher, ou de la paroi de l'aqueduc de Sylvius, ou des tubercules quadrijumeaux ; or, on peut se demander si de telles lésions doivent produire directement une paralysie vaso-motrice, et s'il ne s'agit pas plutôt, dans ces cas, d'une excitation des fibres vaso-dilatatrices.

L'élévation de température, observée dans les cas de lésions unilatérales de l'encéphale, se produit, en général, du côté opposé au siège de ces lésions. C'est du moins ce qui a lieu d'ordinaire, lorsque la partie atteinte est située au-dessus du bulbe rachidien. L'influence du cerveau, des

---

des apoplexies des poumons et des reins. Tantôt les hémorrhagies étaient plus prononcées dans les organes du côté de la lésion intra-crânienne ; tantôt on a observé l'inverse. M. Ollivier cite aussi des faits cliniques dans lesquels, chez des sujets atteints de lésions encéphaliques, on a constaté de la congestion ou de l'apoplexie du parenchyme rénal, des deux côtés, ou le plus souvent, du côté de l'hémiplégie seulement. (Aug. Ollivier, *De la congestion et de l'apoplexie rénales dans leurs rapports avec l'hémorrhagie cérébrale*. Archives générales de médecine, 1874, 1, p. 429 et suiv.) — M. Carville vient de présenter à la Société de biologie un cas d'apoplexie du rein droit, chez un chien qui avait subi des lésions expérimentales de l'hémisphère droit. L'animal avait eu de l'hématurie pendant la durée de l'expérience.

corps striés, des couches optiques, des pédoncules cérébraux, sur les vaso-moteurs des membres, du tronc et de la tête, est donc totalement ou partiellement croisée. Dans quel point a lieu la décussation des éléments, qui mettent l'hémisphère cérébral d'un côté en relation avec les nerfs vaso-moteurs du côté opposé du corps? Est-ce dans les pyramides antérieures? Est-ce dans la protubérance annulaire? Nous n'avons pas de données précises qui puissent fournir une réponse catégorique à ces questions.

— Nous venons d'étudier les altérations des centres nerveux qui déterminent, directement ou indirectement, une paralysie des nerfs vaso-moteurs : nous devons examiner maintenant les lésions capables de produire, au contraire, une excitation de ces nerfs.

M. Brown-Séquard (1852), M. Budge, Waller (1853), en électrisant la partie de la moelle située au niveau des premières vertèbres dorsales, dans la région que ces deux derniers physiologistes ont appelée *cilio-spinale*, ont observé des effets semblables à ceux que l'on obtient en excitant le cordon sympathique lui-même, c'est-à-dire : la dilatation de la pupille et la constriction des vaisseaux de l'oreille et de la moitié de la face du même côté, chez le lapin. Ils ont même noté que les résultats, ainsi obtenus, sont plus accusés que lorsqu'on agit sur le cordon cervical du grand sympathique.

Depuis lors, nombre d'expérimentateurs ont électrisé la moelle épinière à divers points de sa hauteur, et ont constaté, sous cette influence, un resserrement plus ou moins prononcé des vaisseaux des régions en rapport, par leurs nerfs vaso-moteurs, avec la partie ainsi excitée. De Bezold, Ludwig et Thiry, et bien d'autres physiologistes, ont vu que l'électrisation de la partie supérieure de la moelle, près du bulbe rachidien, provoque une constriction de tous les vaisseaux du corps.

Il m'a semblé que ce dernier résultat n'est pas absolument constant, pour toutes les parties du corps. Nous avons observé un effet tout à fait inverse, il y a quelques jours, sur les vaisseaux mésentériques d'un chien curarisé. La moelle avait été mise à nu au niveau de l'axis : toutes les fois qu'on électrisait la moelle à ce niveau, on obtenait une dilatation considérable des vaisseaux mésentériques et intestinaux. Chose remarquable, cette dilatation coïncidait avec une contraction de la rate. Il y a donc eu, dans cette expérience, une action vaso-dilatatrice exercée sur les vaisseaux du mésentère et de l'intestin, et analogue à celle que l'on obtient par l'électrisation du bout supérieur des nerfs dépresseurs.

Si l'on porte l'excitation sur des parties du centre cérébro-spinal encore plus élevées, et surtout sur le bulbe rachidien, on obtient le plus souvent une constriction de tous les vaisseaux du corps. MM. Kessel et Stricker [1] ont électrisé la moelle allongée, sur des grenouilles, à l'aide de courants interrompus, en introduisant les électrodes dans cette partie des centres; ils ont observé que, sous cette influence, les vaisseaux de la membrane natatoire se resserrent et que la circulation, d'abord ralentie dans cette membrane, s'y arrête ensuite. Cette observation a été confirmée par les recherches de M. Soboroff [2] : l'effet se produit, d'après cet expérimentateur, même lorsque les nerfs vagues ont été coupés.

[1] Stricker's med. Jahrb., 1871, p. 102.
[2] Même recueil, 1871, p. 449.

Plus récemment encore, M. Budge (1), reprenant ses anciennes expériences, a démontré que l'irritation électrique des pédoncules cérébraux détermine une constriction de toutes les artérioles du corps. Sur le chien et le lapin, il a constaté en effet, dans ces conditions, une augmentation de la pression artérielle. Suivant lui, d'ailleurs, il ne s'agirait pas, dans ce cas, d'une action directe, mais bien d'une action réflexe. On exciterait, dans ces expériences, des fibres sensitives contenues dans les pédoncules, et l'impression ainsi produite irait provoquer la mise en activité des foyers d'origine du sympathique dans la moelle épinière. M. Afonasiew a vu aussi se produire les effets signalés par M. Budge, en électrisant, comme lui, les pédoncules cérébraux (2).

Vous voyez que l'excitation des centres nerveux, au moyen de l'électricité, détermine surtout des resserrements vasculaires. Il faut bien remarquer que l'emploi de cet agent, dans ces sortes de recherches, n'est pas sans quelques inconvénients. Le principal consiste dans l'impossibilité de limiter l'action de l'électricité à un point bien déterminé de la moelle épinière ou de l'encéphale. A cause de la diffusion et de la dérivation des courants, l'excitation s'étend toujours à des parties non comprises immédiatement entre les extrémités des électrodes, et le résultat que l'on obtient est toujours un peu complexe.

Par d'autres procédés d'expérimentation, on produit le plus souvent une dilatation des artérioles. C'est ce qui a

---

(1) J. Budge, *Ueber das Centrum der Gefässnerven.* (Pflüger's Archiv, 1872, et Revue des Sciences méd. d'Hayem, 1873, p. 66.)

(2) Afonasiew, *Ueber die physiolog. Bedeutung der peduncul. cerebri*, Kiew, 1869 (Russich). — Voy. aussi : Diedülin (Die Petersburger mediz. Nachrichten, 1865 et 1866 ; et Versammlung der Naturforscher zu St-Petersburg, 1868, Bd. I.) (*Citations* de M. Owsjannikow.)

lieu, en général, sous l'influence des piqûres : nous avons vu que c'est là, en effet, le résultat qu'on observe, à la suite de plaies par instruments piquants, faites sur certains points de l'isthme de l'encéphale. Il en est de même, lorsqu'on ponctionne certaines parties de la moelle avec un scalpel, ou avec un autre instrument : on provoque de cette façon une dilatation vasculaire dans les parties du côté correspondant, qui sont en rapport avec la région de la moelle située en arrière du siége de la lésion. Si l'on fait une piqûre de la moelle, au niveau des faisceaux postérieurs, avec une grosse épingle, on produit une dilatation vasculaire dans les deux membres ou dans le membre inférieur du côté lésé, suivant que cette piqûre intéresse les deux cordons ou un seul d'entre eux.

Les excitants chimiques produisent un effet du même genre. C'est ce qu'on voit à la suite de piqûres faites avec une aiguille chargée d'une gouttelette d'acide acétique ou d'ammoniaque. Mais, dans ce dernier cas, par la diffusion de ces agents chimiques, il est possible qu'il se produise une altération étendue à un grand nombre d'éléments nerveux, et, par suite, une lésion plus ou moins analogue, au fond, à celle que déterminerait la section d'une partie assez large de la moelle.

Quel que soit l'effet d'une lésion ou d'une irritation de telle ou telle partie du centre nerveux cérébro-spinal, il n'est pas douteux que l'influence de cette lésion ne soit transmise aux nerfs vaso-moteurs, par l'intermédiaire de la substance grise du bulbe rachidien et de la moelle épinière. Les fibres sympathiques que l'on peut suivre, des rameaux communicants jusque dans les racines antérieures des nerfs rachidiens, proviennent directement, en effet, comme les fibres musculo-motrices ordinaires de ces racines, des cornes antérieures de la substance grise. Aussi ne doit-on pas s'étonner si des lésions expérimentales, portant sur la région dorsale de la moelle épinière et divisant presque exclusivement la substance grise en travers, ont sur les nerfs vaso-moteurs, comme je l'ai vu, la même influence que les sections transversales à peu près complètes de cette partie des centres nerveux.

En parlant de la disposition anatomique de l'appareil vaso-moteur, j'ai dit que nous ne connaissons pas le mode d'origine des fibres vaso-motrices dans la moelle. On conçoit l'insuccès des recherches histologiques faites pour trouver ce mode d'origine, lorsqu'on réfléchit à l'impossibilité de suivre avec certitude les fibres sympathiques, des ganglions de la chaîne fondamentale jusque dans la substance grise de la moelle épinière. Les vivisections ne nous ont rien appris non plus sur ce sujet, au moins quant à ce qui concerne soit la région de la substance grise où se trouvent les fibres vaso-motrices, soit les relations de ces fibres avec les cellules de la moelle. Enfin les faits pathologiques ne nous fournissent, sur cette question, que des renseignements tout à fait insuffisants. Les altérations qui détruisent les cellules des cornes antérieures dans certaines affections, telles que la paralysie atrophique de l'enfance, l'atrophie musculaire progressive, ne déterminent pas de modifications constantes de la circulation, ni dans les parties du corps dont les muscles se détruisent, ni dans d'autres parties.

Laissons d'ailleurs de côté, pour le moment, ces questions auxquelles nous serons ramenés par la suite de nos études, et voyons si les troubles vaso-moteurs que l'on provoque par des lésions expérimentales de la moelle épinière chez les animaux, se manifestent aussi chez l'homme, sous l'influence de lésions traumatiques de ce centre nerveux. Or, l'observation clinique a confirmé ce qu'on devait soupçonner *a priori*, c'est-à-dire la complète identité des effets vaso-moteurs chez l'homme et chez les animaux, dans les cas de lésions de la moelle épinière.

Ce sont les lésions de la moelle épinière cervicale, produites chez l'homme par des causes traumatiques, ou par suite de compression, ou dans toute autre circonstance, qui sont surtout instructives à cet égard. Il en est qui donnent lieu à un ensemble de phénomènes morbides, absolument semblable à celui qu'on observe chez les animaux, lorsqu'on a pratiqué une section de la moelle dans cette région. De même que nous l'avons vu pour les lésions du cordon cervical du grand sympathique, les cas dans lesquels on a constaté l'existence isolée soit de quelques-uns des troubles produits par la paralysie des fibres dites oculo-pupillaires, soit même de la totalité de ces troubles, sont plus nombreux que ceux dans lesquels on a observé, en outre, des effets morbides portant sur les nerfs vaso-moteurs. L'explication de ce fait peut, sans doute, dans certains cas, être trouvée dans le siège de la lésion, puisque les fibres vaso-motrices du cordon cervical ne naissent pas dans le même point de la moelle que les fibres oculo-pupillaires de ce cordon. Je vous rappelle, en effet, que d'après les recherches de M. Cl. Bernard, les fibres vaso-motrices du cordon sympathique cervical naissent au niveau de l'origine de la troisième et même de la quatrième paire nerveuse dorsale, tandis que les fibres nerveuses, destinées à l'iris et aux muscles à fibres lisses de l'orbite, naissent au niveau des deux premières paires des nerfs dorsaux. Mais cette explication ne peut que rarement être invoquée, car, dans la plupart des cas, il s'agit de lésions qui siégent dans la région cervicale de la moelle épinière, c'est-à-dire dans une région dont l'influence, à l'état normal comme à l'état morbide, peut s'exercer sur les deux ordres de fibres dont il s'agit.

Les lésions de la partie cervicale de la moelle, qui peuvent déterminer des troubles vaso-moteurs dans les diverses régions de la face, ne sont pas uniquement celles qui atteignent la portion de la moelle que M. Budge et Aug. Waller ont désignée sous le nom de région cilio-spinale, ou centre cilio-spinal, et qui s'étendrait de la sixième vertèbre cervicale à la deuxième vertèbre dorsale, ou, pour y comprendre le lieu d'origine des fibres vaso-motrices, jusqu'à la quatrième vertèbre dorsale. M. Schiff (1) a prouvé depuis longtemps que la limite supérieure de la région dite cilio-spinale, ne peut pas être fixée dans le point où l'avaient placée ces physiologistes. Il a montré, et tous les expérimentateurs ont pu constater après lui, que les lésions de la partie supérieure de la région cervicale, et celles du bulbe rachidien lui-même, peuvent déterminer des phénomènes morbides de ce genre. Ces résultats s'expliqueraient, d'après M. Salkowski, par ce fait que l'origine réelle des fibres oculo-pupillaires et des fibres vaso-motrices du cordon cervical du sympathique aurait lieu dans la partie tout à fait supérieure de la moelle cervicale, dans le bulbe rachidien même, c'est-à-dire au-dessus de la région qui correspond à l'atlas (2). Nous aurons à examiner la valeur de cette opinion, lorsque nous nous occuperons de la

(1) Schiff, Untersuchungen uber die Physiologie des Nervensystems, 1855, p. 199.
(2) Citation de MM. Eulenburg et P. Guttmann, *Op. cit.*, p. 10.

question du centre général vaso-moteur. Pour le moment, nous pouvons nous rendre compte de l'action des lésions de la partie supérieure de la région cervicale de la moelle, en admettant que le bulbe rachidien a une puissante influence sur les centres médullaires d'origine des nerfs sympathiques. Il n'est pas difficile de comprendre, en prenant cette manière de voir comme point de départ de notre explication, que des lésions siégeant dans la région en question, doivent agir sur les fibres oculo-pupillaires et vaso-motrices du cordon cervical sympathique, comme d'ailleurs sur les nerfs vaso-moteurs du corps tout entier.

Les lésions de la moelle cervicale, chez l'homme, paraissent produire plus souvent une paralysie qu'une excitation des fibres vaso-motrices de la face : du moins c'est ainsi que les choses se sont présentées dans la plupart des faits qui ont été publiés. Je crois devoir vous donner une courte analyse de plusieurs de ces faits : vous verrez, ainsi que je vous le disais tout à l'heure, qu'il en est qui sont tout aussi nets que des relations d'expériences sur les animaux. Tel est le fait suivant, cité par M. Brown-Séquard :

Il s'agit d'une femme, âgée de vingt-deux ans, qui, à la suite d'un coup de couteau reçu sur le cou, à gauche de la ligne médiane, au niveau de la dernière vertèbre cervicale, présentait une paralysie complète du mouvement du membre inférieur droit avec hyperesthésie, et une anesthésie complète du membre inférieur gauche où le mouvement était conservé. La température était un peu plus élevée du côté droit, au niveau du tronc ou du membre inférieur, que du côté gauche, mais la différence ne dépassait guère un degré centigrade. Le membre supérieur droit était paralysé d'une façon incomplète ; le membre supérieur gauche possédait sa force normale. La sensibilité était diminuée dans ces deux membres. L'oreille et la conjonctive du côté droit étaient injectées : la température de l'oreille droite était de 35 degrés centigrades; celle de l'oreille gauche, de 33°,89 à 34°,12 : du moins ces deux chiffres ont été obtenus dans deux examens différents. On constatait de plus les phénomènes oculo-pupillaires que déterminent, chez les animaux, les lésions de la région cervicale inférieure de la moelle épinière. Il y avait enfin de l'hyperesthésie de la peau de la face à droite, et une très-légère contracture des muscles faciaux de ce côté (1).

Dans un autre cas, chez un homme qui avait reçu une blessure au cou, il se produisit dans les membres, inférieur et supérieur du côté droit, des troubles du mouvement et de la sensibilité, indiquant une lésion de la partie inférieure de la moitié droite de la moelle, et, en même temps, on constata une sécrétion lacrymale plus abondante du côté droit que du côté gauche (2). Ce dernier phénomène ne suffit probablement pas pour faire croire qu'il y ait eu, dans ce cas, lésion des vaso-moteurs de la tête, au niveau de leur origine médullaire.

M. Brown-Séquard rapporte aussi, dans ses leçons sur les nerfs vaso-moteurs, l'analyse d'une observation publiée par M. L. Collin (3). Il s'agit d'un homme qui, à la suite d'une chute sur la tête, fut atteint d'une ostéite des

---

(1) Brown-Séquard, *Recherches sur la transmission des impressions de tact, de chatouillement, de douleur, de température et de contraction (sens musculaire).* Obs. XIII (Journal de la physiologie de l'homme et des animaux, t. VI, 1863, p. 582).

(2) Brown-Séquard, *Obs. VI.* (Loc. cit.)

(3) Union médicale, n° 37, 1862, p. 580. (V. Brown-Séquard, *Leçons sur les nerfs vaso-moteurs*, p. 203 et suiv.)

deuxième et troisième vertèbres cervicales : on constata de plus une paralysie du membre supérieur droit et de la faiblesse du membre inférieur du même côté. Ce malade entra au Val-de-Grâce pour une attaque de rhumatisme, survenue deux mois après l'accident, et accompagnée d'affection cardiaque. Pendant son séjour à l'hôpital, on constata que la main droite de ce malade présentait une température supérieure, de 5 à 12 degrés centigrades, à celle de la main gauche. Les deux membres inférieurs offraient une température à peu près identique. A l'autopsie, on ne trouva, comme lésion de la moelle épinière, que l'existence d'un caillot sanguin dans le faisceau antérieur du côté droit, au niveau de la troisième vertèbre cervicale ; le tissu qui l'entourait était ramolli.

Pour expliquer comment, dans ce cas, la température était modifiée dans le membre supérieur droit et ne l'était pas dans le membre inférieur du même côté, M. Brown-Séquard admet que les nerfs vaso-moteurs du membre supérieur sont situés, au niveau de la région cervicale de la moelle épinière, plus superficiellement que ceux du membre inférieur. Il en serait pour ces nerfs comme pour les fibres conductrices servant au mouvement volontaire ; car celles-ci, pour M. Brown-Séquard, seraient aussi, au même niveau, disposées de même : c'est-à-dire que les fibres répondant au membre supérieur seraient plus superficielles que celles qui sont en relation avec le membre inférieur du même côté.

J'ignore si M. Brown-Séquard a abandonné cette hypothèse. En tout cas, elle ne nous paraît pas fournir une explication satisfaisante des faits à l'occasion desquels elle a été formulée. Les lésions incomplètes de la région cervicale de la moelle épinière agissent, il est vrai, d'une façon plus intense sur les membres supérieurs que sur les membres inférieurs : mais il en est ainsi, quel que soit le siége de ces lésions, qu'elles occupent la surface de la moelle, ou un point quelconque de sa profondeur. Cela tient à ce que, comme le démontrent les vivisections, dans les cas d'hémisection médullaire à la région cervicale, la transmission des incitations encéphaliques ne peut pas se faire à celles des racines antérieures du côté lésé, qui sont les plus voisines du siége de la lésion ; tandis qu'elle peut se faire, d'une façon plus ou moins imparfaite, par la moitié intacte de la moelle, aux diverses régions de la substance grise éloignées du siége de la lésion, et de là aux racines antérieures des nerfs moteurs des deux membres postérieurs ou inférieurs. Et il est certain d'après cela, que, par l'intermédiaire des commissures médullaires, l'influence vaso-motrice du bulbe rachidien, après une lésion de la partie supérieure d'une des moitiés de la région cervicale de la moelle, peut encore s'exercer, d'une façon appréciable, sur le membre postérieur du côté correspondant.

M. Rendu, interne des hôpitaux, dans un travail sur ce sujet (1), rapporte deux observations fort intéressantes. Un charretier, jeté à terre par son cheval, eut la tête fléchie en avant sur le cou, et violemment appuyée contre le sternum. Il fut porté à l'hôpital quelques heures après l'accident, et le soir, on put constater une paralysie des quatre membres, avec rétrécissement excessif des pupilles, vascularisation considérable de la face, du cou, et augmentation de température. « Ce qui frappait surtout, dit M. Rendu, » c'était la *congestion intense du visage du malade*. Toute » la face et le cou étaient d'une teinte violacée ; des capil-

---

(1) *Des troubles fonctionnels du grand sympathique observés dans les plaies de la moelle cervicale* (Arch. gén. de méd., 1869, II, p. 286).

» laires variqueux se dessinaient sur le nez et les joues ;
» les oreilles étaient turgides et d'un rouge intense. Le
» reste du corps, au contraire, n'offrait aucune coloration
» anormale.... Le visage et le corps étaient brûlants.... »
A l'autopsie, on trouva une luxation de la sixième vertèbre cervicale sur la septième, avec déchirure du ligament vertébral antérieur. La moelle, à ce niveau, avait été fortement contusionnée et même réduite en une véritable bouillie.

Dans l'autre cas, il s'agit d'un homme tombé d'une échelle : il se brisa dans sa chute le sternum, les deux dernières vertèbres cervicales et la première dorsale. Outre les phénomènes d'une paraplégie complète, on observa une *pâleur extrême de tout le tégument cutané*. La température centrale était assez basse (37°,2). Il y avait un léger rétrécissement de la pupille de l'œil gauche et une dilatation manifeste de celle de l'œil droit. A l'autopsie, on constata que « la moelle épinière était réduite en bouillie et plongée
» au milieu d'un épanchement de sang qui occupait tout
» le canal rachidien ». Cette observation est, il faut le dire, beaucoup moins probante que la précédente. On a trouvé, lors de l'autopsie, une collection considérable de sang dans les deux cavités pleurales et la pâleur de la face était due, sans doute, à cette hémorrhagie. Il est probable que, sans cette complication, on aurait pu constater, comme dans le cas précédent, une dilatation des vaisseaux de la face.

A ces faits, on pourrait ajouter un certain nombre d'autres cas de lésions de la moelle épinière, dans lesquels on a vu les vaisseaux se dilater, ou, au contraire, se resserrer, dans les parties qui reçoivent leurs nerfs de la région de ce centre nerveux située en arrière de la lésion. Dans un des cas cités par M. Brown-Séquard, et que je viens de mentionner, la lésion de la région cervicale de la moelle épinière avait agi non-seulement sur les vaso-moteurs de la face, mais encore sur ceux du reste du corps, puisqu'il y avait une différence de plus d'un degré centigrade entre les parties homologues des deux côtés du corps. Il serait facile de reproduire ici des observations de lésions unilatérales de la moelle épinière, dans lesquelles on a noté aussi une différence entre les deux moitiés du corps, entre les deux membres inférieurs, par exemple. Plusieurs de ces observations ont été réunies par M. Brown-Séquard dans ses travaux sur la moelle épinière, en particulier dans le mémoire que nous citions tout à l'heure et qu'il a inséré, en 1863, dans son Journal de Physiologie. Depuis lors, d'autres faits du même genre ont été publiés dans divers recueils.

Ainsi que je vous l'ai dit, les cas de lésion de la moelle dans lesquels on a observé, chez l'homme, une excitation des nerfs vaso-constricteurs, sont plus rares que ceux dans lesquels on a constaté une paralysie plus ou moins marquée de ces nerfs. Les vaso-constricteurs peuvent cependant être excités dans certaines conditions, lorsqu'un travail de myélite, par exemple, se développe autour de la lésion médullaire : si la lésion siége dans la région dorsale de la moelle, les résultats de l'excitation des nerfs vaso-constricteurs seront faciles à reconnaître dans les deux membres inférieurs ou dans l'un d'eux, suivant l'étendue transversale de cette lésion. Il y aura abaissement plus ou moins apparent de la température, avec pâleur ou cyanose des téguments ; et ces indices de constriction des artérioles se manifesteront en même temps que d'autres signes d'irritation médullaire, tels que douleurs, contracture durable des muscles, etc. (1).

— Les lésions de la moelle épinière exercent donc une influence incontestable sur les vaisseaux. Et cette influence, lorsque ces lésions sont unilatérales, porte sur les vaisseaux des parties innervées par les nerfs qui naissent de la moitié lésée de la moelle. Les fibres radiculaires des nerfs vaso-moteurs suivent donc dans la moelle un trajet direct, comme celles des nerfs moteurs de la vie animale.

Les lésions de la moelle peuvent, théoriquement, agir de deux façons sur les vaisseaux. Elles peuvent paralyser ou exciter la tunique contractile de ces canaux. La paralysie est le résultat le plus fréquemment observé ; mais on conçoit que certaines lésions irritatives puissent produire, soit directement, soit par action réflexe, une excitation des éléments musculaires des parois vasculaires, et, par suite, un resserrement des vaisseaux. C'est un effet qu'on observe parfois dans une certaine période des lésions irritatives ou inflammatoires de la moelle. Il peut y avoir alors, ou pâleur des téguments des régions du corps sur lesquelles retentissent ces lésions, ou cyanose plus ou moins marquée. Quant à la paralysie vaso-motrice, due aux lésions médullaires, elle peut tenir, tantôt à une compression ou à une solution de continuité des éléments vaso-constricteurs dans la moelle, tantôt à une action vaso-dilatatrice périphérique, par excitation directe ou réflexe des éléments vaso-dilatateurs, au niveau de leur trajet ou de leur origine dans la moelle.

On voit que les lésions médullaires peuvent produire des modifications du calibre des vaisseaux soit directement,

(1) Brown-Séquard, *Leçons sur les nerfs vaso-moteurs*, etc., p. 203.

soit par action réflexe. Les excitations qui portent sur les nerfs sensitifs, soit à leur périphérie, soit sur un point quelconque de leur trajet, peuvent aussi mettre en jeu la réflectivité des éléments de la moelle qui sont en rapport avec les vaso-moteurs, et provoquer des actions vaso-motrices, constrictives ou dilatatrices.

La première observation d'action réflexe vaso-motrice, déterminée par l'intermédiaire de la moelle, est celle de MM. Brown-Séquard et Tholozan (1), dont je vous ai déjà parlé. Elle consiste à examiner l'effet produit par le refroidissement de l'une des mains sur la température de l'autre.

Pour cela, tenant dans une main un thermomètre qui en indique la température, on plonge l'autre main dans de l'eau très-froide et on l'y maintient pendant plusieurs minutes ; on observe en même temps le thermomètre qu'on a continué à tenir.

Or, d'après MM. Brown-Séquard et Tholozan, on ne tarderait pas à constater que, dans ces conditions, la colonne de mercure s'abaisse progressivement d'un ou de plusieurs degrés. Cette diminution de température ne peut être produite que par action réflexe, et non par suite du refroidissement du sang de tout le corps, sous l'influence du retour, dans la circulation générale, du sang qui a été refroidi pendant son passage dans les vaisseaux de la main mise en contact avec l'eau glacée. En effet, le thermomètre placé ailleurs que dans la main ne varie pas.

M. Brown-Séquard (2) a constaté un résultat du même

---

(1) Tholozan et Brown-Séquard, *Recherches expérimentales sur quelques-uns des effets du froid sur l'homme* (Mémoire lu à la Société de biologie en 1851). — Journal de Brown-Séquard, t. I, 1858, p. 497).

(2) Brown-Séquard, *Remarques sur l'influence du froid appliqué à une petite partie du corps de l'homme* (Journal de Brown-Séquard, t. I, 1858, p. 502. Voy. p. 505).

genre se produisant sur l'un des pieds, lorsque l'autre était plongé dans de l'eau à + 5°.

Il y aurait donc bien là une action réflexe vaso-constrictive. L'excitation des nerfs sensitifs de l'une des mains, produite par le contact de l'eau froide, est transmise au foyer d'origine de ces nerfs dans la moelle, puis traverse les commissures médullaires, pour aller mettre en activité les éléments vaso-constricteurs destinés à l'autre main.

On peut aussi provoquer des actions vaso-dilatatrices et une élévation de température dans une main, en soumettant l'autre à une source de chaleur. L'expérience se fait pendant l'hiver. Les deux mains étant très-froides, si l'on réchauffe l'une d'elles, au contact d'une théière, par exemple, on constate qu'il y a élévation de la température de la main du côté opposé. Je regrette toutefois de n'avoir pas fait cette expérience dans des conditions d'observation plus rigoureuses, c'est-à-dire en tenant un thermomètre dans la main non directement chauffée. J'aurais ainsi déterminé plus exactement les diverses phases du phénomène et j'aurais pu m'assurer plus nettement de l'absence de toute cause d'erreur.

Quant à l'expérience de MM. Brown-Séquard et Tholozan, elle avait déjà été faite par W. Edwards, qui attribuait le refroidissement de la main restée libre, à un refroidissement général du corps. Nous avons vu que cette dernière opinion est inexacte. Mais le fait lui-même est-il constant ? Il se trouve consigné, à titre de fait classique, dans tous les traités de physiologie, et il est à croire, par conséquent, qu'il a été vérifié par un bon nombre de physiologistes. Et cependant, il faut bien le dire, le résultat indiqué par MM. Brown-Séquard et Tholozan est bien loin de se produire dans toutes les expériences. Ces expérimentateurs n'en parlent pas d'ailleurs comme d'un effet invariable. J'ai fait l'expérience en question et je n'ai pas vu le refroidissement dont il s'agit. Je plongeais ma main droite au milieu de fragments de glace concassée et j'examinais un thermomètre tenu dans ma main gauche. Avant l'expérience mes mains avaient une température de 34°C., et pendant que ma main droite demeurait pendant cinq minutes entourée de glace fondante, et que sa température s'abaissait au-dessous de 20°C., le thermomètre tenu dans la main gauche montait à 36°C. La température de la pièce ne dépassait pas 18 degrés. L'expérience faite immédiatement après moi, par un homme jeune, dont les mains offraient une température de 23°C., a donné les mêmes résultats, à savoir : que le thermomètre, au bout de quatre à cinq minutes, avait monté de 2 degrés dans la main non plongée au milieu de la glace. Dans ce cas, il y a eu, au bout de quatre à cinq minutes, une sensation de malaise général, avec pâleur de la face et tendance à la syncope. Quelques jours après, de nouveaux essais furent faits, soit avec de la glace, soit en exposant l'une des mains à une affusion d'eau à 10°C., s'échappant avec une certaine force d'un robinet. La température de la pièce était 18°,4. Voici les résultats que nous avons obtenus. On tenait dans la main gauche un thermomètre, pendant le temps nécessaire pour atteindre le maximum de température; puis la main droite était, alors seulement, plongée au milieu des fragments de glace, ou exposée à l'affusion d'eau froide.

1° M. T. Température maxima initiale de la main gauche......... 35°,8
Température une minute après le début de l'expérience... 35°,9
La main droite retirée au bout de ce temps, à cause de la douleur causée par le contact de la glace, a une température de .... 22°,5
2° M. L. Température initiale maxima de la main gauche......... 37°

ACTIONS VASO-MOTRICES RÉFLEXES.

Après une minute d'immersion de la main droite au milieu de la glace fondante.....................	37°,1
Après cinq minutes.............................	37°,3
Après sept minutes.............................	37°,5

La main droite ne s'est pas beaucoup refroidie. La température, prise presque immédiatement après que la main est retirée de la glace, est... 30°,9

3° M. D. Température maxima initiale de la main droite.......... 35°,8

Après une minute d'immersion de la main gauche........	36°
Après deux minutes.............................	36°,2
Après quatre minutes	36°,4
Après cinq minutes.............................	36°,5

Température de la main gauche au sortir de la glace .... 23°

4° M. V. Affusion d'eau à 10° sur la main droite :

Température maxima initiale de la main gauche..........	35°,9
Au bout de deux minutes d'affusion	35°,9

On retire la main droite du courant d'eau. Sa température est. 21°

5° M. L. Affusion d'eau à 10° sur la main droite :

Température initiale de la main gauche	35°,45
Après cinq minutes d'affusion sur la main droite.........	35°,6

La main droite, éloignée alors du courant d'eau, a une température inférieure à................................... 18°

— L'impression de froid était bien plus considérable et la sensation plus douloureuse dans ce dernier mode d'expérimentation, que lorsque la main était placée dans la glace fondante.

Je sais bien que, dans ces diverses expériences, nous ne nous sommes pas placés complétement dans les conditions indiquées par M. Brown-Séquard. Le thermomètre a été tenu enfermé dans la main libre, pendant toute la durée de l'expérience, au lieu d'être placé dans cette main seulement après un certain temps, lorsque la main plongée dans la glace (ou exposée à un courant d'eau froide) était déjà notablement refroidie. Mais il me semble que cette dissemblance dans les conditions expérimentales ne suffit pas pour expliquer comment nous n'avons pas observé la moindre diminution de température. Nous aurions dû avoir tout au moins un sentiment de refroidissement au niveau de la face dorsale de la main libre et nous n'avons rien éprouvé de pareil (1). La seule constatation, qui n'ait pas été entièrement en contradiction avec les observations de MM. Brown-Séquard et Tholozan, a été faite dans les deux dernières expériences, lorsque l'une des mains a été exposée à une affusion d'eau à 10°C. Dans ces deux cas, il y a eu, pendant un certain temps, absence complète, ou presque complète, d'élévation de la colonne mercurielle du thermomètre, alors que dans tous les autres cas, le mercure avait monté dans la main libre, dès le début de l'immersion de l'autre main au milieu de la glace fondante.

On voit donc que l'expérience de MM. Tholozan et Brown-Séquard ne donne pas des résultats constants.

L'existence de contractions réflexes des vaisseaux a d'ailleurs été admise dans d'autres conditions. Ainsi, M. le professeur Rouget assure que la section d'un nerf sciatique, faite sur un chien, détermine non-seulement une élévation de température dans le membre correspondant, mais aussi un refroidissement du membre du côté opposé. Cette diminution de température pourrait, il est vrai, être attribuée en partie à une sorte de dérivation du sang, produite par le mécanisme que nous avons déjà mentionné, à propos des résultats des hémisections transversales de la moelle. Les vaisseaux du côté du nerf coupé s'étant dilatés, on conçoit que le sang, amené par l'aorte aux deux iliaques primitives, puisse se partager entre ces deux artères d'une façon inégale, de telle sorte que l'artère du côté de la section reçoive plus de sang qu'auparavant, tandis que l'artère

---

(1) Depuis que j'ai indiqué ces résultats à mon cours, de nouvelles expériences, faites avec les précautions recommandées par M. Brown-Séquard, n'ont pas non plus produit des effets semblables à ceux qu'il a obtenus.

opposée en recevra moins. Mais on peut admettre, avec M. Rouget, qu'il y a en même temps resserrement des petits vaisseaux (artérioles et veinules) du membre sain, par suite d'une action vaso-constrictive réflexe, due à l'excitation de la moelle par l'irritation traumatique du bout supérieur du nerf coupé (1).

Je dois dire que les expériences que j'ai faites, pour arriver à savoir s'il y a réellement, dans ces cas, un refroidissement du membre sain, ne me permettent pas de considérer cet effet comme un phénomène fréquent. J'ajoute même que, le plus souvent, chez les chiens qui ont servi à cette recherche, il y a eu élévation de la température dans ce membre.

Mais il est d'autres conditions dans lesquelles on ne saurait mettre en doute l'existence de constrictions réflexes des vaisseaux. Si, par exemple, on excite, sur un chien, le bout central d'un nerf sciatique coupé, non-seulement les vaisseaux de l'autre membre se resserrent, mais encore il en est de même de la plupart des vaisseaux du corps. Ce résultat est constant, et il peut être facilement vérifié, à l'aide d'un hémodynamomètre mis en communication avec une des carotides. Cet appareil, en effet, indique une augmentation notable de la pression sanguine, chaque fois que le bout central du nerf sciatique est excité. Cette élévation de la pression ne peut s'expliquer que par la contraction des petits vaisseaux et par la gêne consécutive de la circulation capillaire, car l'effet est le même, soit que l'on ait coupé préalablement les deux nerfs vagues, soit qu'on les ait laissés intacts.

(1) Ch. Rouget, *Introduction aux leçons de M. Brown-Séquard sur le diagnostic et le traitement des principales formes de paralysie des membres inférieurs*, 1864, p. LI et LII.

Les mêmes phénomènes se manifestent aussi sous l'influence de l'irritation du trijumeau et de presque tous les nerfs sensitifs, ainsi que des racines postérieures des nerfs rachidiens.

L'irritation vive de la peau suffit pour déterminer un effet bien manifeste du même genre.

On peut facilement se convaincre, directement, de la constriction réflexe, plus ou moins généralisée, produite par l'excitation d'un nerf sensitif, en mettant à nu, sur un chien curarisé, l'un des nerfs sciatiques, et en observant la face inférieure de la langue, pendant qu'on électrise, avec un assez fort courant d'induction, le bout supérieur de ce nerf. On voit la teinte rosée générale de la face inférieure de la langue pâlir d'une façon notable : les petits vaisseaux superficiels (veinules se rendant à la veine ranine) se resserrent très-visiblement, s'effacent même sur certains points et peuvent devenir comme moniliformes. En même temps, le sang qui y est contenu devient plus sombre. On peut démontrer que ce resserrement des vaisseaux est produit par l'intermédiaire du cordon cervical du grand sympathique. En effet, quand on a coupé sur le chien mis en expérience, le cordon cervical sympathique d'un côté (avec le pneumogastrique), les veinules de la face inférieure de la langue, dans la moitié correspondante de l'organe, se dilatent, comme nous l'avons vu, et contiennent un sang plus rouge que celui des veinules de la moitié opposée : il en est de même, d'ailleurs, dans toute l'étendue de la membrane muqueuse des parois de la moitié de la cavité buccale, du côté du sympathique coupé. Or, si l'on électrise le bout supérieur, central, d'un des nerfs sciatiques, il paraît ne se produire d'effet que du côté où le nerf vago-sympathique est intact. Les veinules ne semblent se resserrer que de ce côté.

C'est par ces excitations réflexes qu'il faut expliquer les contractions, qui ont paru si singulières, des vaisseaux de la moelle, sous l'influence de l'irritation des nerfs du plexus solaire.

Ces contractions ont été vues par M. Brown-Séquard. Il irritait les capsules surrénales ou le plexus nerveux qui en est voisin. La moelle de l'animal en expérience avait été mise à nu auparavant. Au moment de l'excitation des parties susdites, il constata un resserrement des petits vaisseaux de la pie-mère. M. Brown-Séquard fonda même sur ce fait et sur quelques autres observations analogues, une théorie des paralysies réflexes, théorie que nous devrons examiner plus tard. Disons dès à présent, que la contraction des vaisseaux superficiels de la moelle, dans ce cas, était un indice de ce qui avait lieu au même moment dans la plupart des vaisseaux de l'organisme : par conséquent, il ne s'agissait pas d'un phénomène isolé, ayant une signification spéciale.

Non-seulement on peut déterminer des effets vaso-constricteurs réflexes, mais encore on peut aussi provoquer des dilatations réflexes des vaisseaux. Un des exemples les plus remarquables de ces dilatations réflexes nous est fourni par le résultat de l'électrisation d'un des nerfs de l'oreille du lapin. L'oreille de cet animal reçoit plusieurs nerfs, comme nous l'avons vu. Si l'on coupe le nerf cervico-auriculaire antérieur, on voit se produire, ainsi que l'a montré M. Schiff, une dilatation plus ou moins marquée des vaisseaux de l'oreille. Cette dilatation est de peu de durée ; elle a disparu ordinairement au bout de quelques heures. Si l'on électrise, à l'aide d'un courant interrompu, le bout périphérique de ce nerf, aussitôt après l'avoir sectionné, on détermine le plus souvent un resserrement des vaisseaux. Ce nerf contient donc un certain nombre de fibres vaso-constrictives, ayant une action analogue à celle du cordon cervical du grand sympathique. Jusqu'ici il n'y a rien de bien remarquable. Mais si l'on électrise le bout central de ce nerf coupé, il y a d'abord, si le courant n'est pas très-fort, une constriction plus ou moins accusée des vaisseaux de l'oreille. Cette constriction, observée pour la première fois par M. Snellen, est évidemment réflexe et a lieu, sans doute, par l'intermédiaire de fibres du cordon cervical du sympathique. Après quelques instants, si l'on continue l'électrisation, cette constriction fait place à une dilatation vasculaire considérable. M. Rouget a fait voir qu'on peut obtenir cette dilatation à son plus haut degré de développement, et dès les premiers moments de l'électrisation, en faisant usage d'un courant très-intense. La dilatation vasculaire que l'on produit ainsi est bien plus considérable que celle qui est déterminée, soit par la section du cordon cervical du sympathique, soit même par l'arrachement du ganglion cervical supérieur.

Ce résultat expérimental est des plus faciles à reproduire. On peut instituer l'expérience sur un animal curarisé et soumis à la respiration artificielle; l'effet est tout aussi marqué que sur un animal non empoisonné, et il est plus saisissant, parce qu'il n'y a plus alors de cris, d'agitation violente, sous l'influence de la douleur, et que ces causes de modifications circulatoires sont de la sorte éliminées. C'est dans ces conditions que je vous ai montré cette expérience.

Il est bien évident que, dans ce cas, il ne peut s'agir que d'une action réflexe vaso-dilatatrice, puisque le bout central du nerf cervico-auriculaire coupé n'est plus en rapport avec l'oreille, mais seulement avec la moelle épinière. L'excitation est donc transmise d'abord à la moelle; puis, de là, elle se propage jusqu'aux centres d'où partent les fibres vaso-dilatatrices de l'oreille, et elle met en jeu l'activité de ces fibres. C'est, du reste, dans des conditions particulièrement intéressantes, le même résultat que celui qui se montre sous l'influence du pincement ou d'une autre excitation de l'oreille. La dilatation vasculaire réflexe, soit dans ce dernier cas (Callenfels) (1), soit dans le cas où l'on agit sur le bout central du nerf cervico-auriculaire coupé, n'est pas exclusivement bornée à l'oreille du côté correspondant. Elle se voit aussi, à un bien moindre degré, dans l'oreille du côté opposé.

Une dilatation vasculaire réflexe du même genre se produit dans l'expérience due à M. Lovén. Ce physiologiste a montré que, chez le lapin, légèrement empoisonné par le curare et soumis à la respiration artificielle, l'artère saphène interne se dilate sous l'influence de l'électrisation du bout central du nerf dorsal du pied. J'ai fait plusieurs fois cette expérience : ses résultats sont moins constants, sous tous les rapports, que ceux de l'expérience relative au nerf cervico-auriculaire; mais ils sont parfois d'une netteté extrême, et la dilatation vasculaire réflexe qu'on obtient alors peut être telle, que le volume de l'artère devienne dix fois plus considérable qu'à l'état normal. Cette dilatation n'a lieu, du reste, que du côté où le nerf dorsal du pied est excité.

Ce qui est à remarquer dans les expériences sur l'oreille

---

(1) Callenfels, *Ueber den Einfluss der vaso-motorischen Nerven auf den Kreislauf und die Temperatur* (Zeitschrift f. rationn. Med., 1855, 2ᵉ série, t. VII, p. 194).

du lapin, c'est que l'action vaso-dilatatrice ne se produit pas seulement sous l'influence de l'excitation des nerfs que je vous ai indiqués, bien que ce soit dans ces conditions qu'elle se manifeste le plus nettement.

En effet, si l'on excite, sur un lapin curarisé, le bout central d'un des nerfs sciatiques, on voit, comme l'ont indiqué MM. Owsjannikow et Tschiriew (1), les vaisseaux des deux oreilles se dilater, dans celle du côté correspondant un peu plus que dans l'autre. C'est encore là une expérience dont les résultats ne font jamais défaut chez des lapins en bonne santé. Je ferai cette expérience devant vous.

Ce résultat est d'autant plus intéressant, qu'il coïncide avec l'augmentation de tension du sang dans le système artériel, et par conséquent avec des phénomènes de constriction de la plupart des vaisseaux du corps.

Ici l'action dilatatrice est donc bornée à quelques vaisseaux, entre autres à ceux des oreilles, et elle ne se produit pas dans le reste du corps.

Quelle en est la raison? Il m'est impossible, pour le moment, de trouver une explication satisfaisante. MM. Owsjannikow et Tschiriew pensent que cela tient à la structure particulière des vaisseaux de l'oreille du lapin, dont les tuniques seraient plus minces que partout ailleurs, moins pourvues de fibres musculaires : mais cette explication est fondée sur des faits qui ne sont pas exacts, les artères de cette région ayant, au contraire, des parois épaisses et très-contractiles.

(1) Owsjannikow et Tschiriew, *Influence de l'activité réflexe des centres nerveux vasculaires sur la dilatation des artères périphériques et sur la sécrétion des glandes sous-maxillaires* (Bulletin de l'Académie impériale des sciences de Saint-Pétersbourg, t. XVIII, p. 18-28, mai 1872. — Anal. *in* Archives de physiologie, 1873, p. 90).

Sur les chiens, on peut voir encore le phénomène se produire; mais il faut opérer différemment, en raison de l'impossibilité d'observer la circulation de l'oreille par transparence. On coupe l'extrémité de l'oreille et on constate qu'il se fait par la plaie un faible écoulement de sang. Si on électrise alors un des nerfs sciatiques, l'écoulement sanguin augmente au point de produire une hémorrhagie abondante.

Les artérioles peuvent même alors donner du sang en jet saccadé. C'est une expérience indiquée encore par les mêmes auteurs. Je l'ai répétée; elle est exacte, et je la ferai aussi devant vous.

Les dilatations vasculaires réflexes produites par l'influence d'irritations des extrémités périphériques des nerfs centripètes, sont au nombre des phénomènes qu'on voit le plus fréquemment dans le cours des expériences. Toutes les fois qu'on met à nu des parties plus ou moins profondément situées, tissu cellulaire sous-cutané, muscles, etc., elles deviennent le siége d'une congestion très-évidente, et la dilatation vasculaire n'est pas bornée à la région découverte.

Si l'on a fait une plaie assez large au niveau des parties latérales du cou chez un lapin, non-seulement les tissus exposés au contact de l'air se congestionnent, non-seulement les petits vaisseaux se dilatent visiblement, mais encore la dilatation vasculaire paraît s'étendre à une certaine distance de ces parties, car, au bout d'un certain temps, le sang de la veine jugulaire de ce côté devient moins foncé qu'auparavant. De même, si on ouvre largement l'abdomen et si l'on met les intestins à nu, on voit leurs vaisseaux se dilater et rougir sous la même influence vaso-dilatatrice. Il en est de même encore de la pie-mère cérébrale et du cerveau, lorsque l'encéphale a été mis à découvert sur l'animal vivant. Il est inutile d'ailleurs de multiplier les exemples, car il s'agit là d'un fait constant et qui s'observe dans toutes les régions du corps, dans tous les tissus vasculaires.

SEPTIÈME LEÇON

Actions vaso-dilatatrices réflexes. — Mécanisme des actions vaso-motrices réflexes. — Du centre vaso-moteur.

J'ai indiqué déjà quelques exemples d'actions vasculaires réflexes, mais je ne vous aurais donné qu'une idée incomplète de l'importance de ces phénomènes, si je n'insistais pas sur ce sujet.

Je vous ai dit, dans la précédente leçon, que l'irritation vive de la peau, chez les animaux, peut donner lieu à des effets de constrictions réflexes des vaisseaux. Nous verrons que l'on peut, sous l'influence d'une irritation du même genre, provoquer aussi des dilatations vasculaires réflexes. MM. Brown-Séquard et Lombard ont montré que des phénomènes semblables peuvent se manifester chez l'homme. Ces physiologistes, à l'aide de courants thermo-électriques, en plaçant une des piles en contact avec la peau d'un avant-bras, ont constaté que le pincement du tégumen cutané de ce membre, soit au-dessus, soit au-dessous du point d'application de la pile, déterminait une élévation de la température de ce membre; tandis que cette température s'abaissait lorsqu'on pinçait le tégument d'une région quelconque de l'autre membre. Les résultats étaient les mêmes, lorsque l'expérience était faite sur les membres inférieurs. De plus, quand on pinçait la peau d'un des membres abdominaux, la thermo-pile étant en contact avec un des avant-bras, la température de cette partie du membre thoracique s'élevait lorsque l'excitation portait sur le membre inférieur du même côté; elle s'abaissait lorsque l'excitation était faite sur le membre inférieur du côté opposé. Les modifications de température, ainsi produites, n'ont jamais dépassé $\frac{1}{100}$ de degré centigrade (1).

Les actions vaso-dilatatrices, particulièrement celles qui se produisent par mécanisme réflexe, sont, comme je vous l'ai dit, au nombre des modifications vasculaires les plus fréquentes que l'on puisse observer chez l'homme, soit à l'état de santé, soit à l'état pathologique.

Ces actions, vous les aurez à chaque instant sous les yeux, lorsque vous examinerez attentivement la surface cutanée, comme aussi la surface des muqueuses accessibles à la vue. Je puis même ajouter qu'en se pénétrant bien de ce qu'on aura observé ainsi, on peut se rendre un compte exact des phénomènes analogues qui peuvent se passer à l'intérieur du corps.

Les dilatations vasculaires se produisent sous l'influence de toutes les irritations mécaniques.

J'ai déjà parlé des lignes de congestion capillaire cutanée que l'on peut déterminer en frottant la peau dans une direction linéaire avec une pointe mousse. Je n'y reviendrai pas. Je vous rappellerai seulement que ces *rougeurs réflexes* peuvent se manifester sous l'influence d'excitations d'autres sortes, faites sur le tégument cutané. C'est ainsi qu'on voit apparaître une congestion plus ou moins vive de la partie intéressée, toutes les fois que la

---

(1) Brown-Séquard et J. S. Lombard, *Expériences sur l'influence de l'irritation des nerfs de la peau sur la température des membres* (Archives de physiologie normale et pathologique, 1868, p. 688).

peau est soumise à une irritation vive quelconque, percussion, pincement, etc. Il en est de même lorsqu'elle est atteinte d'une blessure par instrument piquant ou tranchant : on sait que les bords de la plaie sont, pendant un certain temps, le siége d'une congestion plus ou moins vive.

Ces résultats se manifestent encore sous l'influence d'autres excitants, tels sont les irritants chimiques : tous les caustiques, les substances rubéfiantes et vésicantes, telles que les préparations de cantharides, de garou, etc., l'huile de croton, la moutarde, la teinture d'iode, etc. Toutes les congestions produites par ces agents sont des dilatations vasculaires réflexes.

Les excitants physiques produisent des effets du même genre. C'est ce qu'on voit sous l'influence du froid, de la chaleur. Le froid produit surtout une congestion réflexe, lorsqu'il y a eu tout d'abord contraction des vaisseaux, comme dans les phénomènes de l'onglée, par exemple. Quant à la chaleur, on sait que, soit par contact, soit par rayonnement, elle peut déterminer des dilatations vasculaires réflexes.

Des expériences très-intéressantes, et dont je vais dire ici quelques mots, bien qu'il ne s'agisse pas dans ce cas de phénomènes vaso-moteurs réflexes, ont été faites par Aug. Waller sur les phénomènes déterminés par l'application de glace sur le nerf cubital (1). Dans ces conditions expérimentales, ce physiologiste a constaté que la température des deux doigts internes de la main (de l'auriculaire et

---

(1) A. Waller, *On the sensory, motory and vaso-motory symptoms resulting from the refrigeration of the ulnar nerve* (Proceedings of the Royal Society of London, 2, xi, 1862).

de l'annulaire) s'élève d'abord un peu ; puis, lorsque la paralysie des muscles de la région hypothénar est devenue complète, cette température atteint un degré maximum, 36° C. par exemple, tandis que celle des doigts externes et de la partie externe de la main descend au contraire de $32°,7$ (degré initial) à 28°. En même temps, on constate que les doigts internes deviennent très-rouges et que le pouls artériel y est très-accusé. Waller attribue l'élévation de température qui s'observe alors dans les doigts internes, à une paralysie des nerfs vaso-moteurs contenus dans le nerf cubital. Quant à l'abaissement de température que présente le côté externe de la main, il serait dû, suivant lui, à une dérivation du sang. L'artère cubitale ayant toutes ses branches terminales dilatées, le sang de l'artère humérale pénétrerait en plus grande abondance qu'auparavant dans ce vaisseau, et la quantité de sang lancée dans l'artère radiale subirait ainsi une réduction proportionnelle à l'augmentation du volume du courant sanguin dans la cubitale. C'est, dit Waller, le même effet que celui qui se produit lorsqu'on a coupé un des nerfs sympathiques cervicaux. La température s'élève dans une oreille et s'abaisse dans l'autre.

Je reviens aux phénomènes réflexes. Les excitations électriques de la peau peuvent produire des congestions cutanées par action réflexe. Tous ceux d'entre vous qui ont électrisé des malades dans les hôpitaux ont certainement remarqué les rougeurs cutanées produites dans la région où se trouvent appliqués les excitateurs.

La lumière intense déterminée par l'électricité peut provoquer aussi, à distance, des congestions cutanées réflexes, sans qu'on puisse invoquer l'intervention de l'action de la chaleur.

M. Charcot (1) a relaté deux cas d'érythème cutané, dans lesquels l'affection de la peau a été manifestement produite par l'action de la lumière électrique. Les deux chimistes chez lesquels cet érythème a été observé étaient placés à 50 centimètres d'un foyer lumineux produit par 120 éléments de Bunsen. Ils furent exposés au rayonnement de ce foyer pendant vingt minutes, et ils n'éprouvèrent, pendant ce temps, aucune sensation de chaleur. Ils furent atteints l'un et l'autre, au bout de quelques heures, d'un érythème intense de la face, siégeant dans les points qui avaient été frappés par la lumière électrique. M. Charcot cite encore Foucault et Despretz comme ayant été affectés aussi d'érythème dans ces mêmes conditions, et il pense qu'on est autorisé à attribuer l'action très-irritante de la lumière électrique aux rayons chimiques, qu'elle contient en plus grand nombre que la lumière solaire. Cette manière de voir est d'ailleurs celle qu'avait émise Foucault, relativement à l'action irritante de la lumière électrique sur les yeux; et l'on sait qu'il avait indiqué, comme moyen préservatif, l'emploi de lunettes de verre d'urane, qui arrêtent la plus grande partie des rayons chimiques (2). M. Charcot est disposé à croire, en outre, que l'influence des rayons chimiques contenus dans la lumière solaire peut bien jouer un rôle important dans la production de l'érythème solaire, du *coup de soleil*. Des expériences de M. Bouchard (3), faites en concentrant sur la peau de l'avant-bras, à l'aide d'une lentille, les rayons solaires qui avaient traversé des verres colorés, ont

---

(1) J. M. Charcot, *Erythème produit par l'action de la lumière électrique* (Comptes rendus de la Société de biologie, t. V, 2ᵉ série ; 1858, p. 63).
(2) L. Foucault, Bulletin de la Société philomathique de Paris, 1856.
(3) Ch. Bouchard, *Recherches nouvelles sur la pellagre*, 1862.

montré que les rayons violets, c'est-à-dire ceux qui ont l'influence chimique la plus puissante, sont ceux qui produisent la plus vive action rubéfiante et vésicante. Ces expériences paraissent confirmer les présomptions de M. Charcot.

Les congestions cutanées qui se montrent, sous différentes formes, dans les cas d'affections exanthématiques de la peau, ou d'éruptions diverses, sont dues pareillement à des actions vaso-dilatatrices réflexes.

Je n'ai pas besoin d'insister sur ce qui concerne les dilatations vasculaires réflexes se produisant dans les muqueuses accessibles à la vue. Vous savez que la plupart des influences dont je viens de vous dire quelques mots, à propos de la peau, agissent de la même façon sur les membranes muqueuses.

Il est facile de comprendre que des actions vaso-dilatatrices réflexes doivent avoir lieu aussi, sous l'influence de causes variées, dans tous les organes profonds, la membrane muqueuse gastro-intestinale, par exemple, le poumon, le foie, les centres nerveux, etc. Nous serons d'ailleurs amenés, dans nos études ultérieures, à nous occuper de ces phénomènes pleins d'intérêt. Il s'agit, en effet, de modifications qui, vous le concevez bien, ne doivent pas être sans influence sur la nutrition et les fonctions des organes, soit dans l'état normal, soit dans l'état pathologique. Pour ne parler que de ce dernier état, ai-je besoin de vous rappeler, par exemple, que ces dilatations vasculaires réflexes jouent un grand rôle dans l'inflammation, dans les congestions, dans les flux morbides ?

Les dilatations vasculaires réflexes ne s'observent pas seulement dans l'endroit excité ; on remarque aussi des actions vasculaires à des distances plus ou moins considérables de ce point. Je vous rappellerai, comme exemple, la dilatation des vaisseaux de l'oreille d'un lapin, qui a lieu, ainsi que nous l'avons vu, sous l'influence de l'excitation du bout central du nerf sciatique, bien que ce nerf ne soit mis en rapport avec cette partie de l'animal que par l'intermédiaire de la moelle épinière. Lorsqu'on a coupé le nerf cervico-auriculaire antérieur sur un lapin, on observe assez souvent un resserrement relatif, plus ou moins permanent, de la partie tout à fait supérieure de l'artère principale de l'oreille. L'électrisation du bout central d'un des nerfs sciatiques fait dilater cette partie de l'artère comme tout le reste de sa longueur.

Je mentionnerai encore, comme exemple de ces actions vaso-dilatatrices à distance, la dilatation des vaisseaux du mésentère sous l'influence de l'excitation des nerfs dépresseurs, de MM. Ludwig et Cyon. Si l'on électrise le bout central d'un des nerfs dépresseurs, on détermine une dilatation considérable des vaisseaux du mésentère, et cependant on peut dire de ce nerf ce que je disais tout à l'heure du nerf sciatique, à savoir : qu'il n'a aucune relation avec les organes vasculaires sur lesquels il réagit, si ce n'est par l'intermédiaire du système nerveux central bulbo-spinal. Voici donc encore une action vaso-dilatatrice réflexe à distance.

Les actions vaso-dilatatrices réflexes n'ont pas toujours pour point de départ des excitations périphériques : ces excitations partent souvent de la moelle elle-même. C'est ce que l'on voit, par exemple, dans certains cas de myélite où il peut se produire, sous l'influence de l'irritation inflammatoire et par mécanisme réflexe, une dilatation vasculaire dans les membres en relation, par leurs nerfs vaso-moteurs, avec la partie affectée de la moelle épinière.

On peut trouver un autre exemple remarquable d'une action vaso-dilatatrice réflexe à distance, dans la rougeur des pommettes qui se manifeste chez les sujets atteints de pneumonie. C'est un symptôme sur lequel M. Gubler [1] a appelé l'attention des physiologistes et des médecins, et dont je vous reparlerai lorsque nous nous occuperons d'appliquer à la pathologie les notions physiologiques acquises sur les nerfs vaso-moteurs.

Si l'on excite un nerf sensitif et que de la sorte on détermine soit une constriction, soit une dilatation réflexe de certains vaisseaux, le phénomène ainsi produit n'a pas une durée indéfinie ; au bout d'un certain temps, quand même on entretient l'excitation en la rendant permanente, la manifestation vaso-motrice ne tarde pas à diminuer, à s'éteindre peu à peu, puis à disparaître. Si l'on électrise, par exemple, le bout central du nerf auriculo-cervical, au moyen de courants intermittents, on détermine d'abord la dilatation des vaisseaux de l'oreille, mais si on laisse les excitateurs en place, même en employant des courants très-intenses, on voit, comme l'a indiqué M. Lovén, les vaisseaux qui reviennent peu à peu sur eux-mêmes, et la dilatation disparaît. Il en est encore ainsi si l'on essaye de maintenir la dilatation de ces même vaisseaux, produite par l'électrisation du bout central du sciatique : on voit aussi, au bout d'un temps assez court, les vaisseaux revenir à leur calibre primitif.

Ce que l'on obtient là, en somme, on l'observe aussi, comme on le sait, lorsqu'on électrise le bout cardiaque du nerf vague. Si on laisse les excitateurs en place sur les

---

[1] A. Gubler, *De la rougeur des pommettes comme signe d'inflammation pulmonaire* (Bulletin de la Société médicale des hôpitaux, 1857, n° 6).

nerfs vagues, et si l'on fait passer par ces nerfs un fort courant d'induction, on reconnaît que la suspension des mouvements du cœur n'est que temporaire. En effet, au bout d'un certain temps, on voit un faible mouvement de l'organe, suivi bientôt d'un mouvement plus accentué ; puis ces mouvements s'accélèrent, et le cœur reprend ses pulsations rhythmiques, bien que les nerfs vagues soient soumis d'une façon continue à la même excitation.

Il y a là une analogie intéressante entre l'action des nerfs vagues sur le cœur et celle des nerfs vaso-dilatateurs sur les vaisseaux. Et cette analogie est un argument à ajouter à ceux que nous avons fait valoir pour rapprocher ces nerfs les uns des autres sous le rapport du mécanisme fonctionnel.

Les actions vaso-constrictives ne peuvent pas être non plus entretenues d'une façon continue. Ainsi, quand on électrise, sur un lapin, le bout périphérique, ou supérieur du cordon cervical du grand sympathique, on produit dans toutes les parties de la moitié correspondante de la tête, dans l'oreille, par exemple, la constriction vasculaire qui est l'effet constant de cette excitation ; mais c'est en vain qu'on laisse les excitateurs en contact avec ce cordon nerveux, la constriction vasculaire cesse peu à peu, et les vaisseaux reprennent, au bout de peu de temps, leur calibre primitif.

Ce sont là des résultats intéressants, et j'y insiste à dessein, parce qu'ils peuvent être utilisés dans la discussion de l'opinion des pathologistes qui pensent qu'il peut se produire, sous l'influence d'excitations pathologiques, et à distance des points sur lesquels portent ces excitations, des constrictions ou des dilatations réflexes permanentes des vaisseaux.

M. Brown-Séquard, vous le savez, admet que les paralysies réflexes sont dues à une contracture permanente des vaisseaux de la moelle, contracture déterminée par une excitation partant de tel ou tel organe éloigné du siége de la paralysie. Ainsi, par exemple, une excitation partant de la vessie serait transmise à la moelle par des fibres centripètes émanées des parois vésicales, et elle pourrait, dans la région même de ce centre nerveux où vont se terminer ces fibres, provoquer, par action réflexe, une constriction permanente des petites artérioles. Il en résulterait une anémie de la moelle : de là, affaiblissement fonctionnel de la partie anémiée de la moelle, et, par suite, paraplégie plus ou moins complète.

On peut se servir sans doute des expériences que je vous ai citées lorsqu'on veut discuter la valeur de cette opinion et, d'une façon générale, des hypothèses qui attribuent certains symptômes à l'existence d'une dilatation persistante ou d'une constriction durable des vaisseaux ; mais il ne faut pas oublier qu'il n'y a pas d'analogie complète à établir entre les résultats obtenus à l'aide d'excitations expérimentales et ceux qui sont la conséquence d'une excitation morbide. Quand on électrise un nerf, on ne produit qu'une action passagère, mais qui épuise rapidement l'excitabilité du cordon nerveux, dans le point où se fait l'expérience. En effet, dans les expériences par l'électricité, le nerf s'épuise localement, entre les deux électrodes, très-peu au delà. Si l'on agit sur les pneumogastriques, les mouvements du cœur s'arrêtent en diastole ; puis, au bout de quelques instants, on les voit reparaître à nouveau, ainsi que nous venons de le dire, quoique l'on continue à électriser ces nerfs ; mais il ne faut pas croire pour cela que le nerf ait perdu, dans toute sa longueur, son excitabilité. Il suffit, en effet, de déplacer les électrodes et de les appliquer sur une partie du nerf plus rapprochée du cœur, pour voir immédiatement se reproduire l'effet, qui avait fini par disparaître lorsque l'excitation portait sur la partie du cordon nerveux primitivement mise en expérience. Le cœur, qui avait recommencé à battre, s'arrête de nouveau en diastole pour un certain temps. Et si l'on épuise encore, par une faradisation trop prolongée, l'excitabilité de cette autre partie du nerf, on peut prouver, de la même façon, que cet épuisement ne dépasse pas la région comprise entre les électrodes.

Les excitants morbides sont si différents des excitants expérimentaux, que l'on n'est pas en droit de conclure de ceux-ci à ceux-là, et d'inférer que, dans un cas comme dans l'autre, une irritation permanente ne peut pas produire des effets indéfiniment durables. Il est probable, au contraire, qu'une excitation pathologique portant sur les extrémités périphériques des fibres sensitives, ou centripètes, peut entretenir une irritation continue de ces fibres et donner lieu à des phénomènes morbides secondaires plus ou moins persistants.

Les notions que nous avons acquises sur l'action physiologique des nerfs vaso-moteurs nous conduisent à présumer que les dilatations vasculaires réflexes, dans tous les cas où elles se produisent, ont lieu par l'intermédiaire de fibres nerveuses vaso-dilatatrices. Ces fibres, accessibles à l'expérimentation sur certains points du corps, inaccessibles dans d'autres, n'en existent pas moins très-vraisemblablement partout; mais, sans doute, elles se trouvent ordinairement unies à des fibres vaso-constrictives qui peuvent masquer leur action lorsqu'on excite directement des nerfs vaso-moteurs.

Ce qui montre bien que les dilatations réflexes se font par l'intermédiaire de fibres vaso-dilatatrices, c'est qu'on peut empêcher ces phénomènes de se manifester, en interrompant la continuité des nerfs qui contiennent ces fibres. Prenons comme exemple la corde du tympan. Si l'on coupe ce nerf sur un chien, et si, huit ou dix jours après cette opération, c'est-à-dire à un moment où ce cordon nerveux a perdu totalement son excitabilité, on électrise le bout périphérique du lingual, on ne produit plus ainsi d'action vaso-dilatatrice, ni sur les vaisseaux de la glande sous-maxillaire, ni sur ceux de la langue.

Mais si la démonstration est facile dans cette région où l'on trouve un nerf vaso-dilatateur isolé, jusqu'à un certain point, il n'en est pas de même dans les organes qui ne reçoivent pas de nerfs vaso-dilatateurs distincts. L'oreille est dans ce cas. M. Cl. Bernard et M. Schiff ont vu, il est vrai, que l'électrisation du bout périphérique du filet du nerf auriculo-temporal du trijumeau détermine un certain degré de congestion de l'oreille. Il ne s'agit pas là d'un phénomène constant, car je n'ai pas réussi, au moins chez le lapin, à obtenir ce résultat, quoique j'aie répété l'expérience plusieurs fois. Mais si l'oreille ne reçoit pas de nerfs vaso-dilatateurs séparés, on peut cependant faire voir que des effets de dilatation vasculaire sont produits aussi dans cette partie, par l'intermédiaire de fibres vaso-dilatatrices contenues plutôt dans certains nerfs que dans d'autres.

Si l'on coupe successivement la branche auriculaire du facial, le nerf auriculo-cervical antérieur, le nerf auriculo-cervical postérieur, sur un lapin curarisé, et si, après chacune de ces sections, on électrise le bout central d'un des nerfs sciatiques, on voit que les vaisseaux de l'oreille se dilatent encore, comme chez l'animal intact ; et il en est ainsi, même après que les trois nerfs susdits ont été sectionnés.

Renversant l'expérience, si on laisse intacts les trois nerfs que l'on coupait dans le cas précédent, et si l'on sectionne le cordon cervical du sympathique, ou si l'on enlève le ganglion cervical supérieur, l'électrisation d'un des nerfs sciatiques n'aura plus d'action sur l'oreille correspondante, ou n'aura plus qu'une action très-faible et très-lente à se manifester. Pour que ces expériences donnent bien les résultats que je viens d'indiquer, il faut en général que les animaux soient curarisés. Chez un animal non curarisé (lapin), lorsqu'on faradise le nerf sciatique, après avoir arraché le ganglion cervical supérieur d'un côté, on voit, en même temps que l'animal crie et s'agite, une constriction vasculaire se produire dans les deux oreilles. Il peut y avoir effacement complet de l'artère médiane et de ses branches, avec resserrement des veines, dans l'oreille du côté sain : il y a seulement diminution du calibre des vaisseaux de l'oreille du côté où le ganglion sympathique est enlevé. Chez ce même animal, après curarisation, les effets sont ceux que je viens d'indiquer tout à l'heure, c'est-à-dire dilatation vasculaire considérable des vaisseaux de l'oreille dont les nerfs sont intacts, et résultat nul, ou très-faible dilatation vasculaire du côté où le ganglion cervical est enlevé.

Ces expériences peuvent être faites aussi sur le chien, en examinant les variations de l'écoulement de sang, produit par une incision du bord ou de la pointe de l'oreille.

On peut d'ailleurs faire encore l'expérience d'une autre façon. Si l'on coupe le cordon cervical du grand sympathique et surtout si l'on arrache son ganglion cervical supérieur, les excitations faites sur les oreilles du lapin, dans les premiers jours qui suivent l'opération, soit à l'aide du pincement, soit à l'aide de percussion, sous forme de chiquenaudes, ne font dilater les vaisseaux que sur celle des deux oreilles qui correspond au nerf sympathique intact. Celle du côté opposé ne présente pas, en général, de dilatation réflexe.

M. Schiff a signalé depuis longtemps ce résultat, et je l'avais observé aussi dès 1856 (1). Lorsque le ganglion cervical du sympathique est enlevé depuis plusieurs jours, la différence constatée à l'aide de ce genre d'épreuve n'est plus aussi accentuée, et la percussion de l'extrémité de l'oreille du côté où le ganglion n'existe plus peut déterminer une dilatation des vaisseaux de cette partie, surtout dans les deux tiers ou les trois quarts inférieurs de son étendue : d'une façon générale pourtant, le phénomène, même alors, est moins constant, et, lorsqu'il se manifeste, il est plus lent à se développer que dans l'oreille du côté intact.

Il est certain que des recherches du même genre donneraient des résultats semblables pour toutes les parties du corps. On peut d'ailleurs observer des faits analogues pour l'artère saphène du lapin, après la section du nerf saphène (Lovén) ; pour les corps caverneux du pénis, après la section des nerfs érecteurs (Eckhard) ; pour les vaisseaux de la glande sous-maxillaire, après la section de la corde du tympan (Owsjannikow et Tschiriew). Dans ce dernier cas même, l'excitation d'un des nerfs sciatiques, si l'on a placé une canule dans le canal de Wharton du côté de la corde tympanique coupée, permet de reconnaître, comme je

---

(1) Vulpian, Comptes rendus de la Société de biologie, *loc. cit.*

MÉCANISME DES ACTIONS VASO-MOTRICES RÉFLEXES. 259

vous l'ai montré, qu'au lieu de l'action vaso-dilatatrice et sécrétoire produite ordinairement, c'est une action vaso-constrictive qui se manifeste. En même temps, on voit s'écouler par la canule quelques gouttes de salive épaisse, puis la sécrétion s'arrête. En un mot, on a sous les yeux les effets que l'on obtient par l'excitation directe du cordon cervical du grand sympathique. Lorsqu'il s'agit des autres régions du corps, il est plus difficile de démêler quels sont les nerfs au milieu desquels se trouvent les fibres vaso-dilatatrices : ces fibres sont entremêlées aux fibres vaso-constrictives, et il n'est pas possible, dans l'état actuel de nos connaissances, d'interrompre isolément la continuité des éléments vaso-dilatateurs. Mais il est extrêmement probable que ces éléments existent partout; et les actions vaso-dilatatrices réflexes que l'on peut observer dans toutes les régions du corps se produisent suivant toute vraisemblance, par leur intermédiaire.

D'autre part, c'est incontestablement par la médiation de la moelle épinière ou du bulbe rachidien que ces actions se manifestent dans la majorité des cas. Nous aurons à examiner si les ganglions du grand sympathique ne jouent pas aussi un rôle dans la production de ces phénomènes; mais, pour le moment, nous laisserons de côté cette question, pour ne nous occuper que des actions vaso-motrices réflexes qui ont lieu par l'intermédiaire du centre nerveux bulbo-spinal.

Le mécanisme des actions réflexes vaso-motrices est-il le même que le mécanisme des actions réflexes motrices ordinaires ?

Lorsqu'il s'agit des actions réflexes ordinaires, s'exécutant dans le domaine de la vie animale; lorsqu'il s'agit, pour limiter encore mieux notre point de départ, d'une action réflexe simple, récurrente, comme le mouvement produit dans un membre postérieur par la pression d'un orteil, chez un mammifère, on sait que le centre d'origine des nerfs moteurs, ainsi mis en activité, est plus ou moins proche du centre de terminaison des nerfs centripètes provocateurs. Tous les nerfs moteurs rachidiens ont ainsi leurs centres d'origine échelonnés dans la substance grise de la moelle épinière, mis en communication les uns avec les autres, indépendants toutefois jusqu'à un certain point. Les excitations centripètes qui, dans quelques cas, donnent lieu à des actions réflexes purement récurrentes, peuvent engendrer, dans d'autres cas, des réactions auxquelles participent un nombre plus ou moins grand de centres moteurs : de telle sorte que les mouvements réflexes, au lieu de se produire uniquement dans le membre excité, peuvent se manifester dans l'autre membre correspondant, ou bien aussi dans le tronc, ou dans les membres antérieurs, ou enfin se généraliser d'une façon plus ou moins complète. Il résulte de cette dispostion anatomo-physiologique des centres moteurs dans la moelle, disposition qui d'ailleurs existe aussi pour les centres sensitifs, que la section transversale de la moelle épinière, en un point de sa longueur, oppose bien un obstacle infranchissable à la généralisation des réactions provoquées par l'excitation d'un point limité du corps, d'un membre postérieur par exemple, mais n'empêche pas les mouvements réflexes qui peuvent tendre à se produire soit dans ce membre, soit dans son congénère. Ce sont là des faits élémentaires et bien connus : ce sont eux qui constitueront notre point de départ dans la comparaison que nous voulons établir.

Les nerfs vaso-moteurs ont-ils aussi leurs centres d'origine échelonnés dans la moelle épinière, reliés les uns aux autres par des éléments commissuraux, et mis en rapport aussi avec les différents nerfs centripètes, sensitifs ou autres? Lorsque la moelle épinière est coupée en travers, vers le milieu de la région dorsale, ou plus haut, les excitations produites sur un des membres postérieurs détermineront-elles des réactions vaso-motrices dans ce membre ou dans les deux membres postérieurs? *A priori*, il semble qu'il doive en être ainsi, puisque ces nerfs sortent de la moelle à diverses hauteurs, et qu'il paraît très-logique de leur attribuer une disposition analogue à celle des nerfs musculo-moteurs. Et cependant, ce n'est pas ainsi que la plupart des physiologistes ont été amenés à concevoir la disposition des foyers d'origine des nerfs vaso-moteurs, ou des centres d'action réflexe vaso-motrice, dans le myélencéphale. Je dois vous rappeler, en quelques mots, les faits expérimentaux sur lesquels on s'est appuyé pour admettre que les origines des nerfs vaso-moteurs ont, dans l'axe bulbo-spinal, une disposition spéciale, différente de celle des foyers d'origine des nerfs musculo-moteurs.

M. Schiff a été conduit par ses expériences à penser que les nerfs vaso-moteurs remontent dans la moelle épinière jusqu'au bulbe rachidien; qu'aucun d'eux ne se termine dans la moelle elle-même; que ces nerfs, par conséquent, n'ont pas dans la moelle épinière leur foyer d'origine.

Les nerfs vaso-moteurs du tronc, de la tête et des membres, selon M. Schiff, seraient tous contenus dans le bulbe rachidien : il en voit la preuve dans ce fait que, si l'on pratique une hémisection de cet organe, on détermine la paralysie des vaso-moteurs dans toute une moitié du corps, aussi bien dans la tête que dans les membres antérieur et postérieur, du même côté. D'autre part, tous les nerfs vaso-moteurs se termineraient, ou plutôt naîtraient, dans le bulbe rachidien, à l'exception de quelques-uns d'entre eux, destinés à des viscères abdominaux, comme le foie, l'estomac; car, les lésions des parties de l'encéphale, situées en avant de la moelle allongée, n'auraient, suivant M. Schiff, d'influence que sur les fibres vaso-motrices destinées à ces organes.

La moelle allongée serait, par conséquent, le seul foyer d'origine des nerfs vaso-moteurs, le centre vaso-moteur unique du corps.

La plupart des physiologistes ont adopté cette manière de voir. Cette conception du mode d'origine des nerfs vaso-moteurs, destinés aux diverses parties du corps, dut paraître encore plus exacte, lorsque de Bezold et d'autres expérimentateurs eurent cherché à démontrer que le bulbe rachidien est le centre indispensable des actions réflexes vaso-motrices, qui ont lieu dans tel ou tel point de l'organisme.

Récemment, M. Owsjannikow, dans le travail dont je vous ai déjà parlé (p. 210), a cherché à délimiter plus exactement encore l'étendue du centre vaso-moteur dans l'isthme de l'encéphale. Nous avons vu que, dans ses expériences, l'effet produit sur les vaisseaux par des sections transversales de l'isthme de l'encéphale était apprécié au moyen de la tension artérielle, observée en mettant une des artères carotides en communication avec un hémodynamomètre.

Les sections transversales de l'encéphale, faites au niveau des tubercules quadrijumeaux, et en avant de ces éminences, n'avaient aucune influence sur la pression sanguine générale, intra-artérielle, et M. Owsjannikow en inférait que ces lésions n'atteignent pas directement, dans ces régions, les origines des nerfs vaso-moteurs destinés aux diverses parties du corps. Lorsque la section était faite immédiatement en arrière des tubercules quadrijumeaux, on constatait une légère augmentation de pression, avec retour assez prompt à l'état normal. Au contraire, les lésions de l'isthme encéphalique, faites à un millimètre en arrière des tubercules quadrijumeaux, intéressaient les origines des nerfs vaso-moteurs, car ces lésions avaient pour résultat un abaissement considérable et persistant de la pression sanguine intra-artérielle. Dans ce point serait la limite antérieure du centre d'origine de tous les nerfs vaso-moteurs. Pour connaître l'étendue de ce centre, M. Owsjannikow pratiquait des sections transversales de l'isthme encéphalique, à partir de cette limite antérieure, en s'en éloignant progressivement d'avant en arrière. La pression intra-artérielle baissait de plus en plus, à mesure que les sections portaient sur un point du bulbe de plus en plus distant du bord postérieur des tubercules. Mais il ne suffisait plus alors d'examiner si la tension artérielle baissait; il fallait voir si les excitations, portant sur des nerfs sensitifs, détermineraient toujours des contractions réflexes de tous les vaisseaux du corps, en quelque point que fût faite la section. On devait marquer la limite postérieure du centre vaso-moteur au point où une section transversale du bulbe rachidien rendrait impossible toute action vaso-constrictive réflexe. Or, en procédant de la sorte, il constata que c'était à quatre ou cinq millimètres en avant du bec du *calamus*, qu'il fallait placer cette limite postérieure du centre vaso-moteur. Et, en effet, dès que la section du bulbe était faite en ce point, il était impossible d'obtenir aucune action réflexe vaso-motrice. Si l'on électrisait alors le bout central du nerf sciatique, ou le bout central du nerf cervico-auriculaire antérieur, l'hémodynamomètre n'accusait aucun resserrement réflexe de l'ensemble des vaisseaux : si l'on électrisait le bout central du nerf dépresseur, il n'y avait pas d'abaissement de la colonne de mercure; il n'existait donc pas, par conséquent, de dilatation réflexe des vaisseaux intra-abdominaux.

Ainsi donc, le centre vaso-moteur se trouverait entre ces deux limites extrêmes, un millimètre en arrière des tubercules quadrijumeaux, et quatre à cinq millimètres en avant du bec du *calamus*. Cet intervalle, qui a, chez le lapin, une longueur de quatre millimètres, d'avant en arrière, se trouve situé sur le plancher du quatrième ventricule. M. Owsjannikow dit avoir constaté, en outre, que les parties de cette région qui doivent être considérées comme les centres vaso-moteurs, ne sont pas situées au niveau même de la ligne médiane, mais qu'elles sont placées des deux côtés de cette ligne. Une section longitudinale très-profonde peut être faite sur cette ligne médaine sans qu'il en résulte des modifications de la pression sanguine : après cette opération il est encore possible de déterminer des actions vaso-dilatatrices réflexes en excitant le bout supérieur du nerf sciatique.

M. Owsjannikow a essayé, comme on le voit, de délimiter le siége et l'étendue de la partie des centres nerveux où les nerfs vaso-moteurs prendraient origine. M. Schiff avait placé ce lieu d'origine dans le bulbe, sans indication plus précise, et la plupart des physiologistes avaient suivi son exemple. Liégeois avait cru devoir assigner un autre siége à ce lieu d'origine : pour lui, chez la grenouille du moins, les nerfs vaso-moteurs naîtraient en avant du bulbe (1). Il avait, en effet, constaté des phé-

---

(1) Liégeois, *Résultats d'expériences faites sur l'origine et la distribution*

nomènes de dilatation vasculaire dans les membres de la grenouille après une hémisection de l'encéphale, faite sur l'un des tubercules bijumeaux, et même lorsqu'elle portait sur un des pédoncules cérébraux (c'est la couche optique que sectionnait problablement Liégeois), en avant des tubercules bijumeaux. Seulement, dans ce dernier cas, l'action lui a paru croisée.

Le travail de M. Owsjannikow semble de nature à lever tous les doutes sur le point de l'encéphale où l'on devrait admettre le siége du centre vaso-moteur, si un tel centre existe réellement. Et nous verrons bientôt ce que nous devons en penser.

Le centre vaso-moteur, ainsi délimité, serait donc, en même temps que le lieu d'origine de tous les nerfs vaso-moteurs, le foyer de toutes les actions réflexes vaso-motrices, constrictives ou dilatatrices, qui peuvent s'effectuer dans le corps, à l'exception toutefois de celles qui peuvent avoir lieu dans certains viscères, l'estomac, le foie, par exemple. Comme foyer principal des actions réflexes vaso-motrices, cette région du bulbe rachidien et de la protubérance serait aussi le centre du *tonus* vasculaire.

Telles sont les données les plus récentes, à l'aide desquelles on a cherché à établir et l'existence d'un centre vaso-moteur, et le siége qu'occupe ce centre dans l'encéphale. Ce centre jouerait un si grand rôle, d'après la plupart des physiologistes, qu'il est nécessaire de rechercher s'il existe réellement.

Je dois le dire tout d'abord : bien que le plus grand

---

des nerfs vaso-moteurs de la grenouille. (Comptes rendus de la Société de biologie, 1862, p. 71.)

nombre des expérimentateurs, en Allemagne surtout, admettent, à l'exemple de M. Schiff, un centre vaso-moteur unique, situé dans le bulbe rachidien, il est des physiologistes qui n'acceptent pas cette manière de voir. M. Brown-Séquard s'est prononcé très-nettement contre elle.

Dans un article, consacré à l'analyse de l'ouvrage publié en 1855 par M. Schiff, sur la physiologie du système nerveux, M. Brown-Séquard (1) déclare qu'il n'est pas exact de dire que la moelle allongée soit le siége du foyer d'origine de toutes les fibres vaso-motrices. Pour lui, un grand nombre de ces fibres ont leur point de départ dans la moelle, à des hauteurs variables; d'autres filets vaso-moteurs, assez nombreux, montent jusqu'à la protubérance, et quelques-uns, jusqu'au cervelet et à d'autres parties de l'encéphale.

Je crois aussi que le centre vaso-moteur n'existe pas, du moins tel qu'on tend à l'admettre aujourd'hui. Les faits allégués ne me paraissent pas établir, d'une façon décisive, que toutes les fibres vaso-motrices des diverses parties du corps, quel que soit le point de la moelle épinière où a lieu leur origine apparente, remontent dans l'axe spinal, vers le bulbe rachidien où se trouverait leur origine réelle.

Une pareille hypothèse ne semble-t-elle pas inadmissible lorsqu'on réfléchit au mode de fonctionnement des nerfs vaso-moteurs? Ainsi que le fait remarquer M. Owsjannikow, les nerfs vaso-moteurs de chaque région, de chaque point de la surface et de l'intérieur du corps, peuvent en-

---

(1) Brown-Séquard, *Analyse de l'ouvrage de M. Schiff*, intitulé : *Untersuchungen zur Physiologie des Nervensystems mit Berücksichtigung der Pathologie*, 1855, Frankfurt am Main (Journal de la physiologie de l'homme et des animaux, t. I, 1858, p. 209).

trer en fonction d'une façon isolée, et cela suppose bien l'existence de centres distincts, indépendants, pour l'origine des nerfs vasculaires des diverses parties. Et comment tant de centres d'origine et d'action, pour ces nerfs, seraient-ils réunis dans une région aussi limitée que celle que leur assigne M. Owsjannikow? Comment ce physiologiste n'a-t-il pas vu tout ce qu'il y a de contradictoire entre la remarque judicieuse qu'il fait au début de son travail et les conclusions qu'il tire ensuite de ses expériences?

Il est certain que, lorsqu'on fait une section sur le bulbe rachidien, on détermine une paralysie plus ou moins complète de tous les vaisseaux du corps, mais cela n'a rien de bien surprenant, car, si on l'opère sur la moelle allongée d'un mammifère, on produit aussi une paralysie du mouvement dans tous les membres. Relativement aux vasomoteurs, on doit raisonner comme pour les autres nerfs. Chez les animaux, de vastes lésions des hémisphères cérébraux peuvent n'avoir que peu d'effet, au point de vue de la paralysie des mouvements, tandis qu'une section transversale ou une lésion étendue du bulbe rachidien abolit immédiatement toute espèce de mouvement spontané. Or, de ce que la section du bulbe rachidien paralyse tous les nerfs moteurs, on n'a jamais conclu qu'ils naissent tous de cette partie de l'encéphale.

Pourquoi ne pas admettre, *a priori*, que les nerfs vasomoteurs du tronc, de la tête et des membres ont leurs foyers d'origine dans la substance grise de la moelle épinière, comme les nerfs musculo-moteurs; que ces foyers peuvent être le point de départ d'actions vasculaires réflexes; qu'ils sont mis tous en relation avec le bulbe rachidien par des éléments médullaires; que le bulbe rachidien peut, par conséquent, avoir une action d'ensemble sur tous les nerfs vaso-moteurs ; et enfin, que les parties du bulbe rachidien, auxquelles cette influence est dévolue, sont en rapport avec les régions plus antérieures de l'encéphale, par des éléments qui s'entrecroisent soit dans le bulbe rachidien lui-même, soit dans la protubérance; éléments peu nombreux sans doute, mais suffisants pour expliquer les modifications de température que les lésions de l'isthme encéphalique, des couches optiques, des corps striés, etc., peuvent déterminer dans les membres du côté paralysé ?

L'argument le plus valable, allégué par les physiologistes qui admettent un centre vaso-moteur unique, c'est l'abolition des mouvements vaso-moteurs réflexes, après la section de la moelle épinière au-dessous du bulbe rachidien. S'il en était ainsi, il y aurait évidemment une différence considérable entre l'influence de cette lésion sur les vaso-moteurs, et ce qui a lieu pour les muscles de la vie animale. Quand on a sectionné la moelle épinière, au niveau de la région dorsale, on n'a pas aboli la possibilité des mouvements réflexes dans les membres postérieurs de l'animal. Lorsque la section est faite à la partie supérieure de la région cervicale, si l'on a soin de pratiquer la respiration artificielle, pour entretenir l'hématose et la circulation, on constate, qu'en pinçant un des orteils d'un membre postérieur, on détermine un mouvement qui peut rester borné au membre excité, mais qui pourra se transmettre au membre du côté opposé, et même aux quatre membres, si l'excitation a été forte.

Si donc il était bien démontré que, lorsqu'on a coupé la moelle à son point d'union avec le bulbe rachidien, on ne peut plus provoquer d'action vaso-motrice réflexe dans aucune partie du corps, on devrait admettre que le bulbe rachidien est le siége du centre vaso-moteur réflexe pour tous les vaisseaux du corps. De même, si une section de la moelle cervicale, faite immédiatement en arrière du bulbe rachidien, paralysait absolument tous les vaisseaux du corps, ou du moins y produisait une paralysie telle, que toute autre lésion de la moelle épinière, ou des nerfs, ne déterminerait aucune augmentation de la dilatation de ces vaisseaux, on pourrait en conclure que, dans la moelle allongée, réside le centre d'origine et le centre tonique de tous les nerfs vaso-moteurs. Par cette expression de *centre tonique*, j'entends, avec les auteurs qui l'ont proposée, le centre qui maintient le *tonus* vasculaire, c'est-à-dire cet état de contraction moyenne dans lequel se trouve, dans les conditions normales, la tunique moyenne de tous les vaisseaux pourvus d'éléments contractiles.

Voyons donc ce qui a lieu chez les animaux, lorsqu'on pratique une lésion de la région dorsale de la moelle épinière, après que l'on a fait une section tranversale de ce centre nerveux, vers la partie supérieure de la région cervicale.

Il faut d'abord bien examiner les conditions de l'expérimentation. Quand on a coupé, sur un animal vivant, la moelle cervicale en travers, remarquez qu'il y a une paralysie presque complète de tout le système vasculaire, par conséquent une dilatation considérable des vaisseaux. Dans de semblables conditions, vous concevez qu'il est bien difficile d'obtenir encore des effets considérables de dilatation, puisque les vaisseaux sont déjà très-distendus et élargis.

En définitive, il faut encore raisonner ici comme pour les nerfs musculo-moteurs, pour les nerfs moteurs des membres postérieurs, par exemple. Il est clair que ces nerfs étant déjà paralysés par une section transversale de la moelle dans la région cervicale supérieure, leur paralysie ne serait pas augmentée d'une façon bien reconnaissable par une nouvelle section portant sur la région dorsale.

Nous devons donc, je vous le répète, ne pas compter sur des résultats très-décisifs; cependant, tels qu'ils sont, ils méritent d'être pris en considération. Je vais vous citer des expériences, dont quelques-unes ont, d'ailleurs, été faites sous vos yeux.

Exp. I. — Chien-loup, mâtiné, d'assez grande taille, curarisé et soumis à la respiration artificielle.

On met la moelle épinière à nu en deux points : 1° à la région cervicale, au niveau de la deuxième vertèbre cervicale; 2° à la région dorsale, vers la septième ou huitième vertèbre dorsale.

Avant d'ouvrir le rachis en ces deux endroits, on a pris la température de l'intérieur du rectum et des extrémités des quatre membres (le thermomètre est placé au-dessous des orteils, enveloppé par eux).

T. du rectum....................	38°,8 C.
T. Membre antérieur droit................	23°,5 —
T. Membre antérieur gauche...............	22°,0 —
T. Membre postérieur droit...............	23°,2 —
T. Membre postérieur gauche..............	23°,2 —

On reprend la température des membres postérieurs et du rectum aussitôt après que l'on a ouvert le rachis dans les deux régions susdites.

A 2 h. 45 m. T. du rectum....................	37°,4 C.
T. Membre postérieur droit..............	20°,6 —
T. Membre postérieur gauche..............	20°,6 —

A 2 h. 48 m., on passe un fil autour de la moelle, dans la région cervicale, et on la lie fortement, de façon à interrompre entièrement sa continuité.

A 2 h. 55. m. T. du rectum.................	37°,0 C.
Membre postérieur droit..............	32°,2 —
Membre postérieur gauche............	32°,6 —

A 3 h. 5 m., on fait une hémisection de la moelle épinière à la région dorsale, du côté droit.

Au bout de quelques instants, on prend la température des membres postérieurs.

	T. Membre postérieur droit.............	35°,4 C.
	T. Membre postérieur gauche..........	35°,4 —
A 3 h. 30 m.	T. du rectum..................	35°,8 —
	T. Membre postérieur droit.............	34°,6 —
	T. Membre postérieur gauche..........	34°,6 —
	T. de l'oreille droite..................	34°,2 —
	T. de l'oreille gauche.................	34°,0 —

Le nerf cervico-auriculaire du côté droit est mis à découvert et fortement serré sur un fil. Ce nerf est électrisé au-dessus et au-dessous de la ligature. On n'observe aucune modification de la température de l'oreille, quoique l'on fasse usage du maximum de l'appareil à courants interrompus (pile de Grenet, et chariot de Siemens et Halske).

On électrise la moelle cervicale, immédiatement en arrière du point où elle a été écrasée par ligature. Aucun changement de la température des membres. Les pulsations des artères crurales deviennent très-faibles, très-intermittentes ; elles reprennent leur rhythme normal quelques instants après qu'on a cessé l'électrisation. De plus, on a observé quelques mouvements convulsifs dans le cou et tous les membres, à l'exception du membre postérieur droit. Il est clair que les effets du curare commencent à diminuer.

A 3 h. 45 m.	T. de l'oreille droite..............	33°,6 C.
	T. de l'oreille gauche.............	33°,4 —
A 4 h. —	T. Membre postérieur droit..........	33°,6 —
	T. Membre postérieur gauche........	33°,4 —
A 4 h. 25 m.	T. Membre postérieur droit..........	32°,6 —
	T. Membre postérieur gauche........	32°,4 —
A 4 h. 30 m.	Section du nerf sciatique gauche.	
A 4 h. 40 m.	T. Membre postérieur droit..........	32°,4 —
	T. Membre postérieur gauche........	32°,4 —

Nous ne ferons ressortir qu'un des résultats de cette expérience, c'est celui qui est relatif à l'influence de la lésion de la région dorsale de la moelle épinière sur la température des membres postérieurs, chez un animal dont la moelle était déjà coupée à la région cervicale.

La section transversale de la moelle cervicale avait été suivie d'une élévation de température très-manifeste dans les deux membres postérieurs. Il y avait eu une augmentation de chaleur de douze degrés dans les extrémités de ces membres, après cette opération. Or, une hémisection de la moelle épinière, faite du côté droit et dans la région dorsale, dix minutes après la première opération, a déterminé une élévation de température de trois degrés environ, dans les membres postérieurs. On n'a pas constaté, du reste, que cette hémisection eût une action notablement plus grande sur le membre du côté correspondant que sur le membre du côté opposé. La section du nerf sciatique, faite à la fin de l'expérience, n'a pas non plus modifié la température du membre correspondant.

Voici une autre expérience analogue à celle-ci :

Exp. II. — Chienne de moyenne taille. Curarisation et respiration artificielle. La moelle est mise à nu : 1° dans la région cervicale au niveau de la seconde vertèbre du cou ; 2° dans la région dorsale, vers la partie postérieure de cette région. Il n'y a pas d'hémorrhagie. L'opération est terminée à quatre heures de l'après-midi. On prend alors la température du rectum et des extrémités des membres postérieurs.

T. du rectum....................	37°,8 C.
T. Membre postérieur droit.............	19°,6 —
T. Membre postérieur gauche............	21°,0 —

A 4 h. 15 m., on entoure la moelle cervicale avec un fil et on l'écrase entièrement, en la liant à l'aide de ce fil.

A 4 h. 20 m.

	T. Membre postérieur droit............	18°,6 C.
	T. Membre postérieur gauche.........	18°,6 —
A 4 h. 25 m.	T. du rectum....................	37°,4 —
	T. Membre postérieur droit............	20°,2 —
	T. Membre postérieur gauche.........	22°,6 —
	T. des deux oreilles.................	34°,0 —
A 4 h. 30 m.	T. Membre postérieur droit............	20°,6 —
	T. Membre postérieur gauche.........	24°,6 —

Ces différences de température ne paraissent pas dues à la position des membres : l'animal est sur le ventre, ses deux membres postérieurs écartés et reposant de la même façon sur la table.

A 4 h. 30 m., on fait une hémisection de la moelle épinière du côté droit, dans la région dorsale.

A 4 h. 35 m. T. Membre postérieur droit............ 21°,8 C.
            T. Membre postérieur gauche......... 27°,0 —
            T. de l'un et de l'autre des deux membres
               antérieurs.................... 18°,2 —
A 4 h. 40 m. T. Membre postérieur droit............ 23°,0 —
            T. Membre postérieur gauche......... 27°,0 —
A 4 h. 45 m. T. du rectum..................... 36°,0 —
            T. Membre postérieur droit............ 22°,0 —
            T. Membre postérieur gauche......... 26°,0 —

A 4 h. 50 m., on coupe le nerf sciatique du côté droit.

A 4 h. 58 m. T. Membre postérieur droit......... 24°,0 C.
            T. Membre postérieur gauche...... 24°,0 —
            T. des deux oreilles............. 32°,0 —

La respiration artificielle avait été, jusque-là, faite avec des insufflations trop fréquentes. On sentait difficilement les pulsations des artères crurales. On fait ralentir les mouvements du soufflet, et l'on constate, presque immédiatement, que les pulsations des artères crurales deviennent plus fortes. En outre, on renverse sur le dos l'animal qui, jusqu'alors, comme je l'ai dit, était couché sur le ventre.

A 5 h. 5 m.
            T. Membre postérieur droit.......... 28°,0 C.
            T. Membre postérieur gauche......... 24°,6 —
A 5 h. 7 m. T. du rectum..................... 35°,0 —
            T. Membre postérieur droit.......... 29°,0 —
            T. Membre postérieur gauche......... 25°,2 —
A 5 h. 15 m. T. Membre postérieur droit.......... 29°,0 —
            T. Membre postérieur gauche......... 25°,2 —
            T. Membre antérieur droit............ 15°,6 —
            T. Membre antérieur gauche.......... 17°,8 —

La partie antérieure du corps, les membres et la tête reposent sur le côté gauche, tandis que le train postérieur est sur le dos, les deux membres postérieurs étant écartés et dans une position semblable. Les deux oreilles sont encore très-chaudes au toucher ; mais l'oreille droite paraît moins chaude que la gauche.

Cette expérience a donné, comme on le voit, des résultats analogues à ceux de la précédente expérience. La section transversale de la moelle à la région cervicale, toutefois, n'a pas déterminé une augmentation de la température des membres postérieurs aussi considérable que chez l'animal de l'expérience I. L'hémisection de la moelle dorsale a, ici encore, produit une élévation de température dans les deux membres postérieurs. L'augmentation de chaleur a même été plus grande du côté non opéré, ce que nous n'avions pas vu dans le cas précédent. Enfin, chez l'animal de l'expérience II, la section du nerf sciatique droit a déterminé une élévation de température très-manifeste dans le membre du côté correspondant.

J'appelle votre attention sur le fait du peu d'élévation de la température des deux membres postérieurs, chez l'animal de l'expérience II, après l'écrasement linéaire de la partie supérieure de la moelle cervicale, alors qu'il n'y avait eu aucune hémorrhagie notable, ni aucune autre cause d'affaiblissement des forces de l'organisme, pendant les opérations faites pour ouvrir le rachis. Comment expliquer ce fait, si l'on admet que tous les nerfs vaso-moteurs ont leur centre d'origine dans le bulbe rachidien? Tous ces nerfs, s'il en est ainsi, ne doivent-ils pas avoir eu leur continuité interrompue, au moment où la moelle cervicale était divisée transversalement par le fil?

On se rend compte, au contraire, assez facilement, de ce résultat, si l'on suppose que les nerfs vaso-moteurs ont leurs centres d'origine échelonnés dans toute la hauteur de la moelle. Si ces centres sont ainsi disposés, on conçoit qu'ils puissent être mis dans un état plus ou moins prononcé d'excitation, par telle ou telle circonstance de l'opération, et, entre autres causes excitatrices, par le broiement de la moelle cervicale, surtout lorsque les membranes, la dure-mère y comprise, sont serrées dans la ligature, comme cela avait été fait, dans l'expérience II.

Lorsqu'il y a des hémorrhagies considérables pendant les opérations faites pour mettre à nu la moelle épinière, soit au niveau de la région cervicale, soit au niveau de la région dorsale, il n'est pas besoin de chercher ailleurs l'explication du peu d'influence qu'exercent les sections ou hémisections de la moelle épinière, sur les vaso-moteurs des membres. C'est un accident que nous avons observé plusieurs fois et dont il faut naturellement tenir grand compte dans l'appréciation de la valeur et de la signification des expériences.

Dans les deux expériences précédentes, un certain temps après avoir pratiqué des sections de la moelle on a coupé un des nerfs sciatiques. Dans l'expérience I, cette dernière opération ne paraît avoir eu aucun effet sur la température des membres postérieurs; dans l'expérience II, la température du membre postérieur correspondant a subi, au contraire, une notable élévation de température. Ce résultat indique bien que la continuité de tous les nerfs vaso-moteurs des membres postérieurs n'avait pas été interrompue par la section de la moelle épinière dans la région cervicale.

Je crois devoir vous citer d'autres expériences qui viennent à l'appui de celle-ci. Il s'agit d'établir que le résultat, obtenu dans l'expérience II, n'est pas éventuel, et, qu'au contraire, lorsqu'aucun accident ne vient troubler la manifestation des phénomènes, on peut le considérer comme constant.

Exp. III. — Chien de moyenne taille, jeune, vigoureux.
A 1 h. 30 m., curarisation; puis, lorsque la respiration spontanée est sur le point de s'arrêter, respiration artificielle.

A 1 h. 45 m., on prend la température du rectum et des extrémités des deux membres postérieurs.

> T. du rectum.................... 38°,8 C.
> T. Membre postérieur droit............... 18°,5 —
> T. Membre postérieur gauche............ 18°,0 —

Le canal rachidien étant ouvert à la partie médiane de la région dorsale, on coupe en travers la moelle, entre la sixième et la septième vertèbre dorsale.

> A 2 h. 12 m. T. du rectum,.................. 37°,2 C.
> T. Membre postérieur droit......... 33°,0 —
> T. Membre postérieur gauche...... 30°,6 —
> A 2 h. 35 m. T. Membre postérieur droit......... 35°,6 —
> T. Membre postérieur gauche........ 34°,6 —

A 2 h. 30 m, on coupe en travers le nerf sciatique gauche : aussitôt après, on trouve les températures suivantes :

> T. Membre postérieur droit.......... 35°,0 C.
> T. Membre postérieur gauche........ 34°,4 —
> A 2 h. 45 m. T. du rectum.................. 37°,0 —
> T. Membre postérieur droit......... 34°,6 —
> T. Membre postérieur gauche........ 35°,8 —

On ouvre alors le rachis dans la région cervicale, au niveau de la seconde vertèbre de cette région. Immédiatement avant cette opération, on avait pris encore une fois la température des deux membres postérieurs, et on l'avait trouvée identique (35°,4) dans ces deux membres.

A 3 h. 15 m., on coupe la moelle épinière en travers, dans le point de la région cervicale où elle est mise à découvert. Il y a, pendant l'opération, une hémorrhagie peu abondante.

A 3 h. 30 m., on prend la température des membres postérieurs, des deux oreilles et du rectum.

> T. du rectum.................... 36°0 C.
> T. Membre postérieur droit. .... 31°,2 —
> T. Membre postérieur gauche............. 31°,2 —
> T. de chaque oreille.................. 25°,0 —

A 3 h. 40 m., on sectionne transversalement le nerf vague du côté droit (pneumogastrique et sympathique).

> A 3 h. 45 m. T. de l'oreille droite.............. 27°,0 C.
> T. de l'oreille gauche............ 25°,6 —

Les battements du cœur s'affaiblissent considérablement depuis quelques moments et l'on sent à peine les pulsations de l'artère carotide droite, dans la plaie faite pour atteindre le nerf vague du côté droit.

A 3 h. 50 m. T. de chaque oreille (vers la pointe).... 29°,8 C.
　　　　　Id.　　Id.　　(vers la base)... 31°,2 —
A 4 h. — T. Membre postérieur droit.......... 22°,0 —
　　　　　T. Membre postérieur gauche........ 22°,4 —

Le cœur semble sur le point de s'arrêter ; on cesse l'expérience.

Dans cette expérience, la section d'un des nerfs sciatiques, faite environ vingt minutes après que la moelle épinière avait été sectionnée dans la région dorsale, a déterminé très-rapidement une légère augmentation de la température du membre postérieur correspondant. Cette augmentation a atteint 1°,2. La température du membre du côté opposé a baissé d'un degré. Je vous rappelle que j'ai proposé d'expliquer cette diminution de température par la dérivation sanguine, qui se fait au profit du membre dont les petits vaisseaux ont subi une dilatation par suite de la section du nerf sciatique.

Exp. IV. — Sur une chienne vigoureuse, curarisée et soumise à la respiration artificielle, on met la moelle épinière à nu, au niveau de la deuxième vertèbre cervicale.

M. Bochefontaine fait d'abord quelques expériences relatives à l'influence de l'électrisation de la moelle cervicale sur la rate.

A 4 h. 10 m., trois quarts d'heure environ après le début de ces expériences, on coupe en travers la moelle dans la région où elle est à découvert. L'animal étant couché sur le côté droit depuis un certain temps, on met à nu le nerf sciatique gauche. Le nerf est assez fortement froissé et tiraillé pendant cette opération. On prend la température des deux membres postérieurs, avant de couper le nerf.

T. Membre postérieur droit.............. 17°,0 C.
T. Membre postérieur gauche.......... 25°,3 —

A 4 h. 25 m., section du nerf sciatique gauche.

A 4 h. 30 m. T. Membre postérieur droit........ 17°,2 C.
　　　　　　T. Membre postérieur gauche....... 24°,6 —

A 4 h. 35 m., on couche l'animal sur le côté gauche et, quelques instants après, on prend la température des membres.

    T. Membre postérieur droit............ 17°,7 C.
    T. Membre postérieur gauche.......... 23°,8 —
A 4 h. 37 m. T. Membre antérieur droit...... 18°,4 —
    T. Membre antérieur gauche..... 20°,4 —
A 4 h. 45 m. T. Membre postérieur droit...... 18°,2 —
    T. Membre postérieur gauche..... 22°,4 —
A 4 h. 55 m. T. Membre antérieur droit....... 17°,6 —
    T. Membre antérieur gauche..... 18°,6 —
    T. Membre postérieur droit...... 17°8, —
    T. Membre postérieur gauche.... 20°,8 —

Les mouvements du cœur s'affaiblissent. D'autre part, il y a une cause de refroidissement progressif de l'animal : c'est l'ouverture large qui a été faite à la paroi abdominale, pour observer les phénomènes qui se manifestent dans la rate. Cette cause avait agi déjà, pendant plus de trois quarts d'heure, avant qu'on fit la section de la moelle épinière ; et c'est sans doute pour cela que la température des membres postérieurs était relativement si peu élevée. Malgré ces conditions toutes spéciales, le tiraillement et le froissement du nerf sciatique gauche ont bien certainement été suivis d'une augmentation de température dans le membre correspondant. On n'avait pas, il est vrai, noté la température des deux membres, ni avant, ni après la section de la moelle épinière dans la région cervicale ; mais la différence qui a été constatée entre les deux membres postérieurs (plus de 8 degrés), après la mise à nu du nerf sciatique gauche, peut être attribuée, sans hésitation, à cette opération. La section du nerf n'a pas eu pour suite une nouvelle augmentation de la chaleur du membre correspondant.

Exp. V. — Sur un chien terrier, mâtiné, de petite taille, peu vigoureux, que l'on a curarisé et soumis ensuite à la respiration artificielle, on met la moelle épinière à nu dans la région cervicale. Il y a pendant l'opération une hémorrhagie assez abondante. On veut prendre la température des membres de l'animal. Le thermomètre dont on se sert ne marque pas les températures au-dessous de + 17°. On constate que la température, soit des membres antérieurs, soit des membres postérieurs, ne monte pas à ce degré. La température de chacune des oreilles est 26°,0.

A 4 h. 47 m., on coupe la moelle cervicale en travers. L'animal est couché sur le ventre, les membres écartés et reposant sur la table. Comme dans toutes les autres expériences, on eu soin, dès que la respiration spontanée avait cessé, de délier complétement les membres pour ne pas y entraver la circulation.

A 5 h., la température des membres, tant antérieurs que postérieurs est encore au-dessous de 17°.

    T. de l'oreille gauche.................. 28°,1 C.
    T. de l'oreille droite................... 28°,4 —

A 5 h. 2 m., section du nerf sciatique droit. Les battements du cœur sont très-affaiblis depuis quelques minutes.

A 5 h. 6 m. T. Membre postérieur droit......... 19°,1 C.

Les trois autres membres ont une température au-dessous de 17°.

A 5 h. 15 m. T. Membre postérieur droit........ 18°,7 C.
T. Membre postérieur gauche...... 17°,25 —
A 5 h. 25 m. T. Membre postérieur droit........ 18°,1 —
T. Membre postérieur gauche, à peine. 17°,0 —

J'ai fait des expériences du même genre sur des lapins et des cobayes. Je ne rapporterai ici qu'une seule de ces expériences, faite sur un lapin.

Exp. VI. — Sur un lapin adulte, on enlève le ganglion cervical supérieur du grand sympathique du côté gauche. Peu d'instants après, on constate que la pupille, de ce côté, est resserrée, que les vaisseaux de l'oreille gauche sont très-dilatés, et enfin qu'il y a une notable élévation de la température de cette oreille.

Trois quarts d'heure après cette première opération, et alors que les phénomènes que je viens d'indiquer sont encore bien manifestes, on met à nu le nerf sciatique du côté gauche, et on le faradise avec l'appareil d'induction à chariot et la pile de Grenet. Il y a aussitôt des cris, de l'agitation. Les vaisseaux de l'oreille droite se resserrent; l'artère médiane s'efface complétement. Les vaisseaux de l'oreille gauche (côté du ganglion excisé) se resserrent aussi, mais beaucoup moins. On répète cette expérience plusieurs fois, avec les mêmes résultats, à chaque reprise d'électrisation du nerf sciatique.

On curarise l'animal, puis on le soumet à la respiration artificielle. Tant que les mouvements réflexes des paupières n'ont pas entièrement disparu, il y a encore, sous l'influence de la faradisation du nerf sciatique gauche, constriction des vaisseaux des deux oreilles, principalement du côté droit. Quand la curarisation est complète, la faradisation du nerf sciatique produit, au contraire, une dilatation, très-nette et assez considérable, de l'artère médiane et des autres vaisseaux de l'oreille droite. Il n'y a aucune action appréciable sur les vaisseaux de l'oreille gauche. La dilatation vasculaire provoquée dans l'oreille droite, par l'électrisation du sciatique, ne dure pas très-longtemps, même quand on continue à électriser ce nerf. Les vaisseaux reviennent peu à peu sur eux-mêmes, à leur calibre primitif.

On met à découvert les vaisseaux sous-cutanés des parois thoraco-abdominales, en sectionnant longitudinalement la peau sur une des parties latérales du corps, et en la décollant dans une certaine étendue. On examine ces vaisseaux, pendant qu'on électrise le nerf sciatique. Il est incontestable que les très-fines artérioles se resserrent un peu ; il en est même qu'on ne peut voir qu'avec le secours d'une loupe et qui disparaissent complètement à ce moment.

Au bout de trois quarts d'heure de respiration artificielle, on ouvre le rachis, vers la partie postérieure de la région dorsale, et l'on coupe en travers la moelle épinière. Puis, immédiatement, on sectionne le nerf sciatique mis à nu (côté gauche).

Par l'ouverture faite au rachis, on enfonce dans le canal vertébral, en la dirigeant vers la région cervicale, une forte sonde cannelée, avec laquelle on broie la moelle épinière dans tous les points que l'instrument peut atteindre. En mesurant la longueur de la sonde ainsi introduite, on voit qu'elle a pénétré jusqu'à la partie inférieure de la région cervicale.

On prend la température du rectum et des membres postérieurs à trois heures, c'est-à-dire, dix minutes environ après avoir ainsi détruit toute la partie antérieure de la moelle dorsale.

T. du rectum....................	34°,4 C.
T. Membre postérieur gauche......	29°,8 —
T. Membre postérieur droit........	28°,0 —
À 3 h. 10 m. T. du rectum....................	33°,2 —
T. Membre postérieur gauche......	29°,0 —
T. Membre postérieur droit........	28°,0 —

À ce moment, on coupe le nerf sciatique du côté droit, et, dix minutes après, on reprend la température des deux membres :

T. Membre postérieur gauche...........	29°,0 C.
T. Membre postérieur droit............	28°,8 —

et quelques instants plus tard, la température est absolument la même dans les deux membres.

Je ne vous citerai pas un plus grand nombre d'observations relatives à l'influence des sections de la moelle épinière sur les vaso-moteurs des membres postérieurs chez les mammifères. Mais je dois ajouter que les expériences faites sur la grenouille sont tout aussi concluantes que celles que je viens de vous indiquer. Et même, sur des animaux de cette classe, on voit plus manifestement que sur les mammifères qu'une hémisection de la moelle, faite en avant de l'origine des nerfs d'un des membres postérieurs, après qu'on a coupé ce centre nerveux transversalement, en arrière de la moelle allongée, détermine une dilatation vasculaire dans la membrane interdigitale du côté correspondant. D'autre part, que l'on coupe, sur une grenouille, la moelle épinière, en arrière du bec du *calamus scriptorius*, il y aura une dilatation de tous les vaisseaux du corps, et cette dilatation sera facile à constater par l'examen des membranes interdigitales des pattes postérieures. Or, si l'on sectionne, sur le même animal, un des nerfs sciatiques, et mieux encore tous les nerfs des membres postérieurs, en les prenant dans la cavité abdominale, on verra que les vaisseaux de la membrane interdigitale du côté correspondant seront plus dilatés que ceux de la membrane du côté opposé.

M. Schiff, que l'on considère généralement comme ayant, le premier, admis l'existence d'un centre vasomoteur unique, situé dans le bulbe rachidien, avait cependant, dès 1855, publié des résultats expérimentaux, avec lesquels ceux que je viens d'indiquer sont en accord complet. Suivant lui, si l'on coupe transversalement la moelle allongée sur un mammifère, et si l'on observe, à la suite de cette lésion, une élévation de température d'environ 9 degrés centigrades dans les membres postérieurs, la section d'un nerf sciatique peut produire, dans le membre correspondant, une nouvelle élévation de 3 à 4 degrés. Il avait vu de même, après avoir coupé la moelle, sur un chien, vers la neuvième vertèbre dorsale, par un temps froid, et après avoir laissé refroidir l'animal pendant quelques heures, les orteils des membres postérieurs présenter une température de 26° et 26°,5 C., tandis que les orteils des membres antérieurs offraient 15° et 16°. Or, après la section du nerf sciatique gauche, la peau, entre les orteils du membre postérieur gauche, avait une température de 30°,5 ; entre les orteils du pied droit, 26°. M. Schiff rapproche ces faits de celui que Nasse avait constaté, à savoir : que la température des membres postérieurs, qui s'était élevée sous l'influence d'une section transversale de la moelle, s'élevait encore plus, lorsqu'on détruisait entièrement toute la région postérieure de la moelle. Et M. Schiff attribuait ces résultats, dans les cas de simple section de la moelle, à la persistance de l'activité réflexe de ce centre nerveux (1). Sa manière de voir sur le centre vasomoteur différait donc notablement alors de celle qu'on lui prête aujourd'hui.

Je dois ajouter que les résultats constatés dans les expériences précédentes, relativement à la température des membres postérieurs, se sont reproduits dans des expériences portant sur d'autres parties du corps. On sait que, d'après plusieurs physiologistes, les nerfs vaso-moteurs destinés à la tête et à la face ne naîtraient point dans la région où se trouve leur origine apparente, c'est-à-dire vers la partie supérieure de la région dorsale : les fibres qui constituent ces nerfs remonteraient dans la moelle épinière cervicale, jusque dans le bulbe où se trouverait, en définitive, leur origine réelle. C'est l'opinion de M. Schiff, soutenue par M. Salkowski et admise assez généralement aujourd'hui. Eh bien, pour ces nerfs vaso-moteurs, comme pour ceux des membres postérieurs, il est facile de montrer que cette manière de voir n'est pas exacte d'une façon absolue. En effet, si l'on

---

(1) M. Schiff, *Untersuchungen...*, 1855, p. 216.

coupe, sur un chien, la moelle cervicale en travers, au niveau de la seconde vertèbre cervicale, et si, après avoir noté la température des deux oreilles, température qui s'est élevée de plusieurs degrés dans beaucoup de cas, on vient à sectionner un des nerfs vagues (avec le sympathique cervical qui lui est accolé), on reconnaît, au bout de quelques minutes, que la température de l'oreille correspondante est plus haute que celle de l'oreille du côté opposé. Je citerai une expérience comme exemple.

Exp. VII. — Chien griffon, vigoureux, de forte taille, curarisé et soumis à la respiration artificielle. Dès que la curarisation est complète, on prend la température des membres.

    T. Membre postérieur droit.............. 30°,4 C.
    T. Membre postérieur gauche............ 29°,2 —
    T. Membre antérieur droit.............. 33°,3 —
    T. Membre antérieur gauche............ 33°,6 —

A 3 h. 25 m., on sectionne la moelle cervicale à l'aide d'un fil passé autour de l'organe, en dedans de la dure-mère.

A 3 h. 30 m. T. des deux membres postérieurs.... 35°,0 C.
    T. des deux membres antérieurs..... 35°,6 —
    T. des deux oreilles.............. 35°,6 —

Les deux pupilles sont resserrées et elles offrent la même dimension l'une et l'autre.

A 3 h. 40 m., on lie le nerf pneumogastrique droit, vers le milieu de la longueur du cou, et on le coupe en travers. La pupille du côté droit, au bout de quelques instants, est manifestement plus étroite que la pupille gauche.

A 3 h. 50 m. T. des deux membres antérieurs...... 35°,8 C.
    T. de l'oreille droite.............. 35°,6 —
    T. de l'oreille gauche............. 35°,4 —
A 4 h. 10 m. T. de l'oreille droite .... 34°,4 —
    T. de l'oreille gauche............. 32°,2 —

On voit, dans cette expérience, que la température de

l'oreille, du côté où l'on a lié le nerf vague, ne s'est pas élevée au-dessus du degré qu'elle présentait avant cette dernière opération. Mais, à ce moment, les oreilles offraient à peu près le maximum de température qu'elles pouvaient atteindre. L'influence de la section du nerf pneumogastrique n'en a pas été moins manifeste, car lorsque la température des diverses parties du corps s'est abaissée par suite de la respiration artificielle, l'abaissement a été bien moins marqué dans l'oreille du côté où cette section avait été faite, et l'on a pu constater une différence de plus de deux degrés entre les deux oreilles.

Ici encore, à propos de l'influence du centre bulbo-spinal sur les vaso-moteurs de la tête, il convient de dire que M. Schiff, dans le même travail que je citais tout à l'heure, a indiqué des résultats qui étaient en contradiction avec l'idée d'un centre vaso-moteur unique, situé dans le bulbe rachidien. Il avait vu, en effet, qu'une section d'une moitié de la moelle, au niveau de la dernière vertèbre cervicale, produit un échauffement de la tête plus grand qu'une section transversale de la moelle allongée.

— Toutes ces expériences sont concordantes, et elles démontrent que l'hypothèse d'un centre vaso-moteur unique n'est pas exacte.

Elles nous font voir, en effet, que le bulbe rachidien n'est pas le foyer unique d'origine de tous les nerfs vaso-moteurs du corps, et qu'il n'est pas non plus le centre unique d'excitation du *tonus* vasculaire. S'il en était ainsi, ce *tonus* vasculaire devrait cesser complétement dans tous les vaisseaux, lorsque la moelle épinière est coupée transversalement à sa partie supérieure, en arrière du bulbe rachidien ; et les sections des nerfs vaso-moteurs ne devraient plus avoir, alors, aucune action paralysante sur les canaux vasculaires auxquels ils se rendent. Or, je viens de prouver que ces lésions des nerfs vaso-moteurs produisent encore des effets très-manifestes ; par conséquent, tous les vaisseaux n'ont pas leur *centre tonique* dans le bulbe rachidien. La persistance d'un certain degré de tonus vasculaire, dans ces conditions, prouve bien que la moelle allongée n'est pas le centre unique des actions vaso-motrices réflexes : mais ce point de la question mérite d'être l'objet d'une étude spéciale.

HUITIÈME LEÇON

Du centre vaso-moteur (suite). — Influence des ganglions sympathiques sur les vaso-moteurs. — Action du système nerveux sur le pigment cutané de la grenouille — Du tonus artériel.

Les faits que j'ai cités me paraissent démontrer que l'existence d'un centre vaso-moteur unique, situé dans le bulbe rachidien, n'est pas aussi solidement établie que le croient la plupart des physiologistes modernes. J'ajouterai, comme nouvelle preuve à l'appui de l'opinion que je soutiens, l'expérience suivante qui a été faite sur des grenouilles.

Sur une grenouille rousse (*Rana temporaria*), je détruis l'encéphale, le bulbe compris. Pour arriver à ce résultat, il suffit de faire une petite ouverture sur la colonne vertébrale, en arrière de l'occipital; puis, on introduit une épingle, par la tête, dans la boîte crânienne, et, en la faisant mouvoir en divers sens, on détruit les parties qui y sont contenues. Pour rendre l'expérience encore plus démonstrative, on peut, après avoir broyé l'encéphale, retourner la tête de l'épingle vers la partie postérieure, et enlever ou écraser la partie antérieure de la moelle, jusqu'en arrière du point où naissent les nerfs brachiaux. Vous voyez qu'en agissant de la sorte, on produit une destruction considérable du centre nerveux, et la région où l'on place le centre vaso-moteur, se trouve absolument anéantie. Ceci fait, on laisse la grenouille se reposer quelques heures, puis, le lendemain, par exemple, on examine l'état de la circulation dans les membranes interdigitales. La palmure d'un des pieds étant disposée dans le champ du microscope, on place, sur un point de cette membrane, une fine gouttelette d'une substance irritante; dans mes expériences récentes, je me suis servi d'huile essentielle de moutarde. Or, à la suite de cette application, une congestion très-intense se manifeste rapidement, en quelques instants. On pourrait supposer que ce phénomène est analogue à celui qui se passe, sous l'influence du contact d'une substance irritante, ou à la suite d'une cautérisation très-limitée, dans la membrane interdigitale d'une grenouille, sur laquelle on a coupé les principaux nerfs du membre correspondant, c'est-à-dire dans l'expérience de Weber, dont je vous ai déjà parlé. Mais les deux phénomènes ne sont pas comparables. Quand tous les nerfs d'un membre postérieur ont été coupés, on obtient encore, il est vrai, une dilatation vasculaire manifeste, lorsqu'on détermine une forte irritation d'un des points de la membrane interdigitale du côté opéré : mais cette congestion est faible, peu étendue, relativement lente à se produire; tandis que, dans l'expérience dont je viens de vous donner le résultat, la congestion est considérable et se fait très-rapidement. Malgré la destruction de tout l'encéphale et de la partie supérieure (ou antérieure) de la moelle épinière, la congestion, provoquée par l'irritation superficielle du tégument, est aussi intense que celle qui se produit chez les grenouilles absolument intactes. Il s'agit là, incontestablement, d'une dilatation vasculaire réflexe, due à la mise en jeu de la réflectivité de la moelle épinière [1].

[1] J. J. Putnam, après avoir détruit la moelle allongée sur des grenouilles,

Il est donc clair que, par la partie laissée en place de la moelle épinière, il peut se produire encore des modifications réflexes des vaisseaux.

Cette expérience peut évidemment se faire aussi sur les mammifères ; mais l'effet des irritations produites sur l'extrémité d'un des membres postérieurs, après la section transversale de la moelle cervicale, ne peut guère se révéler chez eux que par une élévation de la température. Or, la section préalable de la moelle cervicale détermine, d'ordinaire, une telle augmentation de chaleur dans les membres postérieurs, qu'une nouvelle cause d'élévation de température ne peut produire, en général, qu'un effet très-faible et très-difficile à reconnaître. Nous verrons cependant tout à l'heure qu'il est possible, à l'aide des courants thermo-électriques, de constater qu'il peut se manifester encore, dans ces conditions, chez les mammifères, des constrictions et des dilatations réflexes des vaisseaux. Et comment en serait-il autrement? Il n'est guère admissible, en effet, que des phénomènes de ce genre puissent se montrer sur les vertébrés inférieurs et faire défaut sur les vertébrés supérieurs.

Je suis même persuadé que l'on pourrait trouver des exemples d'action vaso-dilatatrice semblable, sur les membres inférieurs de l'homme, dans les cas où la moelle a été interrompue dans sa région supérieure. Cette recherche pourrait être faite dans les cas de fracture de la colonne

---

a vu les vaisseaux de la membrane interdigitale d'un des membres postérieurs se resserrer, lorsqu'on soumettait l'autre membre ou son tronc nerveux principal à des excitations mécaniques, chimiques ou électriques : l'action de la glace n'a produit un effet de ce genre qu'une seule fois, entre plusieurs essais. (*A Report of some Experiments on the Reflexcontraction of Bloodvessels* (The Boston med. and Surg. Journal. 1870, 82º vol., nº 25, p. 469-472. — Anal. *in* Centralblatt....., 1872, p. 351).

vertébrale cervicale, semblables à ceux dont je vous ai déjà parlé, et dans lesquels, malgré une lésion considérable de la région correspondante de la moelle, la vie a pu durer encore quelques heures. Dans ces cas-là, sous l'influence de l'électricité, du pincement, des applications d'eau chaude, on observerait sans doute, dans les membres inférieurs, des rougeurs qui indiqueraient la persistance des actions réflexes vaso-dilatatrices. Ce serait une nouvelle confirmation de ce fait : que la moelle séparée du bulbe peut être le point de départ de ces actions réflexes.

Je n'ai pas eu l'occasion de faire des observations de ce genre sur l'homme, dans ces conditions ; mais j'ai institué sur les mammifères des expériences qui m'ont permis de voir, tout aussi clairement que je l'avais vu sur des grenouilles, des dilatations vasculaires réflexes se produire dans les membres postérieurs, après que la moelle épinière avait été coupée transversalement dans la région dorsale. J'ai même pu provoquer aussi dans ces membres, après cette section, des constrictions vasculaires réflexes. Pour être plus exact, je devrais dire que j'ai observé un échauffement ou un refroidissement réflexes des membres postérieurs ; mais il vous paraîtra évident, par le récit des expériences, qu'il s'agit, en réalité, d'effets dus à des modifications vasculaires réflexes.

J'indique ici, une fois pour toutes, la disposition de l'appareil qui nous a servi dans nos recherches thermo-électriques. Le galvanomètre à gros fil est muni d'un miroir plan, fixé verticalement au-dessus de l'aiguille, et parallèlement à l'axe longitudinal de cette aiguille, de telle sorte qu'il se meut avec elle et dans le même sens qu'elle. Une règle, graduée en centimètres et en millimètres, est fixée, par son milieu, au pivot d'une lunette destinée à observer à distance les déviations de l'aiguille du galvanomètre. Cette règle a sa face graduée située verticalement, et elle est placée au-dessous de la lunette, perpendiculairement à l'axe longitudinal de cette lunette. La lunette est pourvue d'un fil vertical, servant de ligne de repère. Pour chaque observation, on dispose les choses de manière que la règle se réfléchisse dans le miroir du galvanomètre. On peut alors, à l'aide de la lunette, voir nettement les divisions de la règle graduée réfléchie dans le miroir, et noter, lorsque l'aiguille du galvanomètre est immobile, la division qui correspond exactement à la ligne de repère. Quand l'aiguille se dévie dans un sens ou dans l'autre, le miroir se dévie nécessairement aussi, et il en est de même de l'image de la règle, réfléchie dans le miroir, de telle sorte que les divisions de la règle graduée passent de droite à gauche, ou de gauche à droite, suivant le sens de la déviation, devant la ligne de repère de la lunette ; et la grandeur de la déviation est exprimée par le nombre de millimètres qui ont passé devant le fil de repère, de droite à gauche, ou de gauche à droite, jusqu'au moment où le mouvement de déplacement de l'image s'est arrêté. Pour connaître la signification des déviations galvanométriques, on constate, lors de chaque expérience, le sens dans lequel le refroidissement d'une des aiguilles thermo-électriques fait dévier le miroir. On peut, en se servant de bains d'huile à des températures connues, et en y plongeant les aiguilles thermo-électriques, évaluer les déplacements du miroir en degrés de thermomètre centigrade.

Voici le résumé de deux de ces expériences :

Exp. I. — Chien adulte, jeune encore, vigoureux. On l'empoisonne au moyen d'une injection de curare sous la peau ; puis, lorsque la respiration spontanée est sur le point de s'arrêter (moment qui est toujours, ou presque toujours, annoncé par une période de mouvements d'agitation convulsive, partielle ou plus ou moins étendue, dans les muscles du tronc, du cou et des membres), on soumet l'animal à la respiration artificielle.

On met la moelle épinière à découvert, dans la région dorsale, vers la 7ᵉ ou la 8ᵉ côte. Lorsque cette opération est terminée, à 2 h. 40 m., on prend la température du rectum et des deux membres postérieurs. Ces membres avaient été détachés avant que l'on commençât l'opération.

T. du rectum....................... 38°,5 C.
T. du membre postérieur gauche.......... 35°,6 —
T. du membre postérieur droit........... 34°,0 —

A 2 h. 45 m., on passe un fil autour de la moelle épinière encore enveloppée de la dure-mère, et l'on noue ce fil avec force, de façon à écraser complétement l'organe.

A 2 h. 50 m., on prend la température des membres postérieurs :

T. du membre postérieur gauche.......... 36°,2 C.
T. du membre postérieur droit........... 36°,0 —

Les membres antérieurs, qu'on avait touchés avant de lier la moelle épinière et qui avaient paru froids, sont maintenant chauds à la palpation. On coupe transversalement le nerf sciatique droit vers le milieu de la cuisse, et l'on met à découvert son segment central pour pouvoir l'exciter facilement.

A 3 h., quelques instants après cette opération, on prend la température des membres :

T. des deux membres postérieurs.......... 36°,2 C.
T. du membre antérieur droit............. 28°,2 —

On introduit une aiguille thermo-électrique sous la peau du pied postérieur du côté gauche, et une autre aiguille semblable sous la peau du pied antérieur gauche ; ces deux aiguilles sont mises en rapport, d'une part, l'une avec l'autre, et, d'autre part, avec un galvanomètre à gros fil et à miroir.

Le galvanomètre étant bien au repos, à 3 h. 10'm., on faradise le bout central du nerf sciatique droit avec un courant interrompu, très-fort (appareil à charriot, pile de Grenet, maximum d'intensité). Il se fait, au bout de quelques instants, une déviation lente, de 2 millimètres, de l'image réfléchie de la règle graduée.

On répète cette épreuve plusieurs fois. Il y a toujours une déviation dans le même sens, déviation qui atteint une fois 5 millimètres. On a aussi, à plusieurs reprises, retiré l'aiguille thermo-électrique placée sous la peau du pied postérieur gauche, et l'on a vu, par suite de son refroidissement ainsi provoqué, se produire, chaque fois, une déviation dans le même sens que précédemment, mais naturellement beaucoup plus forte : elle était d'environ 12 centimètres.

La déviation constatée, lorsqu'on électrisait le bout central du nerf sciatique droit, indiquait donc un abaissement de température dans le membre. Pour compléter le contrôle, on plonge dans l'eau chaude l'aiguille, que l'on retire encore du tissu cellulaire sous-cutané du pied postérieur gauche, et l'on voit aussitôt se produire une déviation du miroir, en sens inverse de la déviation qu'on obtenait en faradisant le nerf sciatique droit, avant que l'aiguille eût été enlevée.

On avait pris deux fois, à l'aide du thermomètre, la température des deux membres postérieurs, pendant la durée des expériences précédentes, d'abord à 3 h. 30 m. :

T. du membre postérieur gauche............ 35°,6 C.
T. du membre postérieur droit............ 35°,8 —

et à 4 h. 5 m. :

T. du membre postérieur gauche............ 35°,2 C.
T. du membre postérieur droit............ 35°,0 —

On a cherché à évaluer approximativement, en divisions de thermomètre centigrade, la déviation du miroir qui s'est produite, dans cette expérience, lorsqu'on a électrisé le bout central du nerf sciatique. Cette déviation correspondait, à peu près, à un refroidissement de 2 à 3 dixièmes de degré centigrade.

Cette expérience démontre, d'une façon bien nette, que, chez un mammifère, malgré la section de la moelle épinière vers le milieu de la région dorsale, on peut encore provoquer des modifications réflexes de la chaleur dans un membre postérieur, en excitant fortement les nerfs sensitifs de l'autre membre. Or, comme l'animal était curarisé, et que, sous l'influence de cette excitation, il ne se manifestait aucune contraction musculaire, ni dans l'un ni dans l'autre des membres postérieurs, il est impossible d'expliquer l'abaissement de chaleur qu'on a observé, autrement que par un resserrement des vaisseaux. Il peut donc se produire, par la médiation de la moelle épinière séparée du bulbe rachidien, des effets vaso-constricteurs réflexes.

Je citerai maintenant une autre expérience qui vient à l'appui de celle-ci, pour prouver la possibilité des actions vaso-constrictives, dues à la mise en jeu de la réflectivité de la moelle épinière. Nous verrons d'ailleurs, en outre, dans ce cas, que l'on peut obtenir aussi des effets vaso-dilatateurs réflexes, ayant lieu par l'intermédiaire de la moelle.

Exp. II. — Chien adulte, de moyenne taille. — Curarisation et respiration artificielle.

Ce chien a eu le ganglion cervical supérieur du sympathique excisé du côté gauche, douze jours auparavant.

Lorsque la curarisation est sur le point d'être complète, on faradise la peau de l'abdomen avec un courant intense. Chaque fois que les excitateurs sont mis en contact avec le tégument, il y a dilatation assez considérable de la pupille droite ; malgré l'ablation du ganglion cervical supérieur du côté gauche, il y a aussi dilatation de la pupille gauche. L'agrandissement pupillaire est faible, il est vrai, du côté gauche, mais il est incontestable. Du reste, pendant tout le temps que l'animal présente des mouvements comme spasmodiques des muscles du thorax et du cou, c'est-à-dire pendant la période qui précède la résolution curarique complète, on observe des mouvements alternatifs, très-fréquents, de dilatation et de resserrement de la pupille dans les deux yeux.

A 2 h. 10 m., avant de commencer l'opération :

T. du rectum............................ 37°,0 C.
T. du membre postérieur gauche............. 18°,5 —
T. du membre postérieur droit.............. 18°,5 —

On met la moelle à nu, au niveau de l'espace qui sépare la neuvième vertèbre dorsale de la dixième. Pendant l'opération, il y a une hémorrhagie qui fait perdre à l'animal environ 100 grammes de sang.

A 2 h. 35 m., la moelle épinière est à découvert, mais intacte.

T. du membre postérieur gauche............. 19°,5 C.
T. du membre postérieur droit.............. 20°,5 —

A 2 h. 40 m., on passe un fil autour de la moelle épinière enveloppée de la dure-mère, et l'on interrompt complétement sa continuité au moyen d'une forte ligature.

A 2 h. 45 m. : T. du rectum................... 36°,0 C.
T. du membre postérieur gauche....... 31°,0 —
T. du membre postérieur droit......... 32°,0 —

On coupe le nerf sciatique gauche, à peu près au milieu de la cuisse, et l'on reprend la température des membres, au bout de cinq à six minutes :

T. du membre postérieur gauche......... 34°,2 C.
T. du membre postérieur droit......... 33°,6 —

On commence alors à essayer d'obtenir des actions vaso-motrices réflexes.

Deux aiguilles thermo-électriques étant mises en rapport entre elles, d'une part, et avec un galvanomètre à gros fil (et à miroir), d'autre part, on introduit l'une de ces aiguilles sous la peau du pied droit postérieur de l'animal, et l'autre est laissée exposée à l'air, sur la table. La distance entre le miroir du galvanomètre et la règle divisée est d'environ $1^m,50$.

Les choses étant ainsi disposées, on électrise, avec le courant maximum d'un appareil d'induction à charriot mis en activité à l'aide d'une pile de Grenet, le segment central du nerf sciatique gauche. Au bout de quelques instants, l'aiguille du galvanomètre se dévie, mais faiblement. Chaque fois qu'on renouvelle l'excitation, on observe de nouveau une déviation dans le même sens. La déviation de l'image de la règle divisée est ordinairement de 1 millimètre à 1 millimètre et demi; une seule fois, des précautions ayant été prises pour mieux concentrer l'action du courant dans le nerf sciatique, il y a une déviation de 2 millimètres et demi. On a retiré à plusieurs reprises l'aiguille thermo-électrique du tissu cellulaire sous-cutané du pied droit; chaque fois, on a vu que l'exposition à l'air, et par conséquent le refroidissement de cette aiguille, donnait lieu à une déviation galvanométrique dans le même sens que l'électrisation du sciatique, lorsque cette aiguille était sous la peau, mais beaucoup plus considérable, comme on le conçoit bien. La déviation galvanométrique déterminée par l'électrisation du nerf sciatique gauche, indiquait donc un refroidissement du pied droit.

Pour essayer d'obtenir des indices de dilatation vasculaire réflexe, on remet en place, dans le tissu cellulaire sous-cutané du pied droit, l'aiguille thermo-électrique; puis on faradise, avec un fort courant, la surface plantaire des orteils du pied droit, ou la peau qui les sépare les uns des autres. Il se produit, lors des premiers essais, quelques légers mouvements réflexes des muscles de la cuisse, parce que les effets du curare tendent à se dissiper; on est obligé, pour amener de nouveau une immobilité complète, d'injecter sous la peau une nouvelle quantité de solution curarique. Lorsque tout mouvement réflexe des muscles de la vie animale a cessé, on électrise de nouveau l'extrémité digitale du pied droit. On voit, après quelques instants, une déviation de l'aiguille du galvanomètre, accusée par un déplacement de l'image de la règle divisée, de 1 millimètre et demi, 2 millimètres, 2 millimètres et demi et jusqu'à 3 millimètres, et cette déviation a lieu en sens inverse de la précédente. Elle est donc l'indice d'une élévation de température et, par conséquent, suivant toute vraisemblance, d'une dilatation vasculaire réflexe, dans le pied droit de l'animal.

On a renouvelé encore ces essais, après avoir introduit dans l'intérieur de la dure-mère spinale, au-dessus de la ligature, une sonde cannelée, à l'aide de laquelle on a essayé de détruire, par attrition, la moelle épinière, jusqu'au niveau de la troisième vertèbre dorsale. On s'est assuré, après la mort de l'animal, que la substance grise et les faisceaux postérieurs avaient été les parties les plus altérées. On a obtenu les mêmes résultats; mais ils étaient un peu moins marqués, ce qui peut tenir à l'affaiblissement circulatoire que cette destruction d'une grande partie de la moelle épinière a sans doute déterminé. Il est 4 h. 20 m., au moment où l'on cesse l'expérience : on prend alors une dernière fois la température des membres et du rectum ; on prend aussi celle des oreilles :

T. du rectum..........................	32°,5 C.
T. du membre postérieur gauche........	30°,1 —
T. du membre postérieur droit...........	30°,6 —
T. du membre antérieur gauche.........	19°,8 —
T. du membre antérieur droit...........	22°,4 —
T. de l'oreille gauche.................	23°,2 —
T. de l'oreille droite..................	25°,3 —

Il n'est pas inutile de dire que le pied antérieur gauche et l'oreille gauche ont été exposés, pendant tout le temps de l'expérience, à l'influence d'une projection d'air sortant par une ouverture du tube qui servait à la respiration artificielle. D'autre part, je dois faire observer aussi que la plaie faite pour mettre le nerf sciatique gauche à découvert était considérable, et qu'il a pu y avoir là une cause importante de déperdition de chaleur pour le membre correspondant.

Nous voyons que, dans ce cas, malgré la section de la moelle épinière vers le milieu de la région dorsale, on a pu encore provoquer, par mécanisme réflexe, un refroidissement d'un des membres postérieurs, en excitant le nerf sciatique du côté opposé. Je ne pense pas qu'on puisse expliquer ce refroidissement autrement qu'en admettant une contraction réflexe des petits vaisseaux, dans le membre où l'on a constaté l'abaissement de température. De même, l'élévation de température qu'on a observée dans le membre postérieur droit, lorsqu'on excitait, avec un fort courant d'induction, les orteils de ce membre, s'explique bien certainement par la dilatation vasculaire réflexe que l'on a déterminée ainsi.

J'ai voulu comparer les effets obtenus, dans ces expériences, après la section transversale de la moelle épinière, à ceux qu'on peut observer chez un animal dont la moelle est intacte. L'expérience qui suit permet de faire cette comparaison.

Exp. III. — Chien adulte, de moyenne taille, vigoureux. Curarisation et respiration artificielle. La curarisation est complète à 2 h. 10 m. A ce moment, les membres sont détachés depuis plus de dix minutes. On prend la température des membres, des oreilles et du rectum :

T. du rectum.....................	37°,2 C.
T. du membre postérieur droit..........	23°,2 —
T. du membre postérieur gauche.........	25°,2 —
T. du membre antérieur droit..........	19°,4 —
T. du membre antérieur gauche.........	25°,0 —
T. de l'oreille droite..................	31°,2 —
T. de l'oreille gauche.................	30°,3 —

Une fois ces températures notées, on introduit une aiguille thermo-électrique sous la peau du pied postérieur gauche. Cette aiguille est mise en rapport avec une autre aiguille thermo-électrique qui est laissée exposée à l'air libre, et ces deux aiguilles sont mises en communication par un fil conducteur avec un galvanomètre à miroir, disposé comme dans les précédentes expériences. Au moment où l'on introduit l'aiguille thermo-électrique sous la peau du pied gauche, la ligne de repère de la lunette marquait, sur la règle divisée, réfléchie par le miroir du galvanomètre, le chiffre 29 très-exactement. L'aiguille du galvanomètre se dévie aussitôt, et la ligne de repère parcourt la règle divisée, de 29ᶜ à 35ᶜ.

A 2 h. 35 m., on électrise l'intervalle des orteils du pied droit, avec un fort courant d'induction (appareil à chariot, pile de Grenet ; — maximum de l'appareil). Il y a une déviation de 34ᶜ,6 à 35ᶜ, déviation qui ne commence que quelques instants après le début de l'électrisation et qui s'arrête au point indiqué, bien que l'on continue à électriser l'extrémité du membre.

Lorsque l'aiguille du galvanomètre est devenue immobile, on renouvelle le même essai ; il y a une déviation de 2 millimètres dans le même sens. Deux nouvelles reprises ne donnent plus qu'une déviation d'un millimètre ou même d'un demi-millimètre.

A 2 h. 47 m., on faradise la peau de l'intervalle des orteils du pied gauche, c'est-à-dire de celui dans lequel une aiguille thermo-électrique a été introduite. Il y a une déviation du galvanomètre, accusée par un déplacement de l'image de la règle : la ligne de repère de la lunette passe de 35ᶜ,3 à 36ᶜ,5.

A 2 h. 50 m. : électrisation de l'extrémité du membre postérieur droit, déviation nulle, ou à peu près, de l'image.

A 2 h. 56 m., même résultat, à peu près nul, d'une nouvelle électrisation du même membre.

A 2 h. 57 m., on électrise la peau de l'intervalle des orteils du membre postérieur gauche, c'est-à-dire de celui dans lequel est introduite une des aiguilles thermo-électriques. On interrompt fréquemment le contact entre l'excitateur et la peau. Déviation de l'aiguille du galvanomètre : la déviation de l'image, qui commence quelques instants après le début de l'électrisation, fait passer devant la ligne de repère de la lunette les divisions de la règle graduée, de 35°,9 à 40°,5.

A 3 h. 6 m. : électrisation du membre postérieur droit (extrémités digitales), déviation du galvanomètre de 39°,25, à 39° 8.

A 3 h. 10 m. : nouvel essai du même genre que le précédent, déviation de 39°,5 à 39°,2.

Immédiatement après ce dernier essai, on reprend, avec le thermomètre, la température des membres, des oreilles et du rectum :

T. du rectum	36°,2 C.
T. du membre postérieur droit	33°,2 —
T. du membre postérieur gauche	27°,8 —
T. du membre antérieur droit	20°,6 —
T. du membre antérieur gauche	19°,6 —
T. de l'oreille droite	25°,4 —
T. de l'oreille gauche	26°,4 —

A 3 h. 25 m., on met le nerf sciatique droit à nu et on le coupe vers le milieu de la cuisse. On électrise le bout central de ce nerf, l'une des aiguilles thermo-électriques étant toujours dans le tissu cellulaire sous-cutané du pied postérieur gauche. Il se produit, presque aussitôt après la section du nerf, un mouvement de déviation de l'aiguille du galvanomètre, déviation accusée par un déplacement de l'image de 38°,5 à 39°,9.

A 3 h. 30 m., nouvelle électrisation du bout central du sciatique : déviation de 40°,3, point de départ, jusqu'à 40°,5, point où le mouvement de l'aiguille du galvanomètre s'arrête.

A ce moment, on reprend la température des membres postérieurs :

T. Membre postérieur gauche	28°,8 C.
T. Membre postérieur droit	33°,8 —

Lorsqu'on prenait la température du membre postérieur gauche, on fléchissait les orteils sur le thermomètre. Or, cette faible excitation avait suffi pour provoquer une déviation de l'aiguille du galvanomètre, déviation traduite par un déplacement de l'image, de 5 millimètres environ, et ayant lieu dans un sens qui indiquait une élévation de chaleur.

On met la moelle épinière à nu, au niveau de la sixième vertèbre dorsale, et à 3 h. 45 m. on la lie très-fortement, sans ouvrir la dure-mère. L'aiguille du galvanomètre commence presque aussitôt à se dévier, et la déviation de l'image de la règle graduée a lieu, de 36°,5 à 42°.

Au moment où la déviation est à peu près terminée, à 3 h. 55 m., on prend la température des membres, des oreilles et du rectum :

T. du rectum	35°,6 C.
T. du membre postérieur gauche	34°,4 —
T. du membre postérieur droit	34°,8 —
T. du membre antérieur gauche	30°,6 —
T. du membre antérieur droit	32°,2 —
T. de l'oreille gauche	25°,6 —
T. de l'oreille droite	26°,6 —

A 4 h., le galvanomètre est immobile; la ligne de repère marque 44°,4. On électrise le bout central du nerf sciatique droit. Déviation lente, allant de 44°,4 à 44°,2. Il y a donc abaissement de température dans le membre postérieur gauche.

A 4 h. 5 m., nouvelle électrisation du bout central du sciatique : nouvelle déviation dans le même sens, de 44°,3 à 44°,1.

A 4 h. 9 m., on électrise l'intervalle des orteils du pied gauche, c'est-à-dire de celui dans lequel est implantée une des aiguilles thermo-électriques : déviation de l'image de 44°,6 à 45°,1. Il y a, par conséquent, élévation de température dans ce membre.

A 4 h. 13 m., électrisation du bout central du nerf sciatique droit. Déviation de l'image, de 45°,3 à 44°,95. Donc, abaissement de température. Dès qu'on cesse d'électriser le nerf, il se fait une déviation en sens inverse, de 44°,95 à 45°,5.

On a pris, quelques instants auparavant, la température de l'air de la pièce. Le thermomètre y marque 15°,2.

On note encore une fois la température du rectum, des membres et des oreilles :

T. du rectum	35°,2 C.
T. du membre postérieur gauche	34°,4 —
T. du membre postérieur droit	34°,6 —
T. du membre antérieur gauche	24°,4 —
T. du membre antérieur droit	23°,6 —
T. de l'oreille gauche	22°,8 —
T. de l'oreille droite	22°,4 —

On retire l'aiguille thermo-électrique du tissu cellulaire sous-cutané du pied postérieur gauche, après avoir noté le point où le galvanomètre est arrêté. La ligne de repère marque alors 43 centimètres. Dès que l'aiguille est exposée à l'air, il y a une déviation rapide, qui se ralentit bientôt et qui s'arrête à 26°,5.

Avant la section de la moelle épinière, chez ce chien, on n'a obtenu des résultats, bien constants et très-notables que lorsque l'on électrisait les extrémités digitales du pied, dans le tissu cellulaire sous-cutané duquel se trouvait une des aiguilles thermo-électriques. Il y avait alors une assez forte élévation de température, due, suivant toute probabilité, à une dilatation réflexe des vaisseaux de ce membre. L'électrisation du membre postérieur droit n'a produit que des résultats inconstants, quand on agissait sur la peau de l'intervalle des orteils ; lorsque l'excitateur était mis en contact avec le bout central du nerf sciatique droit, c'est encore une élévation de température que l'on a provoquée dans le membre postérieur gauche.

L'afflux plus grand de sang dans ce membre était-il dû exclusivement à la dilatation réflexe de ses vaisseaux ? Les modifications des mouvements du cœur ont-elles joué un rôle dans la production du résultat observé ? Faut-il attribuer aussi une influence au resserrement vasculaire que l'on détermine ainsi dans la plupart des autres régions du corps ? Ce sont là certainement des facteurs dont il faut tenir compte. Toutefois, je me suis convaincu par d'autres expériences, dans lesquelles les deux nerfs vagues avaient été préalablement coupés, que les modifications des mouvements cardiaques ne jouent qu'un rôle accessoire dans les phénomènes observés : car, dans ces conditions, on a constaté, tout aussi nettement que lorsque les nerfs vagues étaient intacts, une élévation de température dans les membres postérieurs, par suite de l'électrisation de ces membres ou de la partie centrale de leurs nerfs. D'ailleurs, quelque importance qu'on attribue à cette action sur le cœur ou sur l'ensemble des vaisseaux, elle n'a pu intervenir que si les parois vasculaires du membre postérieur gauche se sont relâchées, et par conséquent, en tout cas, la production de cette paralysie vasculaire réflexe est incontestable. Pourquoi, dans ces conditions, est-ce une paralysie réflexe et non une constriction réflexe des petits vaisseaux que l'on a observée ? C'est une question à laquelle je ne saurais répondre actuellement.

Toujours est-il que, lorsque la moelle épinière a été coupée transversalement, nous avons observé de nouveau ce qui avait été noté dans les expériences I et II, à savoir :

que l'électrisation du bout central du nerf sciatique droit suscitait une constriction vasculaire réflexe dans le membre postérieur gauche; tandis que l'électrisation des extrémités digitales de ce même membre gauche y produisait une dilatation vasculaire réflexe. Cette expérience parle donc dans le même sens que les précédentes.

Vous voyez ainsi, nettement, que la moelle épinière contient des centres d'action excito-motrice, par l'intermédiaire desquels peuvent être provoquées des constrictions et des dilatations vasculaires réflexes. Et je vous répète que, sans aucun doute, dans des conditions favorables d'observation, on constaterait, chez l'homme, des phénomènes tout à fait semblables à ceux que nous avons vus se manifester chez des batraciens et chez des mammifères.

Du reste, les cas d'interruption de la continuité de la moelle épinière ne sont pas les seuls dans lesquels l'étude des phénomènes vaso-moteurs peut fournir des données à la solution du problème en question. Des indications, très-précieuses aussi, sont fournies par les essais qu'on peut tenter, sur les membres paralysés, pour provoquer des actions vaso-motrices réflexes, dans les cas d'hémiplégie de cause encéphalique, ou dans ceux de paraplégie.

Si l'on cherche à provoquer l'apparition de traînées rouges sur la peau des avant-bras, chez des sujets atteints d'hémiplégie due à des lésions encéphaliques, on verra, dans la plupart des cas, ces traînées se manifester plus rapidement, être plus larges, et durer plus longtemps, du côté paralysé que du côté sain. Ces essais doivent être faits comme pour les expériences dont j'ai parlé dans une autre leçon, c'est-à-dire en frottant rapidement, suivant une ligne parallèle à l'axe de l'avant-bras, la peau de cette partie avec une pointe mousse, comme l'extrémité d'un porte-plume, par exemple. Or, il s'agit, dans ces conditions, d'un résultat d'action vaso-dilatatrice réflexe. Sous l'influence de l'excitation de la peau, la réflectivité de la moelle a été mise en jeu, et il s'est produit une action réflexe, suspensive de l'activité tonique des vaso-constricteurs de la région irritée. Si les phénomènes sont plus accusés dans l'avant-bras paralysé que dans celui du côté sain, on doit, je pense, l'expliquer par la légère exaltation que présente presque toujours la réflectivité médullaire, chez les hémiplégiques, dans la moitié de la moelle du côté opposé au siége de la lésion encéphalique. En admettant l'exactitude de cette interprétation, on voit que ce développement plus considérable des actions vaso-dilatatrices dans la peau qui recouvre les parties paralysées, chez les hémiplégiques, permet de présumer que des modifications réflexes des vaisseaux peuvent se produire par l'intermédiaire de la moelle épinière. Il faut reconnaître, toutefois, que la légitimité de cette présomption pourrait être mise en doute ; car, dans les cas d'hémiplégie, les membres paralysés reçoivent l'influence non-seulement de la moelle, mais aussi de la moitié correspondante du bulbe rachidien : on pourrait donc se demander si l'exagération des phénomènes vaso-dilatateurs réflexes, dans les membres paralysés, n'est pas le résultat de l'exaltation de la réflectivité de cette moitié du bulbe (1).

(1) M. R. Lépine a publié des faits intéressants, relativement à l'influence exercée par le refroidissement artificiel des membres, sur leur température, chez les hémiplégiques. Il a vu que, si l'on soumet au contact d'un vase contenant de l'eau modérément froide l'avant-bras du côté paralysé et celui du côté sain, pendant une à deux minutes, le premier, qui était le plus chaud avant l'expérience, se refroidit plus que l'autre. Ce serait l'inverse lorsque l'eau est plus

Les faits de paraplégie sont bien plus probants, parce que l'hypothèse de l'intervention d'une influence bulbaire est éliminée. Je ne veux parler ici que des cas dans lesquels la paralysie semble due à une compression ou à une lésion limitée du milieu de la région dorsale de la moelle épinière; et encore, je choisirai ceux de ces cas dans lesquels on constate que l'un des deux membres inférieurs est plus paralysé que l'autre, sous le rapport du mouvement. On observe en outre, d'ordinaire, dans ces circonstances, comme l'a indiqué M. Brown-Séquard, que le membre le plus paralysé est celui qui a conservé sa sensibilité au degré normal, ou à peu près, tandis que l'autre membre est plus ou moins insensible. Le membre le plus paralysé offre aussi, en général, une température un peu plus élevée que le membre du côté opposé. Il y a donc un affaiblissement plus marqué des vaso-moteurs dans le premier membre que dans l'autre. Si l'on cherche à produire des traînées de congestion cutanée réflexe dans ces deux membres, sur les cuisses, par exemple, on voit que ces traînées sont plus larges, apparaissent plus rapidement et durent plus longtemps sur le membre le plus paralysé, sous le rapport du mouvement, que sur le membre du côté

froide : le membre paralysé est le plus chaud lorsqu'on retire le vase, même lorsque ce membre, comme cela se voit dans les anciennes hémiplégies, est habituellement plus froid que le membre sain. M. Lépine pense qu'on pourrait expliquer ces résultats en admettant « que les actions vaso-motrices, nécessaires pour l'adaptation au milieu ambiant, se produisent du côté paralysé *plus lentement et moins complétement* » (*Note sur les variations de température des membres paralysés relativement aux membres sains.* — Mémoires de la Société de biologie, 1868, p. 13). L'explication proposée, sous toutes réserves, par M. Lépine, serait complétement acceptable, s'il était démontré que, chez les hémiplégiques, les actions vaso-motrices réflexes sont moins énergiques du côté paralysé que du côté sain. Or, il me semble que s'il y a une différence, sous ce rapport, entre les membres des deux côtés, elle est plutôt en sens inverse.

opposé. Or, on peut constater, dans ces cas, que c'est le membre le plus paralysé qui offre les mouvements réflexes les plus prononcés. C'est donc la moitié correspondante de la moelle épinière dont la réflectivité est augmentée, et cette réflectivité est exaltée seulement au-dessous du siége de la lésion. Par conséquent, si les phénomènes vaso-dilatateurs réflexes sont plus manifestes du côté le plus paralysé, il est évident que cela tient à ce que, dans la moitié correspondante de la moelle, et au-dessous de la lésion, se trouvent des centres d'action vasculaire dont la réflectivité est exaltée, comme celle des centres d'action musculo-motrice.

Ces faits nous permettent d'affirmer que, chez l'homme, comme chez les animaux, les nerfs vaso-moteurs ont des centres d'action réflexe dans la moelle épinière elle-même; et, par suite, nous pouvons conclure que le bulbe rachidien n'est pas, comme on tend à l'admettre aujourd'hui, le centre réflexe unique de tous les nerfs vaso-moteurs des membres, des parois du tronc, du cou et de la tête.

Parmi les expériences qui sont alléguées à l'appui de l'hypothèse en discussion, les seules qui aient une valeur réelle sont celles qui consistent à électriser un nerf sensitif, le nerf sciatique, par exemple, avant et après la section de la partie supérieure de la moelle cervicale, et à montrer qu'il y a élévation considérable de la pression sanguine dans les artères lorsque la moelle est intacte, tandis que l'effet est nul lorsqu'elle est coupée. Il est clair qu'il n'y a aucun argument à tirer des expériences dans lesquelles on agit sur le bout central du nerf dépresseur, avant et après la section de la moelle. Quand on a pratiqué cette section, il n'y a plus aucune communication entre les origines du dépresseur et les vaso-moteurs qui naissent de la moelle épinière; on ne doit donc pas être surpris de voir, dans ces conditions, l'électrisation du nerf dépresseur ne produire aucun abaissement de la pression sanguine. Il est vrai que l'on n'obtient plus de dilatation des vaisseaux de l'oreille, chez le lapin, en électrisant le bout central du nerf cervico-auriculaire antérieur, lorsque la moelle cervicale est coupée immédiatement en arrière du bulbe rachidien, et que, cependant, le foyer d'origine de ce nerf est situé en arrière de la section (1), comme le foyer d'origine des nerfs vaso-dilatateurs de l'oreille. Mais il est possible que la réflectivité de la région de la moelle, d'où naît le nerf cervico-auriculaire antérieur, soit très-notablement affaiblie par la section faite à une faible distance de cette région.

La même objection ne peut pas être opposée aux expériences dans lesquelles on électrise le nerf sciatique pour provoquer des actions vaso-constrictives réflexes, avant et après la section transversale de la partie supérieure de la moelle cervicale. On conçoit que les physiologistes aient été vivement frappés par le contraste qui existe entre les résultats obtenus dans ces deux conditions différentes, et qu'ils aient été entraînés à regarder l'absence d'effets vaso-constricteurs généralisés, lorsqu'on électrise un nerf sensitif après avoir coupé la moelle cervicale en travers, comme une preuve décisive démontrant que tous les nerfs vaso-moteurs ont leur centre d'action réflexe dans le bulbe rachidien.

Les données expérimentales et cliniques que je vous ai fait connaître établissent que cette conclusion n'est pas

---

(1) Le nerf cervico-auriculaire, chez le chien, provient du second nerf cervical, c'est-à-dire de celui qui sort du canal vertébral entre la première et la deuxième vertèbre cervicale.

rigoureusement exacte. Il est incontestable que le bulbe rachidien a une influence sur l'ensemble des nerfs vaso-moteurs du corps; mais n'a-t-il pas aussi une influence considérable sur tous les nerfs musculo-moteurs de la vie animale? Et, s'il joue un rôle plus important dans les phénomènes vaso-moteurs réflexes que dans les mouvements réflexes des muscles à fibres striées, des muscles des membres, par exemple, il ne faut pas pourtant exagérer ce rôle, comme on l'a fait, en admettant que dans la moelle allongée réside le centre commun et unique de toutes les actions vasculaires réflexes qui peuvent se produire dans les diverses régions du corps.

Maintenant que nous savons qu'au contraire les différents nerfs vaso-moteurs ont leurs foyers d'origine et leurs centres d'action réflexe échelonnés dans toute la hauteur de la substance grise de la moelle épinière, nous pouvons nous rendre compte plus facilement de ces phénomènes vaso-moteurs réflexes, plus ou moins localisés, que nous observons à chaque instant, soit dans les conditions normales, soit dans les conditions pathologiques, sous l'influence d'excitations portant sur les extrémités périphériques des nerfs sensitifs ou excito-moteurs.

Avant d'aller plus loin, il convient de dire quelques mots d'un travail présenté par M. Cyon, il y a quatre ans, à l'Académie des sciences, travail dans lequel ce physiologiste cherchait à prouver que les actions vaso-motrices, lorsqu'elles sont provoquées, chez des mammifères, par l'excitation des nerfs sensibles, ne sont pas les mêmes suivant que le cerveau proprement dit est intact ou qu'il est détruit. Dans le premier cas, les actions vaso-motrices réflexes pourraient varier et produire tantôt une constriction, tantôt une dilatation des vaisseaux; dans le second cas, ces actions vaso-motrices seraient constantes, invariables, et consisteraient toujours en des paralysies, en des dilatations des vaisseaux. Il en serait comme dans ce dernier cas chez les animaux soumis à l'action du chloroforme ou de l'opium (1).

Cette opinion de M. Cyon se trouve réfutée par les expériences faites par divers physiologistes, par M. Heidenhain (2), par M. Owsjannikow et par tous les expérimentateurs, qui ont vu, après avoir séparé la protubérance des parties antéro-supérieures de l'encéphale, l'excitation des nerfs sensitifs donner lieu à des constrictions vasculaires amenant une augmentation considérable de pression. Ce n'est pas, bien certainement, par son intervention comme organe des perceptions que le cerveau proprement dit peut modifier les réactions vaso-motrices réflexes produites par l'excitation des nerfs sensitifs. On sait, en effet, que chez les animaux curarisés les sensations, et même probablement les sensations perçues, ont encore lieu; et cependant, chez ces animaux, les réactions réflexes vaso-motrices sont constantes : il y a dilatation de certains vaisseaux, constriction d'un bien plus grand nombre d'autres, d'où, comme résultante, une augmentation notable de pression.

Mais revenons à la question de l'origine des nerfs vaso-moteurs et de la source de leur activité.

La moelle et le bulbe sont, en tout cas, les foyers prin-

---

(1) E. Cyon, *Note sur les actions réflexes des nerfs sensibles sur les nerfs vaso-moteurs* (Comptes rendus de l'Acad. des sciences, 30 août 1869).
(2) R. Heidenhain, *Ueber Cyon's neue Theorie der centralen Innervation der Gefässnerven* (Pflüger's Arch., 1871-72, p. 551 et suiv.).

cipaux d'origine des nerfs vaso-moteurs, ainsi que les centres principaux d'action réflexe de ces nerfs; mais on peut se demander si ces parties sont les seules sources où s'alimente le fonctionnement des actions vaso-motrices.

Nous avons déjà vu que certaines parties de l'encéphale peuvent encore déterminer des actions vaso-motrices, dans certaines conditions ; pour le moment, nous ne nous occuperons pas de ce point de l'histoire des centres vaso-moteurs.

Mais nous nous demanderons si les ganglions sympathiques ne peuvent pas être aussi des foyers d'origine pour les vaso-moteurs, et des centres d'actions réflexes pour ces mêmes nerfs.

Se demander cela, c'est renouveler une question posée bien souvent à propos du grand sympathique, celle de savoir si ce système a une existence physiologique indépendante ou s'il est tellement subordonné au centre cérébro-spinal, qu'il ne puisse donner lieu à des actions réflexes, qu'à la condition d'être en relation anatomique avec ce centre. C'est une question de physiologie générale discutée depuis le milieu du dernier siècle. Je ne vous en ferai pas l'historique complet, puisque nous ne nous occupons pas du grand sympathique lui-même; je ne veux que vous rappeler le point de départ des opinions qui ont régné sur ce sujet jusqu'à l'époque actuelle, et qui, il faut le reconnaître, ne se sont pas encore mises complétement d'accord. Parmi les physiologistes, les uns ont considéré ce système comme indépendant, autonome; les autres, au contraire, comme tout à fait dépendant et ne devant son activité qu'au centre cérébro-spinal. Ces deux opinions ont été soutenues par des auteurs également dignes d'estime : parmi les auteurs relativement anciens qui ont pensé que le système sympathique était indépendant, je vous citerai Winslow, Johnston, Prochaska, Bichat ; parmi ceux d'un avis contraire, Meckel, Zinn, Legallois, Scarpa. Cette question, qui a été si souvent agitée, n'est pas encore résolue aujourd'hui.

M. Schiff est au nombre de ceux qui ne veulent pas que les ganglions du grand sympathique aient en eux-mêmes le pouvoir de produire des actions réflexes. Pour lui, ces ganglions ont leur source d'activité dans le centre nerveux bulbo-spinal. Une des expériences qu'il cite comme argument en faveur de cette thèse, est la suivante : Si l'on coupe toutes les racines des ganglions du sympathique qui fournissent les nerfs vaso-moteurs d'un des membres thoraciques, on constate un certain degré d'échauffement de l'extrémité de ce membre. Or, si l'on vient ensuite à arracher les ganglions eux-mêmes d'où partent ces vaso-moteurs, on observerait que la température de cette extrémité ne se modifie pas. Si les ganglions avaient une action propre, ils la conserveraient alors même que l'on aurait coupé les fibres qui constituent leur origine médullaire. Et l'expérience, on le voit, démontre qu'il n'en est rien. L'exactitude de l'opinion adoptée par M. Schiff ne me paraît pas toutefois suffisamment démontrée par cette expérience. Il y a, en effet, des faits expérimentaux, dont je dois vous parler, qui sont en opposition complète avec la manière de voir de ce physiologiste, et qui prouvent que le grand sympathique est une source d'actions réflexes indépendante, *jusqu'à un certain point*, du centre cérébro-spinal.

Le seul fait de la conservation des battements du cœur, lorsque cet organe a été enlevé de la poitrine d'un animal vivant, ou après que la moelle a été détruite en entier, est une preuve que les ganglions sympathiques sont une source d'activité nerveuse, plus ou moins analogue à celle du myélencéphale. La plupart des physiologistes admettent, en effet, que si le cœur d'une grenouille, dans de semblables conditions, peut continuer à battre pendant des heures entières, celui des mammifères durant quelques minutes, cette conservation des pulsations est due aux ganglions qui sont encore compris, les uns dans la substance même du cœur, et les autres au voisinage de ses parois.

Remak a décrit de petits ganglions qui se trouvent principalement dans l'épaisseur des parois des oreillettes, et qui sont en rapport avec les extrémités des filets nerveux cardiaques du sympathique et des nerfs pneumogastriques. De ces ganglions partent, dans l'intérieur même du cœur, des fibres qui vont, les unes vers les faisceaux musculaires, les autres vers l'endocarde : ces deux ordres de fibres constituent un circuit excito-moteur ayant pour centre réflexe les ganglions eux-mêmes. Dans ce circuit nous avons des fibres centripètes, venant de l'endocarde, aboutissant aux ganglions et agissant sur eux; des fibres motrices centrifuges, partant des ganglions et allant se terminer dans le muscle cardiaque : donc, toutes les conditions nécessaires à la production d'actions réflexes efficaces se trouvent réunies dans l'appareil ganglionnaire du cœur.

Cette preuve n'est pas la seule qu'on puisse donner à l'appui de l'opinion que nous soutenons. Vous savez que M. Cl. Bernard a fait voir que des actions réflexes peuvent aussi avoir lieu, par l'intermédiaire du ganglion sous-maxillaire, après que tous les nerfs qui l'unissent au centre bulbo-spinal ont été sectionnés.

Lorsque le nerf lingual se trouve encore en rapport avec le centre nerveux intracrânien, si l'on met du vinaigre sur la langue de l'animal, ou bien encore si l'on excite directement ce nerf, on détermine une action réflexe, qui se révèle par l'issue d'une grande quantité de salive ; on a mis, bien entendu, pour mieux constater ce phénomène, une canule dans le canal de Wharton. L'excitation, dans ces conditions, est transmise jusqu'au centre d'origine du nerf trijumeau ; de là, elle passe dans une certaine région du noyau d'origine du facial, et se réfléchit par la corde du tympan et les filets que fournit la corde à la glande sous-maxillaire. Ainsi se produisent l'excitation réflexe de la glande et la suractivité sécrétoire qui en est la conséquence.

Après avoir constaté les résultats qui précèdent, M. Cl. Bernard coupe les différents nerfs qui vont du sympathique cervical à la glande sous-maxillaire ; puis il sectionne le nerf lingual, au-dessus du point d'où se détache son filet glandulaire, et électrise ensuite ce nerf près de la langue. Comme le circuit dont nous avons parlé n'existe plus, on peut supposer, *a priori*, qu'il ne doit plus rien se produire sous l'influence de cette excitation ; eh bien, il se produit encore, à ce moment, un certain afflux de salive. Cette sécrétion réflexe ne peut évidemment s'expliquer qu'en admettant, dans le nerf lingual, des fibres qui vont de la langue vers le ganglion sous-maxillaire. Ces fibres entrent en relation avec les cellules nerveuses du ganglion ou des ganglions sous-maxillaires. Quand on électrise le nerf lingual, près de la langue, dans les conditions susdites, c'est-à-dire après avoir coupé ce nerf au-dessus du point où le filet glandulaire s'en détache, l'excitation peut encore être conduite aux renflements ganglionnaires sous-maxillaires par les fibres dont nous venons de parler. Les cellules nerveuses de ces renflements peuvent ainsi être mises en activité, et les fibres excito-sécrétoires qui en partent pour se rendre à la glande salivaire sous-maxillaire, stimulent cette glande, sous l'influence de cette excitation, et provoquent l'afflux salivaire observé. Il y a là, ce semble, une preuve très-manifeste que les ganglions du grand sympathique peuvent être la source d'actions réflexes indépendantes, alors que leurs relations avec le centre cérébro-spinal sont interrompues.

La valeur de cette expérience a été contestée par M. Eckhard : il croit à une erreur d'observation. Pour lui, la salivation ne serait provoquée, dans ces conditions, que si l'on emploie un courant très-fort, et si on l'applique très-près du ganglion sous-maxillaire, de façon à exciter directement ce ganglion. Cette assertion est manifestement inexacte. J'ai vu maintes fois les phénomènes se produire comme les a décrits M. Cl. Bernard, en agissant sur le nerf lingual à une grande distance du ganglion; et M. Cl. Bernard a montré que l'électrisation de l'extrémité de la langue, ou l'irritation de cette partie avec de l'éther, donnent aussi lieu à une excitation sécrétoire de la glande sous-maxillaire, après section du nerf lingual au-dessus du point d'où se détache le nerf glandulaire.

M. Schiff (1) assure, de son côté, qu'il ne s'agit pas ici d'un fait d'action réflexe, mais que l'on excite, en même temps que le bout périphérique du lingual, des fibres récurrentes, provenant sans doute de la corde du tympan et accompagnant le lingual, avant de rebrousser chemin, jusque

(1) M. Schiff, *Leçons sur la physiologie de la digestion.* Paris, 1867, t. I, p. 282 et suiv.

près des extrémités terminales de ce nerf. L'exagération de sécrétion salivaire observée dans l'expérience de M. Cl. Bernard, serait donc, en réalité, tout à fait semblable, comme mécanisme, à celle qu'on provoque en électrisant le nerf glandulaire provenant de la corde du tympan. M. Schiff allègue des considérations anatomiques et des résultats expérimentaux à l'appui de son opinion. Les arguments qu'il invoque ont-ils la signification qu'il leur attribue?

Je citerai encore, comme fait pouvant servir à démontrer que les ganglions sympathiques peuvent être une source indépendante d'activité nerveuse, l'expérience de Liégeois (1), qui consiste à couper, sur une grenouille, toutes les origines du ganglion cervical supérieur, mais à conserver les filets du ganglion qui vont vers l'œil, vers la langue, etc. Dans ces conditions, les résultats oculo-pupillaires sont assez peu prononcés, mais si, au bout d'une demi-heure, on enlève le ganglion, ces phénomènes deviennent très-manifestes. Ce ganglion paraît donc exercer une action indépendante sur l'iris. J'ai publié des faits du même genre en 1864 (2). Je détruisais le myélencéphale sur des grenouilles, puis j'arrachais un des ganglions cervicaux. La pupille du côté correspondant se dilatait d'abord, puis elle devenait plus étroite que celle du côté opposé.

J'ai fait depuis de nouvelles expériences pour voir si les ganglions nerveux sympathiques peuvent être aussi une source indépendante d'activité pour les nerfs vasomoteurs.

---

(1) Liégeois, *Résultats d'expériences faites sur l'origine et la distribution des nerfs vaso-moteurs de la grenouille* (Comptes rendus de la Société de biologie, 1862, p. 71).

(2) Vulpian, *Leçons sur la physiologie du système nerveux,* p. 846 et suiv.

Je me suis d'abord bien assuré, de nouveau, que l'extirpation du ganglion cervical, chez les grenouilles, détermine constamment une dilatation des vaisseaux, non-seulement dans la moitié correspondante de la langue, mais encore dans toute l'étendue des parois buccales de ce côté. Un effet qui ne manque jamais non plus, c'est l'état de sécheresse habituel de la peau de la moitié correspondante de la tête et du membre antérieur du même côté. J'ai cherché à reconnaître, à l'aide des courants thermo-électriques, s'il y a, à la suite de cette opération, une différence de température entre les deux moitiés de la tête. Les résultats ont été variables. Je dois dire pourtant que c'est le côté de l'opération qui a été, le plus souvent, le plus froid, du moins quelques jours après l'opération.

Cela bien constaté, sur des grenouilles, j'ai détruit le cerveau, l'isthme encéphalique, le bulbe rachidien et la partie antérieure de la moelle jusqu'en arrière de l'origine des nerfs brachiaux. Puis, au bout de quelques instants, j'ai arraché le ganglion cervical du sympathique. Presque immédiatement, il s'est produit une rougeur bien manifeste de la moitié correspondante de la langue, ainsi que de la paroi de toute cette moitié de la cavité buccale. Il m'a semblé qu'il y avait aussi un léger effet du même genre sur les vaisseaux du membre antérieur du même côté. Les autres résultats de l'ablation du ganglion se sont montrés de même.

Bien plus, sur d'autres grenouilles, j'ai détruit la totalité du myélencéphale, et l'arrachement d'un ganglion cervical a encore produit, sur les vaisseaux de la langue, le même effet, moins marqué, il est vrai.

Comme je savais que, dans ces conditions expérimentales, la circulation est très-affaiblie dans les diverses parties du corps, et qu'elle y est même presque arrêtée dès les premiers moments qui suivent la destruction du myélencéphale, je voulus voir ce qui arriverait à la suite de l'excision du ganglion cervical d'un côté, sur une grenouille rendue exsangue. Pour cela, j'enlevai le cœur sur une grenouille, puis, au bout de quelques minutes, je fis l'ablation du ganglion cervical gauche. Or, on put constater de la façon la plus nette que la moitié de la langue, du côté correspondant, avait toutes ses papilles remplies de sang, ce qui formait un très-fin pointillé rouge, tandis que la moitié opposée était entièrement pâle. Il ressort de ce résultat que, sur cette grenouille à peu près exsangue, l'excision d'un des ganglions cervicaux a rendu beaucoup plus faible, du côté correspondant, le retrait tonique des dernières artérioles, de telle sorte que le sang n'a pas pu franchir, de ce côté, les extrémités de ces vaisseaux et les capillaires, ce qu'il a fait complétement, au contraire, du côté où le ganglion était intact. De plus, cette expérience, en nous montrant ce qui peut se manifester sur une grenouille exsangue et privée de son cœur, nous permet de nous rendre compte des phénomènes que nous avons observés, malgré l'affaiblissement extrême de la circulation, chez les grenouilles dont tout le myélencéphale était détruit, et sur lesquelles nous arrachions ensuite un ganglion cervical.

D'autre part, sur des grenouilles (1) dont l'encéphale et la partie antérieure de la moelle, jusqu'en arrière de l'origine des nerfs brachiaux, avaient été détruits, on a coupé tous les filets qui, des ganglions abdominaux du grand sym-

(1) Ces expériences donnent des résultats faciles à constater, surtout lorsqu'elles sont faites sur des grenouilles rousses (*Rana temporaria*).

pathique, vont vers les nerfs destinés à l'un des membres postérieurs : ces nerfs restaient intacts eux-mêmes. On examinait ensuite la membrane interdigitale des deux pieds. Celle du côté où les filets sympathiques étaient sectionnés présentait une dilatation très-notable de ses vaisseaux. On voyait même une dilatation du même genre, mais moins marquée, se produire encore lorsqu'on avait détruit préalablement la totalité du centre nerveux cérébro-spinal. Le même effet se manifeste d'ailleurs aussi lorsque la section des filets sympathiques destinés aux nerfs lombaires est faite sur une grenouille dont l'axe cérébro-spinal n'a subi aucune atteinte. Des expériences dans lesquelles la partie antérieure du myélencéphale, ou la totalité de ce centre, était détruite, il paraît bien résulter que les ganglions sympathiques, en rapport avec les nerfs vaso-moteurs, ont sur ces nerfs et, par leur intermédiaire, sur les vaisseaux, une influence analogue à celle qu'exerce le centre cérébro-spinal sur ces organes.

Voilà des faits qui vous démontrent d'une façon bien nette que, contrairement à l'opinion de M. Schiff, les ganglions sympathiques peuvent être des sources indépendantes d'influx nerveux pour les nerfs qui en naissent.

Si j'avais eu, en cette saison, des grenouilles plus vigoureuses, j'aurais répété ces expériences devant vous, et je vous aurais montré aussi, bien que cela sorte un peu de notre sujet, que, sous l'influence des mêmes vivisections, on voit se produire des modifications intéressantes du pigment de l'animal.

Les taches pigmentaires cutanées de la grenouille sont produites par des cellules sous-épidermiques remplies de pigment et contractiles. Les mouvements qui résultent de cette contractilité se manifestent souvent sous l'influence de diverses modifications du milieu extérieur : ils sont lents, progressifs. Les cellules pigmentaires peuvent se présenter, au moment de l'examen microscopique, soit sous forme de petites masses irrégulièrement globuleuses, séparées les unes des autres par des intervalles libres, soit sous forme de cellules ramifiées, à prolongements plus ou moins étendus. Dans cette dernière condition, les prolongements occupent une partie plus ou moins considérable des espaces intercellulaires, et la peau de l'animal offre une teinte foncée; lorsque ces cellules font rentrer leurs prolongements dans leur intérieur et redeviennent globuleuses, par suite de cette lente contraction, la peau présente une teinte beaucoup plus claire. Toutes les intensités intermédiaires de coloration peuvent naturellement se produire, suivant l'état varié d'extension ou de rétraction des prolongements des cellules pigmentaires.

Les mouvements de ces cellules, comme on le sait depuis longtemps, sont soumis à l'influence du système nerveux. Plusieurs travaux ont été déjà publiés sur ce sujet ; et parmi les plus récents, je vous citerai ceux de M. Hering (1) et de M. Goltz, de Halle (2). On sait que, lorsqu'on excite un nerf cutané sur une grenouille, les points correspondants de la peau prennent une teinte plus claire, par suite de la contraction des cellules pigmentaires. Ces cellules reviennent peu à peu sur elles-mêmes,

---

(1) Hering, *Ueber die Bewegungen der sternförmigen Pigmentzellen und die dadurch Veränderungen in der Hautfarbe der Frösche* (Centralblatt, 1869, p. 49 et suiv.).

(2) Goltz, de Halle, *Congrès des naturalistes allemands en* 1871 (voy. Revue scientifique, 30 mars 1872, p. 948).

ACTION DU SYMPATHIQUE SUR LA PIGMENTATION. 317

tendent à devenir arrondies par suite du retrait de leurs prolongements ramifiés. Si l'on coupe ce même nerf, il y a, au contraire, paralysie des cellules pigmentaires dans la partie correspondante de la peau, de telle sorte que cette région offre une teinte plus foncée que les parties voisines. Lorsqu'on coupe les nerfs principaux d'un membre postérieur, la coloration de la peau de ce membre reste ou devient d'une teinte plus foncée que celle de la peau de l'autre membre. Il y a paralysie plus ou moins complète des cellules pigmentaires dans tout le membre dont les nerfs sont coupés ; les prolongements de ces cellules restent plus ou moins étendus et ne se rétractent plus entièrement, pendant la vie de l'animal. Une paralysie plus ou moins complète des cellules pigmentaires s'observe dans les deux membres postérieurs, si l'on a coupé transversalement la moelle épinière en avant de l'origine des nerfs lombaires. Enfin, on sait aussi que l'on peut obtenir une paralysie généralisée des cellules pigmentaires du corps, en pratiquant une section transversale de la moelle épinière près du bec du *calamus scriptorius*. J'ai vu une grenouille, sur laquelle j'avais coupé la moelle dans ce point et qui a survécu pendant près de deux mois, offrir d'une façon permanente une teinte très-foncée de la peau, et cette teinte ne variait pas d'une façon sensible suivant que l'animal était à sec ou qu'il était humecté d'eau.

Enfin, si l'on enlève le ganglion cervical d'un côté sur des grenouilles rousses (l'expérience donne des résultats très-nets chez les animaux de cette espèce), on voit, au bout de quelques minutes, les taches pigmentées de la peau de la moitié correspondante de la tête, et celles du membre antérieur du même côté, devenir moins foncées que les taches du côté opposé. Cet état dure peu; il se fait bientôt une modification en sens inverse; les taches susdites et la teinte générale de la peau de la même région deviennent plus fortement colorées que celles du côté opposé. Cette dernière modification, qui est bien appréciable au bout d'un quart d'heure ou d'une demi-heure, est permanente et peut durer indéfiniment.

J'appelle, avec tous les auteurs, l'état ramifié des cellules pigmentaires du nom de paralysie, bien qu'il y ait quelques réserves à faire sur l'exactitude de cette dénomination; réserves fondées surtout sur ce fait, à savoir: que, après la mort, les cellules tendent toujours à se ramasser sous forme globuleuse, de telle sorte que la peau offre alors en général une teinte claire; tandis que, théoriquement, si l'état de paralysie complète était réellement caractérisé par l'extension des prolongements des cellules, la peau, dans l'état cadavérique, devrait présenter une teinte plus ou moins foncée, soit immédiatement après la mort, soit au bout de quelques heures.

Mais laissons là cette difficulté. L'action du système nerveux sur la pigmentation des grenouilles, d'après M. Hering et M. Goltz, ne serait pas entièrement directe. Ces auteurs sont d'accord pour attribuer cette action, en partie du moins, aux modifications que les lésions des nerfs ou de la moelle épinière déterminent dans la circulation de la peau.

J'ai d'abord voulu savoir à quoi m'en tenir sur la valeur de cette opinion de MM. Hering et Goltz. J'ai excisé le cœur sur une grenouille; puis, après avoir laissé s'effectuer l'écoulement du sang pendant quelques minutes, j'ai arraché le ganglion cervical sympathique du côté gauche. Cette avulsion a eu pour premier effet la production d'une teinte plus claire de la peau de la moitié correspondante de la tête et du membre supérieur du même côté. Mais, peu à peu, un effet inverse s'est produit, et la coloration de la peau de ces parties est devenue plus foncée que celle de la peau des parties homologues du côté opposé. L'influence du système nerveux sur les cellules pigmentaires de la peau, chez la grenouille, ne semble donc pas liée d'une manière exclusive aux modifications de la circulation produites par les variations de l'action de ce système. Je n'oserai pas être plus affirmatif, parce que nous avons vu que, dans ces conditions, il se produit encore une légère congestion du côté où le ganglion cervical est arraché.

Ceci posé, j'ai étudié les résultats des lésions du système nerveux sympathique sur le pigment cutané de la grenouille. J'ai répété les expériences que j'avais faites lorsqu'il s'agissait d'examiner l'influence de ce système sur les nerfs vaso-moteurs. Après avoir détruit l'encéphale et la partie antérieure de la moelle épinière, jusqu'en arrière de l'origine des nerfs brachiaux, on arrache le ganglion cervical d'un côté. On voit, après une courte période, pendant laquelle la coloration de la peau de la tête et du membre antérieur, du côté du ganglion arraché, est devenue plus claire, cette coloration devenir peu à peu plus foncée que celle des mêmes parties du côté opposé.

Il en est de même lorsqu'on détruit tout le centre nerveux cérébro-spinal. L'ablation du ganglion cervical, faite immédiatement après la première opération, détermine d'abord une atténuation de la teinte de la peau; puis on voit, en général, la peau des parties que nous venons d'indiquer acquérir une coloration plus foncée que celle des parties homologues du côté opposé. Ces variations de teinte portent non-seulement sur le fond de la couleur de la peau, mais encore sur la teinte des taches cutanées.

Des expériences tout à fait analogues peuvent être faites sur les filets nerveux qui vont des ganglions abdominaux du grand sympathique aux nerfs lombaires d'un des membres postérieurs. On constate l'apparition d'une coloration plus foncée de la peau qui recouvre le membre du côté où l'on a coupé ces nerfs, soit lorsque le myélencéphale est intact, soit lorsque l'encéphale et la partie antérieure de la moelle ont été détruits par attrition. L'effet est toutefois plus marqué dans le second cas que dans le premier.

Toutes ces expériences peuvent être faites, avec le même résultat, sur des grenouilles préalablement éthérisées. L'éther, ainsi que d'autres substances, détermine une extension paralytique (?) des prolongements des cellules pigmentaires, et, par conséquent, donne lieu à une teinte foncée générale du tégument cutané. C'est lorsque les effets de l'éthérisation se dissipent, que l'on peut facilement reconnaître les modifications produites dans l'état du pigment par les lésions qu'on a fait subir au système nerveux.

Ces expériences démontrent bien que le système sympathique a une grande influence sur les cellules pigmentaires de la peau des grenouilles, et elles nous autorisent même, jusqu'à un certain point, à penser que les ganglions nerveux de ce système sont, pour les fibres destinées à ces cellules, une source d'activité centrale plus ou moins indépendante.

Revenons aux nerfs vaso-moteurs. Nous avons vu que l'on est conduit, pour ces nerfs, à des conclusions semblables à celles que nous venons d'indiquer pour les fibres nerveuses des cellules pigmentaires. Les ganglions nerveux sympathiques exercent sur les nerfs vaso-moteurs une influence analogue à celle qui est dévolue au centre cérébro-spinal. Et cette influence des ganglions est indépendante aussi jusqu'à un certain point : elle ne l'est pas d'une façon absolue. Mais peut-elle persister, à un degré quelconque, pendant un certain temps, lorsque les ganglions sympathiques ont perdu toutes leurs relations avec le myélencéphale? C'est une question à laquelle il n'est pas facile de faire une réponse décisive.

Dans l'expérience de M. Cl. Bernard, les excitations réflexes qui se produisent dans le ganglion sous-maxillaire, lorsqu'on électrise le nerf lingual près de ses extrémités périphériques, après l'avoir coupé à sa partie supérieure, ne persistent que pendant un certain nombre d'heures; et, au bout de ce temps, on ne peut les provoquer à nouveau.

De même le cœur enlevé de la poitrine ne peut battre indéfiniment; il s'arrête bientôt. Mais ces faits ne suffisent pas pour nous permettre d'affirmer que la durée du pouvoir central des ganglions sympathiques est très-limitée, lorsque ces ganglions sont entièrement séparés de l'axe cérébro-spinal.

On ne peut pas, parce que, dans de telles conditions, les ganglions sympathiques, chez la grenouille, ne conservent leur action sur la pupille et sur les nerfs vaso-moteurs que pendant un certain nombre d'heures, on ne peut pas, dis-je, conclure de là que ces ganglions sont impuissants à fonctionner d'une façon durable, comme centres, lorsqu'ils ne sont plus en relation avec le myélencéphale. On ne pourrait pas non plus tirer une conclusion pareille des résultats fournis par l'observation des mouvements du cœur, retiré du corps d'un mammifère, ou d'un batracien. Car les conditions de vitalité ne sont plus les mêmes pour les ganglions cardiaques que lorsque le cœur est encore en place : l'entretien de la nutrition de ces ganglions ne peut plus avoir lieu; et, par suite, quand même ces ganglions seraient doués du pouvoir de fonctionner indéfiniment comme centres indépendants, leur fonctionnement serait nécessairement limité dans le cœur retiré de la cavité du corps. Il est donc impossible de décider d'une façon bien nette si l'indépendance fonctionnelle relative, dont jouissent les ganglions du système nerveux sympathique, peut être durable, ou si elle est nécessairement passagère.

Les ganglions rachidiens ont-ils une influence spéciale sur les nerfs vaso-moteurs ? Il faut bien le reconnaître, on ne sait rien ou presque rien sur cette question. Ces ganglions, situés sur les racines postérieures des nerfs rachidiens, ont une influence trophique sur les fibres nerveuses avec lesquelles elles sont en rapport. Les expériences de Waller ont démontré qu'il en est bien ainsi. Lorsque l'on coupe la racine postérieure entre le ganglion et la moelle épinière, l'atrophie des fibres nerveuses de cette racine se produit dans le bout central attenant à la moelle; si, au contraire, on coupe cette même racine postérieure, entre le ganglion et le point où elle va se réunir à la racine antérieure pour former le nerf mixte, le bout central attenant au ganglion reste intact, et le bout périphérique s'atrophie. Si l'on agit de même sur une racine antérieure, comme il n'y a pas de ganglion, on obtient un effet toujours identique; les fibres en rapport avec la moelle, celles du bout central, restent saines; celles du bout périphérique s'atrophient.

Les ganglions rachidiens sont donc des centres trophiques pour les fibres qui sont en rapport avec eux. Voilà, il est vrai, une de leurs fonctions : mais ce ne doit pas être la seule ; il est difficile d'admettre, en effet, qu'une si grosse masse de cellules nerveuses n'ait pas d'autre usage. Comme je l'ai dit, nous ignorons si ces ganglions remplissent un rôle spécial dans le fonctionnement des nerfs vaso-moteurs. Les recherches microscopiques qui ont été faites, soit dans les conditions normales, soit après la section des rameaux communicants de la chaîne fondamentale du système nerveux sympathique, semblent indiquer, ainsi que nous l'avons vu, que les ganglions rachidiens ne sont en rapport qu'avec un petit nombre des fibres qui constituent ces rameaux. Nous avons pu nous convaincre, en effet, par la comparaison des effets de la section de la racine antérieure à ceux de la section de la racine postérieure des nerfs rachidiens, que la plupart, au moins, des fibres vaso-motrices centrifuges, émanant de la moelle épinière, passent par la première de ces racines. Cependant, il nous est impossible de décider si les ganglions rachidiens ne sont pas le lieu d'origine d'un certain nombre de fibres nerveuses concourant, d'une façon spéciale, à l'innervation des vaisseaux.

Jusqu'à présent nous avons décrit l'appareil vaso-moteur dans ses parties constituantes ; puis nous avons examiné l'action de cet appareil sur les vaisseaux et le mécanisme par lequel elle se produit. Il nous faut étudier maintenant les modifications qui se produisent dans la circulation générale, ou dans les circulations locales, par suite des changements subis par cet appareil, sous l'influence, soit de nécessités fonctionnelles, soit de troubles morbides.

Un premier fait que je dois d'abord établir, c'est que l'appareil vaso-moteur est en état d'activité permanente, qu'il n'est jamais en repos, jamais en inertie : les nerfs vaso-moteurs, en d'autres termes, sont toujours excités; ils sont toujours comme si un léger courant faradique les traversait. Il en résulte que la tunique musculaire des vaisseaux est toujours dans un état de demi-contraction. Cet état de demi-contraction a reçu un nom particulier, il s'appelle *tonus vasculaire*.

Ce tonus est en lutte permanente contre la pression excentrique qu'exerce, sur les parois des vaisseaux, le sang contenu dans leur intérieur.

Cet état de contraction permanente était absolument nécessaire pour les petits vaisseaux qui sont dépourvus de fibres élastiques. C'est lui qui donne à leur tunique musculaire un certain ressort. Dans les vaisseaux à fibres élastiques, l'aorte, les grosses artères, le ressort est produit par l'élasticité de la tunique moyenne. Supposez, en effet, le sang lancé par le cœur dans l'aorte, elle se dilatera sous l'influence de la pression excentrique; puis elle revient sur elle-même, lorsque la contraction du cœur a cessé, repoussant vers ses deux extrémités le sang qu'elle contient. Le courant en retour vers le cœur étant arrêté par les valvules sigmoïdes, l'effet de cette élasticité se fait sentir en totalité à la périphérie.

Dans les petites artères, la tunique moyenne, entièrement musculaire, est à peu près dénuée d'élasticité; et, si cette tunique n'était pas en état de contraction permanente, ces vaisseaux seraient presque semblables à des tubes inertes : ils se laisseraient distendre à peine sous l'influence de l'ondée sanguine, lancée par le cœur, et ils ne reviendraient pas, ou presque pas, sur eux-mêmes.

Il n'en est pas ainsi : l'artère étant constamment en demi-resserrement par l'état permanent de demi-contraction des fibres musculaires de sa tunique moyenne, toutes les fois qu'elle reçoit une ondée sanguine, elle se laisse d'abord distendre ; mais, dès que la diastole cardiaque a succédé à la systole, le vaisseau tend à revenir à son état antérieur de demi-contraction ; il presse sur le sang et le fait progresser vers la périphérie, remplaçant de la sorte l'élasticité, et concourant comme elle à transformer le mouvement saccadé du sang en un mouvement continu avec renforcements. Le ressort, comme vous le voyez, se transforme du centre à la périphérie : élastique à l'origine, il est bientôt à la fois élastique et musculaire, pour devenir complètement musculaire dans les dernières ramifications du système.

Ce phénomène du tonus artériel n'est pas un phénomène isolé dans l'économie ; les artères ne sont pas les seuls organes qui soient en état de contraction permanente ; tous les tissus musculaires sont plus ou moins dans le même cas.

Pour certains d'entre eux, cet état est très-manifeste : tels sont les sphincters, qui restent contractés, sans qu'il soit utile de faire des efforts de volonté. Ces efforts ne deviennent même nécessaires que pour mettre en activité d'autres muscles, destinés à vaincre leur résistance.

Mais, outre les sphincters, les muscles, qui paraissent présenter le moins cette tonicité, la possèdent aussi, et cela vous est prouvé par les phénomènes qui se passent lors de la paralysie de certains muscles. Je vous citerai en première ligne les muscles de la face : lorsque ceux d'un côté sont paralysés, la déformation du visage, même à l'état de repos, démontre bien que les muscles sains sont en contraction permanente, qu'ils se raccourcissent et entraînent les traits de leur côté. De même, dans la paralysie des muscles extenseurs de la main ou du pied, les fléchisseurs sont dans un état de contraction permanente et font dévier, dans le sens de la flexion, la partie du membre qu'ils meuvent.

L'existence du tonus vasculaire est très-facile à démontrer. La dilatation vasculaire, produite par la section des nerfs vaso-moteurs, est la meilleure preuve qu'on puisse invoquer pour cette démonstration. Si les vaisseaux, en effet, n'étaient pas en état de contraction permanente, ils ne se dilateraient pas lorsqu'on coupe leurs nerfs vaso-moteurs.

NEUVIÈME LEÇON

Tonus artériel (suite). — Du tonus veineux. — Centre tonique vasculaire. — Nerfs dépresseurs de Ludwig et Cyon.

Nous avons établi que les artères sont, d'une façon constante, soumises à un certain degré d'excitation vasomotrice, qui maintient leur tunique musculaire dans un état continu de demi-resserrement, et qui tend sans cesse à augmenter cette constriction. C'est cet état d'activité permanente de la tunique musculaire des artères qu'on appelle le *tonus artériel*, et, comme nous verrons que les veines offrent, à un moindre degré, un état analogue, on peut désigner cet état, d'une manière plus générale, sous le nom de *tonus vasculaire*.

Les artères tendent donc à se resserrer sans cesse davantage; mais elles sont maintenues plus ou moins dilatées par l'effort excentrique du sang qui les parcourt. Ce sang, en effet, poussé continuellement vers les extrémités artérielles, par les ondées successives que lance le cœur dans l'aorte et l'artère pulmonaire, est forcé de traverser avec peine les canaux capillaires, qui font communiquer les artères avec les veines. Le sang est nécessairement soumis ainsi, dans les artères, à une certaine pression qui fait effort contre les parois du vaisseau, et la réaction élastique ou musculaire de ces parois augmente à son tour cette pression.

L'existence du tonus artériel est démontrée de la manière la plus péremptoire, nous l'avons vu, par les résultats de la section des nerfs vaso-moteurs, par la section du cordon cervical du sympathique par exemple. Cette section paralyse la tunique musculaire des vaisseaux de la tête, de la face et de l'oreille du côté correspondant; la réaction de cette tunique contre la pression excentrique du sang artériel cesse, et le vaisseau se laisse distendre, se dilate.

Le tonus vasculaire dépend évidemment d'une excitation permanente de l'appareil nerveux vaso-moteur, et, en réalité, ce tonus, on le voit, est un phénomène qui doit varier suivant les modifications diverses que peut présenter cet appareil nerveux.

Nous venons de rappeler la preuve la plus démonstrative de l'existence du tonus vasculaire. Une autre preuve, très-nette aussi, se tire des résultats observés, lorsque l'on examine les vaisseaux dans les conditions où la pression intra-artérielle du sang vient à diminuer ou à cesser complétement. Si l'on saigne, par exemple, un animal, de façon à lui faire perdre une grande quantité de sang, les vaisseaux reviennent sur eux-mêmes, les artères munies d'une tunique musculaire comme celles qui n'ont qu'une tunique à peu près exclusivement élastique, et ces vaisseaux se modèlent pour ainsi dire sur la quantité de sang qu'ils ont à charrier. Si l'on a palpé une artère superficielle avant la saignée, on constate facilement, après l'opération, que le calibre du vaisseau a diminué et que le pouls artériel y est beaucoup moins développé qu'auparavant. Comment comprendre le phénomène qui a lieu alors dans les artérioles à tunique moyenne musculaire, si ce n'est en admettant que, sous l'influence de l'excitation motrice qui anime sans cesse cette tunique, les artérioles se resserrent, dès que la pression du sang qu'elles contiennent s'affaiblit ?

D'autre part, l'existence du tonus vasculaire peut encore être démontrée par l'observation de ce qui se passe chez un animal, immédiatement après la mort. Dans ce cas, le cœur s'étant arrêté, la cause principale du mouvement du sang se trouve supprimée; les vaisseaux reviennent sur eux-mêmes et tendent à pousser le sang au travers des capillaires jusque dans les veines. Cette propulsion du sang peut bien s'expliquer, il est vrai, dans les grosses artères, par l'existence de leur tunique élastique : mais il n'en est plus de même dans les petites artères, qui ne contiennent pas de fibres élastiques, mais seulement du tissu musculaire; leur resserrement s'effectue par la contractilité de leur tunique musculaire.

Ce phénomène si remarquable du retrait des vaisseaux, après la mort, a été constaté anciennement, et c'est après l'avoir observé avec soin que J. Hunter avait affirmé l'existence de la contractilité des artères (1). Hunter prenait, sur un animal, la dimension en circonférence d'une artère, avant et immédiatement après la mort, et constatait une différence considérable entre les deux mensurations. Pour voir si le retrait de l'artère était dû uniquement à l'élasticité de la paroi du vaisseau, il injectait dans l'artère, quelque temps après la mort, une certaine quantité de liquide, avec une force suffisante pour restituer à ce vaisseau le calibre qu'il avait avant la mort. Il laissait alors écouler le liquide injecté et il mesurait de nouveau le calibre de l'artère après

---

(1) J. Hunter, *Sur le sang, l'inflammation*, etc. (Œuvres complètes, t. III, p. 194 et suiv.).

qu'elle s'était vidée. Or, le nouveau retrait subi par l'artère était bien inférieur à celui qui s'était manifesté aussitôt après la mort. Le resserrement de l'artère, observé dans cette dernière condition, était dû uniquement à l'élasticité, puisque l'on avait attendu, avant de faire l'expérience, que toutes les propriétés vitales des tissus eussent disparu. Donc, concluait J. Hunter, le resserrement qui a lieu, au moment de la mort, et qui est beaucoup plus considérable que le précédent, n'est déterminé qu'en partie par l'élasticité du vaisseau. Une autre force a dû concourir, avec l'élasticité, à la production de ce resserrement; et cette autre force ne peut être qu'une contractilité analogue à celle des muscles : les parois artérielles possèdent donc un certain degré de contractilité.

Mais Hunter ne se borna pas à démontrer l'existence de la contractilité vasculaire. Il fit ces mêmes expériences comparativement sur de grosses et de petites artères, et il vit que le resserrement qui se produit aussitôt après la mort est, toutes choses égales d'ailleurs, plus considérable, relativement, dans les petites artères que dans celles d'un grand diamètre. D'où cette conséquence : la contractilité est beaucoup plus développée dans les petites artères que dans les artères d'un fort calibre. Vous voyez ainsi que, de l'examen de ces simples phénomènes, il avait déjà déduit des données que les recherches modernes sont venues confirmer de point en point.

Les expériences de Parry (1) ont bien fait voir aussi que le resserrement des vaisseaux, qui a lieu après la mort, n'est pas uniquement dû au retrait élastique de leurs pa-

---

(1) Parry, *An Experimental Inquiry into the Nature of the Arterial Pulse*, 1816, p. 60 et suiv.

rois, mais qu'il est, en partie, le résultat de la mise en jeu de la contractilité du tissu de ces parois. Il prenait, sur un bélier, la circonférence de la carotide, avant la mort, puis quelques minutes après, et enfin vingt-quatre heures après que l'animal avait cessé de vivre. La première mensuration lui donna 379 ; l'unité de mesure étant $\frac{1}{440}$ de pouce. La seconde lui donna 270, ce qui indique, comme vous voyez, un retrait considérable. La troisième, vingt-quatre heures après la mort, lui donna 320, chiffre moindre que le précédent.

Sur une brebis tuée par hémorrhagie, la circonférence de la carotide était égale à 320 unités ; immédiatement après la mort, on trouvait 160 ; quelques heures plus tard, on notait 232 pour cette même circonférence.

Les dimensions du vaisseau s'étaient donc accrues après avoir diminué considérablement. Cela indiquait une cause ayant agi aussitôt après la mort et ayant perdu son pouvoir plus tard. Cette cause ne pouvait être que la contractilité artérielle. La carotide est un vaisseau peu contractile ; si l'expérience avait été faite sur des artères moins volumineuses, les résultats eussent été encore plus frappants.

C'est par suite de ce resserrement des artères que le sang, après la mort, passe de ces vaisseaux dans les capillaires, puis dans le système veineux.

Vous avez vu maintes fois, en effet, dans les autopsies, que les artères sont à peu près vides, qu'il en est de même des capillaires, tandis que les veines, et principalement les grosses veines, au voisinage du cœur, contiennent une certaine quantité de sang. L'état du cœur, sous ce rapport, est très-variable. Il est facile de s'expliquer ces particularités, lorsque l'on sait que, comme nous venons de le dire, les vaisseaux pourvus d'une tunique à fibres musculaires reviennent sur eux-mêmes après la mort, par suite de la contraction de cette tunique. J'ai à peine besoin de rappeler qu'il faut tenir compte d'un autre phénomène ; car la quantité du sang, contenu dans les veines et dans le cœur, est loin de représenter la quantité de ce liquide qui existait pendant la vie dans l'appareil circulatoire. Ce phénomène, le voici : le sérum devenu libre, par suite de la coagulation du sang, passe dans les tissus circumvasculaires, par endosmose au travers des parois des vaisseaux.

C'est aussi par la contraction *postmortem* des artères, que l'on peut expliquer le résultat de l'expérience suivante. Si l'on introduit dans les artères d'un animal, qui vient d'être tué, une certaine quantité de liquide, de lait par exemple, sous une très-faible pression, de 1 ou 2 centimètres de mercure tout au plus, on voit que ce liquide traverse les capillaires et qu'il passe dans les veines. Ce qui se produit pour le sang, comme je l'ai indiqué, a lieu ici de la même manière pour ce liquide, c'est-à-dire que le retrait tonique des parois artérielles le pousse vers les veines.

Il y a du reste dans ces expériences autre chose que la simple contraction tonique des vaisseaux. Il est certain, en effet, qu'au moment de la mort il se fait une excitation nouvelle des vaso-moteurs, laquelle s'ajoute à l'excitation normale et augmente la contraction due à cette cause permanente.

Comment expliquer cette excitation nouvelle des vaso-moteurs qui a lieu au moment de la mort, ou quelques instants après ? On a cherché à se rendre compte de ce phénomène à l'aide de diverses hypothèses. Voici l'une des explications qui ont été proposées. Quelque insuffisante qu'elle soit, c'est peut-être celle qui soulève le moins d'objections.

Lorsque la vie s'éteint, les phénomènes d'hématose s'arrêtent bientôt. Or, la cessation du conflit normal entre les éléments anatomiques du système nerveux central et le sang oxygéné paraît déterminer dans les centres nerveux un état d'excitation : cet état peut se traduire de différentes façons, mais ses effets se manifestent surtout dans les organes innervés par le système grand sympathique.

On peut constater qu'il en est bien ainsi sur l'homme lui-même. Lorsque la vie cesse, les pupilles se dilatent notablement; les intestins entrent en mouvement, ce qui peut donner lieu à des évacuations alvines. Il peut aussi, surtout dans les cas de mort violente, se produire une expulsion de l'urine contenue dans la vessie, et une excrétion spermatique. On a vu, dans certains cas, des contractions utérines se produire encore après la mort.

Sur un lapin, mis à mort par un procédé quelconque, la section du bulbe par exemple, on voit, au bout de quelques instants, les intestins, auparavant immobiles, se mouvoir fortement en se dessinant sous la paroi abdominale; il s'y produit des mouvements péristaltiques et antipéristaltiques; on les voit encore mieux si l'abdomen est ouvert. De même, la vessie peut se vider, et, s'il s'agit d'une lapine prête à mettre bas, des contractions utérines peuvent se manifester avec assez d'énergie pour déterminer l'expulsion des fœtus (1).

---

(1) M. Bochefontaine a prouvé récemment que la rate, au moment de la mort, reçoit aussi une excitation provenant du centre nerveux bulbo-spinal, par

Les vaisseaux sont soumis à la même loi que les organes dont il vient d'être question : la mort produit sur eux, par l'intermédiaire de l'appareil nerveux vaso-moteur, une excitation nouvelle qui s'ajoute au tonus vasculaire et contribue à pousser le sang vers les veines.

L'observation directe des phénomènes qui ont lieu après la mort nous montre nettement cette action du sympathique sur les vaisseaux. Nous voyons, en effet, que le corps ne pâlit pas immédiatement après la mort, mais bien quelques instants après que le cœur a cessé de battre. Il est clair que si cette pâleur n'était que le résultat de la mise en jeu du tonus vasculaire, elle se manifesterait tout de suite après la mort. S'il n'en est pas ainsi, c'est qu'il y a intervention d'une excitation nouvelle de l'appareil nerveux vaso-moteur ; et cette excitation, qui est due sans doute à la cessation des phénomènes d'oxydation intime, ne se produit que quelques instants après la mort, c'est-à-dire au moment où le sang, contenu dans les vaisseaux capillaires des centres nerveux, a subi une modification suffisante pour que ces phénomènes ne soient plus possibles.

J'ai fait, sur des grenouilles, des expériences ayant pour but d'étudier l'influence du système nerveux sur ce phénomène cadavérique. Sur certains de ces animaux, j'enlevais complétement le cœur, et je laissais s'écouler le sang ; j'arrachais ensuite le ganglion cervical supérieur et je constatais que la pâleur définitive, l'observation portant

---

l'intermédiaire des nerfs splanchniques, excitation qui détermine, chez le chien, une contraction considérable de l'organe. La section de la moelle cervicale, et surtout la section des nerfs splanchniques ou des nerfs spléniques, interrompt les communications entre la rate et le bulbe rachidien. L'excitation émanée de ce centre ne parvient donc plus à la rate, et cet organe ne se contracte presque plus après la mort, dans ces conditions.

sur la langue, ne se produisait que du côté intact. Le côté correspondant au ganglion arraché offrait, au contraire, une certaine congestion, sous forme d'un pointillé rouge, ayant les papilles linguales pour siége. L'existence de cette congestion *post mortem*, dans cette expérience, montre bien qu'il est nécessaire que le système nerveux intervienne pour faire contracter les vaisseaux, après la mort, au point de les vider presque complétement et de déterminer la pâleur cadavérique.

J'ai vu des phénomènes du même genre sur des grenouilles, chez lesquelles j'avais sectionné tous les nerfs sympathiques allant des plexus abdominaux aux nerfs lombo-cruraux. Lorsque ces animaux mouraient, on pouvait reconnaître que les vaisseaux du membre postérieur, du côté de l'opération, restaient plus ou moins pleins de sang, tandis que ceux du membre postérieur du côté opposé étaient à peu près exsangues. Il en est naturellement de même chez les grenouilles sur lesquelles on a sectionné tous les nerfs lombo-cruraux dans l'abdomen. J'ai vu, chez une grenouille qui était morte trois mois et demi après avoir subi cette opération, tous les vaisseaux capillaires du membre postérieur du même côté remplis de sang, soit dans la peau, soit dans les muscles; ils étaient presque tous vides dans le membre postérieur du côté où les nerfs étaient intacts. Non-seulement les vaisseaux capillaires étaient remplis de sang dans le membre énervé, mais on y constatait, surtout dans les muscles, l'existence d'innombrables ecchymoses de très-petites dimensions.

Les phénomènes dont je parle se produisent aussi dans les cas de syncope. Les téguments pâlissent, il y a dilatation des pupilles; il peut y avoir émission involontaire d'urine, ou même évacuation alvine, etc. Ici encore, les mêmes résultats sont dus aux mêmes causes.

Il y a probablement un tonus veineux. M. Goltz (1) qui a fait une étude approfondie de diverses questions relatives au tonus, est parvenu à se convaincre de son existence dans les petites veines. La tunique moyenne de ces vaisseaux contient des éléments musculaires; elle reçoit des fibres nerveuses, évidemment vaso-motrices; et, par conséquent, on trouve dans ces vaisseaux les conditions anatomiques nécessaires à la production du tonus. On ne peut guère douter que cette tunique ne soit soumise d'une façon continue, comme celle des artères, à une excitation ayant les centres nerveux vaso-moteurs comme points de départ.

Une preuve bien suffisante, d'ailleurs, de l'existence du tonus veineux, c'est que les petites veines se vident de sang, à peu près comme les artères, sur les cadavres. Leur tunique musculaire se resserre donc, dès que la pression entretenue dans les veinules par les contractions du cœur et le tonus artériel vient à diminuer. Et la contraction des veinules, par suite de leur tonus, contribue à produire la pâleur cadavérique. En tout cas, le tonus veineux paraît être moins énergique que le tonus artériel.

Il n'y a pas de tonus dans les capillaires, et cela était facile à prévoir, puisque ces derniers ne contiennent pas d'éléments contractiles. Il est probable que les capillaires se vident en grande partie du sang qu'ils contiennent, après la mort, par suite de l'affaissement des parties, les tissus n'étant

---

(1) Fr. Goltz, *Ueber den Tonus der Gefässe und seine Bedeutung für die Blutbewegung.* (Virchow's Archiv, 1864, t. XXIX, p. 394.)

plus rendus plus ou moins turgides par l'irrigation sanguine normale. Pour la peau, il faut tenir compte aussi des contractions des fibres musculaires lisses que contient ce tégument.

Le tonus est sensiblement modifié par les altérations des vaisseaux. Les altérations capables de produire ce résultat sont nombreuses : ce sont des altérations athéromateuses, scléreuses, graisseuses, calcaires, amyloïdes; se produisant sous l'influence de diverses causes, sénilité, syphilis, scrofule, alcoolisme, etc.

Il y a des modifications moins considérables, qui peuvent cependant imprimer quelques changements très-manifestes au tonus vasculaire. J'ai eu dans mon service, à l'hôpital, une jeune femme atteinte d'un érysipèle de la face, sans gravité aucune, lequel suivit une marche très-simple et disparut sans gagner le cuir chevelu. Cet érysipèle s'était manifesté surtout sous la forme d'une plaque occupant les deux joues, le nez et la partie médiane du front. Or, toutes les fois que, pendant la convalescence, cette femme avait une émotion, la rougeur, qui en résultait, se trouvait bien plus prononcée au niveau du siége de l'ancienne plaque érysipélateuse : la peau redevenait complétement rouge dans ces points. Sous l'influence de la dermite érysipélateuse, les vaisseaux de tout ce département de la peau avaient été affaiblis et résistaient beaucoup moins aux actions vaso-dilatatrices.

Je vous citerai encore, pour vous montrer comment les altérations des vaisseaux peuvent modifier le tonus vasculaire, un autre fait dont le sujet se trouve encore dans mon service. C'est une malade qui a eu une fièvre typhoïde grave, dont la durée a été fort longue, et qui, pendant la convalescence, a été suivie d'une production successive de nombreux abcès disséminés. Pour vous donner une idée de la gravité de l'affection, je vous dirai que son début remonte à quatre mois et que la convalescence n'est pas encore achevée. Cette femme présente depuis deux mois et demi, à peu près, un phénomène qui n'existait pas auparavant. Ses jambes, ses bras, en un mot tous ses membres, sont le siége d'une cyanose prononcée. Les membres inférieurs offrent un œdème qui nécessite l'emploi de bas élastiques. Et cet œdème, comme d'autres observations me l'ont appris, aura une durée encore longue : peut-être durera-t-il six mois ou un an.

Cette cyanose est due à une altération des vaisseaux, survenue pendant la fièvre typhoïde. Cette pyrexie est, comme vous le savez, la maladie *totius substantiæ* par excellence, et il n'est guère de tissus, je crois, qui ne soient, durant son cours, plus ou moins atteints. Il en est ainsi, en particulier, des muscles et des vaisseaux. Chez cette femme, ces derniers ont été, sans doute, très-altérés, et ils restent dans un état de demi-paralysie : le tonus artériel est affaibli; par suite, la *vis a tergo* n'a pas dans les veines son énergie ordinaire. Il en résulte une stase relative du sang dans les capillaires et les veines, d'où cyanose de la peau et œdème du tissu sous-cutané.

Le tonus des vaisseaux doit jouer un rôle assez important dans la production de certaines déformations vasculaires. Il est certain que, dans les cas d'altération de la tunique interne et de la tunique moyenne des artères pourvues d'éléments musculaires, l'abolition du tonus dans les points altérés est la condition qui y permet la formation de dilatations anévrysmales. Il faut, sans doute, dans l'explication du développement des varices, tenir compte des altérations qui affaiblissent le tonus veineux.

Pendant la vie, le tonus vasculaire peut être modifié passagèrement par un grand nombre d'influences, mais principalement par des influences nerveuses. Il dépend du système nerveux central, et ceux qui croient à l'existence d'un centre vaso-moteur unique et bien distinct, admettent aussi un centre tonique des vaisseaux. Pour M. Owsjannikow, ces deux centres se confondraient en un seul.

On peut faire, contre l'hypothèse de l'existence d'un centre tonique, les mêmes objections que nous avons faites à la supposition de l'existence d'un centre vaso-moteur unique. Déjà, en 1864, M. Goltz (1) assurait que le tonus vasculaire ne dépend pas d'un point unique du centre bulbo-spinal : il avait constaté, en effet, chez la grenouille, que le tonus vasculaire persiste, dans certaines parties, après la destruction de la moelle allongée seule, et, d'autre part, qu'il persiste encore, dans d'autres régions, lorsqu'on ne détruit qu'une portion de la moelle épinière. Il faut, suivant lui, pour que le tonus vasculaire soit entièrement et partout aboli, que le centre bulbo-spinal ait été détruit dans sa totalité. Quant à ce qui concerne les vaisseaux abdominaux, leur tonus persiste, soit lorsque le bulbe rachidien est seul enlevé, soit lorsque la moelle épinière est seule détruite. On peut, à propos des expériences de M. Goltz, rappeler celles de Legallois, par lesquelles ce célèbre physiologiste avait montré que la destruction de la totalité de l'axe médullaire a une influence plus rapide sur la circulation que des destructions partielles, même très-étendues.

Chez les mammifères, il faut reconnaître que la section

---

(1) Fr. Goltz, *loc. cit.*, p. 410.

transversale de la moelle épinière, en arrière du bulbe, produit une diminution extrême du tonus vasculaire dans toute l'étendue du corps; les vaisseaux se dilatent considérablement, et l'on peut en conclure que, chez eux, le bulbe exerce une très-grande influence sur le tonus des vaisseaux. Toutes les lésions de la moelle épinière et les compressions de ce centre nerveux, quelle qu'en soit la cause, peuvent affaiblir le tonus vasculaire dans les parties du corps qui sont en relation, par leurs nerfs vaso-moteurs, avec la région de la moelle située en arrière du siége de la lésion.

Le tonus vasculaire est très-vraisemblablement un phénomène réflexe. Il n'est guère facile de le prouver d'une façon directe ; mais il est difficile de se refuser à admettre que les choses se passent, pour le tonus vasculaire, comme pour le tonus musculaire de tant d'autres parties du corps, pour celui des sphincters par exemple. Cet état d'activité permanente des éléments nerveux, avec lesquels la tunique musculaire des vaisseaux est en rapport, n'est certainement pas spontané. Nous ne connaissons pas de phénomènes spontanés de cette sorte, et, bien évidemment, cette activité centrifuge permanente est provoquée et entretenue par des excitations centripètes incessantes. Il y a là un mécanisme réflexe mis en jeu d'une façon continue.

Comme tous les mouvements réflexes, le tonus musculaire exige le concours de plusieurs facteurs physiologiques. Il faut un tissu contractile ; ici, c'est la tunique moyenne des vaisseaux : il faut ensuite des fibres motrices centrifuges; ce sont les fibres vaso-motrices. Il est nécessaire qu'il y ait des centres de réflexion ; ce sont le centre bulbo-spinal et les ganglions sympathiques. Je dois vous rappeler que, d'après ce que nous avons vu, les ganglions du grand sympathique jouent un rôle assez important dans le mécanisme du tonus vasculaire. Il est probable qu'ils peuvent être les centres réflexes de l'excitation tonique des vaisseaux; mais ils n'ont sans doute toute l'énergie fonctionnelle qu'ils peuvent déployer qu'à la condition que leurs relations normales avec le centre bulbo-spinal ne soient pas interrompues. Lorsque leurs filets de communication avec ce centre ont subi une solution de continuité, les ganglions sympathiques peuvent-ils être encore, à un faible degré, et d'une façon durable, les foyers d'entretien du tonus vasculaire? J'ai déjà dit qu'il est impossible, pour le moment, de répondre d'une façon catégorique à cette question.

Quant aux fibres centripètes, excito-motrices, qui complètent l'appareil indispensable à la production du tonus vasculaire, nous ne les connaissons que très-imparfaitement. Il est vraisemblable que le sang, qui circule dans les vaisseaux, peut jouer le rôle d'excitant pour ces actions vaso-motrices réflexes qui produisent le tonus vasculaire. Quelques-unes des fibres nerveuses que nous voyons pénétrer dans la paroi des vaisseaux sont probablement centripètes, et peuvent sans doute provoquer la réaction réflexe qui détermine et entretient la contraction tonique des canaux sanguins.

Outre ces nerfs spéciaux, appartenant aux vaisseaux eux-mêmes, d'autres nerfs centripètes peuvent avoir, par action réflexe, une influence considérable sur le tonus, soit pour augmenter ce tonus, soit pour le diminuer ou le faire cesser. Nous avons déjà vu des faits qui le prouvent. Ce sont, par exemple, les constrictions des vaisseaux cutanés, qui ont lieu sous l'influence d'excitations de la peau et qui se propagent souvent jusqu'à une assez grande distance de la région excitée. Les faits abondent aussi, qui montrent une diminution ou une abolition du tonus vasculaire, par suite d'une excitation locale. Rappelez-vous, comme exemple, la rougeur de la conjonctive, qui se produit lorsqu'un gravier s'introduit sous la paupière : c'est là évidemment un phénomène de ce genre. L'impression produite sur les nerfs sensitifs de la conjonctive détermine une dilatation réflexe des vaisseaux de cette membrane, ou, en d'autres termes, y abolit, d'une façon réflexe, le tonus vasculaire.

Tous les phénomènes de congestion réflexe, de dilatation réflexe des vaisseaux, qu'ils se manifestent sous l'influence d'excitations expérimentales, ou de stimulations fonctionnelles, ou d'irritations morbides, sont, en réalité, des faits d'affaiblissement ou d'abolition, plus ou moins complète et plus ou moins durable, du tonus vasculaire. Nous avons vu déjà plusieurs types de cet ordre de phénomènes. Pour continuer nos études sur ce sujet, je veux appeler aujourd'hui votre attention sur quelques expériences qui vous feront connaître des exemples très-intéressants de cet affaiblissement réflexe du tonus des vaisseaux.

Je vous citerai d'abord une expérience due à M. Goltz. Voilà en quoi elle consiste : sur une grenouille, on met à nu le cœur et les vaisseaux de l'abdomen de l'animal, et l'on frappe ensuite un coup brusque, avec le doigt ou un instrument quelconque, sur les viscères abdominaux. Après quelques instants, on voit les vaisseaux de l'abdomen se dilater rapidement et s'emplir de sang à un degré extrême ; puis, très-peu de temps après qu'on a frappé sur l'ensemble des viscères abdominaux, le cœur s'arrête en diastole.

Il n'est pas même besoin de frapper sur les viscères. Dans un de mes cours au Muséum d'histoire naturelle, en 1865, j'ai montré qu'il suffit d'appuyer le doigt, pendant un moment, sur la masse intestinale, pour produire le même résultat.

Ces phénomènes, c'est-à-dire la dilatation des vaisseaux de l'abdomen et l'arrêt diastolique du cœur, paraissent connexes, au premier abord. On pourrait croire que l'un est une conséquence de l'autre, et que c'est parce que le cœur s'arrête que les vaisseaux se dilatent : or, il n'en est rien. Si on lie le cœur d'une grenouille, à sa base, de façon à empêcher entièrement son action comme organe d'impulsion, les vaisseaux abdominaux s'emplissent bien d'une certaine quantité de sang, mais leur dilatation est bien loin d'atteindre le degré qu'elle offre dans l'expérience dont il s'agit : de plus, si l'on frappe alors sur les viscères abdominaux, ou si l'on y appuie le doigt pendant un instant, avec une force modérée, on constate qu'ils subissent assez rapidement une nouvelle dilatation très-évidente.

Il s'agit donc là d'un effet produit par les centres nerveux sur le tonus vasculaire, bien plutôt que du résultat de modifications de la circulation intra-cardiaque. On agit, dans cette expérience, sur la moelle et le bulbe rachidien, par l'intermédiaire des fibres nerveuses centripètes, qui partent des viscères abdominaux et des ganglions sympathiques correspondants et qui vont se rendre à l'axe nerveux spinal. L'excitation produite ainsi dans la moelle épinière se réfléchit sur les fibres nerveuses centrifuges, vaso-dilatatrices, destinées à agir sur la circulation intra-abdominale. Il y a, en même temps, excitation du bulbe rachidien suivie d'une incitation réflexe centrifuge, transmise par les nerfs vagues : d'où l'arrêt diastolique du cœur. Ce qui démontre qu'il en est bien ainsi, c'est que le phénomène ne se produit plus après la destruction de la moelle épinière et de la moelle allongée.

C'est une modification de cette expérience qui, d'après M. Goltz, fournirait une preuve de l'existence d'un tonus veineux. Si l'on a lié préalablement les principales artères mésentériques, sur une grenouille, avant de frapper la paroi abdominale ou les viscères abdominaux, les veines mésentériques subissent encore, après le choc de ces parties, une dilatation progressive, bien qu'elles ne puissent plus recevoir librement, comme auparavant, le sang provenant des artères mésentériques. Leur dilatation n'est donc pas simplement le résultat de la paralysie des vaisseaux artériels; elle est produite, en grande partie au moins, par la paralysie des parois veineuses, c'est-à-dire par l'affaiblissement du *tonus* normal des veines mésentériques. Ce qui existe pour ces veines doit exister pour tous les autres vaisseaux du même genre, munis d'une paroi contractile; on est donc en droit d'admettre qu'il y a, dans l'état normal, un *tonus veineux*.

Les faits de l'abolition réflexe du tonus des vaisseaux mésentériques, sous l'influence d'une pression exercée sur l'abdomen et, l'arrêt du cœur qui a lieu en même temps peuvent permettre l'explication de certains phénomènes, que je ne puis passer sous silence, bien qu'ils n'entrent pas dans le plan de nos études actuelles. Vous connaissez le danger qui peut résulter des coups portés sur la région épigastrique et abdominale. L'expérience si simple, dont je viens de parler, vous fait comprendre les causes de ce danger. Il est très-probable en effet, que ce qui a lieu dans ce cas chez la grenouille peut se produire aussi chez l'homme, et que les coups sur la région épigastrique peuvent déterminer une syncope, par suite d'un arrêt du cœur.

M. Brown-Séquard avait déjà vu, du reste, qu'une brusque et violente excitation du plexus solaire, sur des mammifères, peut amener l'arrêt du cœur. En écrasant, entre les mors d'une pince, l'un ou l'autre des ganglions semilunaires, mais surtout le droit, il a constaté parfois une cessation presque immédiate des mouvements du cœur. Il pensé que l'irritation produite ainsi est conduite à la moelle épinière par les nerfs splanchniques, puis réfléchie sur le cœur par le bulbe rachidien et les nerfs vagues. La section des nerfs splanchniques, ou celle des pneumogastriques, empêche, en effet, l'écrasement des ganglions semilunaires de produire le résultat indiqué. C'est ainsi, d'après M. Brown-Séquard, qu'on doit expliquer la mort subite observée chez l'homme à la suite de coups sur l'abdomen ou de plaies pénétrantes de cette partie du corps (1).

Il se produit donc un arrêt du cœur, une syncope, sous l'influence d'un choc portant, au travers des viscères abdominaux, sur le plexus solaire. Et cette syncope se trouve compliquée de paralysie des vaisseaux de l'abdomen.

Dans une syncope ordinaire, l'arrêt des mouvements du cœur n'est pas complet, ou, s'il l'est, ce n'est que momentanément. Dès que les mouvements du cœur reprennent une certaine énergie, comme les conditions du fonctionnement des vaisseaux ne sont pas notablement modifiées, le sang afflue dans les oreillettes et les ventricules, en suffisante quantité pour que l'irrigation sanguine, pulmonaire et générale, puisse se rétablir assez rapidement. Toutes les fonctions peuvent donc se rétablir et la vie renaît dans toute sa plénitude. Mais si, en même temps que l'arrêt des mouvements du cœur, il s'est produit un affai-

---

(1) Archives gén. de méd., 1856, t. VIII, p. 583.

blissement du tonus des vaisseaux abdominaux et une stase sanguine dans ces vaisseaux, les mouvements du cœur pourront reparaître, alors que la paralysie des vaisseaux abdominaux subsistera encore; le sang, retenu en énorme quantité dans ces vaisseaux, ne pourra pas affluer au cœur, ou n'y affluera que d'une façon insuffisante. Les centres nerveux ne recevant pas alors assez de sang pour récupérer leurs fonctions, la mort réelle pourra succéder à la mort apparente.

Il est un autre phénomène qu'on pourrait peut-être rapprocher du précédent.

On sait que l'ingestion de glace, ou d'eau très-froide, dans l'estomac, lorsque le corps est échauffé par un violent exercice, peut déterminer des accidents graves, et même quelquefois donner lieu à une mort subite. M. Brown-Séquard a émis l'opinion que ces accidents devaient être rapportés à une action réflexe, provoquée par l'excitation du sympathique abdominal, et produisant l'arrêt diastolique ou l'affaiblissement des mouvements du cœur, par l'intermédiaire des nerfs vagues. Plus récemment, cette question a de nouveau été examinée, au moyen de la méthode expérimentale. Des chats et des chiens, ayant été disposés de façon qu'on pût constater les variations de la pression sanguine dans leur système artériel (curarisation et respiration artificielle), on a fait pénétrer de l'eau froide ou des fragments de glace dans leur estomac. On a constaté que, sous l'influence du contact de la glace avec la muqueuse stomacale, il y avait une forte augmentation de pression intra-artérielle : cet effet serait dû à une contraction des vaisseaux dans toutes les parties du corps. La pression artérielle pourrait s'élever en quelques secondes à un chiffre double du chiffre normal (1). On peut présumer, sans doute, que le resserrement des petits vaisseaux qui a lieu, dans ces conditions, se produit aussi bien dans l'encéphale que dans les autres parties du corps. Il y aurait donc anémie des diverses régions de l'encéphale, et c'est à cette anémie subite et suffisamment prolongée qu'il faudrait rattacher les accidents graves, ou même la mort, qu'on observe parfois dans de telles circonstances.

Des expériences ont été faites sur le même sujet, par divers physiologistes; mais les résultats sont loin d'être concordants. MM. S. Mayer et A. Pibram (2) ont bien vu que l'excitation électrique ou mécanique de la paroi stomacale, sur des chiens et des chats, détermine une augmentation de la pression sanguine artérielle, et cette augmentation serait plus grande quand les nerfs vagues ont été préalablement coupés, parce qu'on supprime ainsi l'action de ces nerfs sur le cœur. Il en serait de même, d'après leurs recherches, lorsqu'on dilate l'estomac chez ces animaux, à l'aide d'un ballon de caoutchouc insufflé. Mais ils pensent que, dans tous ces cas, les effets sont dus à l'irritation du péritoine stomacal et non à celle de la membrane muqueuse. De plus, contrairement à M. Hermann et à M. Ganz, ils n'ont pas pu constater un résultat positif, sous l'influence de l'action du froid sur la muqueuse gastrique.

D'autre part, M. Dreschfelds (3) aurait vu, au contraire,

---

(1) R. Ganz, *Ueber die Gefahr des kalten Trunkes bei erhitztem Körper.* (Pflüger's Archiv, 1870, p. 8-13.)

(2) S. Mayer et A. Pibram, *Ueber reflectorische Beziehungen des Magens zu den Innervationscentren für die Kreislauforgane,* (Sitzungberichte d. Wien. Akad. der Wissensch., Bd. 66, 1872, et Centralblatt..., 1873, p. 200.)

(3) Dreschfelds, Recherches du laboratoire de Wurzbourg, 1867.

une diminution de la pression sanguine, à la suite de l'excitation de la membrane muqueuse. Enfin, M. Oswald Naumann (1) aurait constaté sur des grenouilles, après section de l'encéphale, en avant de la moelle allongée, que l'on peut, par une excitation électrique assez forte de la tunique interne de l'estomac, obtenir, dans certains cas, un arrêt du cœur. En présence de ces données assez contradictoires, on voit qu'il y aurait de nouvelles expériences à instituer, pour déterminer, d'une façon décisive, quelle est l'explication véritable des accidents que peut causer l'ingestion stomacale des boissons froides.

L'excitation qui influe, dans un sens ou dans un autre, sur le tonus des vaisseaux d'une région du corps, ne part pas toujours de cette même région. Je vous ai déjà indiqué des expériences qui le montrent très-nettement. Je ne fais que vous rappeler l'influence si évidente de l'excitation du nerf sciatique sur le tonus des divers vaisseaux du corps. Nous avons vu que, sous cette influence, les vaisseaux des oreilles se dilatent, tandis que ceux de la plupart des autres points du corps se resserrent, comme le prouve l'augmentation de la pression générale intraartérielle qui a lieu en ce cas.

Un des exemples les plus intéressants de ces modifications du tonus vasculaire, produites, à distance, sous l'influence d'une excitation locale et par l'intermédiaire des centres nerveux, nous est fourni par l'action physiologique des nerfs *dépresseurs*. J'en ai déjà dit quelques mots; mais le rôle de ces nerfs est si important à con-

---

(1) Oswald Naumann, *Zur Lehre von den Reflexreizen und deren Wirkung.* (Archives de Pflüger, 1871-72, p. 196-202.)

naître pour les physiologistes et les médecins, que nous devons insister sur leur mode de fonctionnement.

Magendie avait remarqué, le premier, que l'excitation d'un nerf sensitif quelconque détermine une augmentation de la pression sanguine et en même temps une accélération des mouvements du cœur. M. Cl. Bernard a répété ces expériences, et il a obtenu les mêmes résultats que son prédécesseur; mais ni Magendie, ni M. Cl. Bernard n'avaient connu la véritable cause des phénomènes qu'ils observaient. Ils les attribuaient à des modifications des mouvements cardiaques : le cœur, suivant eux, se contracterait plus fréquemment et avec plus d'énergie, sous l'influence de l'excitation d'un nerf sensitif, ou d'une racine postérieure d'un nerf mixte, ou d'un nerf mixte lui-même, et, par suite, la pression intra-artérielle augmenterait d'une façon plus ou moins considérable.

Plus tard, un physiologiste d'un grand mérite, mort il y a quelques années, De Bezold, fit un grand nombre d'expériences pour élucider cette question : à la suite de ses recherches, il se crut autorisé à admettre qu'il y a dans la moelle elle-même un centre excitateur de l'activité du cœur.

On pensait alors qu'une seule partie des centres nerveux avait de l'influence sur le cœur, à savoir : le bulbe rachidien. Le bulbe agit, comme on sait, sur le cœur, par l'intermédiaire des nerfs vagues. On n'attribuait à la moelle épinière presque aucune action sur le cœur, quoique Legallois, à la suite d'expériences très-bien faites, eût démontré la réalité de cette action. Sur des animaux curarisés, De Bezold avait constaté que l'électrisation du bout central des nerfs pneumogastriques fait baisser la pression sanguine intra-artérielle. D'autre part, il avait vu aussi que l'électrisation du bulbe rachidien détermine, au contraire, une élévation considérable de cette même pression, et qu'il en était encore ainsi lorsqu'on avait coupé les deux nerfs pneumogastriques. Il était donc probable que la moelle épinière pouvait agir sur le cœur. De Bezold, pour vérifier cette présomption, coupait transversalement la moelle épinière en arrière du bulbe rachidien, et il voyait aussitôt la pression intra-artérielle s'abaisser très-notablement. Puis il électrisait la moelle en arrière de la section, et la pression s'élevait tout aussitôt, en même temps que les battements du cœur s'accéléraient.

La conclusion tirée par De Bezold de ses expériences, c'est que la moelle est, par elle-même, un centre d'excitation cardiaque et qu'elle donne naissance à des nerfs ayant une influence sur le cœur. Si l'électrisation des bouts supérieurs des nerfs vagues coupés agit sur la pression sanguine et la fait augmenter, cela tient, suivant lui, à ce que cette électrisation déterminerait une excitation réflexe des nerfs allant de la moelle épinière au cœur. Les mouvements du cœur deviendraient ainsi plus énergiques, plus fréquents, et la pression sanguine intra-artérielle augmenterait par ce mécanisme. Si la pression diminue, lorsque l'on coupe en travers la moelle épinière en arrière du bulbe, cela dépendrait de ce que cette section paralyse les nerfs qui émanent de la moelle pour se rendre au cœur.

Voilà où en étaient les choses, lorsque très-peu de temps après, MM. Ludwig et Thiry entreprirent des expériences pour contrôler les résultats obtenus par De Bezold. Ils constatèrent que les effets signalés par ce physiologiste étaient exacts, mais ils montrèrent que le mécanisme de la production de ces effets était tout autre que celui qu'il avait indiqué. Ils reconnurent que les résultats publiés par

De Bezold étaient dus, non pas à une action sur le cœur, mais à une action sur tous les vaisseaux du corps, sur ceux de l'abdomen en particulier.

Ils virent que l'on peut rendre préalablement impossible toute action de la moelle sur le cœur, et que cependant l'électrisation de la moelle épinière produit encore les résultats en question, à savoir : l'augmentation de fréquence des mouvements du cœur et l'élévation de la pression sanguine intra-artérielle. Pour réaliser les conditions expérimentales nécessaires à la démonstration de leur manière de voir, ils détruisaient par le galvanocautère tous les nerfs qui vont de la moelle au cœur, et ils recommençaient l'expérience de De Bezold. Ils obtinrent les résultats que ce physiologiste avait constatés, lorsqu'il électrisait la moelle épinière, sans avoir fait de sections de nerfs. Ce n'était donc pas par une action de la moelle sur le cœur qu'il fallait chercher à expliquer ces résultats. Ils furent conduits ainsi à penser que l'augmentation de la pression intra-artérielle devait être due à une constriction de la plupart des artérioles du corps. Et, en effet, on peut s'assurer que la ligature ou la compression de l'aorte, au-dessus de sa bifurcation, détermine les mêmes phénomènes que l'électrisation de la partie supérieure de la moelle dans l'expérience de De Bezold, c'est-à-dire une augmentation de la pression dans la carotide et l'accroissement du nombre des battements du cœur. Il doit donc en être de même par suite du resserrement de la plupart des petits vaisseaux. Ce resserrement s'opère par l'intermédiaire des nerfs vaso-constricteurs, excités par la galvanisation de la moelle épinière.

MM. C. Ludwig et E. Cyon (1) trouvèrent bientôt de

(1) *Die Reflexe eines der sensiblen Nerven des Herzens auf die motorischen*

nouveaux faits, pleins d'intérêt, jetant une vive lumière sur les relations qui existent entre le cœur et les vaisseaux. Ils constatèrent, de chaque côté du cou, l'existence d'un nerf qui part de la surface interne du cœur, monte de là vers le pneumogastrique auquel il se réunit, et se rend, par conséquent, avec ce nerf, à la moelle allongée.

Ce nerf n'est pas isolé chez tous les animaux, mais il l'est chez le lapin, au moins dans une grande partie de son trajet, c'est-à-dire, dans la partie supérieure du thorax et le long du cou. C'est un petit nerf que l'on avait vu depuis bien longtemps, mais dont on n'avait cherché à déterminer ni la destination, ni la fonction. Il se trouve, comme le pneumogastrique et le cordon cervical du grand sympathique, accolé à la carotide : il est placé d'ordinaire en avant de ce vaisseau. Il a à peu près le volume du cordon cervical sympathique, et bien souvent il a dû être pris pour lui, par les physiologistes qui voulaient répéter l'expérience de M. Cl. Bernard. C'est même cette confusion qui a dû, dans certains cas, être la cause des résultats négatifs observés quelquefois à la suite de cette expérience.

MM. Ludwig et Cyon, sur des lapins curarisés et soumis à la respiration artificielle, mettaient la carotide d'un côté en rapport avec un hémodynamomètre; puis, après avoir sectionné, de l'autre côté, le nerf en question vers le milieu du cou, ils excitaient, à l'aide de courants d'induction, le bout périphérique, celui qui est en rapport avec le cœur. Il ne se produisait aucun effet. L'électrisation du bout supérieur, c'est-à-dire de celui qui va s'unir au nerf pneu-

---

der Blutgefässe. (Arbeiten aus der physiol. Anstalt zu Leipzig, 1866, p. 128-150.)

mogastrique à la partie supérieure du cou, produisait immédiatement, au contraire, un abaissement considérable de la pression intra-artérielle, abaissement qui pouvait faire descendre de 4 à 5 cent. la colonne de mercure de l'hémodynamomètre, et qui disparaissait dès qu'on cessait d'électriser, pour se reproduire toutes les fois que l'on recommençait l'expérience. En même temps, on constatait un affaiblissement et un ralentissement des mouvements du cœur.

MM. Ludwig et Cyon furent donc amenés à conclure que ce nerf est formé de fibres centripètes, allant du cœur vers la moelle allongée. Ce nerf est même doué d'une véritable sensibilité, car, lorsqu'on l'électrise sur un animal non curarisé, on détermine de la douleur. Poussant plus loin leurs investigations, ils reconnurent que l'abaissement si considérable de pression intra-artérielle qu'ils observaient, était dû à une dilatation de toutes les artérioles du corps et, par suite, de tous les petits vaisseaux : cette dilatation, en diminuant les obstacles que le sang éprouve à traverser les capillaires, devait nécessairement faire baisser la pression du sang dans les artères.

MM. Ludwig et Cyon virent aussi que les vaisseaux de l'abdomen, du moins chez le lapin (et il en est probablement de même chez tous les animaux et chez l'homme), jouent le principal rôle dans cette déplétion relative du cœur et des grosses artères. Les vaisseaux abdominaux sont en effet très-nombreux, assez larges, peu soutenus, et il est facile de comprendre qu'une dilatation générale de ces vaisseaux doit entraîner une dérivation considérable du sang contenu dans l'ensemble des voies circulatoires. Ces physiologistes s'assurèrent, par l'examen direct, que, sous l'influence de l'électrisation des bouts supérieurs des nerfs qu'ils étudiaient, il se produit une forte dilatation des vaisseaux abdominaux. Ces nerfs, dont l'excitation détermine ainsi une remarquable diminution de la pression sanguine intra-artérielle, ils les appelèrent *nerfs dépresseurs*, et c'est sous ce nom qu'ils sont généralement désignés aujourd'hui.

C'est par l'intermédiaire de la moelle épinière et des nerfs splanchniques que l'excitation des nerfs dépresseurs agit sur les vaisseaux intra-abdominaux. MM. Ludwig et Cyon ont montré, en effet, que la dilatation de ces vaisseaux n'a plus lieu sous l'influence de cette excitation, soit lorsqu'on a coupé la moelle épinière au-dessous du bulbe rachidien, soit lorsqu'on a coupé préalablement les nerfs splanchniques. Quant à la diminution de pression sanguine intra-artérielle, elle est beaucoup moins marquée dans cette dernière condition, parce que la dilatation des autres vaisseaux du corps ne produit qu'une déplétion presque insignifiante, si on la compare à la déplétion que peut déterminer la dilatation des vaisseaux abdominaux.

C'est là un fait que nous avons constaté plusieurs fois. Je n'en citerai qu'un exemple, en mettant sous vos yeux les tracés hémodynamométriques que nous avons obtenus.

Sur un lapin curarisé et soumis à la respiration artificielle, nous avons mis l'hémodynamomètre en communication avec la carotide gauche. On a préparé le nerf dépresseur des deux côtés du cou. Après avoir pris le tracé normal des pulsations artérielles, on faradise le nerf dépresseur du côté gauche. Il y a un abaissement rapide de la tension artérielle qui descend de 4 centimètres. On cesse l'électrisation ; puis, lorsque le tracé a repris ses caractères de l'état normal, on faradise le nerf dépresseur droit : la tension baisse de 6 centimètres et demi. Il y a eu, chaque fois, une modification des mouvements du cœur, due surtout à l'excitation réflexe des nerfs pneumogastriques. Il en est de même lorsqu'on électrise simultanément les deux nerfs dépresseurs : la tension d'ailleurs ne baisse alors que de 5 centimètres et 6 dixièmes. On a observé, et vous pouvez le reconnaître sur le tracé, que la tension, après la faradisation soit des deux dépresseurs ensemble, soit du nerf dépresseur droit, s'était élevée, lorsqu'on cessait d'électriser, au-dessus du degré primitif. Elle s'était élevée à 1 centimètre et demi au-dessus de ce degré, après la faradisation du nerf dépresseur droit, et à 2 centimètres à la suite de la faradisation simultanée des deux dépresseurs. Après ces observations préalables, on a coupé les deux nerfs splanchniques et les deux nerfs pneumogastriques ; puis on a repris des tracés hémodynamométriques. Lorsque le tracé se produisait d'une façon très-régulière, on a faradisé les deux nerfs dépresseurs à la fois. Il est facile de voir, sur ces tracés, que cette faradisation n'a déterminé aucune modification de la pression sanguine intra-artérielle : de plus, la forme et la fréquence des pulsations sont restées telles qu'elles étaient avant la faradisation.

Les nerfs splanchniques contiennent donc des fibres nerveuses vaso-dilatatrices qui, par action réflexe (l'excitation initiale provenant des nerfs dépresseurs), peuvent produire une dilatation considérable des vaisseaux intra-abdominaux. Ces mêmes nerfs contiennent aussi des fibres vaso-constrictives, dont la section peut déterminer une dilatation paralytique de ces vaisseaux, tandis que l'effet inverse a lieu lorsqu'on les excite. De Bezold avait déjà constaté, avec Bensen, que l'excitation des nerfs splanchniques peut augmenter la pression moyenne du sang dans les grosses artères jusqu'au quart ou au cinquième de son degré normal. MM. C. Ludwig et E. Cyon montrèrent, qu'après la section d'un des deux nerfs splanchniques, la pression moyenne des artères s'affaiblit de plus de la moitié, et parfois des trois quarts, de son degré ordinaire, et que, par l'excitation du bout périphérique de ce même splanchnique, la pression remonte bien au-delà de ce degré. Le docteur Asp (1) a aussi étudié l'influence de la section et de l'excitation des nerfs splanchniques, non-seulement sur la pression sanguine intra-artérielle, mais aussi sur le nombre des battements du cœur. Il mettait ces nerfs à découvert, par un procédé consistant à aller les chercher, au-dessus des capsules surrénales, au niveau des côtés de la région lombaire. Il a vu la section des nerfs splanchniques produire constamment un abaissement de la pression sanguine intra-artérielle, et une augmentation du nombre des battements du cœur, ce qui s'accorde avec les données que nous avons précédemment indiquées.

Le nerf dépresseur reçoit des anastomoses à la partie supérieure du cou; il ne naît pas seulement du pneumogastrique, une de ses racines vient du laryngé supérieur, et, par cet intermédiaire, c'est encore le pneumo-gastrique qui la fournit.

A la partie inférieure du cou, il reçoit les premier et deuxième filets, provenant du ganglion cervical inférieur du sympathique.

Le cœur est encore en rapport avec le centre médullaire

---

(1) *Beobachtungen über Gefässnerven*, von Dr Asp. — *Versuche am N. splanchnicus major* (Arbeiten aus der phys. Anstalt zu Leipzig, 1867, p. 131).

par l'intermédiaire d'autres nerfs, découverts par les frères Cyon, et auxquels ils ont donné le nom de *nerfs accélérateurs* du cœur.

Je vous ai dit que, sous l'influence de l'excitation de la moelle, il y avait deux effets distincts, 1° dépression de la tension sanguine, 2° accélération des mouvements du cœur; c'est surtout par la mise en activité des nerfs découverts par MM. Cyon (1) que se produit ce second phénomène. Le nerf accélérateur, de chaque côté, naît du troisième filet du ganglion cervical inférieur correspondant et va aboutir au cœur. Quand on excite son bout cardiaque, on détermine une accélération des mouvements de l'organe; l'excitation du bout médullaire est sans action.

En résumé, la moelle épinière paraît ne pouvoir agir directement sur le cœur que par l'intermédiaire des nerfs accélérateurs : elle agit indirectement sur cet organe par l'intermédiaire des nerfs vasculaires, vaso-constricteurs ou vaso-dilatateurs, en augmentant ou diminuant la tension sanguine intra-artérielle, et en modifiant ainsi la quantité de sang qui arrive au cœur et la résistance qu'offrent les petits vaisseaux au passage des ondées sanguines ventriculaires.

(1) *Sur l'innervation du cœur*, par MM. E. et M. Cyon (Comptes rendus de l'Acad. des sc., 25 mars 1867).

DIXIÈME LEÇON

Des nerfs dépresseurs (suite). — Influence réciproque exercée par le cœur sur les vaisseaux et par les vaisseaux sur le cœur, par l'intermédiaire du système nerveux. — Influence de l'appareil nerveux vaso-moteur sur la pression du sang dans les vaisseaux. — Influence du système nerveux sur l'absorption.

Nous avons vu que l'excitation d'un nerf sensitif quelconque, ou de son segment central, lorsque ce nerf a été coupé, détermine une action vaso-motrice plus ou moins généralisée, consistant surtout dans des constrictions vasculaires.

Je vous ai montré expérimentalement un exemple de cette action réflexe, en électrisant le sciatique d'un lapin, dont la carotide était mise en communication avec un hémodynamomètre. Vous avez pu voir que, sous l'influence de l'électrisation du nerf, la colonne de mercure s'est élevée dans l'instrument, ce qui vous a permis de constater jusqu'à quel degré la pression sanguine s'était accrue à l'intérieur des artères. Si nous avions électrisé le nerf trijumeau, nous aurions peut-être observé une augmentation plus grande encore de la pression, parce que la sensibilité du trijumeau est supérieure à celle du nerf sciatique.

L'électrisation du nerf auriculo-cervical semblerait échapper à cette règle générale, si l'on n'observait que ce qui se passe dans les vaisseaux de l'oreille correspondante, puisque ces vaisseaux se dilatent, lorsqu'on faradise le bout central de ce nerf. Mais, en réalité, sous l'influence de l'excitation du bout central de ce nerf, la pression sanguine intra-artérielle augmente dans les carotides, comme lorsqu'on électrise un autre nerf sensitif. L'action de cette électrisation sur l'artère médiane de l'oreille est un fait à part. Et ce qui est remarquable, c'est que l'électrisation des autres nerfs sensitifs, ou des divers points de la peau, produit, comme nous l'avons vu, le même effet dilatateur sur cette artère et ses branches.

Le seul nerf qui détermine, d'une façon bien nette et bien constante, une action vaso-dilatatrice réflexe sur tous les vaisseaux du corps, c'est le nerf dépresseur, ou nerf de MM. Ludwig et Cyon. Je vous ai montré l'expérience de ces physiologistes, et vous avez constaté que le résultat est très-frappant. Sur le lapin qui a servi à cette démonstration, nous avons obtenu une diminution de pression, correspondant à une hauteur de 5 centimètres de la colonne mercurielle de l'hémodynamomètre.

Le nerf dépresseur naît, ainsi que nous l'avons vu, par plusieurs racines. L'une d'elles provient du laryngé supérieur, et, par son intermédiaire, du nerf pneumogastrique. Une autre racine se détache directement de ce dernier nerf. Ce sont ces deux racines qui constituent le nerf dépresseur, sur lequel nous faisons porter les excitations dans nos expériences. Ce nerf reçoit encore deux autres racines qui ne s'unissent à lui qu'à la partie tout à fait inférieure du cou : ces racines émanent du ganglion cervical inférieur.

Il résulte de cette constitution anatomique du nerf dépresseur, que la section de ce nerf, au milieu du cou, ne doit pas empêcher d'une façon absolument complète l'action vaso-dilatatrice, que l'excitation des extrémités cardiaques de ses fibres peut provoquer dans les vaisseaux intra-abdominaux, puisque cette action peut encore, à la rigueur, se produire par les deux racines inférieures du nerf, c'est-à-dire par celles qui proviennent du ganglion cervical inférieur. D'autre part, il est facile de comprendre, avec les notions que je viens de rappeler, comment l'électrisation du pneumogastrique ou du laryngé supérieur, faite au-dessus des points d'où se détachent les filets d'origine du nerf dépresseur, peut déterminer des effets analogues à ceux qu'on provoque en électrisant le nerf dépresseur lui-même au milieu du cou. L'électrisation des deux racines inférieures du dépresseur donne aussi des résultats du même genre.

Chez certains animaux, chez le chien par exemple, le nerf dépresseur est accolé au nerf pneumogastrique et confondu avec lui dans toute la longueur du cou. On conçoit donc que l'électrisation du bout supérieur du pneumogastrique, dans un point quelconque de la région cervicale, doive produire les mêmes effets, chez le chien, que l'excitation électrique du nerf dépresseur chez le lapin. Mais, chez le lapin, l'électrisation du nerf pneumogastrique n'a plus le même effet que chez le chien, à moins d'employer des courants induits d'une grande intensité et de placer les électrodes à une assez faible distance de la racine du dépresseur, qui naît du nerf excité. Dans ce dernier cas, il peut se faire une sorte d'excitation induite des fibres de cette racine, accolées à celles du nerf vague, et il peut en résulter une diminution plus ou moins marquée de la tension sanguine intra-artérielle. Lorsque l'excitation du nerf vague est faite à une certaine distance au-dessous de la racine du dépresseur, qui naît de ce nerf, il ne se produit d'ordinaire aucune diminution de la pression sanguine intra-artérielle. D'après MM. Hermann Aubert et Gustav Roever (1), on observerait, au contraire, dans ce cas, une élévation de la pression ; mais je ne crains pas de me tromper en disant que c'est là un résultat exceptionnel.

On peut aussi déterminer, dans quelques cas, une dépression plus ou moins marquée de la tension sanguine intra-artérielle, en électrisant le nerf laryngé supérieur, au-dessous de la racine qu'il donne au nerf dépresseur. C'est un résultat obtenu par M. Carville dans plusieurs expériences, et qui s'explique, sans doute, comme nous venons de le dire pour l'effet produit par l'électrisation du nerf pneumogastrique, à une certaine distance au-dessous de la racine du dépresseur, qui en provient.

Nous avons vu que la dépression, déterminée par l'électrisation des nerfs dépresseurs, est due presque entièrement à l'affaiblissement réflexe du tonus des vaisseaux intra-abdominaux. Si la dilatation de ces vaisseaux se prolongeait et si elle augmentait progressivement, elle pourrait bien donner lieu à une anémie plus ou moins profonde des autres départements vasculaires du corps, et produire, par suite, des modifications fonctionnelles appréciables, dans les organes et les appareils devenus ainsi relativement exsangues.

Pour démontrer l'influence de la stase sanguine intra-abdominale sur les conditions de la circulation dans les autres cavités viscérales, on a cité les résultats d'une expé-

---

(1) Hermann Aubert und Gustav Roever, in Rostock, *Ueber die vasomotorischen Wirkungen des Nervus vagus, laryngeus und sympathicus* (Pflüger's Archiv, 1868, p. 210-254).

rience qui consiste à lier, sur un lapin, la veine porte, à son entrée dans le foie. L'animal meurt peu de temps après la ligature, parfois au bout d'une demi-heure ou de trois quarts d'heure. Les chiens peuvent mourir aussi à la suite de la ligature de la veine porte, une heure et demie environ après l'opération. La mort est précédée, comme chez les lapins, de symptômes remarquables : somnolence, coma, insensibilité progressive (1). L'explication qu'on a donnée de cette mort si rapide est la suivante : la ligature de la veine porte forcerait le sang à s'accumuler dans les vaisseaux du mésentère, de l'intestin et de la rate : en conséquence, les vaisseaux des cavités thoracique et crânienne se désempliraient progressivement, et l'anémie des organes nerveux centraux et des viscères intra-thoraciques ne tarderait pas à faire périr l'animal. MM. Ludwig et Thiry ont constaté que, sous l'influence de la ligature de la veine porte, la pression artérielle s'abaisse rapidement et qu'elle se relève promptement, lorsque la circulation redevient libre dans cette veine. On s'est appuyé sur ces observations, pour affirmer que les résultats de l'expérience sont réellement produits par le mécanisme que je viens d'indiquer.

Cependant la valeur de cette explication a été récemment contestée. M. Tappeiner assure que la quantité de sang qui s'accumule dans les vaisseaux mésentériques et spléniques, après la ligature de la veine porte, est peu considérable, relativement à celle qu'on peut enlever sur des lapins, au moyen de saignées, sans déterminer la mort (2).

---

(1) M. Schiff, *Leçons sur la physiologie de la digestion*, t. I, p. 375 et 376.
(2) H. Tappeiner, *Ueber den Zustand des Blustromes nach Unterbindung der Pfortader* (Arbeiten aus der physiolog. Anstalt zu Leipzig, 1873, pp. 11-65. — Anal. *in* Revue des sciences méd., 1874, t. III, p. 54).

Cet expérimentateur n'est pas parvenu d'ailleurs, malgré ses recherches opiniâtres, à donner une autre théorie du résultat de l'expérience en question.

J'ai répété cette expérience, et je crois aussi que la théorie proposée n'est pas satisfaisante.

Exp. — Sur un lapin adulte, on ouvre la cavité abdominale, en faisant une incision longitudinale de la paroi, au niveau de la ligne blanche.

On lie le tronc de la veine porte au-dessous du foie. Cette veine se gonfle immédiatement et offre bientôt une dilatation considérable en arrière de la ligature. On réunit la plaie de l'abdomen par quelques points de suture. L'animal est détaché et laissé en liberté.

Au bout de quelques instants, il y a un affaiblissement général très-évident. L'animal laisse parfois ses membres postérieurs étendus, flasques, lorsqu'on cherche à le faire marcher. Un quart d'heure après l'opération, on constate, à deux ou trois reprises, des mouvements convulsifs de faible intensité de tout le corps, avec retour immédiat à l'état normal.

Vingt minutes après la ligature, on observe un assoupissement augmentant progressivement, jusqu'à devenir une sorte de coma. La tête s'affaisse peu à peu jusqu'à terre, puis se redresse brusquement, pour s'affaisser de nouveau. Insensibilité très-marquée : on appuie fortement sur les membres postérieurs de l'animal : il ne donne aucun signe de douleur.

La mort a lieu une demi-heure après la ligature de la veine porte, sans nouveaux accidents.

Une demi-heure après la mort, c'est-à-dire une heure après la ligature de la veine porte, on ouvre l'abdomen. La veine porte n'est pas très-dilatée, et cependant on s'assure qu'elle a été bien liée. La rate est un peu gonflée. Le foie est normal, un peu congestionné. Petites ecchymoses, comme arborescentes, sur divers points du gros intestin : ces ecchymoses siègent au niveau de petits vaisseaux assez congestionnés. Il n'y en a pas sur l'intestin grêle, ni sur l'estomac. En somme, la congestion des intestins n'est pas considérable.

Cœur et poumons : état normal.

On enlève l'encéphale. Les vaisseaux de la pie-mère sont un peu congestionnés.

On voit, dans cette expérience, que la ligature de la veine porte a bien eu pour effet immédiat un gonflement considérable de cette veine et qu'il s'est fait, probablement, une forte dilatation des vaisseaux veineux mésentériques : la pression rétrograde qui s'est produite dans les veinules et les capillaires a donné lieu à de petites extravasations ecchymotiques dans la paroi du gros intestin. Mais cette dilatation a-t-elle persisté jusqu'à la mort? Les vaisseaux des autres cavités viscérales sont-ils devenus relativement exsangues? L'ouverture de la cavité abdominale a été faite assez peu de temps après la mort, et il semble qu'on aurait dû trouver encore des traces bien marquées de la congestion des veines mésentériques, si cette congestion avait persisté jusqu'au dernier moment de la vie. De même, s'il s'était produit une anémie très-prononcée des viscères thoraciques et de l'encéphale, on aurait dû constater une pâleur spéciale de ces organes et une diminution notable du calibre des vaisseaux visibles à l'œil nu. Or, c'est le contraire qui a été observé, au moins pour l'encéphale. S'il n'y a eu, dans ce cas, qu'une anémie très-passagère des viscères thoraciques et de l'encéphale, et si, par conséquent, on ne peut pas attribuer la mort à cette anémie, comment l'expliquer? L'interruption de la circulation porte intrahépatique ne paraît pas être, par elle-même, une cause de mort très-rapide, comme cela a eu lieu dans le cas en question. Il y a là un problème dont la solution ne peut être trouvée qu'à l'aide de nouvelles recherches.

Il n'y a, en somme, aucune analogie véritable entre les résultats de cette expérience et ceux qui se produisent sous l'influence de l'électrisation de la partie centripète du nerf dépresseur, après section transversale de ce nerf. Dans ce dernier cas, il y a bien dilatation aussi des vaisseaux mésentériques; mais la circulation n'est pas interrompue, même momentanément, dans ces vaisseaux : le sang continue à traverser le foie, comme dans l'état normal. Aussi, même en supposant une persistance assez prolongée des effets vaso-dilatateurs de l'excitation des dépresseurs, ne peut-on pas comparer les conditions de la circulation, ainsi produites, à celles que détermine la ligature de la veine porte.

Les nerfs dépresseurs sont-ils formés exclusivement de fibres ayant pour fonction de provoquer des actions réflexes vaso-dilatatrices? Contiennent-ils aussi des fibres destinées à susciter des actions réflexes vaso-constrictives? C'est là une question impossible à résoudre pour le moment, parce que, même en admettant l'existence de ces dernières fibres dans les nerfs dépresseurs, elles y seraient certainement beaucoup moins nombreuses que les autres ; de telle sorte que l'excitation expérimentale de ces nerfs, dans tous les cas, déterminerait nécessairement un effet vaso-dilatateur.

Quoi qu'il en soit, parmi les fibres nerveuses centripètes qui partent du cœur pour se rendre au centre nerveux, il en est évidemment qui peuvent, lorsque leurs extrémités cardiaques sont excitées pendant la vie, dans telle ou telle éventualité, provoquer des actions vaso-constrictives, soit dans les vaisseaux intra-abdominaux, d'une façon toute spéciale, soit dans l'ensemble des vaisseaux du corps, soit dans les vaisseaux des parois cardiaques elles-mêmes. Si ces fibres ne sont pas contenues dans les nerfs dépresseurs, elles font partie des nerfs vagues ou des filets sympathiques des plexus cardiaques. Peut-être tous ces nerfs possèdent-ils des fibres de cette sorte. Bien que nous ne puissions pas maintenant indiquer leur trajet, je répète qu'elles doivent exister : elles complètent les liens anatomo-physiologiques qui mettent le cœur en relation avec l'appareil vasculaire, par l'intermédiaire des centres nerveux.

Si les modifications qui se passent du côté des vaisseaux ont une grande influence sur le cœur, réciproquement le cœur exerce une très-grande influence sur les vaisseaux; influence qu'il est indispensable de bien étudier, si l'on veut se rendre compte du mode d'action des troubles physiologiques sur la circulation.

Examinons d'abord les modifications du mouvement du cœur, qui ont lieu lorsque le calibre des vaisseaux subit des variations, par suite de telle ou telle cause. Ces modifications ne peuvent se produire, disons-le tout d'abord, que si cette cause porte sur l'ensemble des vaisseaux périphériques, ou au moins sur un grand nombre d'entre eux. Supposons que, sous l'influence d'une vive douleur, déterminée par un traumatisme quelconque, ou même simplement par le pincement d'un point de la peau, il se produise un resserrement de la plupart des artérioles du corps : il y aura, comme nous l'avons vu, augmentation de la tension artérielle, et le cœur aura à lutter contre cet excès de tension. Le cœur sera donc forcé de déployer plus d'énergie pour pousser chaque ondée ventriculaire dans les artères, dans l'aorte, pour ne nous occuper que de la circulation générale. Et non-seulement ses contractions deviendront plus vigoureuses, mais encore elles deviendront plus rapides.

Or, il est clair que cette réaction du cœur n'est pas un pur effet mécanique. Les modifications que ses mouvements éprouvent, sont dues à la mise en jeu de l'appareil d'innervation du cœur. Sous l'influence de l'augmentation de la pression intra-artérielle, le sang contenu dans le ventricule subit aussi, au moment de sa systole et de l'ouverture des valvules sigmoïdes, un excès de tension. Il en résulte vraisemblablement une impression particulière sur les extrémités endocardiques des nerfs centripètes du cœur. Cette impression est portée au bulbe rachidien, sans doute par le nerf vague. Là se produit un phénomène d'innervation centrale, à la suite duquel une excitation centrifuge, émanée du bulbe et de la région cervicale de la moelle épinière, est conduite aux ganglions intra-cardiaques, par le cordon cervical sympathique et par ses ganglions. Les fibres émanées du cordon cervical sympathique et du ganglion cervical supérieur sont probablement celles dont la mise en jeu provoque un redoublement d'énergie des mouvements du cœur. Quant à l'accélération de ces mouvements, elle dépend, comme nous l'avons vu, de l'excitation des nerfs accélérateurs, fournis, de chaque côté, par la troisième branche provenant du ganglion cervical inférieur.

On voit que le simple fait du resserrement des vaisseaux a pour conséquence nécessaire, lorsque le cœur et son appareil nerveux sont à l'état normal, une modification réflexe, très-remarquable, de ses mouvements.

Si les vaisseaux périphériques, artérioles et veinules, se dilatent, au lieu de se resserrer, des phénomènes inverses se manifesteront du côté du cœur : il se contractera plus faiblement et plus lentement. L'impression produite sur l'endocarde, par la diminution de la tension intra-artérielle, sera nécessairement très-différente de celle qui avait lieu dans les conditions que nous venons d'examiner tout à l'heure. Des phénomènes d'innervation centrale, différents aussi, seront suscités dans le bulbe rachidien. Cette fois, l'excitation centrifuge ainsi provoquée mettra en activité les fibres cardiaques du nerf vague, ou, pour préciser davantage, celles du nerf accessoire de Willis. Sous l'influence de l'excitation de ces fibres, les mouvements du cœur deviendront à la fois plus faibles et plus lents.

Si maintenant nous renversons l'hypothèse, et si nous

supposons que le cœur soit soumis à une influence, qui modifie ses conditions de fonctionnement, sans agir directement aussi sur les vaisseaux périphériques, nous sommes conduits, par l'observation des faits, à admettre que le calibre de ces vaisseaux subira des modifications plus ou moins considérables. La plupart de ces vaisseaux se rétréciront ou se dilateront, et ces modifications ne pourront pas être attribuées uniquement à la diminution ou à l'augmentation de l'ondée ventriculaire, lancée dans l'aorte par chaque systole cardiaque : il y aura intervention de l'appareil nerveux vaso-moteur, provoquée par action réflexe.

Que le cœur, par exemple, sous l'influence d'un obstacle à la circulation pulmonaire, ou d'une autre cause, se trouve rempli outre mesure de sang et qu'il éprouve de la difficulté à se vider lors de chaque systole ventriculaire, il y aura encore production d'une impression spéciale sur les extrémités périphériques des nerfs cardiaques, soit dans l'endocarde, soit dans le myocarde lui-même (1). Cette fois, ce sont les nerfs dépresseurs qui seront surtout mis en jeu. Ils conduiront au bulbe rachidien l'impression qu'ils auront reçue, et, par l'intermédiaire du centre bulbo-spinal et des nerfs vaso-dilatateurs, il se produira une action vaso-dilatatrice réflexe généralisée, mais portant surtout, par les nerfs splanchniques, sur les vaisseaux mésentériques. Ces vaisseaux se dilateront, il s'y fera une accumulation de sang : le cœur recevra ainsi une moins grande quantité de sang sous l'influence de la *vis a tergo*, et il pourra donc plus

---

(1) Un fait observé par M. Cl. Bernard montre bien que la surface interne de l'endocarde est douée d'un certain degré de sensibilité. Ce physiologiste a constaté, sur un mouton, une accélération des mouvements du cœur, se produisant au moment où l'on touchait la membrane interne des ventricules avec un thermomètre. (Journal de Robin, 1868, p. 338.)

facilement reprendre la liberté de ses mouvements. En même temps, il pourra se produire une excitation réflexe, soit des fibres modératrices du nerf vague, soit des fibres des nerfs accélérateurs, et, par suite, un ralentissement ou une accélération des mouvements du cœur.

Si le cœur, au contraire, reçoit moins de sang que dans les conditions normales, un effet inverse de celui que nous venons de voir aura lieu dans toute l'étendue de l'appareil vaso-moteur. Les nerfs vaso-constricteurs seront excités par une action réflexe, ayant encore pour point de départ une impression particulière subie par les extrémités périphériques des nerfs cardiaques. La plupart des petits vaisseaux se resserreront plus ou moins, et le sang, soumis ainsi dans les veines à une *vis a tergo* plus intense, affluera en plus grande abondance dans le cœur.

Il est facile de comprendre, d'après ces quelques indications, que le cœur et les vaisseaux ne sont pas seulement en communication par la continuité de leurs cavités, mais qu'ils sont mis aussi en relation par l'intermédiaire du système nerveux. Le cœur et ses ganglions sont en rapport avec le centre nerveux bulbo-spinal par des fibres nerveuses centripètes, faisant partie des nerfs dépresseurs, des pneumogastriques et du sympathique. Ce même centre donne naissance à des fibres centrifuges destinées aux vaisseaux ou à leurs ganglions. L'ensemble de ces nerfs centripètes et centrifuges, du centre bulbo-spinal et des ganglions cardiaques et vasculaires, constitue un appareil d'actions réflexes, qui permet au cœur d'agir sur les vaisseaux par la médiation du bulbe rachidien et de la moelle épinière. Quant à l'action inverse que peuvent exercer les vaisseaux sur le cœur, nous l'avons considérée comme ayant lieu uniquement par suite de l'augmentation ou de la diminution qu'éprouve la pression intra-cardiaque, lorsque ces canaux se resserrent ou se dilatent ; mais, à la rigueur, il est possible que les choses se passent quelquefois d'une autre façon. Quelques-unes des fibres des nerfs vaso-moteurs, qui se terminent dans les tuniques des vaisseaux, sont, sans doute, comme nous l'avons admis, des fibres centripètes, pouvant conduire au centre nerveux des impressions particulières, nées de l'état de plénitude exagérée ou de vacuité relative de ces canaux. Or, il se peut que ces sortes d'impressions soient transmises jusqu'à la région cervicale de la moelle et au bulbe, et qu'elles déterminent, par l'intermédiaire de ces centres nerveux, des modifications des mouvements du cœur.

Grâce à l'appareil d'actions réflexes qui met en relation réciproque le cœur et les vaisseaux, le cœur peut jouer, jusqu'à un certain point, le rôle de régulateur par rapport aux vaisseaux, ou du moins, il a une certaine influence sur leur tonus ; et, en sens inverse, les vaisseaux règlent jusqu'à un certain point aussi, l'énergie et la fréquence des mouvements du cœur. Mais cette influence réciproque n'est pas tellement puissante qu'elle soit à même de rétablir l'état normal, dès qu'une modification s'est produite dans les mouvements du cœur ou dans le calibre des vaisseaux. D'autre part, il faut bien se rappeler que toutes les impressions produites sur le cœur ou sur les artères, dans les conditions du fonctionnement physiologique de ces organes, ne sont pas nécessairement conduites au centre bulbo-spinal, ou du moins ne mettent pas nécessairement en jeu l'activité de ce centre. Pour le cœur, par exemple, certaines de ces impressions ne vont, sans doute, que jusqu'aux ganglions cardiaques, soit à ceux qui font partie des plexus cardiaques, soit même à ceux que Remak a découverts dans les parois du cœur; et c'est de ces ganglions que part l'excitation centrifuge qui doit influencer les contractions du cœur. De même, pour les vaisseaux, nous trouvons aussi des ganglions dans les plexus circumvasculaires ou même dans la paroi, et il est probable que des impressions, venues des couches profondes du vaisseau, peuvent être transmises à ces ganglions et réfléchies, sous forme d'excitations motrices, sur la tunique contractile de ce canal, sans participation du centre bulbo-spinal.

Il ne faut donc pas se représenter toutes les modifications du calibre des artères comme ayant pour résultat nécessaire une certaine influence sur le cœur, ni, inversement, toutes les variations du mouvement du cœur comme devant forcément retentir sur les vaisseaux, par l'intermédiaire du centre nerveux bulbo-spinal. Cette action réciproque est possible; elle a lieu d'ordinaire, sans doute, lorsque le cœur ou l'ensemble des vaisseaux éprouvent des modifications brusques ou rapides et assez prononcées, et c'est là surtout le point sur lequel je voulais appeler votre attention. Je tenais à bien vous montrer que le jeu de l'appareil cardio-vasculaire est beaucoup plus compliqué qu'il ne semble l'être au premier abord, pour vous mettre à même de juger les théories physiologiques qui ne tiennent pas compte de cette complexité. On n'est pas en droit d'appliquer, sans réserves, au jeu de cet appareil les données de la mécanique hydraulique, et, si on se laisse entraîner dans cette voie, on risque fort de commettre des erreurs regrettables.

Je ne veux vous donner qu'un exemple à l'appui de cette proposition. Que dit la théorie, relativement à l'influence du resserrement de l'ensemble des artérioles ou à celle de l'augmentation de la tension artérielle, sur la fréquence des battements du cœur? Le voici : ces battements doivent devenir plus lents lorsque la pression sanguine intra-artérielle s'élève; ils doivent devenir plus fréquents lorsque cette pression s'abaisse. Eh bien, c'est le contraire qui a lieu chez l'animal vivant, lorsque le cœur a conservé ses relations normales avec le système nerveux. Les mouvements du cœur s'accélèrent lorsque la pression intra-artérielle augmente; ils se ralentissent dans la condition inverse. C'est que le cœur, dans le premier cas, reçoit une stimulation spéciale due à l'excitation réflexe des nerfs accélérateurs (1); et, dans le second cas, il subit l'effet de l'excitation réflexe des fibres du spinal, qui font partie du nerf vague.

La connaissance des relations nerveuses réciproques, qui

(1) Des recherches faites récemment par M. Schiff nous forcent à n'admettre que sous toutes réserves, les résultats publiés par MM. Cyon, et que nous avons mentionnés dans le cours de ces leçons, relativement au siége anatomique et au trajet des fibres nerveuses accélératrices des mouvements du cœur. D'après les expériences de M. Schiff, sur des chiens, des chats et des lapins, ces fibres proviendraient toutes, comme les fibres d'arrêt, de la branche du nerf accessoire de Willis, qui s'anastomose avec le nerf pneumogastrique. Quelques-unes d'entre elles accompagneraient le nerf vague dans tout son parcours le long de la région cervicale; les autres, plus nombreuses, s'en sépareraient avec le nerf laryngé supérieur, puis seraient conduites au nerf récurrent par le filet anastomotique (rameau de Galien) qui unit ces deux nerfs: et elles abandonneraient enfin ce dernier nerf, pour se rendre directement aux plexus cardiaques.(M. Schiff, *Il nervo vago come acceleratore dei movimenti cardiaci*, Lo Sperimentale, de Florence, nov. 1872. — Anal. par M. Barety, in Revue des sc. médic., 1873, p. 36 et suiv.)

La question du trajet des nerfs accélérateurs du cœur n'est pas, du reste, entièrement décidée par les expériences de M. Schiff. M. Rutherford a étudié de nouveau cette question, et les résultats qu'il a obtenus ne sont pas de nature à confirmer complétement les assertions de ce physiologiste. Il a vu, en effet, que le nerf laryngé supérieur n'exerce aucune influence directe sur le cœur. (Rutherford, *Influence of the Vagus Nerve upon the Vascular System*, Brit. med. Jour., 23 août 1873. — Anal. par M. Gouguenheim, in Revue des sc. méd., t. III, 1874, p. 58.)

mettent le cœur en communication avec les vaisseaux, est extrêmement importante. Elle nous montre avec quelle circonspection il faut tirer des conclusions des modifications cardiaques et vasculaires, qui peuvent se produire sous l'influence soit des causes morbides, soit des agents toxiques ou thérapeutiques. Et, pour ne parler que de l'action des poisons ou des médicaments, lorsqu'on a ces notions présentes à l'esprit, on comprend les difficultés que soulève le moindre problème de toxicologie physiologique.

Souvent vous entendrez affirmer, avec la plus entière bonne foi, je suis le premier à le reconnaître, que tel ou tel médicament, tel ou tel poison, agit sur les vaisseaux. Une pareille affirmation peut être difficile à justifier, et vous le comprendrez facilement maintenant. Si un médicament, en effet, a une action sur le cœur, les modifications du mouvement de cet organe peuvent exercer une influence sur l'état du calibre des vaisseaux, non-seulement d'une façon directe, à cause de la continuité des cavités cardiaques et vasculaires, mais aussi par voie indirecte, par mécanisme d'action nerveuse réflexe. Si donc il se produit une constriction vasculaire chez un animal sur lequel on expérimente telle ou telle substance toxique ou médicamenteuse, il est difficile, pour le moins, de prouver que c'est par action directe sur les vaisseaux, lorsque cette substance modifie aussi les mouvements du cœur ; car, ainsi que je viens de le dire, les vaisseaux peuvent se resserrer, dans ce cas, par action réflexe, due à cette modification même des mouvements cardiaques.

Si une substance toxique diminue l'énergie des contractions du cœur, si les mouvements des ventricules tendent à s'arrêter, comme dans les cas d'expériences sur l'action des poisons, dits *poisons du cœur*, les vaisseaux périphériques pourront se resserrer, non-seulement parce que la tension sanguine s'y abaissera progressivement et que le tonus vasculaire déterminera une constriction de ces canaux, mais encore parce que des stimulations, parties du cœur et conduites à l'axe bulbo-spinal par les nerfs cardiaques centripètes, pourront, par action réflexe, provoquer une augmentation de l'excitation tonique de la tunique contractile des artérioles et des veinules.

Les difficultés seront les mêmes, ou à peu près, si l'on observe une dilatation des vaisseaux, en même temps qu'un redoublement d'énergie du cœur, sous l'influence d'une cause morbide ou expérimentale quelconque.

Il sera, au contraire, plus facile, en général, de reconnaître que l'action de telle ou telle substance, de telle ou telle condition pathogénétique, porte primitivement sur le cœur. Cependant il faut bien savoir que, dans certains cas, il est possible que la modification des mouvements du cœur soit secondaire, consécutive à une action exercée d'abord sur les vaisseaux. L'influence du froid sur les vaisseaux cutanés, par exemple, peut modifier les contractions cardiaques d'une façon indirecte en partie, et nous avons vu qu'il en est ainsi des excitations vives portant sur les nerfs sensitifs. Les vaisseaux se resserrent, la tension artérielle augmente et les mouvements du cœur deviennent secondairement plus énergiques et plus fréquents.

Je ne veux pas m'étendre davantage sur ces considérations : nous nous éloignerions ainsi par trop du sujet actuel de nos études. Je reviens à ce sujet pour vous parler de l'influence de l'appareil vaso-moteur sur la pression du sang dans les vaisseaux. Je vous ai déjà dit quelques mots de cette influence; je pourrai donc vous exposer rapidement ce qui est relatif à ce point de la physiologie de l'appareil vaso-moteur.

La pression sanguine intra-artérielle est le produit de plusieurs facteurs : 1° de l'introduction sans cesse renouvelée d'ondées sanguines dans l'aorte, par les systoles ventriculaires ; 2° de la résistance que le sang éprouve à traverser les petits vaisseaux, artérioles, capillaires et veinules, qui mettent les artères en communication avec les veines ; 3° de la réaction des parois élastiques, musculo-élastiques et musculaires des artères, sur le sang contenu dans ces vaisseaux.

Le volume des ondées sanguines lancées par le ventricule gauche peut varier ; la réaction des parois artérielles, du moins de celles qui contiennent des éléments musculaires, peut offrir une énergie plus ou moins grande, et ces variations peuvent évidemment avoir une action plus ou moins considérable sur la pression sanguine intra-artérielle ; mais le facteur le plus important est, sans contredit, la résistance opposée par les petits vaisseaux au cours du sang dans les artères, et cette résistance varie nécessairement suivant que les artérioles sont resserrées ou dilatées. Comme l'état de leur calibre dépend essentiellement du degré d'activité de l'appareil vaso-moteur, on conçoit combien est grande l'influence de cet appareil sur la pression sanguine intra-artérielle.

Les lésions du centre bulbo-spinal doivent donc produire des modifications considérables de la tension artérielle, et, d'après ce que nous avons dit plus haut, il est clair que les mouvements du cœur doivent eux-mêmes être modifiés secondairement. C'est ce dernier effet qui a été tout d'abord remarqué, et l'on conçoit bien qu'il ne pouvait en être autrement, à une époque où la physiologie de l'appareil vaso-moteur n'était pas encore née.

Ainsi, Legallois avait montré, qu'en détruisant une portion de la moelle épinière sur de jeunes lapins, soit la partie lombaire, soit la partie dorsale ou cervicale, on détermine un affaiblissement considérable des mouvements du cœur; de telle sorte que la circulation générale devient tout à fait insuffisante pour entretenir la vie. Il avait vu que, si l'on coupe l'artère principale d'un des membres, chez les animaux ainsi opérés, le sang s'écoule lentement. Legallois (1) supposait que le résultat observé était dû à ce que la destruction de la moelle supprimait le centre nerveux où réside le principe des mouvements du cœur. Les expériences de Legallois furent confirmées par celles de divers physiologistes. Nasse (2), entre autres, a fait voir que si, sur un chien, dont on entretient la respiration artificiellement, on détruit toute la moelle, le sang qui sort ensuite des artères sectionnées s'en écoule en bavant, au lieu de s'échapper en jets saccadés, comme à l'état normal. Longet avait obtenu le même résultat, et constaté que la destruction de la moelle et du bulbe affaiblit notablement les battements du cœur (3).

Ces auteurs, ainsi que vous le voyez, se sont surtout attachés à l'état du cœur. Et je n'insiste pas sur les détails de leurs expériences, parce que cela serait sans profit pour nos études actuelles. Ce qui nous intéresse, au con-

---

(1) Legallois, *Œuvres complètes*, édition de Pariset, 1830, t. I, p. 73 t suiv.
(2) Nasse, *Untersuchungen zur Lebensnaturlehre und zur Heilkunde*. Berlin, 1818.
(3) Longet, *Traité de physiologie*, 3ᵉ édit., 1869, t. II, p. 114.

traire, très-directement, c'est l'interprétation que l'on a donnée, dans ces derniers temps, de ces résultats expérimentaux.

M. Goltz a été conduit, par ses recherches sur le tonus vasculaire, à penser que les lésions de la moelle épinière et surtout les destructions de ce centre nerveux, telles que les pratiquaient Legallois et les physiologistes que nous venons de citer, agissent sur le cœur non pas directement, mais indirectement, par suite des modifications qu'elles déterminent dans l'état des petits vaisseaux.

D'après M. Goltz, lorsqu'on détruit une partie de la moelle épinière, il y a un affaiblissement extrême ou même une abolition du tonus des vaisseaux qui sont en relation, par leurs nerfs vaso-moteurs, avec la région supprimée de ce centre nerveux. Si l'on a détruit la plus grande partie de la moelle, le tonus est aboli dans presque toute l'étendue du corps; les artérioles deviennent inertes; la pression sanguine s'abaisse à un degré extrême; la *vis a tergo* diminue considérablement dans les vaisseaux veineux : en somme, la circulation capillaire devient très-languissante, le retour du sang au cœur a lieu lentement et en faible quantité; les mouvements du cœur perdent leur énergie, et l'on voit se produire l'état de la circulation qui a été constaté par Legallois, Clift, Wedemeyer, Nasse, Longet et divers autres physiologistes.

M. Schiff a émis une idée analogue à celle de M. Goltz et il attribue l'affaiblissement et le ralentissement des mouvements du cœur, après la section de la moelle épinière, dans la région cervicale, à l'état de vacuité relative où se trouve cet organe, par suite de la dilatation de tous les petits vaisseaux du corps. On peut, suivant lui, ramener le fonctionnement cardiaque à son état antérieur, par une injection de sang dans les vaisseaux de l'animal, de façon à augmenter la quantité de ce liquide qui arrive au cœur. Et la pression artérielle pourrait même se relever, sous l'influence de la transfusion, jusqu'au degré normal, au moins pendant un certain temps (1).

Ce résultat expérimental est intéressant; mais il n'autorise pas, je crois, M. Schiff à conclure, comme il le fait, que l'affaiblissement du mouvement du cœur, après une section de la moelle, vers le haut de la région cervicale, ne dépend en rien d'une influence nerveuse immédiate. M. Schiff coupait, il est vrai, les deux nerfs vagues dans toutes ses expériences, avant toute autre opération. Mais il ne supprimait pas ainsi toutes les actions nerveuses réflexes possibles; car l'impression produite sur l'endocarde par la vacuité relative du cœur, après la section de la moelle cervicale, pouvait encore déterminer un affaiblissement et un ralentissement réflexes des mouvements cardiaques, par la médiation des ganglions du cœur et des fibres nerveuses qui vont de ces ganglions au myocarde.

Je tiens à faire devant vous une expérience très-simple, qui vous permettra de constater, par vous-mêmes, l'influence de la destruction de l'axe cérébro-spinal sur les mouvements du cœur.

On a mis à nu le cœur de deux grenouilles, placées à côté l'une de l'autre, en ayant soin d'éviter autant que possible toute perte de sang. L'une d'elles va rester telle quelle, tandis que, sur l'autre, on va détruire complétement l'axe

---

(1) *Cenno sulle ricerche fatte dal prof. M. Schiff nel laboratorio del museo di Firenze durante il 2º trimestre* 1872.... Anal. *in* Centralblatt.... 1873, p. 3.

cérébro-spinal à l'aide d'une aiguille. Ces grenouilles vous passeront ensuite sous les yeux, et vous pourrez constater un affaiblissement considérable des mouvements du cœur, sur celle dont les centres nerveux auront été détruits.

Cette expérience est aussi démonstrative que si elle avait été faite sur un gros animal, et elle offre cet avantage que l'on peut avoir un élément de comparaison sous les yeux, sur la même plaque de liége.

Examinez attentivement le cœur de ces deux grenouilles : vous verrez que, chez celle qui a subi une destruction complète de l'axe cérébro-spinal, non-seulement le cœur bat moins énergiquement, mais qu'encore il se remplit beaucoup moins de sang que chez la grenouille dont le centre nerveux est intact. Il est évident que chez celle dont le myélencéphale est détruit, le sang n'arrive plus en abondance au cœur, comme chez l'autre, et il est bien certain que c'est là, en grande partie, le résultat de l'abolition du tonus de tous les vaisseaux du corps.

M. Goltz a vu que, si l'on détruit une partie seulement de l'axe cérébro-spinal, les résultats diffèrent, suivant la partie du myélencéphale qui a été ainsi supprimée. C'est l'attrition du bulbe rachidien et de la partie antérieure (supérieure) de la moelle qui détermine l'affaiblissement le plus considérable de la pression intra-artérielle, parce qu'alors le tonus vasculaire est aboli dans toutes les parties du corps; tandis que, si l'on se borne à détruire la région postérieure (inférieure) de la moelle, le tonus n'est aboli que dans les parties postérieures du corps. Les mouvements du cœur s'affaiblissent moins, comme on le comprend bien, dans ce dernier cas que dans le premier. Il en résulte que la circulation périphérique, observée, par exemple, dans la membrane interdigitale des grenouilles, est beaucoup plus languissante, lorsque le bulbe rachidien et la partie antérieure de la moelle épinière ont été détruits, que lorsque la lésion a porté uniquement sur la région postérieure (inférieure) de la moelle.

Si l'appareil vaso-moteur a une influence si manifeste sur la pression générale intra-artérielle, il a aussi une action sur la pression locale, dans les différentes régions du corps ; mais, chose remarquable, l'effet produit n'est pas, dans tous les cas, celui auquel on pourrait s'attendre. Si, par exemple, on fait dilater les vaisseaux d'une région limitée du corps, en sectionnant le nerf vaso-moteur qui s'y distribue, la pression augmente généralement dans les vaisseaux de cette région.

Je vous citerai, à l'appui de cette proposition, le résultat constaté par M. Cl. Bernard, après la section du grand sympathique au cou. Si l'on prend la pression sanguine dans une des artères de la région, dans l'artère maxillaire par exemple, chez un cheval, avant et après l'opération, on constate que la pression augmente après que la section a été faite (1). Il semblerait, *a priori*, et si l'on ne tenait pas compte de toutes les circonstances de l'expérience, que la pression dût diminuer dans les artères du côté où le cordon cervical sympathique est sectionné, puisque, le tonus des artères étant à peu près aboli de ce côté, les artérioles sont dilatées, et que la résistance qu'elles offrent dans l'état normal au passage du sang est considérablement affaiblie. Mais il faut tenir compte de l'afflux bien plus grand de sang qui a lieu dans

---

(1) Cl. Bernard, *Liquides de l'organisme*, t. I, p. 240 et suiv.

les artères de ce côté. Et cet afflux sanguin augmente la pression, malgré la dilatation des artérioles.

On voit que la pression sanguine intra-artérielle peut être modifiée, dans une région limitée du corps, par des lésions expérimentales portant sur des parties déterminées de l'appareil vaso-moteur. Des modifications du même genre peuvent être produites, on le conçoit bien, par des lésions pathologiques ou des troubles morbides. Et ces causes perturbatrices peuvent agir dans ce sens, soit directement, soit par mécanisme réflexe.

Il ressort de nos études précédentes que tous les nerfs vaso-moteurs n'ont pas un centre unique d'action réflexe, comme on l'a admis un peu légèrement. Si les actions réflexes vaso-motrices d'ensemble se font surtout par la médiation du bulbe rachidien, celles qui ont lieu dans telle ou telle partie du corps se produisent par l'intermédiaire des divers foyers d'origine intra-médullaire des nerfs vaso-moteurs, ou même, pour certaines de ces actions réflexes, par la mise en jeu de la réflectivité des ganglions nerveux sympathiques. C'est de cette façon que peuvent se montrer les modifications vasculaires qui se manifestent dans tel ou tel point du corps, dans tel ou tel organe, pour des nécessités fonctionnelles, ou par suite de conditions pathologiques quelconques. C'est ainsi que, dans une partie plus ou moins restreinte de l'organisme, il peut y avoir dilatation ou constriction vasculaire, augmentation ou diminution de pression, changement de coloration du sang des capillaires et des veines, élévation ou abaissement de température, etc., etc.

Ces modifications des vaisseaux, et, par suite, de la circulation, dans une région déterminée du corps, ont-elles de l'influence sur les actes physiologiques qui s'accomplissent dans cette région ? Si cette influence existe, de quelle façon s'exerce-t-elle? C'est ce que nous devons étudier maintenant. Nous commencerons par l'examen de l'action de l'appareil nerveux vaso-moteur sur les phénomènes d'absorption.

La question de l'influence du système nerveux sur les phénomènes d'absorption a été agitée à diverses reprises, et elle a été résolue tantôt dans un sens, tantôt dans un autre. Quelques auteurs ont supposé, en effet, que le système nerveux avait une action considérable sur l'absorption; d'autres, au contraire, l'ont niée complètement.

Vous savez en quoi consiste le phénomène de l'absorption. Un tissu vivant se trouve en contact avec un liquide (nous ne parlons ici que de l'absorption des liquides) : les éléments du tissu, qui sont en contact direct avec ce liquide, se laissent imbiber plus ou moins facilement. Il peut se faire en même temps une imbibition interstitielle, si la texture du tissu s'y prête. Le liquide peut ainsi pénétrer de proche en proche dans ce tissu, jusqu'à une distance plus ou moins grande de la surface d'absorption. Chez les animaux inférieurs, chez les protozoaires, la pénétration des matières nutritives et leur transport jusqu'aux points les plus éloignés de la surface d'absorption, se font sans doute par ce mécanisme. Mais, dès que l'organisme se complique un peu, dès qu'un appareil circulatoire existe, quelque simple qu'il soit, l'imbibition se borne à faire passer les substances à absorber, de la surface d'absorption jusque dans l'intérieur de cet appareil, et c'est la circulation du fluide sanguin qui transporte ces substances jusqu'aux points du corps où elles doivent être élaborées, transformées, utilisées ou éliminées.

L'imbibition est un phénomène physique qui se produit dans les tissus morts et dans les tissus vivants. Dans ces deux conditions, les divers phénomènes, étudiés par les physiciens et physiologistes dans les expériences de diffusion et de dialyse, se manifestent avec une netteté plus ou moins grande, suivant la texture et la structure des tissus. Mais il faut bien le reconnaître : les tissus vivants peuvent opposer à l'imbibition une résistance qui cesse complétement avec la mort. Et c'est là ce qui donne une raison d'être à la question dont il s'agit en ce moment, à savoir : quelle est l'influence du système nerveux vaso-moteur sur l'absorption ?

Il est facile de montrer que la vie a une très-grande influence sur les phénomènes de l'imbibition et de l'absorption. Il semble que les éléments anatomiques de certaines surfaces, qui sont en contact continuel avec des liquides spéciaux, opposent, pendant la vie, une résistance plus ou moins insurmontable à la pénétration de ces liquides. Rappelez-vous ce qui a lieu dans la vésicule biliaire, par rapport à la bile. Pendant la vie, lorsque la membrane muqueuse de cette vésicule est saine, elle est constamment en contact avec ce liquide, sans qu'elle s'en laisse imbiber. Après la mort, toute résistance de l'épithélium de la vésicule et des autres éléments de la paroi de cette poche cesse complétement ; l'imbibition biliaire de cette paroi commence bientôt, et la bile, pénétrant de proche en proche, non-seulement colore toute son épaisseur, jusqu'à sa surface péritonéale, mais peut teindre encore toutes les parties environnantes : la portion pylorique de l'estomac et une portion du duodénum, la surface inférieure du foie, une certaine étendue du côlon transverse, la région du péritoine de la paroi abdominale qui est au voisinage de la vésicule, etc.

De même, dans certaines autopsies, et surtout lorsque la maladie, qui a amené la mort, a produit une altération quelconque du sang, on peut trouver la membrane interne du cœur et des artères teinte par la matière colorante du sang, par l'hémato-cristalline.

Ce que je viens de dire de certains cas particuliers, s'applique à tous les tissus des animaux, en général.

Je me bornerai à vous signaler, comme exemple, un fait qui me paraît très-significatif. Je veux parler des phénomènes qui se manifestent, lorsqu'on place au contact de matières colorantes certaines larves d'insectes qui vivent dans l'eau. Si l'on met une de ces larves vivantes (*Chironomus plumosus*, *Corethra plumicornis*, etc.) dans de l'eau teinte à l'aide d'une teinture aqueuse neutre, ou presque neutre, de carmin, de telle sorte que ce liquide ne puisse exercer aucune action chimique sur les tissus, nous observerons que cette larve peut rester ainsi très-longtemps sans se colorer sensiblement. Lorsque les larves soumises à cette expérience sont mortes avant qu'on les introduise dans l'eau teinte, il n'en sera plus de même : elles ne tarderont pas à se colorer dans toute leur épaisseur. Il y a donc une différence essentielle entre les tissus vivants et les tissus morts, sous le rapport de la facilité avec laquelle ils se laissent imbiber.

Si je devais vous exposer l'état de nos connaissances sur la physiologie de l'absorption, je devrais entrer dans bien d'autres détails. Mais je n'ai en vue qu'un point particulier de l'histoire générale de l'absorption, à savoir : l'influence du système nerveux, et surtout de l'appareil vaso-moteur sur ce phénomène. Je dois donc me restreindre à ce qui concerne ce sujet. Il est cependant un fait que je dois encore vous citer, pour vous montrer que lès lois physiques de l'imbibition sont modifiées dans leurs effets par l'état vivant des tissus. Il s'agit d'un exemple d'absorption élective de certaines substances par une membrane déterminée. M. Schiff a montré que la membrane muqueuse de l'estomac, chez le chat, absorbe lentement le sulfate de strychnine, tandis qu'elle absorbe les peptones d'une façon assez rapide (1).

Mais ces données ne nous fournissent pas de renseignements suffisants, relativement à l'action du système nerveux sur l'absorption ; des expériences directes peuvent seules nous apprendre si une action de ce genre intervient en réalité. Or, de nombreuses tentatives ont été faites pour arriver à connaître l'influence du système nerveux sur l'absorption.

Parmi les expériences déjà anciennes, on doit citer celles que fit Brodie (2) avec le curare, bien avant les études de M. Cl. Bernard sur cette substance. Brodie sectionnait d'abord tout le plexus nerveux d'un des membres antérieurs, sur un lapin, puis il introduisait de la solution de woorara dans une plaie faite sur la partie inférieure de ce membre. L'empoisonnement se produisait malgré la section des nerfs. Si, au contraire, on liait le membre antérieur d'un autre lapin vers sa racine, à l'exception du plexus brachial, et si l'on répétait la tentative d'empoisonnement de la même façon, il n'y avait pas d'intoxication. La mort avait lieu rapidement dès qu'on enlevait la liga-

---

(1) M. Schiff, *Leçons sur la physiologie de la digestion*. Paris, 1867, t. II, p. 544 et suiv.

(2) Brodie, *Philosoph. transactions*, 1811, p. 194 et suiv.

ture. Longet (1) a fait des expériences du même genre, sur des chiens, à l'aide de la strychnine, et il a constaté les mêmes résultats.

Ces expériences ne sont pas d'ailleurs aussi concluantes qu'elles peuvent le paraître au premier abord, car la section du plexus brachial n'interrompt certainement pas toutes relations entre les tissus du membre antérieur, ou les vaisseaux qui s'y distribuent, et les centres nerveux. Des filets vaso-moteurs, comme nous l'avons vu, accompagnent les artères, et ils sont venus s'y accoler à la racine du membre, ou même au-dessus, sans passer par les nerfs brachiaux. Et même, il faut bien nous le rappeler, les vaisseaux peuvent aussi recevoir des influences vaso-motrices, émanées des ganglions situés sur le trajet des nerfs vaso-moteurs, près de leurs terminaisons.

Longet a fait aussi des expériences pour étudier l'influence des nerfs sur l'absorption par la trachée et par les bronches. Il coupait les pneumogastriques d'un chien, et il injectait ensuite dans l'arbre respiratoire du chlorhydrate de strychnine. Dans ces conditions, l'empoisonnement se produisait très-rapidement. On a fait encore des recherches de ce genre sur l'estomac, mais les résultats n'ont pas été concordants; certains physiologistes ont assuré que le pneumogastrique n'avait aucune action sur l'absorption stomacale, d'autres, au contraire, lui ont attribué une action réelle. Il est certain que la différence entre les résultats obtenus est due à ce que, d'une part, les expériences n'ont pas été toutes faites sur les mêmes espèces d'animaux, et, d'autre part, à ce que les substances dont on s'est servi n'étaient pas toujours les mêmes.

(1) Longet, *Traité de physiologie*, 3ᵉ édit., t. I, p. 377.

M. Schiff (1) a vu que l'absorption par la membrane muqueuse de l'estomac peut avoir lieu encore chez des animaux (chiens et lapins) sur lesquels on a enlevé le plexus solaire et coupé tous les filets du pneumogastrique qui sont accolés à l'œsophage, immédiatement au-dessous du diaphragme. Mais, quoi qu'en dise M. Schiff, tous les nerfs de la membrane muqueuse de l'estomac, malgré ces opérations, ne sont probablement pas complétement coupés. Il reste encore, pour le moins, quelques filets nerveux intacts, à savoir : ceux qui, au niveau du point où les nerfs accolés à l'œsophage ont été coupés, sont situés soit entre la tunique musculaire et la tunique muqueuse, soit dans l'épaisseur de cette tunique muqueuse elle-même.

L'expérience la plus nette qu'on puisse citer, pour démontrer que le système nerveux n'exerce pas une influence essentielle sur l'absorption, est celle que Magendie a publiée et qui a été si souvent rappelée depuis lors. On sait que ce physiologiste sectionnait la cuisse d'un chien (engourdi par l'opium), en ne laissant intactes que l'artère et la veine crurales, et qu'il introduisait dans la jambe du même côté 10 centigrammes d'*upas tieuté*. L'empoisonnement se produisait très-rapidement. Il en était de même, lorsque les vaisseaux conservés étaient entièrement coupés et qu'on rétablissait artificiellement leur continuité, en liant les deux bouts de chaque vaisseau sur un tuyau de plume. L'absorption se fait donc encore dans des parties dont les nerfs ne communiquent plus avec le myélencéphale ou les ganglions de la chaîne fondamentale du sympathique.

Certains faits expérimentaux paraissaient témoigner dans un sens contraire. Ainsi, on avait vu que, chez un cheval

___
(1) M. Schiff, *Leçons sur la physiologie de la digestion*, 1867, t. II, p. 404.

intact, la strychnine introduite dans l'estomac détermine rapidement des phénomènes d'intoxication, tandis que l'empoisonnement n'a plus lieu, lorsqu'on a coupé préalablement les deux nerfs pneumogastriques à la région du cou. Or, si le poison n'agit plus après cette opération, cela ne tient pas à ce que la section des nerfs vagues a aboli ou affaibli la puissance d'absorption de la membrane muqueuse de l'estomac. M. Schiff, en effet, a reconnu que, si l'animal n'est pas empoisonné dans ces conditions, cela dépend de la paralysie des fibres musculaires de l'estomac. Le poison reste alors dans cet organe, où l'absorption est très-lente : il ne passe donc que peu à peu dans la circulation et ne s'y trouve à aucun moment en quantité suffisante pour déterminer des accidents toxiques. Dans l'état normal, au contraire, la strychnine est rapidement poussée par les contractions de l'estomac jusque dans le duodénum, et là, l'absorption est très-active, de telle sorte que les phénomènes de l'empoisonnement se manifestent au bout de très-peu de temps.

Des expériences récentes ont été publiées par M. Goltz [1] sur le rôle du système nerveux dans les phénomènes d'absorption. Il pense que ces expériences sont de nature à mettre hors de doute l'influence des centres nerveux sur ces phénomènes.

Les expériences qu'il a instituées à ce sujet sont de deux sortes. Dans une première série de recherches, il excise le cœur sur des grenouilles, et il injecte du sulfate de stry-

---

[1] F. Goltz, *Ueber die Aufsaugung und Fortführung von Giften nach Unterbrechung des Blutkreislaufs* (Pflüger's Archiv, 1871, p. 147-149), — et *Ueber den Einfluss der Nervencentren*, etc. De l'influence des centres nerveux sur l'absorption (Pflüger's Archiv, V, p. 53). — Anal. p. J.-L. Prevost, in Archives des sciences de la Bibliothèque universelle, Genève, janvier 1872.

chnine sous la peau de la région jambière d'un des membres postérieurs. Il assure que, dans de pareilles conditions, l'absorption a lieu, et que le strychnisme peut se produire au bout d'un quart d'heure. Il répète l'expérience sur des grenouilles, chez lesquelles, après avoir excisé le cœur, il coupe le nerf sciatique, du côté où le poison doit être injecté : la strychnine n'est plus absorbée en quantité suffisante pour produire les accidents caractéristiques de l'empoisonnement par cette substance.

Dans certaines expériences, M. Goltz s'est contenté de rechercher si la strychnine, introduite sous la peau d'une des jambes, avait passé dans le membre du côté opposé. Il a vu que l'on peut empoisonner de petites grenouilles, en faisant pénétrer dans leur estomac des morceaux de muscles de ce membre du côté opposé, lorsqu'on attend assez longtemps pour que l'absorption et le transport de la substance aient eu lieu. Ce transport, suivant M. Goltz, se fait bien par les voies circulatoires, malgré l'excision du cœur, puisque l'on peut strychniser de petites grenouilles, à l'aide du sang recueilli dans la veine cave des animaux que l'on a empoisonnés par injection de strychnine sous la peau d'une jambe, après ablation du cœur.

Si l'on cherche à répéter ces expériences sur des grenouilles, chez lesquelles on a détruit tout l'axe cérébro-spinal, on voit, d'après M. Goltz, que les phénomènes d'absorption et de transport du poison ne se produisent plus. Dans ces conditions, il est clair qu'on ne peut plus observer de tétanos strychnique, mais les autres indices d'absorption pourraient encore se montrer. Le passage de la strychnine dans la veine cave, ou dans les muscles de la jambe du côté opposé, pourrait encore être constaté s'il avait lieu. Or, on n'observe rien de semblable.

La conclusion que M. Goltz tire de ces expériences, c'est que le système nerveux a une influence considérable sur l'absorption, puisque, même en l'absence du cœur, l'absorption peut se produire sur une grenouille dont le système nerveux est intact, tandis qu'elle ne se produit pas sur une grenouille dont le centre nerveux cérébro-spinal est détruit.

Pour compléter sa démonstration, il opère aussi de la manière suivante :

On curarise deux grenouilles vertes, bien vigoureuses. La curarisation a pour but d'immobiliser complétement les animaux et d'arrêter les mouvements des cœurs lymphatiques, ce qui élimine l'intervention possible de ces organes dans la production des phénomènes observés. Ces deux grenouilles sont ensuite suspendues verticalement, à l'aide d'un fil passé dans les narines. Sur l'une d'elles, l'axe cérébro-spinal est détruit ; sur l'autre, il est intact. On met le cœur à nu sur les deux grenouilles, en excisant le sternum, et l'on ouvre le péricarde. On coupe ensuite l'aorte en travers, et l'on attire, au moyen d'un fil, le cœur et l'aorte ainsi ouverts, au-dessus d'une éprouvette de verre, de manière que tout le liquide qui s'échappe de l'aorte s'écoule dans ce récipient et puisse être examiné et mesuré. Après avoir constaté que, chez la grenouille dont l'axe cérébro-spinal est entier, l'écoulement sanguin est plus abondant que chez l'autre, phénomène sur lequel j'ai déjà appelé votre attention, on injecte sous la peau des deux grenouilles une certaine quantité d'une solution de chlorure de sodium au 1/100. Pour pratiquer cette injection sur la grenouille dont le myélencéphale est intact, on fait une petite plaie cutanée au niveau du crâne. Sur l'autre animal, on utilise la plaie de la peau qui a été faite pour opérer le broiement du centre cérébro-spinal. Chez les grenouilles, la peau du tronc non adhérente et pour ainsi dire indépendante des tissus sous-jacents, forme de vastes cavités désignées sous le nom de sacs lymphatiques; on peut injecter facilement 10 à 25 centimètres cubes de la solution dans ces réservoirs sous-cutanés.

Ceci fait, on examine l'aorte des deux grenouilles. Chez celle dont l'axe cérébro-spinal est détruit, il ne s'écoule bientôt, pour ainsi dire, plus une goutte de liquide. Chez l'autre, au contraire, on constate, au bout de quelques instants, qu'il s'échappe goutte à goutte un liquide fortement teint en rouge tout d'abord, mais dont la coloration s'atténue peu à peu, et qui, plus tard, n'est plus que de la solution aqueuse, à peu près incolore, de chlorure de sodium. De telle sorte que la grenouille se trouve transformée, selon l'expression pittoresque de M. Goltz, en une sorte de glande avec un canal excréteur muni d'un cœur.

Au fur et à mesure que le liquide sorti par l'aorte s'accumule dans l'éprouvette, celui qui se trouvait dans les sacs lymphatiques diminue d'autant. Chez l'autre grenouille, au contraire, il y reste toujours en même quantité. En même temps qu'on observe ces différences relatives à l'écoulement du sang, on constate aussi que la peau de la grenouille, dont le myélencéphale est intact, reste humide, brillante et parsemée de petites saillies, tandis que chez la grenouille, dont on détruit l'axe cérébro-spinal, la peau devient sèche, terne et plus ou moins lisse.

J'ai cherché à répéter ces expériences avec M. Carville; mais, je dois le dire, elles sont difficiles à exécuter et ne donnent pas toujours le résultat indiqué par M. Goltz.

M. J.-C. Prevost (1) a été plus heureux, car il a pu constater, avec M. Reverdin, tous les phénomènes décrits par M. Goltz (2).

M. Goltz tire aussi de ces expériences la conclusion que l'axe cérébro-spinal a une très-grande influence sur l'absorption. Nous examinerons, dans la prochaine leçon, si ces divers faits expérimentaux ont bien la valeur que M. Goltz leur attribue, et si les résultats observés sont dus à des modifications fonctionnelles de l'appareil vasomoteur.

---

(1) *Loc. cit.*
(2) Si nous n'avons pas vu bien nettement la différence relative à l'écoulement du sang par l'aorte, chez les grenouilles intactes et chez celles dont le centre nerveux céphalo-rachidien était détruit, nous avons observé, au contraire, de la façon la plus claire, les modifications de la peau produites par la destruction de ce centre.

ONZIÈME LEÇON

Influence du système vaso-moteur sur l'absorption (suite) — Influence de cet appareil sur les phénomènes d'érection, sur les sécrétions.

Des expériences, analogues à celles que M. Goltz a considérées comme démontrant l'influence du système nerveux central sur l'absorption, ont été faites par d'autres physiologistes. Ces nouvelles recherches n'ont pas entièrement confirmé la manière de voir de M. Goltz.

Ainsi, M. Bernstein (1) a répété les expériences de M. Goltz en préparant des grenouilles par le même procédé, si ce n'est toutefois qu'il enlevait complétement le cœur et qu'il plaçait une canule dans la veine cave de l'animal. Dans ces conditions, en comparant l'une à l'autre deux grenouilles curarisées, après avoir détruit chez l'une d'elles le centre nerveux cérébro-spinal, il a vu aussi un écoulement de sang d'abord, puis de liquide salé, de moins en moins coloré, s'effectuer par la canule, chez la grenouille dont les centres nerveux étaient intacts, tandis que rien de semblable n'avait lieu chez la grenouille dépouillée de ses organes nerveux centraux. Mais M. Bernstein s'est assuré que la différence entre les résultats observés dans l'un et l'autre cas tient, non pas à ce que la résorption des liquides a lieu sur l'une des grenouilles et fait défaut chez l'autre, mais à ce que la destruction du centre nerveux

(1) Bernstein, *Ueber die Resorptionsversuche von Goltz*, Berliner klinik. Wochensch., 1872, n° 28 (Anal. in Centralblatt..., 1873, p. 70).

cérébro-spinal produit chez la grenouille, ainsi mutilée, une telle paralysie du tonus vasculaire, que la circulation est presque arrêtée dans les réseaux capillaires de toutes les régions du corps. Il n'est pas nécessaire, pour produire ce résultat, de détruire toute l'étendue des centres encéphalo-rachidiens : il suffit d'enlever ou de contondre soit la moelle épinière seule, soit le bulbe rachidien.

M. Heubel (1) s'est attaché surtout à montrer que, dans les conditions où se trouvent les grenouilles, lorsqu'elles sont mises en expérience par le procédé de M. Goltz, il n'y a en réalité aucune résorption, même alors que les centres nerveux sont intacts. Après l'extirpation, ou la ligature du cœur, chez ces animaux, une injection de curare ou de strychnine, soit dans les sacs lymphatiques dorsaux, soit dans une autre partie quelconque du corps, ne produit jamais d'effets toxiques reconnaissables; et, suivant lui, si l'on retrouve ces substances dans des parties situées à une certaine distance de celles dans lesquelles l'introduction du poison a eu lieu, c'est seulement par diffusion que le transport s'est fait.

J'ai examiné, un bon nombre de fois, la circulation capillaire dans la membrane interdigitale, sur des grenouilles qui avaient subi une destruction complète du myélencéphale, et j'ai pu constater qu'elle est arrêtée, quelque vigoureux que soit l'animal, au moins pendant un certain temps après l'opération. Il n'est pas étonnant que, dans ces conditions, l'absorption ne puisse point se faire, puisque la circulation périphérique n'a plus lieu, pour ainsi dire, et que les substances, qui pénètrent par osmose dans les

---

(1) E. Heubel, *Ueber die Beziehungen der Centraltheilen des Nervensystems zur Resorption*, Virchow's Archiv, 1872, LVI, 248-628 (Anal. in Centralblatt, 1873, p. 71).

vaisseaux capillaires, ne sont plus entraînées par le sang pour être portées dans toutes les parties du corps.

Il y a, sans doute, exagération à dire que la circulation est tout à fait arrêtée, bien que ce soit ainsi que les choses se présentent quand on examine les vaisseaux de la membrane interdigitale. Mais en tout cas on peut assurer que le cours du sang dans les vaisseaux capillaires, après que le myélencéphale a été détruit, est si faible qu'il ne peut pas conduire au cœur, et aux vaisseaux artériels qui en partent, une quantité de substance toxique suffisante pour déterminer des phénomènes d'empoisonnement.

C'est là, en somme, la proposition de M. Heubel, et elle est facile à contrôler par l'expérimentation. J'ai fait des recherches dans cette direction et elles ont été confirmatives, par rapport à cette assertion. Il est à peine nécessaire de vous dire que, pour ces sortes d'investigations, il est indispensable de se servir d'un poison qui puisse manifester son action de la même façon sur une grenouille dont l'axe cérébro-spinal a été détruit et sur une autre dont le système nerveux est intact.

Ce poison, vous le concevez sans peine, ne peut pas être un sel de strychnine, puisque l'action de cette substance se révèle à nous par des phénomènes dus aux modifications qu'elle produit dans l'excitabilité du centre bulbo-spinal. Nous ne pourrions donc pas reconnaître si un sel de strychnine est absorbé, lorsqu'il est introduit sous la peau d'une grenouille dont le myélencéphale a été détruit.

Le poison qu'il nous faut employer est le curare. Si l'on empoisonne les deux grenouilles avec du curare, il sera facile de savoir s'il a été absorbé chez l'une et chez l'autre, puisque ce n'est pas sur les centres nerveux que porte son action caractéristique, mais bien sur les points où s'établit la connexion entre les extrémités des nerfs moteurs et les faisceaux musculaires.

Or, si après avoir injecté du curare sous la peau de la cuisse droite des deux grenouilles, dont l'une a eu l'axe cérébro-spinal détruit, tandis que l'autre est absolument intacte, vous laissez s'écouler le temps nécessaire pour que l'action du poison se produise, et si vous mettez ensuite à nu le nerf sciatique gauche sur chacune d'elles, vous pourrez constater que l'excitation galvanique de ce nerf ne déterminera pas le même effet sur l'une et sur l'autre. La galvanisation du nerf sciatique de la grenouille dont l'axe médullaire est détruit, produira des contractions dans la jambe correspondante, ce qui démontrera que les nerfs des membres de l'animal ont encore conservé leur motricité. La même excitation, faite sur le nerf sciatique de l'autre grenouille, ne provoquera aucune contraction, parce que le curare aura été transporté chez cet animal dans toutes les parties du corps et aura partout rendu impossible la transmission des excitations des nerfs aux muscles.

Ce fait prouve bien que le poison a été facilement absorbé par la grenouille intacte, et qu'il ne l'a pas été, ou qu'il ne l'a été que fort peu, par la grenouille opérée.

Dans ces sortes d'expériences, il faut examiner l'excitabilité des nerfs sciatiques peu de temps après que les mouvements spontanés ont disparu chez la grenouille intacte. Si l'on attendait trop longtemps, le curare, chez la grenouille dont le centre cérébro-spinal est détruit, pénétrerait de proche en proche, par diffusion, dans toute l'étendue du membre, puis pourrait même peut-être parvenir dans l'autre membre, et y affaiblir ou abolir l'action du nerf sciatique sur les muscles correspondants.

Les expériences de ce genre, comme je viens de vous le dire, ne peuvent pas servir à démontrer l'influence du centre nerveux cérébro-spinal sur l'absorption : elles ne prouvent que l'action de ce centre sur la circulation dans les petits vaisseaux et les capillaires. On ne peut même pas en tirer la conséquence que l'abolition, ou l'affaiblissement extrême, du tonus vasculaire rend impossible ou très-difficile la circulation capillaire : car la destruction du myélencéphale n'agit pas seulement sur les vaisseaux ; elle agit aussi sur le cœur, dont les mouvements perdent une grande partie de leur énergie.

Pour chercher à savoir quelle est l'influence du tonus vasculaire, et, par conséquent, celle des organes nerveux qui président à ce tonus, sur les phénomènes de l'absorption, il faut couper ou exciter, sur un animal, les nerfs vaso-moteurs qui se rendent à une partie du corps, puis examiner comparativement sur cet animal, et sur un autre laissé intact, le temps qui sera nécessaire pour l'absorption d'une substance toxique introduite dans les tissus de cette partie. Des expériences de ce genre ont été faites par M. Cl. Bernard. Il a vu qu'une solution d'un cyanure toxique, introduite sous la peau de l'oreille d'un lapin, est absorbée moins vite que dans l'état normal, lorsqu'on excite le cordon cervical du sympathique, et plus rapidement, au contraire, lorsqu'on a coupé ce cordon (1). Il est facile de comprendre le résultat obtenu par l'excitation du cordon cervical du sympathique ; quant à celui qui a été observé après la section de ce cordon, en supposant qu'il soit constant, on ne saurait en déduire que la paralysie des nerfs vaso-moteurs accélère nécessairement

---

(1) Cl. Bernard (cit. de M. Legros. *Des nerfs vaso-moteurs*, thèse de concours, Paris, 1873, p. 48).

l'absorption. On ne le constate pas, en tout cas, chez les animaux de toutes les classes, dans les mêmes conditions, c'est-à-dire après la section des nerfs vaso-moteurs.

Ainsi, chez la grenouille, par exemple, les effets sont loin d'être semblables à ceux que M. Cl. Bernard a vus chez le lapin. Je puis vous montrer ce qui a lieu d'ordinaire chez la grenouille, en répétant l'expérience devant vous.

On va détruire la plupart des nerfs vaso-moteurs qui se rendent à l'un des membres postérieurs d'une grenouille, en coupant, dans l'abdomen, tous les nerfs lombaires, origines du sciatique correspondant.

Voici ces nerfs coupés. On introduit maintenant sous la peau de la région jambière, du côté où cette opération vient d'être faite, une très-petite quantité d'une solution aqueuse de chlorhydrate de strychnine. Comme le centre cérébro-spinal est absolument intact, il sera facile non-seulement de reconnaître si l'intoxication a lieu, mais encore de saisir le moment même où les effets du poison se manifesteront. Pour avoir un terme de comparaison, on injecte exactement la même quantité de cette solution de chlorhydrate de strychnine, sous la peau de la même région, sur une grenouille que nous avons eu soin de choisir aussi semblable que possible à la première, et sur laquelle on n'a pas coupé préalablement les nerfs lombo-cruraux.

Or, vous allez voir ce que nous avons constaté dans toutes les expériences de ce genre que nous avons faites. Les premiers phénomènes de l'intoxication strychnique se montreront chez la grenouille intacte. Il semble, par conséquent, que la section ou la paralysie des nerfs vaso-moteurs d'une partie du corps retarde quelque peu l'absorption dans cette partie. Peut-être l'effet serait-il encore plus marqué, dans les expériences du genre de celle que nous mettons sous vos yeux, si l'on parvenait à couper absolument tous les nerfs vaso-moteurs, c'est-à-dire non-seulement ceux qui font partie des nerfs lombo-cruraux, mais encore ceux qui s'accolent directement, dans l'abdomen, au tronc artériel destiné au membre mis en expérience. Je suis certain pourtant que, même dans ces conditions, le retard de l'absorption serait bien moindre que dans le cas où tout le centre nerveux bulbo-spinal est détruit, et cela, par cette raison que la section des nerfs vaso-moteurs d'un membre, et même de tous les membres, n'aurait pas sur le cœur une action comparable à celle que produit l'attrition de ce centre nerveux.

Cependant, il ne faudrait pas croire que la section des nerfs vaso-moteurs d'un membre n'a aucune action sur la circulation générale. La dilatation de tous les vaisseaux d'un des membres postérieurs doit produire un certain degré de déplétion de l'appareil circulatoire, et, par suite de ces harmonies physiologiques qui rendent le fonctionnement du cœur et l'état des vaisseaux périphériques réciproquement solidaires, ainsi que j'ai cherché à le montrer dans la précédente leçon, le cœur doit battre avec moins d'énergie chez une grenouille ainsi opérée ; et, comme il reçoit moins de sang que dans l'état normal, il doit résulter de ces conditions nouvelles, que le transport d'une quantité toxique de strychnine aux centres nerveux doit avoir lieu moins rapidement chez cette grenouille que chez une grenouille intacte. Il est donc, en somme, difficile de savoir dans quelle proportion la paralysie des vaisseaux périphériques, produite par la section des nerfs vaso-moteurs d'une partie du corps, ralentit directement l'absorption dans cette partie.

Vous voyez combien les problèmes relatifs à l'intervention des nerfs vaso-moteurs dans les phénomènes physiologiques doivent être complexes, puisque l'un des plus simples en apparence, celui qui concerne leur influence sur l'absorption, offre tant de difficultés!

En résumé, les expériences faites pour examiner l'influence du système nerveux sur les phénomènes de l'absorption ne nous donnent pas de renseignements précis sur ce point. Les lésions du système nerveux, pratiquées pour ces recherches, déterminent toujours des modifications de la circulation dans les parties correspondantes, et il est difficile, pour ne pas dire impossible, de savoir si le retard subi, dans ces conditions, par l'absorption des substances introduites dans les tissus de ces parties, n'est pas entièrement dû à ces modifications. Théoriquement, on comprend bien que le système nerveux puisse avoir une influence sur l'absorption, puisqu'il est vraisemblable que la vitalité des éléments anatomiques, ou de la substance organisée, est différente, d'une façon générale, surtout chez les animaux supérieurs, suivant que ces éléments ou cette substance conservent, ou non, leurs relations normales avec les centres d'innervation. Mais, je le répète, il est au moins très-difficile de prouver expérimentalement que l'absorption, opérée par des tissus soustraits à l'influence du centre cérébro-spinal, diffère de ce qu'elle est dans l'état normal.

Il est un autre phénomène physiologique qui ne se manifeste que par suite de modifications vasculaires dues à des actions nerveuses : c'est le phénomène de l'érection des corps caverneux des organes génitaux. Je ne vous en parlerai pas longuement, parce que, dans une leçon précédente, j'ai été amené à vous en entretenir (voy. p. 160 et suiv.).

Nous avons vu alors que toutes les recherches modernes, confirmant celles de M. Eckhard, tendent à faire regarder le phénomène de l'érection comme ayant pour cause principale une action vaso-dilatatrice. La compression, exercée sur la veine dorsale de la verge par le muscle de Houston, ne serait qu'une condition adjuvante, quelque importante qu'elle puisse être. Je vous ai rappelé que la ligature de cette veine était impuissante à déterminer, par elle seule, sur un animal vivant, des indices bien appréciables d'érection : j'ajoute ici que cette compression ne peut pas avoir lieu sur un chien curarisé et soumis à la respiration artificielle, puisque les nerfs qui animent ce muscle n'agissent plus sur lui; et cependant, dans cette condition expérimentale, il est encore très-possible de provoquer un gonflement des corps caverneux, en électrisant les segments périphériques des nerfs érecteurs coupés.

Le phénomène de l'érection, excepté dans le cas où il dépend d'une excitation cérébrale, est un résultat d'action réflexe. Dans le premier cas, il est dû à une excitation directe de fibres nerveuses vaso-dilatatrices contenues dans les nerfs érecteurs; dans le second, il s'agit d'une excitation réflexe qui se fait par l'intermédiaire de la moelle épinière. Cette excitation réflexe peut avoir pour point de départ une irritation morbide des organes génito-urinaires, comme par exemple l'inflammation du canal de l'urèthre, l'inflammation du prépuce, ou la balano-posthite, la cystite du col ou même la cystite généralisée, le séjour trop longtemps prolongé de l'urine dans la vessie, etc.

C'est à cette dernière cause qu'il faut attribuer les érections que l'on rencontre quelquefois chez les très-jeunes enfants; de semblables érections, d'ailleurs, sont d'autant plus faciles à produire que le système nerveux de la vie animale est plus fatigué.

Les érections peuvent encore être le résultat de l'absorption du principe actif des cantharides, substance qui agit en déterminant une irritation inflammatoire des voies urinaires : ce genre d'érection rentre dans la classe des érections par irritation locale des organes génito-urinaires.

Les érections réflexes sont, comme je viens de vous le dire, sous la dépendance de l'axe cérébro-spinal, ou, pour préciser davantage, de la moelle épinière; mais de quelle partie dépendent-elles? Dépendent-elles de la région que M. Budge a désignée sous le nom de *centre génito-spinal?*

Ce centre siégerait, chez les lapins, au niveau de la quatrième vertèbre lombaire et il serait le point d'origine des différents mouvements réflexes qui peuvent se produire dans les organes du bassin. C'est lui qui régirait les mouvements que l'on observe dans la partie inférieure de l'intestin, dans la vessie, les canaux déférents, etc.

En supposant même que ce centre existe, tel que l'a indiqué M. Budge, on n'a pas prouvé qu'il soit le point de départ de toutes les actions réflexes qui ont pour résultat de produire l'érection.

Ce serait, en outre, contraire à toutes les données de la physiologie expérimentale et de la pathologie. Nous savons, en effet, par un grand nombre de faits, que l'érection peut se manifester sous l'influence de lésions de la moelle à différentes hauteurs. Pour la moelle lombaire, on pourrait attribuer cet effet à l'existence, dans cette région de la moelle, du centre génito-spinal; mais il n'en est plus de même, lorsque c'est la moelle dorsale qui a été lésée, ou même la moelle cervicale, et vous savez sans doute que c'est surtout dans les cas de lésions traumatiques de la partie supérieure de la moelle cervicale que l'on a surtout observé ce phénomène morbide. Pour vous citer un cas bien connu, même des gens du monde, je vous rappellerai l'érection et l'éjaculation séminale qui se produisent sous l'influence de la pendaison, principalement de la pendaison violente, telle qu'elle se pratique légalement encore dans certains pays.

M. Ségalas affirme qu'il a pu provoquer l'érection et l'éjaculation, en soumettant la moelle épinière d'animaux à des irritations mécaniques. Longet n'a pas réussi à obtenir de semblables résultats (1) : je ne doute pas cependant qu'on ne puisse y parvenir. Il est probable qu'il faudrait, pour assurer l'expérience, faire porter les excitations sur la partie supérieure de la moelle épinière, ou même sur le bulbe rachidien.

Ce phénomène symptomatique se voit encore dans les lésions du cervelet; aussi, au début des études des physiologistes sur le système nerveux, avait-on voulu tirer de cette observation un argument en faveur de l'opinion qui faisait du cervelet un véritable centre génésique. Serres prétendait même, qu'en présence d'un cas d'affection intra-crânienne, on pouvait diagnostiquer une lésion du cervelet, d'après l'existence de ce phénomène. On a fait justice, depuis longtemps, d'une pareille prétention. On peut dire même que, lorsque l'érection existe simultanément avec une lésion du cervelet, ce qui est possible, il faut l'attribuer soit à une pression exercée sur le bulbe, soit à une irritation à distance de cet organe. L'érection ne

(1) Longet, *Traité de physiologie*, 3ᵉ édition, t. III, p. 372.

dépend pas plus du cervelet que n'en dépend l'amaurose, qui existe cependant assez souvent dans les cas de lésions de cette partie de l'encéphale, en raison de son voisinage avec les tubercules quadrijumeaux.

Des phénomènes, tout à fait semblables à ceux de l'érection de la verge, se produisent dans d'autres organes, par exemple dans la crête et les appendices jugulaires, chez certains oiseaux. J'en ai déjà dit quelques mots (voy. p. 166).

Ces appendices, chez le coq, et surtout chez le dindon, sous l'influence de certaines émotions, particulièrement de la colère, grossissent, se gonflent, deviennent rouges, violacés, changent de forme et de consistance, présentent en un mot tous les caractères de l'érection. De plus, la texture de ces parties offre une grande analogie avec celle des corps caverneux.

M. Legros a constaté que, si l'on coupe le cordon sympathique, et surtout si l'on arrache le ganglion cervical supérieur, d'un côté, sur un de ces oiseaux, on ne détermine pas une congestion de ces appendices, comme l'on aurait pu s'y attendre, *a priori*. Bien au contraire, l'opération produit plutôt un affaissement et une diminution de volume de ces parties. Lorsque l'animal entre en colère, ou lorsqu'il est soumis à une autre émotion, les appendices du côté correspondant au ganglion cervical arraché, restent flasques et pâles, tandis que de l'autre côté ils se gonflent et deviennent d'un rouge écarlate, ou d'une teinte violacée, bleuâtre.

M. Schiff avait déjà fait des expériences sur ce sujet en 1862 (1).

---

(1) M. Schiff, *Ueber die Funktion der Milz* (Schweizer Zeitschrift für Heilkunde, 1862, p. 245, — et *Leçons sur la physiologie de la digestion*, t. II, p. 536).

Après avoir noté que les appendices jugulaires du dindon peuvent, suivant la nature des excitations du système nerveux central, devenir ou plus pâles ou plus rouges que dans l'état ordinaire des choses, M. Schiff constata que la section des nerfs, qui se rendent à ces appendices, les mettent dans l'impossibilité de pâlir ou de se congestionner. Il semble y avoir une abolition de toutes les actions nerveuses vaso-constrictives ou vaso-dilatatrices normales. La coloration des appendices énervés reste pour ainsi dire constante et *moyenne*, et, suivant le cas, elle peut paraître ou plus pâle, ou plus rouge que celle des appendices dont les nerfs sont restés intacts. Lorsque l'on irrite, après section, le bout périphérique des nerfs des appendices, on produit dans ces parties, d'après M. Schiff, une congestion vive avec gonflement.

M. Schiff a fait, depuis la publication du travail de M. Legros, de nouvelles recherches sur ce point de physiologie. Il a vu que les appendices jugulaires de chaque côté reçoivent quatre nerfs principaux et que ces nerfs contiennent à la fois les fibres nerveuses vaso-dilatatrices, et les fibres vaso-constrictives destinées à ces parties. Mais la distribution de ces fibres dans ces nerfs est telle que l'on peut parfois, en ne coupant que trois des nerfs, épargner la plupart des fibres vaso-constrictives ou des fibres vaso-dilatatrices d'une de ces caroncules. De telle sorte que cette caroncule a conservé isolément l'aptitude soit à pâlir, soit à rougir, sous l'influence des excitations nerveuses qui produisent l'affaissement pâle ou le gonflement turgide, rouge écarlate, des appendices jugulaires de l'autre côté du cou.

Comment expliquer ces intéressants résultats? Tout d'abord, je dois dire qu'ils me paraîtraient à peu près inexplicables, si l'on admettait, comme semble le faire M. Schiff, que la section des quatre nerfs, qu'il coupe dans certaines de ses expériences, interrompt la continuité de *toutes* les fibres vaso-motrices destinées aux appendices jugulaires du dindon. Quoique je n'aie pas fait des recherches anatomiques sur ce point, si les faits se présentent très-exactement tels que les décrit M. Schiff, je crois que toutes les fibres vaso-motrices ne sont pas contenues dans les quatre nerfs sectionnés : un certain nombre de fibres doivent parvenir aux appendices jugulaires par une autre voie. Ces fibres, si cette présomption est exacte, restent intactes à la suite de la section des quatre nerfs principaux, et elles doivent être presque exclusivement vaso-constrictives. S'il en est ainsi, les résultats dont il s'agit peuvent être assez aisément interprétés. La section des quatre nerfs principaux paralyse toutes les fibres vaso-dilatatrices et un certain nombre de fibres vaso-constrictives. Les fibres vaso-dilatatrices étaient auparavant dans un état d'excitation moyenne, plus forte cependant que celle qui produit le tonus vasculaire, par l'intermédiaire des nerfs vaso-constricteurs ; il doit donc se produire, après la section, un resserrement des vaisseaux des appendices jugulaires, puisque les fibres vaso-constrictives non coupées, c'est-à-dire celles qui ne passent pas par les quatre nerfs principaux, vont seules agir dorénavant et qu'elles sont, comme toutes les fibres du même genre, dans un état d'activité constante. Mais les fibres vaso-constrictives qui restent intactes après l'opération sont peu nombreuses, car la plupart de ces fibres ont été coupées lorsqu'on a sectionné les quatre nerfs principaux des appendices. Aussi les états nerveux qui déterminent d'ordinaire la pâleur des appendices jugulaires, ne produisent-ils plus des effets bien reconnaissables.

D'autre part, toutes les fibres vaso-dilatatrices étant coupées, aucun phénomène de congestion, par excitation nerveuse, ne peut plus se manifester.

Les modifications qui se montrent dans la crête et les appendices jugulaires du coq et du dindon, après que les nerfs qui s'y rendent ont eu leur continuité interrompue, ne sont pas des effets absolument différents de tout ce qui a lieu dans d'autres parties du corps, chez les mammifères. M. Schiff (1) avait déjà montré, en 1856, que la section du cordon cervical sympathique, ou l'arrachement du ganglion cervical supérieur d'un côté, sur un lapin, empêche les actions vaso-dilatatrices réflexes ou celles qui ont lieu sous l'influence d'émotions, de se produire dans l'oreille correspondante de l'animal ainsi opéré.

A peu près à la même époque, en répétant les observations que M. Schiff avait faites en 1854, sur les battements rhythmiques, indépendants, de l'artère médiane de l'oreille, chez le lapin, j'étais amené, sans connaître les expériences que ce physiologiste publiait alors, à examiner aussi l'influence de l'avulsion du ganglion cervical supérieur sur la dilatation réflexe de cette artère (2). Je constatai alors que, pendant les deux ou trois premiers jours qui suivent l'extirpation du ganglion cervical supérieur, on ne réussit pas à produire des actions vaso-dilatatrices réflexes dans l'oreille du côté correspondant.

Voici un lapin sur lequel on a arraché le ganglion cer-

(1) M. Schiff, *Untersuchungen über die Zuckerbildung in der Leber*. Würzburg, 1859, p. 153, Anhang. II, Abdruck aus den Berner Schriften 1856, p. 69.

(2) A. Vulpian, *Note sur la contractilité des vaisseaux de l'oreille chez les lapins* (Comptes rendus de la Société de biologie, 1856, p. 183).

vical droit, il y a deux jours. Il est facile de constater que les vaisseaux de l'oreille droite, quoique un peu plus dilatés que ceux de l'autre oreille, le sont bien moins que le jour même de l'opération. Je frappe successivement et fortement l'extrémité des deux oreilles avec le doigt. Sous l'influence de cette percussion, l'oreille gauche, celle du côté où le ganglion est intact, s'injecte; tous ses vaisseaux se dilatent rapidement, tandis que les vaisseaux de l'autre oreille ne subissent, pour ainsi dire, aucun changement de calibre. Cela provient de ce qu'en enlevant le ganglion cervical supérieur droit, nous avons détruit presque toutes les fibres nerveuses vaso-dilatatrices de toute la région correspondante de la tête. L'excitation des fibres nerveuses sensitives de l'oreille droite ne peut donc plus provoquer, par action réflexe, la dilatation des vaisseaux de cette partie, comme du côté gauche où le ganglion cervical est resté intact.

Lorsque l'animal sur lequel on fait cette expérience est opéré depuis plusieurs jours, on peut ordinairement provoquer de nouveau des dilatations vasculaires réflexes dans la région correspondante de la face et de la tête. On peut expliquer ce retour des actions vaso-dilatatrices réflexes, en admettant que quelques fibres vaso-dilatatrices naissent au-dessus du ganglion cervical supérieur et ne le traversent pas. Ces fibres acquièrent sans doute progressivement, lorsque tous les autres éléments vaso-dilatateurs sont paralysés, une action de plus en plus puissante sur les ganglions vaso-moteurs périphériques, et l'on peut à la rigueur se rendre compte ainsi de la réapparition des phénomènes de congestion réflexe, quelques jours après l'arrachement du ganglion cervical supérieur.

D'autres faits démontrent l'influence de la section du

cordon cervical supérieur, ou de l'arrachement du ganglion cervical supérieur, sur les phénomènes vaso-dilatateurs réflexes. Si l'on met un lapin ainsi opéré depuis deux ou trois jours, dans une étuve dont la température s'élève à 40 degrés environ, on verra, au bout de quelques moments, les vaisseaux de l'oreille du côté intact se dilater et la température de cette partie s'élever à près de 40 degrés, tandis que les vaisseaux de l'autre oreille ne se modifieront presque pas et que sa température (si l'expérience ne dure que peu d'instants) restera à peu de chose près la même qu'auparavant.

Les mêmes résultats s'observent d'ailleurs sur tous les animaux. Ainsi, si vous coupez d'un côté, sur un chien, le nerf composé de la réunion du nerf vague et du sympathique, ce chien aura l'oreille du côté correspondant beaucoup plus chaude; au bout de quelques jours, quand les phénomènes de congestion ne sont plus aussi considérables, si vous faites courir le chien, vous constaterez que ce sera l'oreille dont le grand sympathique est sain, qui deviendra la plus chaude ; l'autre, au contraire, dont vous avez coupé les vaso-dilatateurs, ne s'échauffe pas d'une façon notable.

Vous coupez le sciatique d'un chien et vous le faites courir, après avoir pris au préalable la température de ses membres postérieurs. Après qu'il a couru, surtout si c'est au soleil, vous reprenez à nouveau la température des deux membres, et vous constatez que c'est celui qui avait la température la plus élevée avant l'expérience, qui est le moins chaud.

L'explication de ce phénomène est absolument la même que dans les cas précédents.

M. Schiff indiquait aussi, en 1856, un autre résultat expérimental extrêmement intéressant, et du même ordre que ceux que nous venons de mentionner. Il assurait que, si l'on injecte, sur un animal auquel on a coupé un des nerfs sciatiques, du pus ou des matières putrides, de façon à produire de la fièvre, c'est le membre dont le sciatique a été coupé qui offre, pendant la durée de cette pyrexie, la température la moins élevée. J'ai répété plusieurs expériences de ce genre, et les effets n'ont pas été conformes à ceux que M. Schiff a fait connaître.

Je vous citerai, comme exemple, une expérience faite l'année dernière. Sur un chien, on avait coupé le nerf sciatique gauche, le 13 avril 1872. On fait, le 14 mai suivant, dans la veine crurale droite, de la périphérie vers le cœur, une injection de liquide putride (macération aqueuse de foie humain faite depuis plusieurs jours). On avait pris la température du rectum et celle des extrémités digitales des deux membres postérieurs, avant de pratiquer l'injection. On avait trouvé les chiffres suivants :

T. R. .... 39°,0 C.
T. Membre postérieur droit .... 28°,0 —
T. Membre postérieur gauche .... 32°,8 —

On reprend la température de ces mêmes parties, trois quarts d'heure après l'injection. On trouve :

T. R. .... 39°,0 C.
T. Membre postérieur droit .... 19°,5 —
T. Membre postérieur gauche .... 33°,4 —

Le lendemain, 15 mai, on constate les températures suivantes :

T. R. .... 40°,0 C.
T. Membre postérieur droit .... 27°,0 —
T. Membre postérieur gauche .... 37°,4 —

On voit que la température, sous l'influence de la fièvre

INFLUENCE DU SYMPATHIQUE SUR LA CONGESTION RÉFLEXE. 411

expérimentale, déterminée par l'injection de matières putrides, s'était élevée plus haut, contrairement aux observations de M. Schiff, dans le membre postérieur du côté où le nerf sciatique était coupé, que dans l'autre membre. Et il me semble qu'un tel résultat n'a rien de surprenant. Si la température du sang, considéré dans sa masse, s'élève chez un animal fébricitant, il est assez naturel que le membre dont les vaisseaux sont dilatés, par suite de la section d'une grande partie de ses nerfs vaso-moteurs, soit parcouru par une plus grande quantité de sang chaud et acquière, par conséquent, une température plus élevée que l'autre membre.

Chez l'homme lui-même, on a vu des résultats de la paralysie du cordon cervical du grand sympathique, semblables à ceux qui ont été observés chez les animaux. Je vous rappellerai, comme exemple, le fait relaté par M. W. Ogle et dont je vous ai déjà indiqué les principaux détails (voy. p. 133 et suiv.). Dans ce cas, sous l'influence de la marche rapide, la joue et l'oreille du côté où le cordon sympathique cervical était comprimé, ne s'échauffaient pour ainsi dire pas, tandis que, du côté opposé, les mêmes parties devenaient chaudes et présentaient même, après peu de temps, une température plus élevée que celles dont les nerfs vaso-dilatateurs ne fonctionnaient plus.

Toutes ces données expérimentales et cliniques concourent donc à nous faire connaître l'influence de la section ou de la paralysie des nerfs vaso-dilatateurs, sur la production des phénomènes de congestion réflexe. Nous voyons que, dans ces conditions, les phénomènes dont il s'agit ne se manifestent plus, ou, tout au moins, n'ont plus leur développement habituel. Donc on voit que les effets, soit de la section des nerfs, qui vont aux appendices jugulaires du coq et du dindon, soit de l'arrachement du ganglion cervical supérieur sur ces oiseaux, n'ont rien de bien extraordinaire. Comme je vous l'ai dit, on interrompt ainsi la continuité des nerfs vaso-dilatateurs destinés à ces parties, et les résultats observés, à la suite de l'une ou l'autre de ces opérations, s'expliquent alors très-facilement.

Des phénomènes érectiles se rencontrent, avec des caractères plus ou moins nets, dans d'autres organes que ceux dont nous avons parlé. Ils peuvent se manifester, par exemple, dans les organes génitaux internes, dans l'utérus, dans les ovaires. Dans ces organes, se trouvent réunies, comme M. Rouget l'a démontré, les deux conditions essentielles pour la production des phénomènes d'érectilité, à savoir : du tissu musculaire et un appareil vasculaire extrêmement développé, disposé d'une façon spéciale (1). Disons toutefois qu'il n'y a pas là de tissu caverneux proprement dit.

D'après les recherches de M. Rouget, on pourrait, à la rigueur, considérer aussi l'iris comme doué d'un certain degré d'érectilité (2). Cette membrane contient un nombre considérable de vaisseaux et de fibres musculaires lisses; elle offre, par conséquent, les éléments nécessaires à la constitution d'un tissu érectile. D'autre part, les veinules qui ramènent le sang de l'iris traverseraient le muscle ciliaire et pourraient être comprimées par ce muscle, lorsqu'il se contracte.

On pourrait envisager le mouvement de l'iris, qui pro-

(1) Ch. Rouget, *Recherches sur les organes érectiles de la femme et sur l'appareil musculaire tubo-ovarien, dans leurs rapports avec l'ovulation et la menstruation.* (Journal de Brown-Séquard, t. I, 1858, p. 734 et suiv.)

(2) Ch. Rouget, *Note sur la structure de l'œil, et, en particulier, sur l'appareil irio-choroïdien.* (Comptes rendus de la Soc. de biol., 1856, p. 113).

duit une constriction de la pupille, comme le résultat d'une sorte d'érection du tissu de l'iris ; les vaisseaux de cette membrane, en se dilatant et en se congestionnant, forceraient l'iris à s'agrandir, ce qu'il ne pourrait faire qu'aux dépens du diamètre de la pupille. Ainsi se produirait le resserrement de l'ouverture pupillaire, sous l'influence de l'action de la lumière sur l'œil, ou par suite des excitations portant sur les fibres nerveuses sympathiques, destinées à l'iris, etc.

Quant à la dilatation de la pupille, au contraire, elle serait due à une constriction des vaisseaux qui, diminuant de calibre, occuperaient moins de place : en conséquence, l'iris reviendrait sur lui-même, et la pupille s'agrandirait de la sorte.

Il est certain que cette manière de voir a quelque chose de séduisant au premier abord. Non-seulement la texture de l'iris lui prête un appui réel, mais encore on constate que des phénomènes vasculaires se manifestent, dans le sens voulu, au moment où agissent certaines causes qui déterminent une constriction ou une dilatation de la pupille. Si nous examinons, par exemple, ce qui a lieu lorsqu'on électrise le cordon cervical du grand sympathique, nous voyons qu'il y a en même temps constriction des vaisseaux de l'iris et dilatation de la pupille : en sens inverse, la section du cordon sympathique cervical, ou l'arrachement du ganglion cervical supérieur, produit une dilatation des vaisseaux de l'iris et un resserrement simultané de la pupille. Il y a donc là encore un argument qui plaide en faveur de la théorie de M. Rouget.

Disons toutefois que, d'après **M. Th. Leber** (cité par M. Legros, dans sa thèse de concours), ce seraient les artères, et non les veines de l'iris, qui traverseraient le muscle ciliaire, de telle sorte que la contraction de ce muscle ne pourrait avoir, sur la circulation de l'iris, l'influence admise par M. Rouget. Et puis, d'autres expériences paraissent démontrer que les changements du diamètre de la pupille ne sont pas liés, d'une façon nécessaire, aux modifications de l'état de la circulation dans l'iris. Ainsi, il est incontestable qu'on peut faire dilater ou resserrer la pupille sur un cadavre, immédiatement après la mort, alors que le cœur est arrêté. Wagner (1) a même obtenu ces modifications de la pupille, sur une tête de décapité, en électrisant soit le sympathique pour obtenir la dilatation, soit l'oculo-moteur commun pour obtenir le resserrement.

J'ai fait la même expérience sur des chiens, tantôt en électrisant le cordon cervical du sympathique sur ces animaux, quelques instants après la cessation complète des battements du cœur, tantôt en pratiquant cette électrisation sur la tête séparée du corps immédiatement après la mort. J'ai vu aussi, chez ces animaux, après avoir ouvert le crâne et enlevé l'encéphale, la faradisation du nerf moteur oculaire commun, faite sur la base du crâne, produire un resserrement de la pupille de l'œil correspondant. Et l'on pouvait alternativement faire dilater ou resserrer la pupille, en faradisant, soit le bout supérieur du cordon cervical du grand sympathique, soit le nerf oculo-moteur commun.

Longet et d'autres expérimentateurs avaient reconnu qu'on peut faire contracter l'iris et provoquer un resserrement de la pupille, en électrisant directement l'iris

---

(1) R. Wagner, *Note sur quelques expériences sur la portie cervicale du grand sympathique chez une femme décapitée* (Journal de physiologie, t. III, 1860, p. 174).

sur des yeux de chevaux et de bœufs, immédiatement après la mort (1).

Dans de telles conditions, il me paraît impossible d'attribuer les modifications du diamètre de l'iris à une dilatation ou à un resserrement des vaisseaux de cette membrane.

D'ailleurs, on peut examiner directement sur certains animaux les vaisseaux de l'iris, pendant que le diamètre de la pupille s'agrandit ou diminue, et les résultats de cet examen ne sont pas favorables à l'opinion de M. Rouget. C'est surtout sur des rats albinos que l'on peut faire cette étude.

Waller a institué des expériences dont il a publié les résultats (2). J'ai assisté à ces expériences : elles me paraissent très-démonstratives. Il déterminait une exophthalmie d'un côté, sur un rat blanc, de façon à ne pas troubler notablement la circulation oculaire; puis il disposait l'animal dans le champ d'un microscope, de telle sorte qu'il pouvait examiner, avec l'instrument, l'œil à un grossissement suffisant pour y voir la circulation et même y distinguer les globules du sang en mouvement. Après avoir examiné les divers phénomènes de la circulation de l'iris, des procès ciliaires, etc., la disposition des vaisseaux de ces parties, on mettait une goutte de solution aqueuse de sulfate d'atropine en contact avec l'œil. Sous cette influence, la pupille se dilatait rapidement, et cependant on ne voyait aucun changement dans les vaisseaux de l'iris, si ce n'est qu'ils devenaient tortueux et flexueux, ce qui se conçoit facile-

---

(1) Longet, *Traité de physiologie*, IIIe édit., t. II, p. 930.
(2) A. Waller, *Observations microscopiques sur la circulation du sang dans les vaisseaux de l'œil, vue en transparence sur le vivant.* (Comptes rendus de l'Acad. des sciences, t. XLIII, 29 sept. 1856.)

ment et résulte de ce qu'ils étaient forcés de se loger dans un plus petit espace.

Il était donc impossible de rapporter la dilatation de la pupille à une constriction vasculaire, puisqu'on ne constatait aucun resserrement des vaisseaux de l'iris. D'autre part, en faisant affluer le sang dans les vaisseaux de l'iris, ou en le chassant par la compression, on ne produisait aucune modification des dimensions de la pupille.

Comme dernier argument contre la théorie de M. Rouget, j'ajouterai que M. Magnan (1) a constaté que, chez les animaux, dans l'épilepsie absinthique, et chez l'homme épileptique, il y a, au début de l'attaque, dilatation de la pupille, coïncidant avec une dilatation considérable des vaisseaux du fond de l'œil, et il semble bien difficile de supposer, qu'au moment où a lieu la dilatation de ces vaisseaux, ceux de l'iris se resserrent.

Tous ces faits me semblent prouver que la dilatation et le resserrement de la pupille ne sont pas des résultats de modifications des vaisseaux de l'iris, mais qu'ils sont bien dus à la contraction des fibres musculaires soit rayonnées, soit circulaires, de cette membrane.

Les phénomènes d'érection ne se montrent pas seulement dans des tissus normaux ; on les observe aussi dans des tissus d'origine morbide ; c'est ce qu'on voit par exemple dans les tumeurs dites *tumeurs érectiles*. Leur nom, comme vous le savez, leur a été donné précisément à cause de ces phénomènes, qui peuvent s'y manifester.

Ces tumeurs sont appelées encore : *angiomes caverneux*; ce sont des tumeurs vasculaires, offrant des cavités plus ou

---

(1) Magnan, Comptes rendus de la Société de biologie, 1873, p. 75 et 83.

moins considérables, qui sont remplies de sang et communiquent les unes avec les autres. Les angiomes caverneux sont formés par la dilatation des capillaires d'une région limitée du corps. Au début, sous l'influence d'une irritation locale toute particulière, les capillaires de l'endroit où doit se développer l'angiome, se dilatent, et, en même temps, ils donnent naissance à des bourgeons vasculaires, qui sont l'origine de nouveaux vaisseaux capillaires, établissant de nouvelles communications entre ceux qui préexistaient. Puis ces divers capillaires se dilatent en forme ampullaire sur différents points de leur longueur; des sortes d'alvéoles se forment ainsi, qui peuvent finir par communiquer les uns avec les autres, à la suite de la résorption du tissu intermédiaire. Il en résulte un tissu aréolaire, dont les aréoles sont séparées par des trabécules d'épaisseur variée : ces trabécules peuvent d'ailleurs avoir subi des modifications diverses pendant le développement de la tumeur. Des artères aboutissent à ces tumeurs, et elles sont souvent munies d'une tunique musculaire plus épaisse que la tunique musculaire d'artères de même calibre, situées dans d'autres parties du corps. On y trouve aussi des veines, et Schuh y a vu et suivi des nerfs. Il y a donc là toutes les conditions voulues pour qu'il puisse s'y produire des phénomènes d'érection. De plus, dans certaines de ces tumeurs, quelques-unes des trabécules contiennent des éléments musculaires, et leur tissu est alors très-analogue au tissu caverneux du pénis.

Les phénomènes de gonflement, qui se produisent de temps à autre dans ces tumeurs, ont lieu sous l'influence des efforts, des cris; et, si on peut les attribuer à une simple augmentation de pression du sang, dans la plupart des cas, il en est d'autres dans lesquels, bien certainement, les changements de volume et de consistance, qui se montrent d'une façon passagère, rappellent, jusqu'à un certain point, ceux qu'on observe dans les corps caverneux des organes génitaux. Ainsi, c'est par un mécanisme analogue à celui de l'érection, que se fait la tuméfaction temporaire des tumeurs hémorrhoïdaires. Ces tumeurs sont, en effet, des angiomes caverneux.

On sait que les hémorrhoïdes, qu'elles donnent lieu ou non à un flux sanguin, se gonflent à certains moments revenant tantôt irrégulièrement, tantôt périodiquement. Ce gonflement paraît précédé presque toujours d'une irritation locale, siégeant vers la partie inférieure du rectum ou vers l'anus. Or, n'est-il pas permis de considérer la congestion hémorrhoïdaire qui a lieu à ce moment, et qui ersiste pendant un temps variable, comme le résultat d'une action vaso-dilatatrice réflexe, provoquée par l'irritation locale dont nous venons de parler?

Ces indications sommaires sur le mécanisme du gonflement des hémorrhoïdes, et sur celui des flux hémorrhoïdaires, nous conduiraient assez naturellement à vous parler du flux menstruel de la femme, car nous retrouverions à propos de ce phénomène un mécanisme très-analogue à celui des hémorrhoïdes, c'est-à-dire une irritation toute particulière des organes qui doivent être le siége de l'écoulement sanguin, et une congestion plus ou moins vive de ces organes, par suite de l'excitation vaso-dilatatrice réflexe, déterminée par cette irritation; mais cela nous entraînerait trop loin pour le moment.

Nous allons donc passer à un autre point de l'histoire physiologique de l'appareil nerveux vaso-moteur et étudier l'action de cet appareil sur les sécrétions.

— Tous les organes sécréteurs, toutes les glandes, chez les animaux supérieurs du moins, reçoivent des vaisseaux et sont en relation avec des nerfs. Tous ces organes sont soumis à l'action du système nerveux, et cela d'une façon incontestable. Je vous citerai, comme exemple, la glande lacrymale, dont la sécrétion est constante et faible, mais s'exagère considérablement sous l'influence des irritations inflammatoires, et surtout sous l'influence des émotions.

Je mentionnerai encore les glandes salivaires, dont la sécrétion s'accroît, quand l'individu a faim, sous la seule influence de la vue, de l'odeur, ou même de l'idée des aliments. La sécrétion lactée devient aussi plus abondante à la vue ou à l'approche du nourrisson. La sécrétion intestinale est modifiée par les émotions, il en est de même de la sueur, du suc gastrique; ce dernier fait explique comment les émotions vives peuvent interrompre la digestion.

Tous ces faits, et plusieurs autres qu'il serait facile d'énumérer, montrent bien, d'une façon générale, l'influence du système nerveux sur les sécrétions; mais ce qui nous intéresse surtout, et ce que nous devons examiner d'une façon presque exclusive, c'est le rôle de l'appareil nerveux vaso-moteur dans le fonctionnement normal ou pathologique des glandes.

Les glandes sont alimentées par de nombreux vaisseaux sanguins; ces vaisseaux sont en relation avec des nerfs vaso-moteurs. Est-ce par l'intermédiaire de ces nerfs que la sécrétion des glandes est influencée, ou est-ce par l'intermédiaire de nerfs d'une autre sorte? La sécrétion elle-même est-elle provoquée par une variation, dans un sens déterminé, de la circulation intra-glandulaire, ou, si l'on veut, de la pression dans les artères de la glande?

Vous savez que c'est par les recherches des physiologistes sur les reins et sur les glandes salivaires, que nous avons acquis quelques données relatives à la question dont il s'agit.

Je ne vous parlerai, pour l'instant, que des investigations qui ont été faites sur les relations entre les fonctions des glandes salivaires et l'action du système nerveux. Je vous ai déjà exposé ailleurs l'historique de ces investigations : je vous ai parlé des travaux de MM. Ludwig, Schiff, Czermak, Cl. Bernard.

Nous avons vu que c'est aux recherches de ce dernier physiologiste qu'on doit la connaissance précise de l'influence de la corde du tympan sur la circulation de la glande sous-maxillaire.

Avant les expériences de M. Cl. Bernard, on connaissait déjà assez bien l'influence du système nerveux sur la sécrétion de la glande sous-maxillaire, mais on ignorait complétement les phénomènes concomitants, qui se passent du côté des vaisseaux de la glande.

Quel est le rôle de ces phénomènes dans la sécrétion de la glande sous-maxillaire? Cette question pourrait être posée d'une façon générale pour toutes les sécrétions.

La sécrétion salivaire est-elle le résultat d'une augmentation de pression, ayant lieu dans les capillaires de la glande, au moment où elle entre en fonction! Faut-il, au contraire, attribuer la mise en activité des éléments sécréteurs de la glande à une influence nerveuse, agissant directement sur les éléments glandulaires ?

M. Ludwig avait montré ce fait très-remarquable : que la pression de la salive, dans les canaux excréteurs de la glande sous-maxillaire, au moment où cette glande sécrète, est supérieure à celle du sang qui arrive dans la glande, c'est-à-dire à la pression du sang artériel. On pouvait en conclure que la sécrétion ne devait pas être une simple conséquence d'une augmentation subie par la pression du sang dans les capillaires de la glande, au moment de l'entrée de cet organe en fonction. Il est vrai que, dans cette expérience, on avait pris la pression du sang artériel dans la carotide, et non dans les artères mêmes de la glande ; de telle sorte que l'on n'était pas en droit d'admettre comme incontestable, la différence qu'on signalait entre la pression de la salive dans le canal de Wharton et celle du sang dans les artères de la glande. Nous savons, en effet, d'après les recherches de M. Cl. Bernard, que toutes les fois qu'il se produit une dilatation vasculaire limitée, par paralysie des vaisseaux dans une partie du corps, la pression augmente dans les vaisseaux de cette partie. Or, les découvertes de M. Cl. Bernard nous ont appris aussi ce que M. Ludwig ignorait au moment de ses investigations, à savoir : que les petits vaisseaux des glandes se dilatent à l'instant où se produit la sécrétion de ces organes, de telle sorte que la pression sanguine s'y élève notablement.

Quoi qu'il en soit, M. Ludwig avait été conduit, par ses expériences, à considérer l'influence du système nerveux sur la sécrétion de la glande sous-maxillaire, comme s'exerçant directement sur les éléments sécréteurs de cet organe, et non par l'intermédiaire d'une modification de la circulation intra-glandulaire. Sa manière de voir à cet égard lui avait semblé confirmée par une autre série d'expériences. Il avait vu que l'on peut, en électrisant le nerf lingual et la corde du tympan accolée à ce nerf, provoquer la sécrétion de la salive sous-maxillaire sur un chien, après ligature faite des deux artères carotides, et, bien plus, que l'on peut obtenir le même résultat, en électrisant ce nerf, aussitôt après la mort, sur la tête d'un chien, séparée du corps.

J'ai constaté, sur un chien qui venait de mourir, et chez lequel le cœur était complétement arrêté, que la faradisation du nerf lingual, pratiquée au-dessus du point d'où se détache le filet glandulaire sous-maxillaire, provoque l'écoulement de plusieurs gouttes de salive par un tube introduit dans le canal de Wharton. Cette observation confirme celles de M. Ludwig.

Les expériences de M. Cl. Bernard ramenèrent un bon nombre de physiologistes à la théorie qui avait été abandonnée. M. Cl. Bernard avait montré, en effet, que l'excitation soit directe, soit réflexe, de la corde du tympan, détermine un double résultat à peu près simultané, d'une part, une activité plus grande dans le travail de la sécrétion de la glande sous-maxillaire; et, d'autre part, une dilatation des vaisseaux de la glande, avec accélération du cours du sang au travers de l'organe, etc. Il semblait donc qu'il y eût une certaine connexité entre ces modifications circulatoires et la suractivité de la sécrétion salivaire.

En réalité, il n'en est rien, et l'opinion de M. Ludwig peut invoquer aujourd'hui en sa faveur des arguments qui ne laissent guère de place au doute. Je ne fais que vous rappeler les expériences qui ont fourni ces arguments, car je vous les ai déjà fait connaître dans une précédente leçon (voy. p. 173 et suiv.). M. Cl. Bernard a constaté que les deux sortes d'effets produits par l'excitation de la corde du tympan, les effets vasculaires et les effets de suractivité sécrétoire, ne se produisent pas au même moment. Puis, et cela est bien plus probant, M. Heidenhain a démontré, ainsi que nous l'avons vu, que l'on peut, à l'aide du sulfate d'atropine, supprimer complétement les effets sécrétoires, en laissant persister les phénomènes vasculaires.

Ce résultat expérimental est bien plus décisif que celui qu'avait obtenu M. Giannuzzi quelques années auparavant (1). Ce physiologiste injectait une solution de carbonate de soude ou d'acide chlorhydrique dans les canaux de la glande sous-maxillaire, puis il excitait la corde du tympan : les vaisseaux de la glande se dilataient, mais il n'y avait pas de sécrétion salivaire, et l'on voyait se produire un œdème de la glande. Or, il est clair qu'il ne pouvait plus y avoir de sécrétion, comme le fait remarquer judicieusement M. Legros, puisqu'on avait détruit ou altéré profondément l'épithélium glandulaire.

Les expériences de M. Heidenhain, celles de De Wittich que j'ai citées aussi (p. 174), prouvent bien qu'il n'y a aucune connexité *nécessaire* entre les modifications de la circulation intra-glandulaire, qui ont lieu sous l'influence de la corde du tympan, et les phénomènes de suractivité sécrétoire, qui se manifestent sous la même influence. Elles conduisent à admettre que la sécrétion, provoquée par l'excitation directe ou réflexe des nerfs qui se distribuent aux glandes, se produit sous l'influence d'une action directe de ces nerfs sur les éléments propres de la glande, et qu'il existe, par conséquent, dans ces nerfs, des fibres qui sont de véritables éléments nerveux sécréteurs.

(1) Giannuzzi, Berichte der K. Sachs. Gesellschaft der Wissensch., 1865. (Citation de M. Legros, *Des nerfs vaso-moteurs*. Thèse de concours, Paris, 1873, p. 55.)

DOUZIÈME LEÇON

Influence de l'appareil vaso-moteur sur les sécrétions (suite). — Action des nerfs vaso-moteurs sur l'estomac, sur l'intestin.

Nous avons été conduits, par les résultats expérimentaux exposés dans la dernière leçon, à admettre que les glandes sous-maxillaires, et, d'une façon plus générale, les glandes salivaires, reçoivent des fibres nerveuses destinées à agir directement sur les éléments cellulaires par lesquels s'opère la sécrétion. Et nous avons vu que ces fibres, en ce qui concerne la glande sous-maxillaire, sont entremêlées, dans le filet glandulaire provenant de la corde du tympan, avec des fibres vaso-dilatatrices.

Des recherches anatomiques très-attentives, faites par M. Pflüger (1), lui ont montré un mode de terminaison des fibres nerveuses sécrétoires, qui s'accorderait parfaitement avec les données physiologiques. Il a vu, en effet, que des fibres nerveuses peuvent être suivies jusqu'aux cellules tapissant les culs-de-sac des glandes salivaires. Ces fibres nerveuses sont encore munies de myéline, au moment où elles parviennent au voisinage des cellules glandulaires. Lorsqu'elles sont parvenues là, leur cylindre-axe se divise en plusieurs filaments qui pénètrent dans l'inté-

---

(1) E. Pflüger, *Die Endigungen der Absonderungsnerven in der Speicheldrüsen und die Entwickelung der Epithelien* (Archiv f. micr. Anat. V, 193-198, pl. XIII, fig. 1 à 12). — *Die Speicheldrüsen* (Handbuch der Lehre von den Geweben..., von Stricker, 1869, p. 306 et suiv.).

rieur de chaque cellule, et on les voit se continuer dans le protoplasma cellulaire sous forme de filaments très-fins, offrant de petits renflements punctiformes, distribués sur leur trajet.

Ce mode de terminaison serait analogue, au fond, à celui que M. Pflüger croit avoir constaté dans d'autres glandes. Si aucun doute ne pouvait être conservé à l'égard de cette disposition, l'existence de nerfs sécréteurs serait, par suite, tout aussi incontestable que celle des nerfs musculo-moteurs de la vie animale. Mais il faut bien savoir que différents auteurs ont cherché à contrôler la description donnée par M. Pflüger, et n'ont pas réussi à voir le mode de terminaison qu'il a indiqué et figuré. Parmi ces auteurs, je citerai MM. S. Mayer (1), W. Krause (2), A. Ewald (3), G. Asp (4). Aucun de ces auteurs n'a pu d'ailleurs découvrir le véritable mode de terminaison des fibres nerveuses. M. W. Krause a vu, dans les glandes salivaires du hérisson, quelques fibres nerveuses se perdre dans des capsules terminales.

Il y a donc encore des difficultés à surmonter, pour réussir à démêler, d'une façon bien nette, le mode de terminaison des fibres nerveuses destinées à activer le travail sécrétoire dans les glandes salivaires; et il en est de même pour toutes les autres glandes. Mais, *a priori*, on peut présumer qu'il doit y avoir des connexions aussi intimes,

---

(1) S. Mayer, *Einige Bemerkungen über die Nerven der Speicheldrüsen* (Anal. *in* Centralblatt, 1870, p. 373).

(2) W. Krause, *Ueber die Endigungen der Drüsennerven* (Centralblatt, 1870, p. 373).

(3) A. Ewald, *Beiträge zur Histologie und Physiologie der Speicheldrüsen* (Idem).

(4) G. Asp, *Du mode de terminaison des nerfs dans les glandes salivaires* (Anal. *in* Revue des sc. méd., 1873, t. II, p. 522).

entre les cellules glandulaires et les nerfs sécréteurs, qu'entre les faisceaux musculaires primitifs et les nerfs musculo-moteurs. L'énergie et la rapidité de l'action des nerfs sécréteurs ne peuvent guère s'expliquer autrement.

En tout cas, même lorsque nous saurons comment se terminent les nerfs sécréteurs dans les glandes, tous les problèmes ne seront pas résolus. Il en restera au moins un, le plus obscur de tous, dont la solution scientifique sera sans doute bien longtemps encore au-dessus de nos efforts : je veux parler de celui qui concerne le mécanisme de l'action de l'excitation nerveuse sur le travail physiologique de l'élément sécréteur.

Quoi qu'il en soit, il est incontestable que les nerfs vaso-moteurs jouent un rôle très-important dans la sécrétion des glandes. Sous l'influence de ces nerfs, l'afflux du sang est augmenté ou diminué dans la glande, et, de cette façon, la sécrétion peut facilement devenir plus abondante, lorsque l'organe sécréteur est mis en activité.

Une expérience de M. Cl. Bernard montre bien l'influence de la quantité de sang en circulation dans les glandes sur leur fonctionnement. Il introduit dans la veine jugulaire d'un chien, vers le cœur, la canule d'une seringue à injection ; puis il aspire une grande quantité de sang. Un tube a été préalablement fixé dans le canal de Wharton, d'un côté, et l'on a préparé le nerf lingual correspondant sans le couper ; or, si l'on instille quelques gouttes de vinaigre dans la cavité buccale de l'animal, il ne s'écoule pas de salive ; il peut en être de même sous l'influence de la faradisation du nerf lingual. On fait rentrer dans la veine jugulaire et dans la circulation générale tout le sang contenu dans la seringue, et l'on peut alors provoquer un écoulement abondant de salive, soit par l'instillation de vinaigre dans la cavité buccale, soit par la faradisation du nerf lingual.

Mais, — il faut insister sur ce point, — cet afflux sanguin ne suffirait pas pour déterminer une sécrétion plus abondante, si les nerfs sécréteurs n'entraient pas concurremment en activité. Et ce qui le démontre bien, c'est l'expérience de M. Heidenhain, relative à l'action du sulfate d'atropine sur la glande sous-maxillaire. Nous avons vu, en effet, que chez un chien atropinisé, la faradisation de la corde du tympan ne provoque plus la sécrétion de cette glande, bien qu'elle détermine encore les phénomènes vaso-dilatateurs ordinaires.

De même, l'excitation des nerfs vaso-constricteurs ne peut produire son effet logique, que si ces nerfs ne contiennent pas des fibres nerveuses pouvant activer la sécrétion salivaire. Ainsi, lorsqu'on faradise les filets nerveux provenant du sympathique et qui se rendent à la glande sous-maxillaire, on détermine bien une constriction des vaisseaux de la glande, mais on stimule en même temps des éléments excito-sécréteurs, de telle sorte que l'on provoque, en réalité, l'apparition de quelques gouttes de salive. Cette salive est d'abord épaisse, trouble, très-visqueuse ; parfois même la première goutte est comme gommeuse : les gouttes suivantes sont plus fluides. Mais cette sécrétion ne tarde pas à s'arrêter, et l'on ne parvient pas à la faire durer, quelque fort que soit le courant employé.

J'ai examiné plusieurs fois, à l'aide du microscope, la salive épaisse, blanchâtre, recueillie dans ces conditions, surtout celle qui forme les premières gouttes. Je dois dire que, lorsque l'écoulement de salive par la canule introduite dans le canal de Wharton a cessé de se faire depuis un certain temps, les premières gouttes qui s'échappent, même lorsqu'on électrise la corde du tympan, ont toujours ce caractère d'être épaisses, très-visqueuses et plus ou moins opalescentes. Elles offrent aussi les mêmes caractères chimiques et microscopiques que lorsqu'on les obtient par la faradisation du cordon cervical du sympathique, ou des filets qui proviennent du ganglion cervical supérieur et se distribuent à la glande.

Bien que cela soit un peu en dehors de mon sujet, je crois devoir vous dire quelques mots des caractères microscopiques que j'ai constatés. La salive opalescente doit cette teinte à des granulations nombreuses, et surtout à une quantité considérable de corps constitués par une substance presque complétement transparente, cependant d'aspect très-légèrement trouble, corps ayant des formes très-variées. Beaucoup d'entre eux ressemblent à des cellules ayant subi une dégénération spéciale ; d'autres, manifestement formés de la même substance, ont la forme de moules de tubes : ils sont souvent ramifiés. Ce sont bien certainement des moules des canaux salivaires : ceux qui ne sont pas ramifiés ont une certaine analogie d'apparence avec certains cylindres hyalins de l'urine. Ces différents corps contiennent des granulations d'aspect comme graisseux. De plus, dans beaucoup d'entre eux, on trouve un ou plusieurs corpuscules allongés sous forme de bâtonnets irréguliers, plus ou moins courbés sur eux-mêmes, de dimensions variées, transparents, avec des bords un peu réfringents. Peut-être ces bâtonnets sont-ils des noyaux cellulaires altérés. La fuchsine colore les corps en forme de cellules et ceux qui représentent des moules de canalicules salivaires ; elle ne teint pas, ou presque pas, les corpuscules dont je viens de parler. L'addition d'une gouttelette d'acide sulfurique fait disparaître, avec production de bulles de gaz, un certain nombre des granulations contenues dans les corps suspendus dans le liquide et de celles que renferme le liquide lui-même ; et l'on voit se former aussitôt des cristaux aciculaires de sulfate de chaux.

Je reviens aux effets de l'électrisation des nerfs destinés à la glande sous-maxillaire. Je vous ai dit tout à l'heure que la faradisation des nerfs sympathiques ne produisait un écoulement de salive que pendant un instant, et que cet écoulement cessait ensuite tout à fait. Je dois ajouter que les choses ne se passent pas toujours de cette façon. Quelquefois le travail sécrétoire provoqué par l'excitation du sympathique persiste beaucoup plus longtemps. J'ai observé qu'il en est ainsi, lorsque l'animal (chien), sur lequel on faradise les nerfs sympathiques, est atropinisé. J'ai vu chez un chien, dans ces conditions, l'excitation faradique du bout supérieur du nerf vago-sympathique, faite du côté de la glande sous-maxillaire mise en expérience, déterminer un écoulement continu de gouttes de salive pendant plusieurs minutes, par le tube métallique introduit et fixé dans le conduit de Wharton : lorsqu'on n'électrisait le nerf que pendant quelques instants, l'écoulement salivaire ainsi provoqué persistait assez longtemps après que l'excitation avait cessé, c'est-à-dire durant cinq ou six minutes environ.

Nous voyons donc que la glande sous-maxillaire est innervée par des nerfs de deux sortes : la corde du tympan et les filets nerveux fournis par le sympathique cervical : il en est de même des vaisseaux de cette glande. Dans l'état normal, ces nerfs entrent d'ordinaire en activité par mécanisme réflexe. Le plus fréquemment, c'est une excitation des extrémités du nerf lingual, produite par le contact de corps sapides, qui provoque le travail sécrétoire et fait dilater les vaisseaux de la glande. Cette excitation est transmise au foyer d'origine du nerf trijumeau, puis elle se réfléchit dans le bulbe rachidien, vers le foyer d'origine du nerf facial, et elle met en activité les fibres nerveuses sécrétoires et les fibres nerveuses vaso-dilatatrices de la corde du tympan.

Dans quelques cas, ces fibres sont excitées par un autre mécanisme. Ainsi la vue d'un aliment sapide, ou même l'idée de cet aliment, peut provoquer un afflux de salive dans la cavité buccale ; et, bien certainement, dans ce cas, comme dans le précédent, les vaisseaux de la glande se dilatent encore, en même temps que les éléments glandulaires entrent en activité.

D'ailleurs, les actions réflexes, vaso-dilatatrices et sécrétoires, qui ont lieu dans la glande sous-maxillaire, ne sont pas provoquées exclusivement par l'excitation du nerf lingual. MM. Owsjannikow et Tschiriew (1) ont montré que l'excitation des nerfs cervico-auriculaires, du nerf sciatique, et, d'une façon générale, de tous les nerfs sensitifs, peut déterminer une suractivité de la sécrétion salivaire. Ils pensent que cet effet est dû, pour ces nerfs, comme aussi, du reste, pour le nerf lingual, à une stimulation produite par l'excitation de ces nerfs sur le centre vaso-moteur intra-bulbaire. Il y aurait, par suite de cette stimulation, une constriction de la plupart des petits vaisseaux dans toute l'étendue du corps, d'où augmentation de pres-

---

(1) Ph. Owsjannikow et S. Tschiriew, *Influence de l'activité réflexe des centres nerveux vasculaires sur la dilatation des artères périphériques et sur la sécrétion des glandes sous-maxillaires.* (Bulletin de l'Académie impériale de Saint-Pétersbourg, t. XVIII, p. 18-28, mai 1872. — Anal. *in* Archives de physiologie, 1873, p. 90).

sion sanguine, non-seulement dans toutes les artères resserrées vers leurs extrémités, mais encore dans celles qui, comme les artères de l'oreille ou les artères des glandes salivaires, se dilatent, sous l'influence de l'excitation d'un nerf sensitif quelconque, par suite des particularités de leur texture (1). Ce serait, d'après ces auteurs, à cette augmentation de pression dans les artères de la glande sous-maxillaire, qu'il faudrait attribuer la suractivité de sécrétion que l'on observe dans ces conditions. Ils pensent trouver un argument en faveur de leur opinion dans le résultat des expériences qu'ils ont faites sur les nerfs splanchniques. Ces nerfs étant coupés, ils électrisent leurs bouts périphériques, et ils voient se produire un écoulement de salive par le canal de Wharton. Or, on sait que l'électrisation de ces nerfs, faite ainsi, détermine une notable augmentation de la pression sanguine dans l'ensemble du système artériel, et cet effet est attribué à la contraction des petits vaisseaux intra-abdominaux. Puisque, dans ce cas, l'augmentation de la pression sanguine intra-artérielle détermine une suractivité de la sécrétion salivaire, il est légitime, suivant ces auteurs, de rattacher à la même cause l'écoulement salivaire qui a lieu lorsqu'on électrise un nerf sensitif quelconque.

Parlons du fait lui-même de la production d'une sécrétion active de salive, par l'excitation des nerfs sensitifs autres que le nerf lingual : nous examinerons ensuite

---

(1) M. Owsjannikow admet, comme nous l'avons vu, que les artères des oreilles auraient une paroi moins résistante que celle des autres vaisseaux artériels, et qu'elles céderaient sous l'influence de l'effort du sang, lorsque la tension sanguine augmente dans l'ensemble du système artériel. Il en serait de même, sans doute, des artères de la glande sous-maxillaire. J'ai déjà dit que cette manière de voir est inadmissible pour les artères de l'oreille. Elle est tout aussi inacceptable pour les artères des glandes salivaires.

si l'on peut adopter l'interprétation qu'en ont donnée MM. Owsjannikow et Tschiriew. Vous avez été témoins d'une expérience qui confirme complétement l'assertion de ces auteurs. Sur un chien curarisé et soumis à la respiration artificielle, nous avons placé une canule dans le conduit de Wharton d'un côté. On a préparé le nerf lingual correspondant; puis, avant de le couper, on a électrisé l'un des nerfs sciatiques (1), et vous avez vu s'écouler aussitôt une grande quantité de salive par la canule. C'est là un résultat constant, qu'on obtient aussi en électrisant un autre nerf sensitif quelconque, ou même la peau de l'animal. Si le chien n'avait pas été curarisé, vous auriez vu, chaque fois qu'il se serait agité spontanément, un effet du même genre se produire.

Ainsi donc, il est bien vrai que l'excitation des nerfs sensitifs, quels qu'ils soient, détermine une suractivité de la sécrétion salivaire. Il y aurait pourtant exagération à prétendre que l'excitation du nerf lingual ne provoque pas un travail sécrétoire plus énergique que celui qui se montre sous l'influence de l'irritation des autres nerfs sensitifs.

Mais cette mise en activité de la glande salivaire et les phénomènes vaso-dilatateurs qui se manifestent en même temps, sont-ils dus à une augmentation de la pression sanguine dans les artères glandulaires? On voit que MM. Owsjannikow et Tschiriew ont été ramenés par leurs expériences à l'explication déjà réfutée par M. Ludwig. Le seul argument sérieux, du moins en apparence, qu'ils aient fait valoir à l'appui de leur opinion, c'est, comme je viens de le rappeler, le résultat qu'ils ont obtenu en électrisant les bouts périphériques des nerfs splanchniques. Or, il est facile

---

(1) L'électrisation peut porter sur l'un ou l'autre des deux nerfs sciatiques; le résultat est le même.

de voir que la sécrétion salivaire, provoquée par cette électrisation, peut être due à une tout autre cause que celle qu'ils allèguent. En effet, comme l'a montré M. Cl. Bernard, et comme je m'en suis convaincu à plusieurs reprises, l'électrisation du bout périphérique de chaque splanchnique détermine une vive douleur. Ces nerfs sont doués d'une sensibilité récurrente des plus prononcées. Ne peut-on pas, par conséquent, supposer que l'excitation de ces nerfs agit de la même façon que l'électrisation du nerf sciatique, ou d'un autre nerf sensitif, par voie réflexe, sur la corde du tympan, c'est-à-dire sur les éléments sécréteurs et vaso-dilatateurs qu'elle contient? C'est à l'aide de cette interprétation que j'avais cru pouvoir rendre compte des résultats de MM. Owsjannikow et Tschiriew. C'est aussi celle qu'ont proposée MM. Grützner et Chtapowsky (1).

En réfléchissant aux résultats de cette expérience, il me semble qu'ils permettent de faire quelques réserves, relativement à l'explication qu'on a donnée de l'élévation de la pression sanguine intra-artérielle, produite par l'électrisation des bouts périphériques des nerfs splanchniques. Je viens de rappeler qu'on a considéré cette augmentation de tension comme due au resserrement que détermine, dans les petits vaisseaux intra-abdominaux, l'électrisation de ces nerfs. Je ne nie pas la coopération de ce resserrement vasculaire : mais ne doit-on pas regarder comme la principale cause, l'ébranlement douloureux engendré par l'excitation des bouts périphériques des splanchniques, et l'action vaso-constrictive généralisée, provoquée dans ces conditions,

---

(1) Grützner et Chtapowsky, *Beiträge zur Physiologie der Speichelsecretion* (Pflüger's Archiv, VII, 523-530. — Anal. *in* Revue des sc. méd. 1873, t. II, p. 567).

VULPIAN. 28

de la même façon que dans les cas où l'on électrise le nerf sciatique ou un autre nerf sensitif (1)?

J'ajouterai encore un mot, relativement à un résultat obtenu plusieurs fois par M. Cl. Bernard, en électrisant le bout périphérique du nerf mylo-hyoïdien, après section transversale de ce nerf (2). M. Cl. Bernard a vu un écoulement de salive plus ou moins abondant se produire par le canal de Wharton, au moment de cette électrisation. Or, il est permis de se demander si cet effet n'a pas été produit par la mise en jeu de la sensibilité récurrente du nerf mylo-hyoïdien, et par une action réflexe ainsi produite sur la corde du tympan, lorsque le nerf lingual n'était pas coupé, ou sur le sympathique, après la section du lingual.

Si cette interprétation est exacte, elle doit évidemment s'appliquer aussi à un autre effet observé par M. Cl. Bernard, et produit sur les branches de l'artère faciale par

---

(1) J'ai fait, pour vérifier la valeur de cette hypothèse, quelques expériences dont le résultat me paraît assez significatif. On sait que l'on peut obtenir, par l'injection intra-veineuse d'une solution de chloral hydraté, un état d'insensibilité absolue et une abolition complète des actions réflexes. Si l'hypothèse qui attribue l'élévation de la pression, obtenue par l'électrisation du bout périphérique d'un nerf grand splanchnique, à la constriction ainsi produite dans la plupart des artérioles de l'abdomen, est fondée, ce résultat — l'élévation de la pression dans toutes les artères qui naissent de l'aorte — se produira encore lorsque l'expérience sera faite sur un chien profondément chloralisé. Si, au contraire, l'effet en question dépend de la douleur déterminée par l'électrisation de ce segment périphérique du nerf splanchnique et d'une action réflexe vaso-constrictive, généralisée, provoquée de la sorte, il ne devra plus se manifester chez un chien chloralisé jusqu'à abolition de la sensibilité et de la réflectivité bulbo-spinale. Or, dans ces conditions, c'est-à-dire chez un animal profondément chloralisé, l'électrisation du nerf splanchnique ne détermine plus qu'une élévation presque insignifiante de pression. Et je dois dire que, dans les expériences que j'ai faites, peut-être la chloralisation n'avait pas été poussée jusqu'à abolir entièrement toute réflectivité. Ces expériences semblent donc de nature à légitimer l'hypothèse que nous avons émise.

(2) Cl. Bernard. *Leçons sur les liquides de l'organisme*, 1859, t. II, p. 304 et suiv.

l'électrisation du bout périphérique du nerf mylo-hyoïdien. Cette artère et ses branches se dilateraient sous cette influence et la circulation deviendrait beaucoup plus active dans les veines qui ramènent le sang distribué par cette artère (1). Or, il est permis de penser que cette action vaso-dilatatrice, exercée par l'électrisation du bout périphérique du nerf mylo-hyoïdien, n'est pas directement centrifuge, mais qu'elle est réflexe et due à la mise en jeu de la sensibilité récurrente de ce nerf. Je sais bien que M. Cl. Bernard a trouvé le bout périphérique du nerf mylo-hyoïdien insensible : je ne crois pourtant pas que cette insensibilité soit complète ; ce nerf doit contenir des fibres sensitives récurrentes, comme les autres nerfs moteurs ou mixtes.

L'expérience que j'ai faite sous vos yeux vous a permis de constater une autre particularité intéressante. Vous avez vu qu'après avoir répété plusieurs fois l'excitation du nerf sciatique, pour vous bien montrer que chaque reprise d'excitation était suivie d'un écoulement de salive par le canal de Wharton, j'ai coupé le nerf lingual au-dessus du point d'où se détache le nerf glandulaire émané de la corde du tympan. J'ai recommencé alors à électriser le nerf sciatique, et, au bout de quelques instants, il s'est fait un écoulement de plusieurs gouttes de salive épaisse et filante. Cet effet s'est reproduit lorsque nous avons renouvelé l'électrisation du nerf sciatique. Il est clair qu'il s'agit là aussi d'une action réflexe passant, non plus par la corde du tympan, puisque le nerf glandulaire qui en provient ne communiquait plus avec le centre bulbo-spinal, mais par les filets du sympathique qui se distribuent dans la glande.

(1) Cl. Bernard, *loc. cit.*, p. 303 et suiv.

M. Schiff avait déjà admis la possibilité d'actions réflexes de ce genre, pour expliquer l'écoulement de salive qu'il observait, lorsqu'il électrisait le bout central du nerf glosso-pharyngien, sur des animaux qui avaient subi une section de la corde du tympan du côté correspondant.

Ces dernières expériences nous prouvent que l'électrisation des différents nerfs sensitifs du corps agit, par voie réflexe, non pas seulement sur la corde du tympan, mais encore, et en même temps, sur les nerfs sympathiques de la glande sous-maxillaire. L'excitation de ces deux sortes de nerfs concourt à déterminer un travail sécrétoire énergique dans cette glande. Mais, tandis que la mise en activité de la corde du tympan tend à produire des effets vaso-dilatateurs intra-glandulaires, le sympathique excité tend à provoquer un effet vasculaire inverse. Si la stimulation réflexe, provoquée dans ces deux sortes de nerfs, était d'énergie égale, les vaisseaux ne se modifieraient pas. Or, nous savons que, dans ces cas, c'est toujours une dilatation vasculaire qui se produit. Nous pouvons donc conclure que la puissance des fibres vaso-dilatatrices glandulaires, du moins celle qui est mise en jeu par voie réflexe, l'emporte sur la puissance des fibres vaso-constrictives, excitées par la même voie.

On peut comparer ce qui se passe pour les vaisseaux de la glande sous-maxillaire, à ce qui a lieu pour les vaisseaux de l'oreille, sur un animal curarisé, chez lequel on électrise un nerf sensitif quelconque. Il est probable que les fibres nerveuses vaso-constrictives et les fibres nerveuses vaso-dilatatrices de l'oreille sont excitées en même temps par voie réflexe; mais elles le sont à un degré très-inégal, et c'est encore l'effet vaso-dilatateur qui l'emporte. Vous savez que c'est l'inverse qu'on observe, lorsqu'on électrise directement le cordon cervical sympathique qui, ainsi que je vous l'ai montré, contient à la fois la plupart des fibres vaso-constrictives et vaso-dilatatrices de l'oreille. Dans ce cas, il y a constriction énergique des vaisseaux de l'oreille.

Je n'insisterai pas davantage sur la glande sous-maxillaire, et je ne vous exposerai pas les recherches qui ont été faites sur les autres glandes salivaires, parce que les résultats sont beaucoup moins nets. Il est bien vraisemblable que toutes ces glandes affectent, avec le système nerveux vaso-moteur, des relations très-analogues à celles que présentent les glandes sous-maxillaires. Il est à croire que la glande sublinguale et la glande parotide sont en rapport avec des nerfs vaso-dilatateurs et des nerfs vaso-constricteurs, et il n'est pas douteux qu'elles ne reçoivent les ramifications d'un nerf sécréteur. Pour la glande sublinguale, il est probable que c'est la corde du tympan qui fournit ce nerf. Pour la glande parotide, M. Cl. Bernard a démontré que le nerf sécréteur provient du nerf facial; car après l'avulsion de ce dernier nerf, toute sécrétion parotidienne réflexe devient impossible. M. Schiff a confirmé ce résultat, et, de plus, il a cherché à établir que le nerf sécréteur parotidien émane du petit nerf pétreux superficiel, lequel, après être entré en relation avec le ganglion otique, se rendrait au nerf auriculo-temporal du trijumeau, et abandonnerait ensuite ce nerf pour se distribuer à la parotide.

Je ne puis vous parler ici des autres glandes que d'une façon générale; dans tous ces organes, on voit des phénomènes analogues à ceux qui se passent dans la glande sous-maxillaire. Il est probable que toutes les glandes reçoivent des filets nerveux excito-sécréteurs, et des fibres nerveuses vaso-motrices, les unes vaso-constrictives, et les autres vaso-dilatatrices. Peut-être sont-elles en rapport, pour certaines glandes du moins, avec des fibres nerveuses émanées de deux sources distinctes, comme nous l'avons vu pour la glande sous-maxillaire, c'est-à-dire avec des fibres provenant de nerfs bulbaires ou rachidiens, et des fibres provenant du sympathique. Dans la glande lacrymale, par exemple, il y a un nerf émané de l'isthme encéphalique, lequel détermine la sécrétion des larmes : c'est le nerf lacrymal. La glande reçoit, d'autre part, des filets sympathiques, dont l'excitation détermine aussi une accélération de la sécrétion. J'avais déjà observé ce fait en 1865, chez le chien ; mais je ne l'avais pas publié. Depuis lors, il a été étudié et publié par M. Wolferz (1) et par M. Demtschenko (2). D'après ce dernier auteur, l'excitation du sympathique, faite chez le lapin, provoquerait l'écoulement d'un liquide lacrymal trouble, tandis que l'excitation du filet émané du nerf trijumeau donnerait lieu à la production d'un liquide limpide et transparent (3).

Je n'insiste pas sur ce sujet qui m'entraînerait beaucoup trop loin, et j'arrive à l'étude du système vaso-moteur de l'estomac.

La surface intérieure de l'estomac est tapissée par un nombre immense de glandes, nombre tellement considérable que sa muqueuse est presque exclusivement constituée par ces petits organes, séparés les uns des autres par

---

(1) R. Wolferz, *Experimentelle Untersuchungen über die Innervationswege der Thränendrüse* (Inaugur. Dissert., Dorpat. — Anal. *in* Centralblatt...... 1874, p. 838).

(2) Demtschenko, *Zur Innervation der Thränendrüse* (Pflüger's Archiv, sept. 1872. — Anal. *in* Revue des sc. méd., 1873, t. I, p. 44).

(3) Voy. aussi : Michaël Reich, *Sur la physiologie de la sécrétion des larmes* (Anal. *in* Revue d'Hayem, 1874, t. III, p. 505).

une faible quantité de tissu cellulaire interposé. Ces glandes sont en rapport avec des vaisseaux et des nerfs nombreux, qui ont traversé les tuniques de l'estomac.

Les nerfs de l'estomac vont se rendre : les uns, aux fibres musculaires de l'organe, aussi bien à celles qui constituent par leur réunion la tunique musculaire, qu'à celles qui sont situées dans la couche profonde de la muqueuse ; d'autres éléments nerveux sont destinés aux glandes gastriques, d'autres, aux vaisseaux. Ce sont les nerfs qui se distribuent aux vaisseaux, c'est-à-dire les nerfs vaso-moteurs de l'estomac dont nous allons examiner les fonctions.

D'où proviennent ces nerfs vaso-moteurs ?

C'est une question difficile, étudiée par beaucoup d'auteurs et qui n'est pas encore nettement résolue. Les nerfs de l'estomac proviennent en partie du pneumogastrique ; or, vous savez que ce nerf par lui-même est extrêmement mixte, surtout à ce niveau. En effet, non-seulement il contient ses fibres propres, mais il renferme encore la grosse anastomose que lui fournit le spinal, et des fibres qui, émanées du facial, du glosso-pharyngien et des autres nerfs voisins, se sont jointes à lui au niveau de la base du crâne. Plus bas, il reçoit des fibres sympathiques, etc.; de telle sorte, qu'arrivé à l'estomac, c'est un nerf tout différent de ce qu'il était à son origine, très-différent même de ce qu'il était au niveau du cou.

Pour démontrer que les nerfs vagues reçoivent des anastomoses dans leur trajet au travers de la cavité thoracique, il ne faudrait pas se contenter de couper l'un des deux nerfs au cou, et d'examiner l'état des fibres nerveuses de son segment inférieur, depuis le lieu de la section jusqu'au niveau de la partie inférieure de l'œsophage. En effet, chez les mammifères, chez le chien par exemple, les deux nerfs œsophagiens, l'antérieur et le postérieur, qui font suite aux nerfs vagues, sont formés chacun par la fusion en un seul cordon de deux branches nerveuses venues : l'une de la bifurcation du nerf vague droit, l'autre de la bifurcation du nerf vague gauche. De telle sorte que la section d'un seul nerf vague, au cou, ne peut produire, tout au plus, que la dégénération d'une moitié de l'un ou l'autre des cordons œsophagiens.

Pour bien constater l'existence des anastomoses reçues par les nerfs vagues, à la partie supérieure et moyenne du thorax, ou par les cordons œsophagiens eux-mêmes, il faudrait couper les deux pneumogastriques au cou, soit le même jour, soit à quelques jours de distance, pour augmenter un peu les chances de survie prolongée ; puis, chez les animaux qui auraient survécu pendant une dizaine de jours à la seconde section, on examinerait l'état des fibres nerveuses des cordons œsophagiens. Les fibres nerveuses que l'on trouverait alors non altérées seraient évidemment des fibres anastomotiques, et l'on pourrait en apprécier le nombre d'une façon approximative.

J'ai examiné plusieurs fois le résultat de la section des deux nerfs pneumogastriques, dans des expériences faites avec M. Philipeaux, chez des chiens qui avaient survécu plus de dix jours. Mais je n'ai étudié que la partie de ces nerfs située immédiatement au-dessous du lieu de la section. J'ai examiné, au contraire, la partie œsophagienne inférieure des nerfs pneumogastriques dans plusieurs cas de section d'un seul de ces nerfs. J'ai toujours vu que le nombre de fibres altérées était, dans ce point, si peu considérable, qu'on ne pouvait pas l'évaluer au quart ou au cinquième du nombre des fibres demeurées saines. De plus, ces fibres saines avaient, pour la plupart, un faible diamètre.

Ainsi donc, les nerfs œsophagiens qui, au premier coup d'œil, paraissent être de simples prolongements des nerfs vagues, sont, en réalité, des nerfs provenant de sources multiples. Et ce ne sont pas les seuls nerfs qui se distribuent à l'estomac. Vous savez que cet organe reçoit encore des filets nerveux qui naissent des grands splanchniques et d'autres qui émanent du plexus cœliaque.

L'estomac, comme vous le voyez, est un des organes les mieux pourvus de nerfs et ses vaisseaux peuvent être soumis à l'influence de fibres nerveuses vaso-motrices provenant de diverses origines.

On a fait de nombreuses recherches dans le but d'étudier l'action vaso-motrice des différents nerfs qui se rendent à l'estomac. On a coupé ces nerfs un à un, et l'on a examiné les modifications vasculaires résultant des sections ainsi faites. Mais, il faut bien le dire, la plupart de ces expériences sont restées sans résultats significatifs. Cependant Pincus, cité par M. Schiff (1), aurait vu, sur des lapins, des congestions, des taches noires et irrégulières, des hémorrhagies dans la membrane muqueuse de l'estomac, quelques jours après la section des rameaux sous-diaphragmatiques des nerfs vagues.

M. Oehl, professeur à Pavie, aurait vu, en électrisant le nerf pneumogastrique, à côté de l'œsophage, près de l'estomac, un certain degré de constriction des vaisseaux de l'estomac. Ces résultats, s'ils sont réels, doivent être très-inconstants, car M. Schiff, qui a répété l'expérience (2), ne les a pas constatés. Il n'a vu non plus aucune modification des vaisseaux de l'estomac, sous l'influence de la galvanisation des nerfs vagues au cou. Et il

---

(1) M. Schiff, *Leçons sur la physiologie de la digestion*. t. II, p. 433.
(2) M. Schiff, *loc. cit.*, t. II, p. 434.

explique les résultats obtenus par Pincus, en admettant qu'il a dû y avoir, pendant les expériences de ce physiologiste, froissement de l'estomac lui-même. Quant aux faits relatés par M. Oehl, ils s'expliqueraient, suivant M. Schiff, par la présence exceptionnelle de fibres vaso-motrices dans les nerfs vagues, chez les animaux opérés par cet expérimentateur.

J'ai fait, sur des chiens, un bon nombre d'essais analogues à ceux de ces physiologistes, et les résultats que j'ai obtenus sont tout à fait conformes à ceux qu'indique M. Schiff. Ni la section, ni la galvanisation des nerfs vagues, au cou, ne m'ont paru produire d'effets vasculaires bien nets. J'ai vu d'ordinaire la membrane muqueuse stomacale, mise à découvert par une section des parois de l'estomac, devenir plus ou moins rouge, sous l'influence du contact de l'air; mais il ne m'a pas semblé que la section des nerfs vagues augmentât notablement cet état de congestion. D'autre part, il m'est arrivé, dans la plupart des cas, de voir la membrane muqueuse de l'estomac pâlir considérablement, lorsqu'on faradisait les nerfs vagues au cou, ou l'un d'eux, sur un animal curarisé et soumis à la respiration artificielle (le même effet avait lieu chez un animal non curarisé). Mais il était facile de reconnaître que cet effet était dû à l'arrêt ou à l'affaiblissement des mouvements du cœur. Si l'on faisait absorber à l'animal, curarisé ou non, quelques centigrammes de sulfate d'atropine, pour paralyser l'action modératrice des nerfs vagues sur le cœur, la faradisation de ces nerfs, même avec des courants d'une intensité extrême, ne produisait plus aucun effet sur les vaisseaux de l'estomac. J'ajoute que j'ai vu, mais très-exceptionnellement, sous l'influence de la faradisation des nerfs vagues, la membrane muqueuse stomacale se couvrir de gouttelettes de liquide. Le seul effet qui ne fasse jamais défaut, lorsqu'on faradise les nerfs vagues, c'est l'apparition de contractions plus ou moins énergiques des parois de l'estomac ouvert, et débarrassé de son contenu, si l'animal n'était pas à jeun.

J'ai voulu voir si l'on obtiendrait d'autres résultats, en galvanisant le bout central des nerfs vagues, coupés au milieu du cou. Mais il n'y a pas eu non plus d'effets vasculaires reconnaissables, chez des chiens curarisés ou non, ou sur ces animaux curarisés et atropinisés, ou enfin simplement atropinisés. Dans cette dernière condition, il y avait, comme chez les animaux non empoisonnés, arrêt de la respiration, efforts de vomissements, reflux de bile par le pylore dans l'estomac, sous l'influence de contractions antipéristaltiques des premières portions de l'intestin, etc., mais on n'observait réellement, dans la membrane muqueuse gastrique, aucune modification vasculaire que l'on pût attribuer à la faradisation des nerfs.

M. Schiff n'a constaté non plus aucun effet vasculaire bien reconnaissable dans la membrane muqueuse de l'estomac, après la section des nerfs splanchniques ou des nerfs émanés du plexus cœliaque, ou après l'excision ou la destruction de ce plexus. Au contraire, en faradisant les nerfs splanchniques, ou le plexus cœliaque, il a vu la membrane muqueuse de l'estomac pâlir assez nettement sur des lapins et sur des chats. J'ai répété ces diverses expériences, sur des chiens curarisés et soumis à la respiration artificielle, et j'ai obtenu, d'une façon générale, les mêmes résultats que M. Schiff. Cependant, la faradisation des nerfs splanchniques, ou des ganglions semi-lunaires, n'a déterminé réellement que des effets assez douteux. Il se produisait des contractions des parois de l'estomac ouvert; mais on ne voyait pas la membrane muqueuse pâlir suffisamment, pour qu'on pût être convaincu que les petits vaisseaux de cette membrane s'étaient resserrés. Peut-être l'influence vaso-dilatatrice, exercée par le contact de l'air, empêchait-elle les effets vaso-constricteurs de se manifester.

D'autre part, l'appareil nerveux de l'estomac, comme celui de l'intestin, offre une disposition toute spéciale, qui peut faire obstacle à l'action de la faradisation des nerfs mis en expérience. On sait, en effet, que le tissu sous-muqueux de l'estomac et la tunique musculaire de cet organe renferment deux riches plexus nerveux, parsemés de nombreux ganglions et éléments ganglionnaires (plexus de Meissner, plexus d'Auerbach), que doivent traverser les excitations directes des nerfs vagues, des splanchniques, etc., avant d'arriver à la membrane muqueuse gastrique. Il est possible que ces plexus modifient d'une façon toute particulière les effets de ces excitations.

Quoi qu'il en soit, il est incontestable que la membrane muqueuse gastrique est le siége de phénomènes vasculaires réflexes. La congestion qui s'y produit, lorsqu'elle est exposée à l'air, lorsque des corps étrangers, des aliments, etc., entrent en contact avec elle, lorsqu'elle est irritée d'une façon quelconque, démontre bien nettement qu'il peut s'y manifester des actions nerveuses réflexes vaso-dilatatrices. Les centres nerveux situés en dehors de l'estomac, les ganglions du plexus solaire, ceux du grand sympathique thoracique, l'axe cérébro-spinal, jouent-ils un rôle habituel dans la détermination de ces effets? Il n'est guère possible, pour le moment, de répondre à cette question; mais il est probable que ce rôle, en tout cas, n'est pas nécessaire, et que les plexus nerveux, contenus dans la paroi de l'estomac, peuvent suffire, comme centres de ces actions réflexes.

Suivant toute vraisemblance, l'état d'activité sécrétoire de la membrane muqueuse de l'estomac s'accompagne d'une dilatation réflexe des vaisseaux de cette membrane, comme cela a lieu, ainsi que nous l'avons vu, dans la glande sous-maxillaire, lorsqu'elle entre en fonction; et c'est, sans doute, par la médiation des plexus nerveux situés dans l'épaisseur de la paroi stomacale que se produit cette dilatation vasculaire réflexe.

D'autres faits viennent d'ailleurs démontrer que le centre nerveux cérébro-spinal peut exercer une influence puissante sur les vaisseaux de la membrane muqueuse de l'estomac. On sait aujourd'hui, en effet, que les lésions de l'encéphale peuvent déterminer des modifications très-remarquables de la circulation dans cette membrane.

Ces modifications ont été indiquées depuis longtemps déjà. Et cependant elles ne sont pas encore aussi connues qu'elles mériteraient de l'être. D'après M. Schiff, ce serait Kammerer qui aurait, le premier, mentionné des altérations de ce genre, coïncidant avec des lésions de l'encéphale. Il aurait décrit une forme particulière de ramollissement, se produisant dans ces circonstances, et aurait proposé de la désigner sous le nom de *gastromalacie rouge, suite d'affections de la base du cerveau* (1).

M. Andral et M. Rokitansky ont aussi parlé de ces sortes de lésions, constatées dans des cas d'hémorrhagie ou de ramollissement de l'encéphale.

M. Schiff les a observées pour la première fois en 1844, sur des lapins, chez lesquels il avait pratiqué une hémisection des couches optiques ou des pédoncules cérébraux. Au bout de huit jours, quelquefois au bout de quatre jours,

---

(1) M. Schiff, *Leçons sur la physiologie de la digestion*, t. II, p. 417.

il constatait des stases sanguines et du ramollissement de la membrane muqueuse de l'estomac; parfois même il y avait des ulcérations de la membrane muqueuse. Ces ulcérations sont précédées par un ramollissement plus ou moins marqué de la membrane qui devient saillante, comme gélatineuse, dans les points injectés ou ecchymosés; puis le travail ulcéreux se produit, probablement par suite de digestion des parties ainsi altérées. M. Schiff a vu, sur des chiens, l'ulcération ainsi engendrée, se creuser peu à peu jusqu'à perforation complète de la paroi, ce qui déterminait une péritonite aiguë, le plus souvent mortelle.

D'après ce physiologiste, les pédoncules cérébraux et les couches optiques seraient les seules parties de l'encéphale dont les lésions pourraient déterminer ces altérations de la membrane muqueuse de l'estomac.

Les faits observés par M. Schiff ont été constatés par tous les physiologistes qui ont répété ses expériences : je les ai vus bien souvent, et je puis vous en montrer aujourd'hui même deux exemples. Voici l'estomac d'un lapin sur lequel nous avons lésé un pédoncule cérébral il y a cinq jours. Vous pouvez voir que la membrane muqueuse présente de nombreuses taches ecchymotiques noirâtres; il n'y a pas encore d'ulcération.

Voici, d'autre part, l'estomac d'un chien qui a subi, il y a plusieurs jours, une lésion d'une des couches optiques. Non-seulement on y a constaté l'existence de taches ecchymotiques noirâtres, mais encore, vous voyez qu'il y a, en plusieurs points, des ulcérations plus ou moins larges, plus ou moins profondes. Dans cet estomac, nous avons trouvé quelques résidus alimentaires et, entre autres, des fragments d'os en voie de digestion. J'appelle votre attention sur cette circonstance, car M. Schiff lui attribue une grande importance dans les cas de ce genre, où il y a formation d'ulcérations de la membrane muqueuse gastrique. D'après lui, le travail ulcératif serait engendré d'ordinaire par l'irritation directe que provoque, dans les parties ecchymosées et en voie de ramollissement, le contact des corps durs qui peuvent se trouver dans l'estomac. Aussi les ulcérations se produiraient-elles plus facilement chez les lapins, dont les aliments contiennent presque toujours des corps durs, tels que des débris de foin, par exemple, que chez les chiens, où la présence de corps résistants est moins constante. Et l'on pourrait s'opposer, jusqu'à un certain point, à la production des ulcérations de la membrane muqueuse, dans ces cas, surtout chez les chiens, en éliminant de leurs aliments tout ce qui peut blesser directement cette membrane. Cependant M. Schiff reconnaît que cette circonstance n'est pas indispensable pour que les ulcérations se forment, et il admet qu'elles peuvent être déterminées par l'action du suc gastrique sur les parties gonflées, ramollies, dans lesquelles l'irrigation sanguine a cessé plus ou moins complétement.

Je vais répéter devant vous une expérience du même genre, et nous examinerons, lors de la prochaine leçon, les résultats obtenus. Sur ce lapin, nous faisons, avec un perforateur, un trou dans la paroi du crâne, au niveau de la partie latérale du pariétal, un peu en avant de sa suture avec l'occipital. Par cette ouverture, on enfonce à peu près verticalement un poinçon que l'on fait pénétrer jusqu'à la base du crâne. Il est probable que l'instrument atteindra le pédoncule cérébral correspondant. On rend la liberté à l'animal ; vous le voyez rouler avec rapidité sur lui-même, autour de son axe longitudinal. Il est donc vraisemblable que la lésion a intéressé la partie latérale de la protubérance annulaire ; car, si le pédoncule cérébral avait été seul intéressé, c'est un mouvement de manége qu'on aurait observé. Nous allons laisser vivre l'animal et la nécropsie nous permettra de reconnaître sur quel point de l'encéphale a porté la lésion.

Par quel mécanisme se produisent ce pointillé hémorrhagique et ces ecchymoses plus ou moins larges, plus ou moins saillantes, que l'on observe dans ces conditions? Y a-t-il paralysie vaso-motrice dans diverses régions de l'estomac, ou paralysie vaso-motrice dans toute l'étendue de la membrane muqueuse gastrique, avec effet plus marqué dans les points où se montrent les lésions trouvées lors de l'examen nécroscopique? Y a-t-il, au contraire, excitation des nerfs vaso-constricteurs, avec resserrement des petites artères, surtout dans certains points, et fluxion rétrograde dans les petits vaisseaux veineux et les capillaires correspondants? Évidemment, ces deux suppositions pourraient, l'une ou l'autre, rendre compte des altérations observées, et il est difficile de prendre parti. Cependant, si l'on songe que les lésions expérimentales, à l'aide desquelles on provoque ces altérations de la membrane muqueuse stomacale, ne sont pas toujours très-étendues; qu'il n'est pas nécessaire, pour les trouver après la mort, qu'une des couches optiques ou qu'un des pédoncules cérébraux ait été divisé transversalement ; qu'il suffit même parfois d'une simple piqûre de ces parties, on sera entraîné à penser qu'il s'agit plutôt dans ces cas, lorsque les ecchymoses sont dues à une action vaso-motrice, d'une constriction vasculaire réflexe, que d'une paralysie par solution de continuité des nerfs vaso-moteurs de la membrane muqueuse de l'estomac. Il est vrai que l'on pourrait invoquer encore la possibilité d'une action vaso-dilatatrice réflexe, produite par l'irritation du tissu des parties de l'encéphale soumises à l'expérimentation : mais on ne concevrait pas alors le mode de production des extravasats sanguins; car si l'on en juge par les effets qui se manifestent dans la langue ou dans la glande sous-maxillaire, lorsqu'on électrise leur nerf vaso-dilatateur, c'est-à-dire la corde du tympan, il semble que les phénomènes vasculaires, ainsi provoqués, ne sont pas de nature à engendrer une stase sanguine.

Nous croyons donc que, s'il faut choisir entre les différentes hypothèses qui se présentent à l'esprit pour expliquer, à l'aide des données fournies par la physiologie de l'appareil vaso-moteur, les altérations ecchymotiques déterminées dans la membrane muqueuse de l'estomac par les sections complètes ou incomplètes, les piqûres, etc., d'une des couches optiques ou de l'un des pédoncules cérébraux, c'est à l'idée d'une stase sanguine, produite dans cette muqueuse par la constriction des artérioles, qu'il faut s'arrêter. En développant cette hypothèse, on devrait admettre que, sous l'influence de cette constriction, la *vis a tergo* diminue ou cesse même dans les veinules en rapport avec les artérioles resserrées; il y a, par suite, dans ces points, fluxion sanguine rétrograde, avec diapédèse de globules rouges au travers des parois des capillaires et des veinules : d'où, pointillé hémorrhagique, ecchymoses, etc.

Dans certains cas, les ecchymoses que j'ai trouvées dans l'estomac d'animaux ayant subi des lésions des parties de l'encéphale dont il s'agit, ou des lésions d'autres parties du système nerveux, offraient des caractères qui s'éloignaient notablement de ceux que l'on rencontre d'ordinaire. Dans plusieurs des points ecchymosés, la membrane muqueuse était tuméfiée, infiltrée de sang, et l'altération rappelait celles qui constituent les infarctus hémorrhagiques. On pouvait se demander s'il ne s'agissait pas de véritables infarctus de ce genre, ayant pour cause, soit la formation de caillots dans des artérioles de la muqueuse stomacale, soit l'arrêt de blocs obturateurs dans ces artérioles.

Quel que soit le mécanisme par lequel se produisent les altérations ecchymotiques de la membrane muqueuse de l'estomac, toujours est-il que les conditions de nutrition des points altérés se trouvent profondément modifiées. L'épithélium et les autres tissus de la membrane ne possèdent plus leurs moyens de résistance à l'action du suc gastrique, et, comme nous l'avons dit, ils sont alors attaqués par ce liquide : il y a auto-digestion de la muqueuse; la perte de substance est d'abord superficielle et peu étendue, mais elle ne tarde pas à gagner en largeur et en profondeur.

Ce processus nous rappelle ce qui se passe dans la production des ulcères simples de l'estomac. Dans un grand nombre de cas de cette sorte d'altération, la perte de substance, comme l'a indiqué M. Virchow, doit son origine à des troubles de la circulation des parois de l'estomac. Ces troubles de circulation, bien plus faciles à comprendre que ceux dont je vous parle, résultent soit d'altérations vasculaires, de scléro-athéromasies des parois artérielles, avec épaississement de ces parois, soit de thrombose, soit d'obstructions des capillaires ou des artères par des parcelles ou des blocs emboliques, ayant pour point de départ des lésions diverses du cœur ou des gros vaisseaux. Certains vaisseaux de l'estomac, oblitérés par l'une quelconque de ces lésions, ne laissent plus passer de sang, ce qui produit une cessation plus ou moins complète des phénomènes de la nutrition dans la région de la muqueuse à laquelle ils doivent distribuer le sang oxygéné. Sous l'influence de l'arrêt de l'irrigation sanguine, la membrane muqueuse stomacale, dans les points privés de circulation, ne peut plus résister à l'action digestive du suc gastrique : elle est véritablement digérée dans ces points, et il se produit ainsi une ulcération qui peut devenir de plus en plus profonde.

Telle est la théorie de M. Virchow pour la pathogénie d'un grand nombre de cas d'ulcère simple : je dois ajouter que son exactitude a été contrôlée par de nombreuses observations.

M. Panum, dans les expériences qu'il a faites sur l'embolie, en lançant de petites granulations de graisse ou de cire dans l'appareil artériel, a vu se produire des ulcérations de la membrane muqueuse, soit de l'estomac, soit de l'intestin, par le mécanisme que je vous indique.

Chez l'homme, on n'a pas signalé encore, du moins à ma connaissance, des cas d'ulcérations de l'estomac, paraissant se rattacher à des lésions encéphaliques : mais il n'est pas impossible qu'on en trouve dans ces conditions ; car ce qui a pu s'observer chez des animaux doit pouvoir se produire aussi chez l'homme. Mais on a constaté bien souvent, dans des cas d'apoplexie, des lésions de l'estomac consistant en un pointillé hémorrhagique plus ou moins étendu, en des plaques ecchymotiques, siégeant le plus habituellement vers le grand cul-de-sac de l'organe. Et ces lésions ne se rencontrent pas seulement dans des cas d'altérations des pédoncules cérébraux ou des couches optiques, on peut les trouver à la suite des hémorrhagies de l'encéphale, quel que soit leur siège ; on en a vu se produire, comme l'a montré M. Charcot, sous l'influence des hémorrhagies des méninges. Nous avons aussi, M. Charcot et moi, observé ces lésions ecchymotiques de l'estomac dans des cas de ramollissement, ou même dans des cas d'ischémie artérielle du cerveau, alors que le ramollissement ne s'était pas encore produit. C'est ainsi que je les ai trouvées vingt-quatre heures après une oblitération de l'artère sylvienne. Le malade avait perdu connaissance et était mort sans être revenu à lui ; à l'autopsie, bien qu'il n'y eut pas de ramollissement cérébral, on constatait la présence de taches ecchymotiques nombreuses dans la muqueuse de l'estomac.

Il convient de dire d'ailleurs que, même chez les animaux soumis à nos expériences, chez le chien et le lapin, par exemple, on ne doit pas s'attendre à ne trouver des altérations ecchymotiques de l'estomac, que dans les cas où l'on a produit une lésion expérimentale des couches optiques ou des corps striés. Ces altérations s'observent, quoique plus rarement, à la suite de lésions ayant un tout autre siége. C'est ainsi que j'en ai rencontré de très-remarquables exemples chez des lapins, sur lesquels on avait pratiqué la section intra-crânienne du nerf trijumeau, sans la moindre blessure des diverses parties de l'encéphale. D'ailleurs, M. Schiff a observé ces altérations chez des animaux sur lesquels il avait lésé, soit la moelle allongée proprement dite, soit la moelle épinière (hémisection transversale), entre la première et la seconde vertèbre cervicale.

Ces dernières observations ont été faites par M. Schiff, dans le cours d'expériences entreprises pour arriver à déterminer les voies par lesquelles l'influence vaso-motrice des couches optiques et des pédoncules quadrijumeaux chemine vers l'estomac. La production des altérations névro-paralytiques, comme il les appelle, à la suite de lésions de la moelle épinière, semble éliminer une hypothèse qui se présente naturellement à l'esprit, à savoir : celle qui ferait passer l'influence vaso-motrice des couches optiques et des pédoncules cérébraux par les pneumogastriques. M. Schiff, convaincu par d'autres expériences, que ces nerfs n'ont aucune action vaso-motrice sur l'estomac, ne s'arrête même pas à discuter cette hypothèse. D'après lui, ce serait par la moelle épinière et par les nerfs sympathiques, thoraciques et abdominaux, que serait transmise à l'estomac l'influence vaso-motrice des parties susdites de l'encéphale.

Des expériences variées conduisent M. Schiff à admettre que la transmission de cette influence a lieu, dans la moelle, par la partie antérieure de ce centre nerveux. Ce seraient les cordons antérieurs et la substance grise qui seraient chargés, à l'exclusion des cordons latéraux et postérieurs, de conduire l'influence vaso-motrice de l'encéphale à l'estomac. D'autres expériences amènent ce physiologiste à conclure que les cordons nerveux, chargés de compléter cette transmission, sont les nerfs splanchniques et les nerfs partant du plexus cœliaque, bien qu'on ne voie pas se produire, à la suite de la section de ces nerfs, des altérations de l'estomac, analogues à celles que déterminent les lésions des couches optiques, des pédoncules cérébraux, du bulbe rachidien et de la partie contiguë de la région cervicale de la moelle épinière.

Cette absence d'altérations ecchymotiques de la membrane muqueuse stomacale, chez les animaux qui survivent quelques jours après avoir subi la section des nerfs splanchniques, ne peut pas nous surprendre, même en admettant comme bien démontré le parcours que M. Schiff fait suivre aux influences vaso-motrices encéphaliques, destinées à l'estomac. Pour nous, dans les cas où ces altérations se produisent, à la suite de lésions de l'encéphale, il ne s'agit pas d'effets névro-paralytiques, mais bien au contraire d'effets vaso-constricteurs, auxquels s'ajouteraient peut-être, dans certaines circonstances, des effets de thrombose ou d'embolie.

Les actions réflexes vaso-motrices jouent certainement un rôle important dans le fonctionnement de l'appareil sécréteur du suc gastrique. Et il est probable que certaines dyspepsies sont liées, jusqu'à un certain point, à des troubles de ces actions vaso-motrices.

Vous savez, par ce que je vous ai dit pour la glande sous-maxillaire, que l'appareil vaso-moteur a une influence très-grande sur les sécrétions. Or, on peut concevoir facilement que, sous l'influence de certaines affections nerveuses, la circulation de l'estomac se modifie, et que la sécrétion du suc gastrique en soit troublée. Chez les névropathiques, il est fort possible que certaines dyspepsies soient sous la dépendance de cette cause ; et l'on peut admettre que, dans certains cas, elles sont dues à un état de constriction des vaisseaux de l'estomac. C'est alors une dyspepsie par irrigation sanguine insuffisante de la membrane muqueuse stomacale. De plus, à cette insuffisance quantitative peut se joindre, et se joint souvent, une insuffisance qualitative du sang, s'il y a, en même temps que resserrement des vaisseaux, anémie globulaire.

Les lésions étendues des poumons, surtout si elles s'accompagnent d'une irritation notable du tissu, peuvent déterminer des troubles vaso-moteurs dans l'estomac et contribuer ainsi à la dyspepsie que l'on observe, par exemple, dans les cas de pneumonie caséeuse ou de phthisie granuleuse. L'irritation des extrémités pulmonaires des nerfs vagues a probablement une tendance à retentir, par voie réflexe, sur les extrémités stomacales de ces mêmes nerfs. Et ce mode d'action à distance, sur les vaso-moteurs de la membrane muqueuse de l'estomac, se retrouve sans doute pour d'autres affections viscérales, pour les lésions du foie, de la rate et des reins, entre autres : l'excitation centrifuge pouvant être transmise aux vaso-moteurs gastriques, soit par les nerfs vagues, soit par les splanchniques.

Les affections du cœur peuvent aussi agir d'une façon analogue, par l'intermédiaire du nerf dépresseur, en produisant une stase sanguine et, comme conséquence, des modifications dans la sécrétion du suc gastrique.

Il est clair que les lésions de la membrane muqueuse de l'estomac peuvent pareillement être le point de départ d'actions vaso-motrices réflexes, qui viennent apporter leur appoint aux causes locales de dyspepsie.

Il est probable, enfin, que les nerfs vaso-moteurs de la membrane muqueuse de l'estomac sont mis en activité d'une façon toute spéciale, et avec une singulière énergie, dans ces cas bien connus d'hématémèses périodiques, supplémentaires, que l'on observe chez certaines femmes dont la menstruation normale est suspendue sous l'influence de conditions étiologiques variées.

Si vous devez attribuer une grande importance au jeu de l'appareil vaso-moteur de l'estomac, pour l'explication soit du fonctionnement normal de cet organe, soit des perturbations morbides de ce fonctionnement, il faut bien vous garder de pousser les choses à l'extrême, et de considérer les troubles de l'activité des vaso-moteurs comme la cause presque unique de la plupart des dyspepsies. Ce serait là une exagération déraisonnable. Les fonctions de l'estomac peuvent être altérées par des mécanismes très-divers. Nous avons admis l'existence de nerfs sécréteurs : si cette manière de voir est réellement fondée, il est facile de comprendre que la sécrétion gastrique puisse être modifiée par des troubles fonctionnels de ces nerfs. D'autre part, le travail physiologique des glandules gastriques peut être plus ou moins entravé, dévié, par les agents morbifiques ou par la perturbation générale de l'organisme; les contractions de la tunique musculeuse de l'estomac, ou des fibres musculaires de la membrane muqueuse elle-même, peuvent être paralysées ou affaiblies; le sang chargé de fournir les éléments de la sécrétion peut être altéré, etc. Et une cause déterminée de dyspepsie peut agir, à la fois, sur plusieurs des facteurs physiologiques qui concourent aux fonctions de l'estomac, c'est-à-dire : à la sécrétion d'un suc gastrique efficace, à l'absorption stomacale, et aux mouvements de l'organe.

Prenez, comme exemple, la dyspepsie de l'alcoolisme, et réfléchissez à la complexité probable de l'action de l'alcool sur l'estomac. Vous verrez que l'alcool modifie la composition du sang, non-seulement d'une façon directe, mais encore par son action sur les divers tissus de l'organisme. Il peut déterminer des altérations passagères ou durables dans les cellules des glandes pepsinifères, dans les muscles de l'estomac, dans les parois des vaisseaux de cet organe. Il peut provoquer des troubles vasculaires dans la muqueuse gastrique, soit en modifiant, par l'intermédiaire de la circulation, les extrémités périphériques des nerfs vaso-moteurs, ou les plexus ganglionnaires intra-pariétaux, ou les ganglions du sympathique thoraco-abdominal, ou les parties du myélencéphale en rapport avec les extrémités centrales de ces nerfs; soit par des actions réflexes donnant lieu à des constrictions ou à des dilatations vasculaires; soit enfin, par suite des lésions qu'il peut produire dans le foie, et qui donnent lieu à des stases sanguines dans la muqueuse stomacale. Il peut agir, directement, ou par action réflexe, sur les nerfs sécréteurs, etc. Et ce que je vous dis là de l'alcool, je pourrais le répéter à propos de la plupart des causes de la dyspepsie. Vous voyez donc que, quelle que soit leur importance, les nerfs vaso-moteurs ne peuvent pas d'ordinaire être seuls incriminés dans la pathogénie des dyspepsies.

— Parlons maintenant de l'influence des vaso-moteurs sur l'intestin. Comme introduction à l'étude de cette influence, on va vous faire voir les résultats d'une expérience relative au rôle que jouent les vaso-moteurs dans les phénomènes de la sécrétion intestinale. Cette expérience est due à M. Armand Moreau.

Ce physiologiste a prouvé que, lorsqu'on coupe tous les nerfs qui se rendent à une anse intestinale, préalablement liée à ses deux extrémités, il se fait à son intérieur une abondante sécrétion de liquide, qui varie entre 100, 200 et même 300 grammes. M. Armand Moreau regardait ce liquide comme résultant de l'exagération de la sécrétion intestinale; mais il se rapproche bien plutôt du liquide des diarrhées séreuses que du liquide normal de la digestion intestinale.

Sur ce chien, nous avons fait hier deux expériences. L'on a d'abord répété celle dont je viens de vous parler. Après avoir pratiqué une ouverture de la paroi abdominale, on a attiré au dehors une partie de l'intestin grêle. On a cherché à couper tous les nerfs qui se rendent à cette partie, dans une longueur de 25 centimètres environ, puis on a lié cette portion d'intestin à ses deux extrémités. Dans une autre portion de l'intestin grêle, de la même longueur à peu près, liée pareillement à ses deux extrémités, on a injecté une solution aqueuse de sulfate de magnésie. C'est encore une expérience instituée par M. Armand Moreau, et dont le résultat consiste en une abondante exhalation de liquide dans la cavité de l'anse intestinale ainsi isolée. Ce n'est autre chose que le phénomène de la purgation obtenue, pour ainsi dire, en vase clos.

Pour vous montrer le résultat de ces deux expériences, nous commencerons par tuer le chien, ce qui se fera par insufflation d'air dans la veine jugulaire, en ayant bien soin de ne pas permettre au sang de s'écouler immédiatement après l'opération, parce que, sans cela, l'animal pourrait fort bien revenir à la vie, quand bien même il serait mort en apparence depuis une ou deux minutes.

Il m'est arrivé, en effet, quelquefois, dans mes expériences, après avoir tué un chien par ce procédé, de le voir se ranimer, à la suite de l'ouverture de l'un des sinus crâniens ou vertébraux, et de l'écoulement, par ces sinus, d'une assez abondante quantité de sang mêlé d'air.

Ce fait est bon à connaître, et l'on conçoit même que si, dans une opération, il arrivait, ainsi que cela s'est vu quelquefois, que le malade fût mis en danger par suite de l'introduction d'air dans les veines, la seule chance de salut qu'il aurait, consisterait dans un reflux du sang du cœur droit vers la veine ouverte, avec écoulement au dehors de ce sang mêlé d'air. Or, comme il serait peu sensé d'espérer un tel reflux, il n'y aurait pas, je crois, à hésiter : il faudrait chercher à aspirer, par un procédé quelconque, par une sonde introduite dans la veine ou autrement, le sang contenu dans l'oreillette et le cœur droit. J'ai à peine besoin d'ajouter que cette médication, si rationnelle en principe, échouerait probablement dans un certain nombre de cas. Une grande quantité d'air peut avoir, en effet, pénétré précipitamment, non-seulement dans les cavités du cœur droit, mais encore, par suite des dernières contractions de l'oreillette et du ventricule, dans les petits vaisseaux des poumons; et, même alors que les mouvements de ces parties du cœur renaîtraient à la suite de la déplétion sanguine provoquée, la circulation pulmonaire ne pourrait probablement pas se rétablir, à cause de l'obstruction des vaisseaux des poumons par des bulles d'air. Quoi qu'il en soit, je le répète, l'aspiration du sang par la veine ouverte est le seul moyen efficace à tenter dans ces conditions, et les faits observés chez les animaux montrent qu'il peut réussir.

Maintenant que l'animal est mort, on va ouvrir son abdomen et vous montrer les deux anses sur lesquelles on a opéré.

L'expérience relative au sel purgatif a parfaitement réussi; l'anse qui renfermait la solution, 4 grammes de sulfate de magnésie dans 20 grammes d'eau, contient actuellement au moins 100 grammes de liquide. Quant à l'autre expérience, elle est restée sans effet, ainsi que le démontre le peu de gonflement de l'anse énervée. Cela tient sans doute à ce que tous les nerfs qui lui sont destinés n'ont pas été coupés. Mais il y a tant de filets nerveux qui accompagnent les artères et les veines, que l'on n'est jamais absolument certain de les avoir tous sectionnés.

Quoi qu'il en soit du peu de réussite de la seconde expérience, M. Moreau a obtenu tant de fois le résultat qui fait défaut ici, que nous devons considérer comme hors de doute le fait indiqué par ce physiologiste, à savoir, que l'énervation de l'intestin détermine un flux considérable de liquide dans la cavité intestinale.

Mais laissons de côté, pour le moment, les déductions que l'on peut tirer de ces expériences, nous y reviendrons bientôt, et occupons-nous de la disposition anatomique et des fonctions de l'appareil vaso-moteur de l'intestin.

L'intestin reçoit un nombre de nerfs au moins aussi considérable que l'estomac, plus considérable même, si l'on envisage la totalité de l'intestin. Ces nerfs ont des origines très-diverses. Il y a des branches du pneumogastrique, nées du bulbe rachidien, qui se jettent dans le plexus solaire; l'intestin reçoit encore des fibres émanant du grand sympathique thoracique et contenues dans le grand splanchnique; il reçoit enfin des filets provenant de la moelle lombaire, et qui, après avoir traversé les ganglions de la chaîne abdominale du grand sympathique, se rendent aux plexus mésentériques. Tous ces filets nerveux, à l'exception du nerf dépresseur, contiennent différents ordres de fibres : les unes, destinées aux muscles de l'intestin; d'autres, à ses glandes; d'autres, à ses vaisseaux. Ces fibres entrent en rapport, avant leur terminaison, avec une série de plexus; les uns intra-intestinaux, comme le plexus de Meissner, qui se trouve dans la couche sous-muqueuse, et le plexus d'Auerbach, situé entre les deux couches musculaires; les autres en dehors de l'intestin : plexus solaires avec leurs ganglions.

Ces origines multiples créent, pour le physiologiste, de très-grandes difficultés, lorsqu'il s'agit de déterminer quelle est la voie suivie par les vaso-moteurs des intestins.

Il est cependant une de ces voies qui est assez bien connue, c'est le nerf grand splanchnique; en effet, si on l'électrise, on détermine un certain degré de pâleur de l'intestin ; si on le coupe, au contraire, on produit une congestion plus ou moins vive des tuniques intestinales. C'est ce même nerf qui contient, comme nous l'avons rappelé ailleurs, la plupart des fibres vaso-dilatatrices, par l'intermédiaire desquelles les nerfs dépresseurs de Ludwig et Cyon agissent sur les vaisseaux mésentériques et intestinaux.

Les pneumogastriques contiennent-ils aussi des fibres vaso-motrices, destinées à l'intestin ? C'est une question très-controversée que je n'ai pu arriver à résoudre par moi-même. Quand on coupe les pneumogastriques, on ne constate pas grande modification du côté de la membrane muqueuse intestinale ; si l'on électrise leur bout inférieur, périphérique, on voit se produire, il est vrai, une pâleur plus ou moins prononcée de cette muqueuse ; mais c'est là évidemment le résultat de l'arrêt des mouvements du cœur.

Les lésions de certaines parties des centres nerveux encéphaliques agissent sur les intestins d'une façon plus ou moins analogue à celle que nous avons constatée pour l'estomac.

En 1861, époque à laquelle je faisais un grand nombre de recherches sur le plancher du quatrième ventricule, pour déterminer expérimentalement le siége, l'étendue et les limites des origines du facial, j'ai pu constater qu'il en est bien ainsi (1).

Si vous vous rendez compte du procédé employé, qui consiste à introduire, par le trou occipital, dans l'intervalle

(1) A. Vulpian, *Recherches expérimentales relatives aux effets des lésions du plancher du quatrième ventricule et spécialement à l'influence de ces lésions sur le nerf facial* (Mémoires de la Soc. de biologie, 1861, p. 259.)

atloïdo-occipital, une épingle coudée à angle droit près de sa pointe, et à faire une lésion, aussi superficielle que possible, du plancher du quatrième ventricule, vous comprendrez que l'on agit un peu au hasard, et que l'on ne connaît d'une façon certaine la partie atteinte que lors de la nécropsie : tantôt, ce sera le cervelet; d'autres fois, ce seront les tubercules quadrijumeaux, l'isthme de l'encéphale, les pédoncules cérébelleux moyens, les pédoncules cérébraux. Eh bien, quelle que soit celle de ces lésions qui ait été produite, elle détermine presque toujours une congestion d'une violence extrême dans l'intestin, qui prend une coloration bleue foncée, violacée; la congestion est quelquefois tellement forte que, quand les animaux survivent à la lésion, on les voit rendre des selles sanglantes.

Ainsi, une lésion de l'isthme de l'encéphale produit des hémorrhagies intestinales. Ces expériences sont donc aussi démonstratives que celles faites sur l'estomac.

Du reste, cette influence vaso-motrice se fait sentir sur toutes les parties de l'abdomen, comme l'a montré M. Cl. Bernard; et on la rencontre aussi du côté des reins et du foie.

Il nous reste à étudier les altérations fonctionnelles que produisent les modifications de l'action des vaso-moteurs intestinaux. Ce sera l'objet de la prochaine leçon.

TREIZIÈME LEÇON

Altérations morbides produites dans la membrane muqueuse de 'estomac par les lésions de certaines parties du myélencéphale. — Influence du contact de l'air sur les nerfs vaso-moteurs de l'intestin. — Expérience de M. Pflüger sur le nerf grand splanchnique. — Rôle des nerfs vaso-moteurs intestinaux dans la pathogénie des accidents abdominaux de la colique de plomb, dans la pathogénie de la diarrhée et dans le mécanisme de l'action des purgatifs.

Dans ma précédente leçon, j'ai fait devant vous une expérience destinée à vous montrer l'influence que les couches optiques et les pédoncules cérébraux exercent, d'après M. Schiff, sur la circulation de l'estomac. Avant de continuer l'étude des vaso-moteurs de l'intestin, je vais vous dire un mot des résultats de cette expérience.

Sur le lapin, opéré pendant la leçon précédente, j'avais cherché à pratiquer une piqûre intéressant une des couches optiques. Vous vous rappelez l'effet immédiat de la lésion. L'animal est resté affaissé, à demi paralysé. Voici le cerveau de ce lapin, mort hier matin, et qui, par conséquent, n'a pas survécu plus de quarante-huit heures à la lésion.

Pendant ces deux jours, l'état de dépression où vous l'avez vu a persisté. Cet état s'est trouvé facilement expliqué, lors de l'examen nécroscopique. Le bulbe rachidien était tout enveloppé d'une couche épaisse de sang coagulé : il y a eu probablement un léger degré de compression de cette partie des centres nerveux. L'hémorrhagie provenait de la blessure d'une des artères de la base de l'encéphale.

La piqûre de l'encéphale a d'ailleurs bien été faite comme je le désirais; l'instrument a traversé la couche optique gauche, ainsi qu'il est facile de le voir. Mais l'animal n'a survécu que deux jours après l'expérience, et les caractères des lésions de l'estomac ne sont pas tout à fait les mêmes que lorsqu'il y a eu une survie un peu plus longue.

Toutefois vous pouvez constater plusieurs taches ecchymotiques de la membrane muqueuse de l'estomac. Ces taches, en quelques points, paraissent légèrement papuleuses. Ces altérations étaient plus distinctes hier qu'aujourd'hui, parce que la coloration du sang s'est un peu effacée.

Si la survie de l'animal avait été plus longue, les lésions auraient été plus prononcées, et nous aurions sans doute vu des ulcérations ; mais pour qu'un pareil phénomène se produise, il faut, d'après M. Schiff, environ quatre ou même cinq jours. Chez l'homme, dans les cas de lésion cérébrale brusque, il suffit de quarante-huit heures pour produire des altérations plus ou moins analogues à celles que je vous montre; quelquefois même, elles sont plus étendues. On trouve un pointillé hémorrhagique sur de larges surfaces, principalement au niveau du cardia.

Je reprends maintenant la suite de nos études sur les nerfs vaso-moteurs de l'intestin.

Nous avons vu que l'on peut faire resserrer les vaisseaux du mésentère et ceux de l'intestin, en électrisant le bout périphérique des nerfs splanchniques. Nous savons, d'autre part, qu'on peut provoquer leur dilatation, en électrisant le bout central des nerfs dépresseurs. Vous avez dû remarquer, lorsque j'ai fait l'expérience devant vous, dans notre dernière leçon de démonstration, que le resserrement de ces vaisseaux, sous l'influence de l'électrisation des nerfs splanchniques, ne semble pas très-considérable. C'est un fait qui a bien son importance, car on peut l'invoquer à l'appui des doutes que nous avons exprimés, relativement à l'hypothèse qui attribue l'élévation de la pression générale du sang dans les artères, observée dans ces conditions, à la constriction de la plupart des artérioles de l'abdomen. Évidemment, pour que cette hypothèse fût légitime, il faudrait qu'il se produisît un resserrement artériel très-prononcé. Or, je le répète, c'est ce qui n'a pas lieu.

Quant à la dilatation des vaisseaux de l'abdomen, déterminée par l'électrisation du bout central des nerfs dépresseurs, elle est, sans contredit, le résultat d'une action réflexe vaso-dilatatrice.

D'autres phénomènes vaso-moteurs réflexes, intra-abdominaux, se manifestent encore dans d'autres conditions. On voit une dilatation vasculaire réflexe se produire dans le mésentère et l'intestin, sous l'influence de la simple exposition à l'air. Il suffit, pour cela, d'ouvrir l'abdomen d'un chien ou de tout autre mammifère, et d'attirer une anse intestinale hors de la plaie. Au bout de très-peu de temps, cette anse rougit considérablement. Il y a donc une congestion capillaire assez intense. Si l'on examine les veines qui reviennent de la région intestinale mise à nu, on voit qu'au bout de quelques secondes, elles charrient du sang rouge, au lieu du sang noirâtre qui les traversait, alors qu'elles étaient dans l'abdomen.

Ces phénomènes ne se produisent que pour l'anse tirée hors de l'abdomen. Toute autre partie de l'intestin est pâle et les veines qui en partent contiennent du sang noirâtre; mais cette partie de l'intestin prend les caractères que nous venons de signaler, dès qu'elle a été, à son tour, exposée à l'air pendant quelques instants.

L'air atmosphérique, comme vous le voyez, agit donc à la façon d'un irritant sur la surface péritonéale des intestins et sur le mésentère. Il produit une irritation assez vive des membranes avec lesquelles il entre en contact, dans cette expérience, et sous l'influence de cette irritation, une action vaso-dilatatrice réflexe s'effectue; la circulation capillaire devient plus active, et le sang passe dans les veines sans avoir acquis complétement la teinte foncée qu'il prend dans l'état normal.

Or, le contact de l'air peut déterminer des effets du même genre sur la plupart des tissus avec lesquels il n'a pas lieu dans les conditions physiologiques. Il est donc utile, en général, de soustraire à ce contact la surface des plaies, et d'éviter l'introduction de l'air dans les cavités séreuses ou synoviales, lorsqu'on est obligé d'évacuer des liquides pathologiques accumulés dans ces cavités. Outre les accidents de fermentation, de putréfaction, dont la présence de l'air pourrait favoriser la production, un autre danger serait à craindre, à savoir : l'irritation plus ou moins vive, due au contact de ce fluide gazeux.

Les craintes relatives à la pénétration de l'air dans les cavités séreuses et synoviales, surtout dans les premières, ont peut-être été un peu exagérées. Cependant il n'y a pas à douter de l'influence irritative qu'exerce le contact de l'air sur les membranes séreuses. Non-seulement ce contact peut déterminer une congestion plus ou moins vive des tissus séreux et sous-séreux, mais encore il provoque à coup sûr, dans certaines circonstances, l'apparition plus ou moins rapide de phénomènes inflammatoires.

C'est ce qui a lieu dans les expériences de M. Cohnheim, sur le mécanisme de la suppuration. Ces expériences consistent, vous le savez, à tirer hors de l'abdomen d'une grenouille une certaine étendue d'une anse intestinale ; à l'étaler sur une plaque de liège qui porte une ouverture, de façon à pouvoir l'examiner au microscope.

Au bout d'une heure ou deux, sans qu'il ait été nécessaire de faire intervenir une autre cause d'irritation que le contact de l'air, on voit nettement les premiers phénomènes de l'inflammation, et l'on constate toutes les phases de l'émigration des leucocytes au travers des parois vasculaires. L'exposition de la langue, de la surface du poumon, à l'air extérieur, dans des expériences du même genre, faites sur des grenouilles, produit des effets analogues.

Les observations relatives à l'étude des phénomènes de l'irritation inflammatoire (congestion, émigration des globules blancs, etc.) peuvent être faites, avec des résultats tout à fait semblables, sur le mésentère de petits mammifères. Rien donc de moins contestable que l'influence irritative de l'air atmosphérique sur certains tissus.

Cette influence se manifeste encore d'une façon bien nette, lorsque l'on a étalé et ouvert l'intestin et que sa muqueuse est placée au contact de l'air.

On constate que cette muqueuse, encore pâle ou à peu près, dans les premiers moments de l'expérience, ne tarde pas, au bout de quelques instants, à devenir rosée ; puis cette teinte augmente d'intensité, se fonce et l'on a sous les yeux une véritable congestion de la muqueuse.

Ce qui montre bien que c'est le contact de l'air qui produit ces modifications, c'est qu'elles n'existent que dans la partie de l'intestin ouverte : si, en effet, poursuivant l'expérience, vous mettez à nu une nouvelle partie de la muqueuse, vous la trouvez pâle, et elle devient rouge quelques moments après avoir été exposée à l'air.

Lorsque l'intestin est ainsi ouvert, si l'on passe le doigt sur la surface de la muqueuse, et cela même très-légèrement, cette membrane pâlit assez rapidement au niveau des points touchés. La tache pâle ainsi produite reprend peu à peu la teinte des parties environnantes.

Les vaisseaux sanguins de l'intestin, comme vous le voyez, obéissent rapidement aux influences réflexes vaso-dilatatrices ou vaso-constrictives.

Bien que cela soit un peu étranger à notre sujet actuel, je veux vous dire un mot, en passant, des vaisseaux chylifères. J'ai souvent observé, dans les cas où l'on ouvrait la paroi abdominale pour attirer au dehors une anse intestinale avec son mésentère, que les vaisseaux chylifères à peine visibles, ou remplis d'un fluide à peu près incolore, se dilataient assez rapidement, en se remplissant d'un chyle tout à fait blanc. Cette dilatation et cette modification de couleur des chylifères n'avaient lieu que dans la région exposée au contact de l'air. J'ai à peine besoin d'ajouter que, pour que de pareils phénomènes se manifestent, il faut que l'animal soit dans une certaine période des fonctions de l'intestin, relatives à la digestion. Ainsi, non-seulement l'irritation produite par le contact de l'air sur la séreuse intestinale et mésentérique provoque une dilatation des petits vaisseaux sanguins ; mais encore elle exerce une influence analogue sur les vaisseaux chylifères et elle paraît activer l'absorption intestinale, au moins pendant un certain temps.

Revenons à la circulation sanguine, et voyons les effets des modifications qu'éprouvent les vaisseaux sanguins de l'intestin, par l'intermédiaire de l'appareil nerveux vaso-moteur.

A l'état normal, les nerfs vaso-moteurs peuvent-ils avoir, par l'intermédiaire de leur action sur les vaisseaux, une certaine influence sur les mouvements péristaltiques et antipéristaltiques de l'intestin? Il est facile de comprendre que, si cette influence est possible, elle ne peut être très-considérable. Elle ne peut se produire que tout à fait indirectement et par l'intermédiaire de la nutrition. On conçoit, en effet, que les fibres musculaires ne conservent leurs propriétés que grâce à la nutrition : si les vaisseaux afférents (artérioles) se resserrent, et si l'irrigation nutritive est considérablement réduite, les propriétés des muscles doivent nécessairement perdre de leur énergie. Mais une pareille cause ne pourrait agir que très-lentement, même dans le cas où il y aurait suspension presque complète du cours du sang dans les parois intestinales. Or, de telles conditions, c'est-à-dire une constriction des artérioles assez forte pour interrompre en grande partie la circulation dans la tunique musculaire de l'intestin, et assez durable pour que les propriétés des éléments contractiles de cette tunique soient notablement affaiblies, de telles conditions, dis-je, peuvent-elles se réaliser par l'intermédiaire de l'appareil nerveux vaso-moteur? Cela est possible théoriquement; mais il est bon de dire que l'on n'a pu obtenir jusqu'ici un pareil effet dans aucune recherche expérimentale. C'est cependant par un mécanisme de ce genre que l'on a cherché à expliquer les résultats de l'expérience bien connue de M. Pflüger.

On sait que M. Pflüger (1) a constaté que la faradisation, soit de la moelle épinière, soit surtout des deux nerfs grands splanchniques, arrête les mouvements péristaltiques et antipéristaltiques de l'intestin grêle. La tunique musculaire intestinale est, d'après lui, en état de résolution pendant cette période d'immobilité. Il y aurait là un effet tout à fait comparable à celui que produit sur le cœur la galvanisation des nerfs vagues, ou aux résultats des actions nerveuses vaso-dilatatrices.

L'expérience, d'après ce que j'ai vu, réussit mieux sur le lapin que sur le chien. Sur le chien curarisé, on augmente même parfois, par l'électrisation du grand splanchnique, les mouvements péristaltiques et antipéristaltiques de l'intestin. Je vous donnerai, comme exemple, le résumé d'une des expériences que j'ai faites récemment pour étudier l'action des splanchniques sur l'intestin :

Exp. I. — Chien curarisé et soumis à la respiration artificielle. — On ouvre la cavité abdominale. On examine d'abord l'action des excitants électriques et mécaniques portant directement sur divers vaisseaux. On fait contracter ainsi les vaisseaux mésentériques (les artères surtout), le tronc de la veine porte qui diminue de calibre sous l'influence des courants induits, l'artère iliaque primitive et l'aorte qui se resserrent aussi, la première plus que la seconde; la veine cave inférieure, au-dessous du foie : ce dernier vaisseau se resserre un peu et paraît subir une constriction, surtout dans la région qui a été directement excitée. Là, entre les points d'application des électrodes, la paroi pâlit et devient opalescente, en même temps qu'elle revient sur elle-même.

Ces recherches préliminaires étant faites, on met à découvert le nerf grand splanchnique gauche, au-dessus de la capsule surrénale correspondante, on le lie, et on le coupe au-dessus de la ligature, à 2 centimètres environ du bord supéro-externe de la capsule surrénale.

On électrise le bout inférieur de ce nerf avec un courant d'induction inter-

(1) Pflüger, *Rapport annuel de l'Académie de Berlin*, 1855. — *Dissertatio inauguralis de nervorum splanchnicorum in intestinum actione*. Berlin, 1856. — *Influence des nerfs splanchniques sur les mouvements de l'intestin* (Comptes rendus de la Soc. de biol., 1857, p. 161).

rompu assez fort. L'intestin (le gros intestin et toute la dernière partie de l'intestin grêle, les deux tiers inférieurs au moins) se contracte et pâlit en même temps. Il paraît évident que sa température s'abaisse pendant l'électrisation (on n'a constaté cette particularité qu'à l'aide de la main). Les vaisseaux du mésentère se resserrent un peu, mais sans s'effacer. Cependant les veines mésentériques de la région de l'intestin qui se contracte ne prennent pas une couleur plus sombre : au contraire, il a paru que le sang qu'elles contenaient acquérait une teinte plus claire. Mais en étudiant attentivement cette particularité, on voit que ce changement de teinte provient de ce que l'anse intestinale, dont on examine le mésentère, est étalée au dehors, soumise au contact de l'air. Si l'on examine une autre anse intestinale, enfermée encore dans la cavité abdominale, on reconnaît que les veines qui en partent, bien que cette partie de l'intestin ait subi aussi l'influence de la faradisation, ont une teinte sombre, bien différente de la couleur du sang veineux de l'anse qu'on avait d'abord examinée.

Quoique la vessie soit à peu près vide, on provoque facilement une contraction énergique de ses parois par la faradisation directe, et l'on détermine ainsi l'expulsion des quelques gouttes d'urine qu'elle contient.

On voit que l'électrisation du bout périphérique d'un des nerfs splanchniques n'a produit sur l'intestin de ce chien qu'une activité plus grande des mouvements de contraction de la tunique musculaire. Il y a eu, par conséquent, l'effet inverse de celui qu'a fait connaître M. Pflüger. Il est vrai que le chien était curarisé, et que, d'après M. Kölliker (1), l'irritation des nerfs splanchniques ne produirait plus l'arrêt des mouvements, dans ces conditions spéciales. Mais je dois dire que, sur le chien non curarisé ou incomplétement curarisé, on peut constater, comme nous l'avons fait très-nettement d'autres fois, l'arrêt à peu près absolu des mouvements péristaltiques de l'intestin, sous l'influence de la faradisation des nerfs splanchniques : les phénomènes sont toutefois plus saillants sur le lapin. Voici aussi le résumé d'une des expériences que j'ai faites relativement à ce sujet :

Exp. II. — Lapin adulte, non curarisé, non anesthésié. — L'abdomen est

(1) Westphal, *Relation des expériences de M. Pflüger*. (Comptes rendus de la Soc. de biologie, 1857, p. 161.)

ouvert largement, par une incision faite dans presque toute la longueur de la ligne blanche. Les intestins sortent en partie de l'abdomen et reposent sur la table d'expérience. On constate que l'intestin grêle est le siége de mouvements assez vifs, vermiculaires, péristaltiques et antipéristaltiques. Au bout de quelques moments, la dernière partie du gros intestin, qui est remplie de gaz, commence à se mouvoir aussi avec une certaine vivacité. On met à découvert le nerf grand splanchnique gauche et l'on passe un fil sous ce nerf, à 2 centimètres environ du bord supérieur de la capsule surrénale correspondante. On choisit un moment où les mouvements des intestins sont très-apparents, très-étendus, et l'on faradise le nerf splanchnique au-dessous du point où on le tient soulevé à l'aide du fil qu'on a passé sous lui. On emploie un courant assez fort (appareil à chariot, pile de Grenet, bobine induite peu écartée du point où elle recouvre entièrement la bobine inductrice). Immédiatement, ou presque immédiatement, les mouvements de l'intestin s'arrêtent, aussi bien ceux de l'intestin grêle que ceux du gros intestin. On laisse passer le courant pendant quelques secondes, puis on enlève les électrodes. L'intestin grêle, que l'on examine attentivement, reste immobile pendant quelques secondes après qu'on a cessé d'électriser le nerf; puis on voit reparaître un mouvement qui devient rapidement assez intense, au moins autant, sinon plus, qu'il l'était avant l'électrisation. J'ai répété à plusieurs reprises la faradisation du splanchnique, lorsque les mouvements intestinaux étaient en pleine activité, et, chaque fois, il y a eu arrêt complet de ces mouvements. Nous avons cherché à voir si, au moment de cet arrêt, les vaisseaux intestinaux offrent une modification bien nette de leur calibre : il est résulté pour nous de cette recherche qu'il n'y a, en réalité, ni resserrement, ni dilatation des vaisseaux; l'intestin ne pâlit pas et ne rougit pas non plus. Il est indubitable aussi que, dans cette expérience, au moment de la suspension des mouvements péristaltiques et antipéristaltiques, l'intestin restait tel qu'il était, c'est-à-dire qu'il ne se resserrait pas et qu'il ne paraissait pas non plus s'affaisser notablement.

L'électrisation du splanchnique n'a eu aucune action manifeste sur les mouvements rhythmiques des uretères : ces mouvements continuaient à se faire pendant toute la durée d'une électrisation prolongée de ce nerf.

L'interprétation donnée par M. Pflüger, consistant à regarder les splanchniques comme contenant des fibres nerveuses d'arrêt, modératrices des mouvements de l'intestin, n'a pas été admise par tous les physiologistes. MM. Schiff (1), Spiegelberg (2) et Valentin (3), cités par

(1) Schiff, *Lehrbuch der Physiologie*, p. 189.
(2) Henle und Pfeuffer, *Zeitschrift für rat. Med.*, 1857.
(3) Meissner und Henle, *Jahresbericht*, 1858.

Longet, attribuent l'effet observé par M. Pflüger à un épuisement des nerfs splanchniques, dû à leur excitation par un courant intense. Un courant plus modéré déterminerait, au contraire, une augmentation des mouvements intestinaux. Il convient toutefois de faire valoir, en faveur de l'opinion de M. Pflüger, une considération importante : c'est que cet expérimentateur a obtenu les mêmes phénomènes d'arrêt des mouvements intestinaux, en électrisant la région dorsale de la moelle épinière elle-même, et que l'excitabilité des nerfs splanchniques n'a pas pu être épuisée dans ces conditions-là.

D'autres physiologistes ont admis la manière de voir de M. Pflüger; mais ils ont cherché à découvrir le mécanisme de l'arrêt paralytique de l'intestin, produit par l'électrisation des nerfs splanchniques. M. Brown-Séquard a pensé que ce phénomène était dû à la constriction des vaisseaux de l'intestin, déterminée par l'excitation des fibres vaso-motrices contenues dans ces nerfs. Il y aurait, par suite de la constriction des vaisseaux, une anémie de l'intestin, amenant l'abolition passagère des propriétés des fibres musculaires de l'organe.

Plus récemment, cette opinion a été adoptée par un expérimentateur qui a publié de nouvelles études sur les mouvements de l'estomac et de l'intestin. M. Braam-Honckgeest (1) a reconnu que les nerfs splanchniques jouent le rôle de nerfs d'arrêt, non-seulement pour l'intestin grêle, mais encore pour l'estomac, et il pense que leur action tient peut-être à ce que leurs fibres vaso-motrices, sous l'influence des excitations qu'elles subissent,

---

(1) Braam-Honckgeest, *Untersuchungen über Peristaltik des Magens und Darmkanals* (Pflüger's Archiv, sept. 1872). — *Anal. in* Revue des sciences médicales, t. I, 1873, p. 65.

provoquent un resserrement considérable des vaisseaux, et, par conséquent, déterminent une anémie de la tunique musculaire de l'intestin.

On voit que M. Braam-Houckgeest se rallie complétement à la théorie de M. Brown-Séquard. Je ne crois cependant pas que cette théorie soit admissible. Je vous ai dit déjà combien on est peu autorisé à croire qu'une anémie du tissu musculaire de l'intestin puisse, presque aussitôt, rendre impossibles les mouvements de ce tissu. Remarquez qu'un pareil effet ne se produit pas, même dans le tissu musculaire de la vie animale. C'est ce qui est facile à constater dans les expériences où l'on injecte une poudre inerte dans l'artère principale d'un membre, ou bien lorsqu'on lie cette artère, ou bien encore dans certains cas d'embolie chez l'homme. On sait que, dans ces conditions, il n'y a pas production d'une paralysie *subite*. Il est bien vraisemblable que les effets d'une suspension brusque du cours du sang doivent être moins prompts encore, dans les muscles de la vie organique, que dans ceux de la vie animale.

D'ailleurs, il faut bien tenir compte de ce que je vous ai dit, à savoir : que l'anémie produite dans les parois gastro-intestinales, par la galvanisation des nerfs splanchniques, n'est pas très-considérable, et qu'elle ne l'est certainement pas assez, pour qu'on soit en droit de lui attribuer le relâchement paralytique qui se montre alors dans la tunique musculaire de l'intestin grêle et de l'estomac. L'expérience II, faite sur un lapin, vous montre que l'arrêt des mouvements de l'intestin peut être obtenu, sans qu'il y ait aucun changement appréciable des vaisseaux intestinaux.

J'ajouterai même que, pour divers auteurs, l'anémie

rapide des parois gastro-intestinales, quelle qu'en soit la cause, tendrait beaucoup plutôt à provoquer des mouvements énergiques, et plus ou moins désordonnés, dans l'intestin grêle, qu'à faire cesser la contraction : « La seule cause de ces mouvements exagérés (ceux qui ont lieu après la mort), dit M. Schiff, provient de la cessation ou de l'affaiblissement de la circulation dans les fibres musculaires de l'intestin (1). » Je suis disposé à adopter la manière de voir de M. Schiff, après l'avoir toutefois modifiée sur un point. Les effets de l'arrêt ou de l'amoindrissement de la circulation dans les parois intestinales sont dus, suivant moi, à une excitation provoquée par ce trouble de l'irrigation sanguine, dans les plexus ganglionnaires situés dans l'épaisseur de ces parois.

Nous avons vu que les nerfs vagues n'ont pas une influence bien manifeste sur les vaisseaux des intestins. Nous avons répété cette expérience ces jours derniers, avec les mêmes résultats négatifs. C'est du moins ce qu'on observe lorsqu'on électrise la partie périphérique de ces nerfs, vers la partie inférieure de la cavité thoracique. Il semble en être tout autrement, quand l'électrisation porte sur le bout périphérique des nerfs vagues, dans la région cervicale. Si l'on électrise, par exemple, sur un chien, curarisé ou non, les nerfs vagues dans cette région, après avoir ouvert la cavité abdominale et mis les intestins à nu, on voit tous les intestins pâlir d'une façon très-prononcée; et, au bout de quelques instants, on constate que leurs mouvements deviennent beaucoup plus intenses qu'auparavant. En conclurons-nous que les nerfs vagues, dans la

---

(1) Citation de Longet, *Traité de physiologie*, 3e édit., t. I, p. 171. — Voy. aussi : M. Schiff, *Leçons sur la physiologie de la digestion*, t. II, p. 314.

région cervicale, contiennent des fibres nerveuses vaso-motrices destinées à l'intestin et qui abandonnent ces nerfs vers la partie supérieure de la cavité thoracique? Non, assurément. L'électrisation des nerfs vagues, dans la région cervicale, détermine un effet que la même excitation de ces nerfs, dans la partie inférieure de la cavité thoracique, ne produit plus : je veux parler de l'arrêt diastolique des mouvements du cœur. Or, le cœur ne lançant plus aucune ondée sanguine dans l'aorte, toutes les artères et artérioles de la circulation générale reviennent peu à peu sur elles-mêmes, par le fait de l'élasticité pour les unes, et du *tonus musculaire* pour les autres. Les artérioles tendent à devenir exsangues, et alors naît l'excitation anémique des plexus ganglionnaires contenus dans la paroi intestinale, d'où l'exagération des mouvements des intestins.

Cette anémie de l'intestin ne se manifeste pas lorsque l'électrisation des nerfs vagues, dans la région cervicale, est faite sur un animal préalablement atropinisé. Cela tient évidemment à ce que l'électrisation de ces nerfs, dans cette condition, ne peut plus déterminer l'arrêt des mouvements du cœur.

La question de l'influence des nerfs vaso-moteurs sur les mouvements de l'intestin nous amène à nous demander si les nerfs vaso-moteurs ne joueraient pas un rôle important dans les phénomènes de la colique saturnine.

On sait que cette affection est caractérisée par divers symptômes, au premier rang desquels se trouvent une constipation opiniâtre et des douleurs abdominales très-vives, parfois d'une violence extrême. On a voulu expliquer ces phénomènes symptomatiques, en admettant que l'intoxication saturnine détermine un spasme douloureux de l'intestin. D'autres médecins, tout en admettant la contraction spasmodique de l'intestin, ont pensé que le poison portait son action sur les plexus ganglionnaires du sympathique, destinés à l'intestin. Ce serait, d'après cette hypothèse, l'excitation spéciale de ces plexus, produite par l'agent toxique, qui donnerait lieu aux douleurs et à la contraction spasmodique de l'intestin. Quant à la constipation, elle serait le résultat de cette contraction, qui ne permettrait pas aux mouvements péristaltiques intestinaux de s'effectuer d'une façon normale.

Ces conceptions théoriques ne reposent, il faut bien le dire, sur aucune base solide. On ignore absolument si l'intestin est en état de contraction spasmodique : peut-être est-il même plus ou moins paralysé. On a pensé que le plomb pouvait agir comme excitant sur les fibres modératrices contenues dans les nerfs splanchniques, et produire ainsi un relâchement de la tunique musculaire intestinale; la constipation serait due à l'inertie de cette tunique (1).

Nous ne savons donc rien de bien net sur la physiologie pathologique des phénomènes abdominaux de la colique saturnine, et il est possible que la constipation résulte d'une action du plomb sur les nerfs sécréteurs intestinaux. Quant à l'attribuer à une simple modification de la circulation de l'intestin, par l'intermédiaire des nerfs vaso-moteurs, je crois que ce serait invoquer l'une des hypothèses les moins acceptables, parmi celles auxquelles on peut recourir.

Je n'insiste donc pas sur la théorie des phénomènes de

---

(1) Eulenburg et Landois, *Hemmungsneurosen*, Sep.-Abdr., p. 16.

la colique saturnine, et je passe à l'étude de l'influence des nerfs vaso-moteurs sur les sécrétions de l'intestin, à l'état normal ou pathologique.

A l'état normal, les nerfs vaso-moteurs doivent avoir une influence considérable sur les phénomènes qui se passent dans la muqueuse de l'intestin, et, en particulier, sur la sécrétion du mucus et des sucs intestinaux. Par conséquent, ils doivent jouer un rôle important, par rapport à la digestion intestinale.

Dans certaines conditions morbides, il se fait à l'intérieur de l'intestin un flux exagéré de liquides, d'où résulte la diarrhée. Il est clair que cette production considérable et rapide de liquides, par la membrane muqueuse intestinale, implique l'intervention d'un trouble fonctionnel des nerfs vaso-moteurs.

Les expériences qui ont été faites pour éclairer le mécanisme de la production de la diarrhée ne sont pas nombreuses : la plus anciennement connue à ce sujet a été faite il y a vingt ans, par M. Budge, qui avait enlevé sur des lapins les ganglions du plexus solaire.

Si les animaux, placés dans ces conditions, survivaient quarante-huit, trente-six, ou même vingt-quatre heures, ils étaient pris d'une diarrhée en partie muqueuse, en partie séreuse, qui pouvait même être sanguinolente. Cette expérience a été répétée depuis par MM. Cl. Bernard, Brown-Séquard, Schiff : elle a toujours donné les mêmes résultats ; on peut donc la considérer comme définitivement acquise à la science.

Comment se produit la diarrhée dans ces circonstances ? Il est certain que, sous l'influence de l'extirpation des ganglions du plexus solaire, du plexus cœliaque, il se produit une dilatation considérable des vaisseaux de l'intestin, dilatation qui peut aller jusqu'à la stase sanguine ; cette stase a pour résultat des phénomènes analogues à l'œdème ; mais, au lieu d'une infiltration dans le tissu cellulaire interstitiel, il se fait une exsudation de liquide dans le canal intestinal.

D'autre part, il est probable que, par suite de cette extirpation, les plexus ganglionnaires des parois intestinales, privés de tout frein modérateur, entrent en activité plus ou moins exagérée. Il en résulte vraisemblablement une excitation sécrétoire, qui détermine un flux abondant des liquides sécrétés par les glandes de l'intestin. Disons même que, tant que la membrane muqueuse intestinale n'est pas enflammée, dans ces conditions expérimentales, c'est probablement cette irritation sécrétoire qui joue le principal rôle.

Dans les circonstances ordinaires, tout à fait en dehors de l'expérimentation, la diarrhée se produit principalement par action réflexe. Dans l'entérite, par exemple, il y a une irritation de la muqueuse qui détermine, par action réflexe, une vascularité plus grande de l'intestin, une exagération dans sa sécrétion, et, par suite, une production d'une quantité de liquide plus grande qu'à l'état normal. Il est certain que, dans ces cas, la dilatation vasculaire est secondaire ; ce qu'il y a de primitif, c'est l'irritation des éléments épithéliaux de la muqueuse et des glandes.

La diarrhée due à l'influence du froid est aussi le résultat d'une action réflexe, moins simple, il est vrai, que la précédente. L'impression initiale est faite sur la peau. Les plexus ganglionnaires, abdominaux et intestinaux, sont excités d'une façon spéciale, par une stimulation réflexe provenant de la moelle épinière, et l'activité sécrétoire de la membrane muqueuse intestinale s'exagère, en même temps que, sans doute, les vaisseaux intestinaux se dilatent. La stimulation réflexe frappe-t-elle directement sur les ganglions nerveux sympathiques en relation avec les fibres nerveuses de l'intestin? Ou bien agit-elle d'abord sur la membrane muqueuse intestinale, en y produisant un état d'irritation, lequel deviendrait le point de départ d'une nouvelle série d'actes réflexes, sécrétoires et vaso-moteurs, s'effectuant par la médiation des ganglions du plexus de Meissner et d'Auerbach, de ceux du plexus solaire, et des ganglions d'où naissent les nerfs splanchniques? C'est une question que nous ne faisons que poser, sans pouvoir la résoudre.

C'est encore par un mécanisme analogue qu'on doit expliquer la diarrhée si fréquente chez les enfants, au moment de la dentition.

En est-il de même dans les cas de diarrhée nerveuse, ou par émotion, qui ne se produisent pas seulement chez l'homme, mais encore chez les animaux?

Il arrive, en effet, assez souvent, lorsqu'un chien n'est pas curarisé, que le seul fait de commencer sur lui une opération, provoque une diarrhée presque subite; cette diarrhée peut même être considérable. L'émotion, la peur, sont des phénomènes encéphaliques, qui paraissent consister surtout en des troubles fonctionnels spéciaux de la protubérance annulaire et des pédoncules cérébraux. Du moins, ce sont les parties essentiellement nécessaires à la production des phénomènes de l'émotion. Si l'on enlève, sur un surmulot, les hémisphères cérébraux, le cervelet, les corps striés et les couches optiques, et si l'on fait entendre à l'animal, ainsi mutilé, un bruit subit et aigu, on le verra exécuter aussitôt un violent soubresaut, comme le ferait un surmulot intact. On n'observera plus rien de semblable, lorsqu'on aura enlevé les pédoncules cérébraux et la protubérance. Sous l'influence du trouble émotionnel des fonctions de la protubérance annulaire, une incitation particulière pourra être transmise jusqu'aux plexus thoraciques et intra-abdominaux, par l'intermédiaire de la moelle épinière et des racines du grand sympathique, et les fonctions des nerfs vaso-moteurs et des nerfs sécréteurs pourront subir les modifications qui déterminent la diarrhée.

La diarrhée nerveuse, qui a lieu à la suite des émotions, se produit probablement par suite de l'irritation simultanée de ces deux ordres de nerfs, quelle que soit d'ailleurs la voie par laquelle ils sont mis en activité exagérée. S'il n'y avait qu'une simple irritation des fibres nerveuses excito-sécrétoires, et si les vaisseaux ne se dilataient pas, il est incontestable que la sécrétion, si elle pouvait avoir lieu, ne serait pas abondante; si, au contraire, il y a une dilatation concomitante des vaisseaux, le sang circulant en plus grande quantité, on conçoit facilement que la sécrétion doive aussi être plus abondante.

Ainsi donc, il semble que, dans ces cas, la diarrhée soit le résultat d'une excitation des nerfs vaso-moteurs et des nerfs sécréteurs de la membrane muqueuse intestinale. Et nous avons vu que, dans des cas où la diarrhée, à un examen superficiel, paraîtrait due à une paralysie des nerfs vaso-moteurs, on est conduit, en définitive, à admettre aussi l'intervention d'une suractivité des nerfs sécréteurs. Je fais allusion, en ce moment, aux expériences de M. Budge, dont je vous parlais tout à l'heure.

Est-ce de la même façon que nous devons interpréter les résultats des expériences de M. Armand Moreau, expériences dont je vous ai déjà dit un mot à la fin de la dernière leçon? Pour nous former une opinion sur la signification de ces faits expérimentaux, il est nécessaire de les étudier avec attention.

Vous vous rappelez que je vous ai montré les intestins d'un chien, qu'on avait liés en trois endroits différents, de façon à isoler deux portions distinctes du canal intestinal. Dans une des portions ainsi isolées de l'intestin, on avait injecté du sulfate de magnésie, et vous avez vu que cette anse, au bout d'une vingtaine d'heures, a été trouvée pleine de liquide. J'avais cherché à énerver l'autre anse intestinale, c'est-à-dire à couper tous les nerfs qui accompagnent les vaisseaux, pour se rendre à cette partie de l'intestin. Mais quoique j'eusse recherché et coupé avec une grande attention tous les filets nerveux accolés aux artères et aux veines, cependant je crois que plusieurs d'entre eux avaient échappé à la section. Aussi cette anse d'intestin ne contenait-elle, au bout de vingt heures, qu'une faible quantité de liquide jaunâtre, filant, fétide. La paroi intestinale, dans toute son épaisseur, était vivement injectée.

Nous avons répété, depuis lors, l'expérience, et nous avons obtenu des résultats très-analogues à ceux que M. Moreau a fait connaître. Ce physiologiste a montré que, dans ces conditions, une quantité assez considérable de liquide s'accumule dans la partie énervée de l'intestin.

Or, dans une de nos expériences, vingt heures environ après que la section de tous les nerfs d'une partie de l'intestin avait été pratiquée, nous avons trouvé dans cette anse intestinale, qui avait été liée aux deux extrémités, 200 à 250 grammes de liquide. L'anse intestinale était un peu distendue. Ce résultat s'est reproduit encore dans une autre expérience. Le liquide retiré de l'anse intestinale énervée ressemblait tout à fait à celui que M. Moreau a montré à la Société de biologie, lorsqu'il a fait une communication sur ses expériences. Le liquide que nous avons examiné était un peu trouble, jaunâtre, albumineux; dans un cas il exhalait une odeur légèrement putride : il contenait une masse de débris épithéliaux, des leucocytes et quelquefois du sang. L'intestin, dans toutes nos expériences, était notablement congestionné.

Ces expériences assurément sont très-intéressantes, mais elles n'ont pas, on peut le dire, la signification qu'on leur avait attribuée. M. Moreau croyait d'abord obtenir, dans ces conditions expérimentales, une exagération simple de la sécrétion normale de l'intestin. Mais il est bien clair que le liquide, qui s'accumule dans l'intestin énervé, n'est pas du suc intestinal. Aucune expérience n'a montré que ce liquide ait les propriétés digestives du suc intestinal. On ne nous a jamais fait voir que ce liquide ait transformé de l'albumine en peptone, de l'amidon hydraté en sucre, ou qu'il ait émulsionné de la graisse. Et d'ailleurs, par tous ses caractères physiques et histologiques, ce liquide s'éloigne du vrai suc intestinal. Il est beaucoup plus fluide que ce suc, et il contient des leucocytes assez nombreux, souvent même des globules rouges du sang.

Ce n'est donc pas du suc intestinal qu'on obtient dans ces conditions expérimentales, et l'on peut dire que ce n'est même pas du liquide diarrhéique ordinaire. De même que dans l'expérience de M. Budge, il y a stase considérable du sang dans les capillaires de l'anse intestinale énervée et dans les veines qui en proviennent; de même, il y a transsudation séreuse au travers des parois de ces capillaires et de la couche superficielle de la membrane muqueuse, jusque dans la cavité de l'intestin. Cette transsudation s'accompagne d'une diapédèse de globules blancs et de globules rouges. D'ailleurs, comme dans l'expérience de M. Budge, il peut y avoir exaltation de l'activité des fibres nerveuses sécrétoires, qui partent des plexus ganglionnaires contenus dans l'épaisseur des parois intestinales. Enfin ici, il y a un élément morbide qui s'ajoute aux précédents. Il y a une inflammation plus ou moins vive de la portion d'intestin comprise entre les deux ligatures. L'irritation inflammatoire est amenée par la constriction qu'exercent les liens que l'on a placés à chaque extrémité de l'anse opérée, et elle peut se propager, de proche en proche, à toute la longueur de la muqueuse énervée.

Ces expériences ne peuvent donc pas servir à montrer que la diarrhée est habituellement produite par un trouble fonctionnel des nerfs vaso-moteurs. Tout au plus pourrait-on les invoquer, pour prouver, d'une façon expérimentale, que la stase sanguine, dans les capillaires et les veines de l'intestin, peut donner lieu à une diarrhée réellement séreuse. Et encore faudrait-il faire de sérieuses réserves, puisque dans ces cas, il y a, certainement, irritation subinflammatoire de la membrane muqueuse intestinale. Disons-le : on ne sait pas, au moment actuel, si la paralysie des nerfs vaso-moteurs de l'intestin peut, par elle-même, chez l'homme, déterminer une diarrhée séreuse analogue à celle qui se produit dans les cas de lésions de la veine porte (pyléphlébite, par exemple) ou de compression de cette veine (cirrhose du foie).

Dans la plupart des cas de diarrhée, il y a, comme je l'ai déjà dit, autre chose qu'un affaiblissement, ou une paralysie des nerfs vaso-moteurs. Il y a exagération de l'activité sécrétoire des nerfs glandulaires de l'intestin.

Les nerfs vaso-moteurs de l'intestin entrent bien certainement aussi en jeu, comme les nerfs sécréteurs, dans les cas de diarrhée artificielle, produite par les purgatifs.

Tout le monde parle de l'action des purgatifs, et cependant s'il y a une action encore peu connue, c'est bien celle de ces médicaments.

On a cependant fait quelques expériences à ce sujet.

L'opinion qui compte le plus de partisans, c'est que les purgatifs, du moins les purgatifs salins, agissent par osmose sur les liquides de l'organisme. On met, par exemple, dans l'intestin, une solution de sulfate de magnésie ou de sulfate de soude. Ce liquide a une densité considérable, l'emportant de beaucoup sur la densité du sang circulant dans les vaisseaux; on a donc là toutes les conditions d'un courant exosmotique, se faisant du sang vers l'intestin; et c'est, dit-on, par suite de ce phénomène qu'il y a appel d'une certaine partie constituante du liquide sanguin dans le tube intestinal.

Cette théorie de l'action des purgatifs salins a été récemment contestée, et l'on a tenté de lui substituer une autre théorie, qui a la prétention d'expliquer le mécanisme de l'effet de tous les médicaments purgatifs, quels qu'ils soient. On admet, dans cette nouvelle théorie, que les purgatifs agissent, non en déterminant un afflux plus considérable de liquides dans l'intestin, mais en excitant des mouvements plus ou moins intenses de cette partie du tube digestif. Les liquides intestinaux, dont on suppose la sécrétion continue, à l'état normal, seraient, dans cet état, incessamment résorbés. Mais si les mouvements intestinaux deviennent plus énergiques par une cause quelconque, ces liquides sont poussés de l'intestin grêle vers le gros intestin, et de celui-ci vers l'anus, sans qu'ils puissent séjourner assez dans la cavité abdominale, pour pouvoir y être résorbés. Ils sont donc expulsés, et ce serait là le mécanisme des évacuations alvines provoquées par les médicaments purgatifs.

Thiry (1864) est le premier physiologiste qui ait formulé nettement cette singulière théorie de l'action des purgatifs (1). D'autres auteurs l'ont admise après lui, et récemment elle a été défendue et développée par Radziejewski.

Il a fait de nombreuses expériences sur les purgatifs, et il cite quelques faits à l'appui de l'opinion qu'il a adoptée.

Il a vu que, chez les animaux auxquels on donne des purgatifs, les matières alimentaires sont expulsées plus vite par l'anus. Pour le démontrer, il pratique une fistule du côlon, et il détermine le temps qui est nécessaire, dans les conditions normales, pour que les matières alimentaires, ingérées dans l'estomac, arrivent après digestion à l'orifice de la fistule. Radziejewski répète ces observations, après administration préalable d'un purgatif, et il constate que les matières arrivent plus vite à la fistule; il en conclut qu'il s'est produit là des mouvements plus rapides, plus considérables. Cela est d'autant plus exact, d'après lui, que les matières sortant par la fistule ne sont pas digérées, ce qui montre qu'elles ne sont pas restées assez longtemps en contact avec les sucs intestinaux.

Ai-je besoin d'entrer dans de longs développements

---

(1) Thiry, *Sur une nouvelle méthode d'isoler l'intestin grêle* (Comptes rendus de l'Acad. des sc de Vienne, 1864. — Travail cité par M. Arm. Moreau).

pour vous faire saisir l'étrangeté de cette théorie. Quoi! les purgatifs n'auraient d'autre action sur l'intestin, que de provoquer une exagération de ses mouvements péristaltiques! Et la rapidité trop grande de ces mouvements empêcherait la résorption des liquides sécrétés d'une façon normale et incessante dans la cavité intestinale! Mais toutes ces assertions sont absolument dénuées de preuves, ou même sont manifestement inexactes. A-t-on prouvé, en effet, que les mouvements de l'intestin sont plus énergiques dans tous les cas d'action de substances purgatives, que dans les conditions normales? Et n'est-il pas démontré que la sécrétion des sucs intestinaux est, pour le moins, rémittente? On sait, d'une façon certaine, que la sécrétion de ces fluides n'a lieu, avec quelque activité, qu'au moment de la digestion, et que, dans l'intervalle des digestions, elle est à peu près nulle ou très-faible. Comment expliquer, puisqu'il en est ainsi, la production des selles abondantes, nombreuses, que détermine si souvent l'emploi des purgatifs?

Cette théorie de Thiry ne me paraît pas pouvoir être acceptée. On conçoit même à peine comment elle a pu être émise. Au contraire, nous comprenons bien que M. Moreau ait été conduit par ses expériences à l'explication qu'il donne de l'action des purgatifs.

M. Moreau admet que, sous l'influence de l'irritation de la muqueuse, il y a une sécrétion plus abondante, et que c'est là la véritable cause de la diarrhée, surtout quand on emploie les sels purgatifs. Je vous ai montré, à la fin de la dernière leçon, une reproduction de l'expérience. Nous avions injecté dans une anse d'intestin grêle, liée aux deux bouts, une solution de 4 grammes de sulfate de magnésie dans 20 grammes d'eau : c'est la solution employée par

M. Moréau. Il dit que dans des cas de ce genre, il a trouvé, au bout de vingt à vingt-quatre heures, de 130 à 335 centimètres cubes de liquide. Or, nous avons retiré de l'intestin, au bout d'une vingtaine d'heures, 120 grammes d'un liquide trouble, contenant d'innombrables cellules épithéliales et un petit nombre de leucocytes; l'intestin était recouvert d'une couche épaisse de mucus ne paraissant pas très-altéré. Le liquide, renfermé dans l'anse intestinale, contenait encore une certaine quantité de sulfate de magnésie, facile à déceler par le phosphate de soude ammoniacal. Ce sel, mis en contact avec une solution de sulfate de magnésie, donne, ainsi que vous pouvez le constater ici, un précipité très-abondant de phosphate ammoniaco-magnésien. Or, vous voyez se produire, dans le liquide intestinal, un précipité considérable, lorsqu'on y verse quelques gouttes d'une solution concentrée de phosphate de soude ammoniacal. Je me suis assuré que le précipité est bien formé de phosphate ammoniaco-magnésien.

Si nous avions fait l'analyse d'une façon très-précise, nous aurions vu qu'on ne peut plus retrouver dans l'anse intestinale toute la quantité de sulfate de magnésie qui a été injectée : il y en a donc eu une certaine quantité absorbée, et si l'on examine par le même procédé les urines de l'animal qui a été purgé, on y trouve une plus grande quantité de phosphate ammoniaco-magnésien qu'à l'état normal.

La présence du sulfate de magnésie, ou d'une façon plus générale, des sels purgatifs, dans l'intestin, provoque une sécrétion abondante de liquides. Voilà qui est incontestable. Il n'y a pas seulement exagération des mouvements de l'intestin, si toutefois cette activité plus grande des mouvements existe en réalité; le phénomène principal, c'est l'afflux considérable, tout à fait morbide, de liquide dans la cavité intestinale. Et cet afflux est déterminé par le contact des purgatifs salins avec la membrane muqueuse de l'intestin.

J'ai fait des expériences pour montrer que le sulfate de magnésie fait exsuder des liquides à l'intérieur de l'intestin, ou, pour être plus exact, à la surface des muqueuses sur lesquelles on le dépose. Pour cela, je curarise une grenouille, et après avoir mis une anse intestinale à nu, je l'ouvre et je dépose sur sa muqueuse une petite quantité de sulfate de magnésie en poudre. Au bout de peu de temps, on voit sourdre de cette muqueuse un peu de liquide qui s'accumule dans la cavité de l'anse ouverte.

Cet effet qui se produit sur l'intestin, se manifeste sur toutes les membranes de la grenouille vivante. Si vous mettez du sulfate de magnésie sur la peau d'une grenouille, vous voyez un phénomène analogue à celui qui se produisait tout à l'heure sur la surface de la membrane muqueuse de l'intestin : vous constatez que la peau, presque sèche auparavant, devient de plus en plus humide et se recouvre d'une certaine quantité de liquide qui, sans être considérable, n'en est pas moins très-appréciable.

Ainsi, il se produit là, sur la membrane muqueuse intestinale et sur la peau, des effets très-nets d'exsudation de liquide, sous l'influence du contact du sel de magnésie ; si l'on emploie du sulfate de soude, on obtient le même résultat.

J'avais indiqué ces résultats à M. Jolyet, préparateur à la Sorbonne, et il les a vérifiés sur les grenouilles, en variant les substances. Il a vu qu'il en était de même avec les sulfates de magnésie, de soude, le tartatre de potasse et de soude, et, d'une façon générale, avec tous les sels purgatifs (1).

M. Jolyet a fait, en outre, l'expérience sur un rat blanc non curarisé dont il avait ouvert l'intestin, et il a obtenu le même résultat.

J'ai vu des phénomènes analogues se manifester sur la membrane muqueuse intestinale et sur la peau de la grenouille, sous l'influence du contact de la poudre de résine de jalap.

Tout récemment, j'ai fait des expériences de ce genre sur un chien, et j'ai vu qu'en saupoudrant la muqueuse intestinale avec un sel purgatif, on obtenait une sécrétion de liquide, qui se faisait non-seulement au point où il y avait contact, mais encore dans le voisinage de ce point; cependant, l'effet était beaucoup plus marqué à l'endroit où j'avais déposé le sel.

Dans tous ces cas, je le répète, il y a afflux de liquide, produit par le contact des substances purgatives avec la membrane muqueuse de l'intestin. Nous avons dit que la constatation de ce fait permet de rejeter absolument l'opinion de Thiry, et l'on y est d'autant plus autorisé que, dans la plupart des expériences faites sur l'intestin, on ne voit pas une exagération des mouvements intestinaux coïncider avec l'exsudation de liquide que l'on a provoquée. Mais cette exsudation est-elle simplement le résultat de phénomènes endosmo-exosmotiques? Doit-on admettre, au contraire, comme cause principale, ou même unique, une irritation plus ou moins vive de la membrane muqueuse intestinale? Ce sont des questions que nous devons maintenant examiner.

(1) Jolyet, *Sur l'action de divers sels purgatifs sur l'intestin, spécialement chez la grenouille.* (Comptes rendus de la Société de biologie, 1867, p. 163.)

QUATORZIÈME LEÇON

Rôle des nerfs vaso-moteurs intestinaux dans le mécanisme de l'action des purgatifs (suite). — Effets des sels purgatifs injectés dans les veines. — Influence des sels de morphine sur les effets des sels purgatifs. — Mode d'action des lavements purgatifs. — Action des nerfs vaso-moteurs sur les reins.

Je vous ai déjà parlé de la théorie de Thiry, relative au mécanisme de l'action des purgatifs. Je crois devoir vous en dire encore quelques mots, avant de vous exposer les résultats des expériences que j'ai faites sur ce sujet. Radziejewski (1) a étudié l'action d'un certain nombre de substances purgatives, et il lui a paru que les effets produits par ces substances, ne pouvaient guère s'expliquer qu'à l'aide de la théorie de Thiry. Après avoir examiné avec soin la composition chimique des matières fécales de chiens, nourris au moyen de chair de cheval, il a analysé comparativement les selles diarrhéiques, provoquées chez ces animaux par divers agents purgatifs. Les matières de la diarrhée, déterminée par le sulfate de magnésie, contenaient à peu près les mêmes substances que les matières fécales normales, sauf cependant les substances pouvant être considérées comme provenant des parties supérieures de l'intestin. De plus, il y avait augmentation de l'eau que renferment ces matières, à l'état normal. Le calomel provoquait des selles

(1) Radziejewsky, *Zur physiologischen Wirkung der Abführmittel* (Reichert's und du Bois-Reymond's Archiv, 1870, 1-67; anal. *in* Centralblatt..., 1870, p. 443 et suiv.).

diarrhéiques, mais sans qu'il y eût des indices d'une excrétion biliaire exagérée, car on ne trouva, qu'une seule fois, des réactions dues à la matière colorante de la bile. Au contraire, on put reconnaître une assez grande quantité des produits ordinaires de la digestion des substances protéiques par le suc pancréatique, à savoir : de la leucine et de la tyrosine, des peptones, de l'indol. Radziejewsky a essayé aussi l'huile de ricin, les follicules de séné (en décoction concentrée), l'huile de croton et la gomme-gutte. Il n'a rien trouvé de bien spécial dans les selles diarrhéiques provoquées par ces substances : il n'a jamais vu une trace de bile non altérée chez les chiens purgés par le séné et la gomme-gutte ; il a trouvé, au contraire, des indices de bile intacte, dans les matières diarrhéiques évacuées à la suite de l'administration de l'huile de ricin et de l'huile de croton. Il y avait des peptones dans presque tous les cas. Les matières évacuées contenaient même quelquefois des ferments provenant de l'intestin grêle, et possédant une influence saccharifiante. Dans un cas, après l'emploi du séné, on y trouva un ferment qui avait le pouvoir de transformer les matières albuminoïdes en peptones. On constatait parfois la présence de faisceaux musculaires non digérés, dans les matières fécales, après l'emploi de l'huile de ricin et de l'huile de croton.

Pour Radziejewsky, la présence de substances provenant des parties supérieures de l'intestin, dans les matières de la diarrhée provoquée par les purgatifs, était un argument en faveur de la théorie de Thiry. Cette particularité ne pouvait s'expliquer, d'après lui, que par une augmentation de la force et de la rapidité des mouvements péristaltiques de l'intestin. On ne pouvait pas considérer la quantité des liquides évacués, comme une preuve démontrant que ces liquides proviennent d'une transsudation à la surface de la membrane muqueuse intestinale; car, disait ce physiologiste, la quantité des liquides, fournis par le pancréas et par l'intestin dans les conditions d'une digestion normale, l'emportent beaucoup, d'après M. Kühne, sur la quantité des liquides évacués dans les diarrhées les plus profuses. Quant à la grande proportion de soude, que l'on constate dans les selles diarrhéiques, provoquées par les purgatifs les plus divers, elle s'expliquerait par la richesse de ces sucs digestifs en sels de soude.

Une autre série d'expériences a été faite aussi par Radziejewsky, ainsi que je l'ai dit dans la précédente leçon. Il pratiquait sur des chiens une fistule du côlon ascendant, puis il examinait le temps nécessaire, après l'ingestion de substances alimentaires, pour que des matières intestinales vinssent sortir par l'ouverture fistuleuse. Il vit que, sous l'influence des purgatifs, cette évacuation avait lieu bien plus rapidement que dans l'état normal, d'où il se croyait en droit de conclure que les mouvements péristaltiques de l'intestin étaient bien plus énergiques dans ces conditions, que dans les cas où aucun purgatif n'avait été administré.

Enfin, il avait vu l'injection de substances purgatives dans les veines, faite sur des chiens à jeun, produire des évacuations riches en ferments intestinaux et en bile non altérée.

De tous les faits qu'il avait observés, il tirait la conclusion que les évacuations alvines, provoquées par les purgatifs, ne sont pas constituées par des produits de transsudation, mais bien par le contenu intestinal ordinaire.

M. Armand Moreau (1) a déjà réfuté cette théorie, en montrant, comme je vous le disais dans ma dernière leçon,

(1) Arm. Moreau, *Expériences sur l'intestin* (Note communiquée à l'Aca-

que l'effet des substances purgatives se produit dans une anse d'intestin absolument isolée, liée à ses deux extrémités et dans laquelle, par conséquent, les liquides des autres parties de l'intestin ne peuvent pas pénétrer. Or, comment supposer qu'une quantité de liquide, telle que celle que l'on trouve dans l'anse intestinale mise en expérience, après y avoir injecté 20 grammes d'eau contenant 4 grammes de sulfate de magnésie, puisse provenir de la simple accumulation du liquide normal, sécrété par la membrane muqueuse de cette anse? D'ailleurs ce liquide dont la quantité peut s'élever à plus de 350 grammes n'offre, comme nous l'avons vu, aucun des caractères du liquide intestinal normal. Il ne peut donc avoir sa source que dans une exsudation de la membrane muqueuse et dans un trouble morbide de la sécrétion des glandes intestinales.

Les expériences que j'ai faites sur l'action des purgatifs confirment celles de M. Moreau, en ce sens qu'elles me paraissent démontrer, d'une façon bien nette aussi, que l'effet des substances purgatives n'est pas dû à une exagération des mouvements péristaltiques de l'intestin. Elles nous permettent en outre d'aller un peu plus loin et de chercher à découvrir le mécanisme de l'action de ces substances. Après avoir constaté que les expériences, faites par le procédé de M. Moreau, donnent bien le résultat qu'il a indiqué, j'ai pensé qu'il serait utile de modifier ce procédé, et de se rapprocher davantage des conditions dans lesquelles les purgatifs agissent d'ordinaire sur l'intestin. J'ai donc introduit la substance à étudier dans l'intestin, sans l'incarcérer au moyen de ligatures.

démie de médecine le 5 juillet 1870. Gaz. méd. de Paris). — *Sur l'action du sulfate de magnésie* (deuxième note lue à l'Académie de médecine, le 12 septembre 1871).

Toutes les expériences ont été faites sur des chiens, dont les uns étaient curarisés et soumis à la respiration artificielle, et dont les autres étaient plus ou moins engourdis par une injection de chlorhydrate de morphine dans le tissu cellulaire sous-cutané. Dans certains cas, on a pratiqué une petite ouverture à l'abdomen; puis, après avoir attiré au dehors le duodénum, on a fait dans cette partie de l'intestin une injection de la substance purgative, à l'aide d'une seringue de verre munie d'un trocart capillaire. Sur d'autres animaux, la cavité abdominale a été largement ouverte, de façon à pouvoir étudier, à tous les moments de l'expérience, l'état de l'intestin, sa coloration, et à pouvoir s'assurer s'il y avait des mouvements plus ou moins vifs dans un point ou dans un autre de sa longueur. On laissait la cavité ouverte d'une façon permanente, ou bien, dans l'intervalle des observations, on la refermait à l'aide de fortes pinces à pression continue.

Nous avons fait nos expériences surtout avec du sulfate de magnésie et avec de la teinture de jalap. Voici le résumé de quelques-unes de ces expériences :

Exp. 1 (14 mai 1873). — Chien de taille moyenne, curarisé et soumis à la respiration artificielle. A 3 heures, on fait une ouverture longitudinale à la paroi inférieure de l'abdomen; puis, à l'aide d'une seringue munie d'une canule capillaire, on pratique, dans la partie supérieure de l'intestin grêle, une injection de 25 grammes d'eau tenant en dissolution 4 grammes de sulfate de magnésie. On fait rentrer dans la cavité abdominale l'anse intestinale qu'on avait attirée au dehors. On ne fait pas de suture de la paroi de l'abdomen.

A 3 h. 45 m., on prolonge l'ouverture de l'abdomen vers l'appendice xiphoïde d'une part, et vers le pubis d'autre part, pour pouvoir examiner facilement toute la longueur de l'intestin. On fait sortir l'intestin de la cavité abdominale et l'on constate que, dans toute sa partie supérieure, l'intestin grêle est congestionné; ses veines contiennent un sang rougeâtre. La partie inférieure de l'intestin est pâle, flasque, tandis que le jéjunum est un peu gonflé et cylindrique. De plus, les veines de la partie inférieure de l'iléon contiennent un sang noirâtre. Peu à peu, assez rapidement, la dernière portion de l'iléon devient à son tour congestionnée et cylindrique : le gros intestin a conservé sa coloration normale jusqu'à la fin de l'expérience (5 h. 30 m.). Pendant toute la durée de l'expérience, l'intestin grêle est resté inerte, ou du moins on n'y a pas constaté de mouvements bien appréciables.

Sur ce chien, on a profité de l'ouverture large de l'abdomen pour faire diverses recherches expérimentales.

On met à découvert le nerf grand splanchnique du côté gauche; on le lie à deux centimètres environ au-dessus et en dehors de la capsule surrénale, puis on le coupe. On faradise son bout périphérique (c'est-à-dire celui qui se rend au ganglion semi-lunaire correspondant). L'intestin grêle, qui ne présentait aucun mouvement péristaltique avant ce moment, reste immobile pendant la faradisation. Le rein gauche pâlit très-visiblement. On rend le phénomène encore plus manifeste, en décortiquant le rein. La veine rénale, sous l'influence de cette excitation, se resserre et son diamètre n'a bientôt plus que les deux tiers de sa dimension normale; en même temps, le sang qu'elle contient noircit.

On faradise l'uretère gauche, pour voir si, sous l'influence de cette excitation, l'on observera quelque changement de coloration du rein correspondant, par suite d'une action réflexe sur les vaisseaux de l'organe : aucun effet appréciable. Résultat nul aussi, lorsqu'on observe le rein droit, pendant qu'on électrise l'uretère droit. Il n'y a non plus aucun effet produit sur les reins, lorsque l'excitation porte sur la vessie.

On coupe le nerf vague du côté gauche, vers le milieu de la région cervicale. On électrise son bout inférieur périphérique. Cette excitation paraît provoquer un faible mouvement de l'intestin. L'électrisation du bout central ne produit aucun effet, ni sur l'intestin, ni sur les reins, et il en est de même lorsqu'on électrise le nerf vague du côté droit.

A 5 h. 30 m., on cesse la respiration artificielle; le cœur s'arrête au bout de quelques instants. On ouvre l'intestin grêle; on en retire 100 grammes environ d'un liquide blanchâtre, très-muqueux, très-filant. Ce liquide ne paraît pas contenir de matière colorante de la bile. La membrane muqueuse de l'intestin grêle est rosée et reste couverte d'une couche de mucus blanchâtre. Dans l'estomac, on trouve une petite quantité d'aliments en voie de digestion. Le gros intestin contient des matières jaunâtres, à demi liquides, exhalant une forte odeur stercorale (le liquide de l'intestin grêle, au contraire, n'avait presque pas d'odeur).

On étend d'eau une petite partie du liquide retiré de l'intestin; on filtre et l'on traite le liquide filtré par le phosphate de soude ammoniacal. Il se produit un précipité assez abondant de phosphate ammoniaco-magnésien.

L'urine prise dans la vessie, après la mort de l'animal, contient aussi des sels de magnésie en quantité assez considérable.

L'examen microscopique du liquide intestinal permet d'y constater l'existence d'un grand nombre d'éléments analogues à des leucocytes et à des noyaux lymphatiques. Beaucoup d'entre eux sont devenus vésiculeux; quelques-uns paraissent avoir encore des mouvements amiboïdes; mais la plupart sont morts, revenus sur eux-mêmes, avec bord plus ou moins réfringent. D'autre part, on trouve de très-nombreuses cellules épithéliales, des granulations mouvantes, une grande quantité de courts bâtonnets doués de mouvements.

On voit, dans cette expérience, que le sulfate de magnésie, introduit dans l'intestin d'un chien curarisé, produit, même à faible dose, un effet purgatif des plus nets. Cet effet a lieu sans qu'il y ait, en même temps, exagération des mouvements péristaltiques normaux. Il y a irritation évidente de l'intestin, dans tous les points qui entrent successivement en contact avec la substance purgative; et le liquide produit semble être le résultat d'un catarrhe de l'intestin.

Exp. II (15 mai 1873). — Chien de très-forte taille, attaché sur une table, le dos reposant sur cette table. A 1 heure, on injecte $0^{gr},50$ de chlorhydrate de morphine, en solution aqueuse, dans le tissu cellulaire sous-cutané de l'aisselle. A 1 h. 30 m., on incise la paroi de l'abdomen le long de la ligne blanche, dans une assez grande longueur. On fait sortir le duodénum de la cavité abdominale et l'on y injecte, à l'aide d'une seringue, munie d'une canule capillaire, 30 grammes d'eau contenant 5 grammes de sulfate de magnésie en solution.

On place un tube métallique dans le bout supérieur de chaque uretère. Il ne s'écoule pas une seule goutte d'urine pendant toute la durée de l'expérience (de 1 h. à 3 h.).

Le chien était visiblement engourdi, au moment où l'on a pratiqué l'injection de la solution de sulfate de magnésie dans la cavité de l'intestin.

A 2 h. 15 m., l'intestin grêle, tiré de la cavité abdominale, est modérément gonflé; mais il est extrêmement hyperémié. On ne voit presque aucun mouvement dans les différents points de l'intestin.

Le nerf splanchnique gauche est séparé des tissus environnants, et soumis à la faradisation, sans avoir été coupé préalablement : on n'observe aucun effet bien net, relativement aux mouvements de l'intestin, mais l'on produit, chaque fois qu'on électrise le bout périphérique de ce nerf, une très-vive douleur. La faradisation du bout central des nerfs pneumogastriques, au cou, détermine l'arrêt de la respiration, et, lorsqu'elle porte sur les bouts périphériques, elle arrête les mouvements du cœur en diastole.

L'animal est sacrifié, par ouverture de la cavité thoracique, à 3 h. 15 m. L'intestin grêle contient 130 grammes de liquide épais, filant. Ce liquide, après filtration, précipite abondamment par le phosphate de soude ammoniacal.

La membrane muqueuse de l'intestin est assez fortement congestionnée ; elle est couverte d'un enduit muqueux, blanc jaunâtre.

Le liquide recueilli dans l'intestin est examiné au microscope. On y trouve de très-nombreuses plaques d'épithélium intestinal ; des cellules épithéliales libres, plus ou moins altérées ; un petit nombre de leucocytes, d'innombrables granulations extrêmement fines, dont les unes sont sans doute des granulations chyleuses, et dont les autres sont des granulations vibrionnaires. Il y a, de plus, de nombreux vibrions très-grêles, très-courts pour la plupart. Enfin on voit aussi d'assez nombreuses granulations graisseuses.

Les villosités de la membrane muqueuse intestinale sont revenues sur elles-mêmes ; plusieurs sont blanchâtres. Vues au microscope, elles sont plissées en travers, évidemment en état de contraction, et l'on voit nettement les faisceaux musculaires qu'elles contiennent. J'ai cherché à enlever avec des ciseaux de petites lamelles du tissu de la membrane muqueuse, au-dessous des villosités, pour examiner si l'on trouverait dans ce tissu des leucocytes extravasés. Je n'ai rien vu de bien net sous ce rapport.

On voit que l'on a observé sur ce chien, sous l'influence d'une injection de solution aqueuse de sulfate de magnésie dans l'intestin grêle, les mêmes effets que sur l'animal précédent. L'action purgative de cette solution s'est produite, sans que l'on ait constaté des mouvements notables de l'intestin grêle.

Il est permis de supposer que tous les sels purgatifs neutres auraient sur l'intestin la même action que le sulfate de magnésie ; c'est pour cela que je n'ai pas répété ces expériences, en employant le sulfate de soude, ou un autre sel purgatif du même genre. Il m'a paru plus intéressant de comparer à l'action du sulfate de magnésie, celle d'une substance pouvant être considérée comme un type d'une autre classe de purgatifs, je veux parler des purgatifs drastiques. J'ai donc fait des expériences sur des chiens, dans les mêmes conditions expérimentales, au moyen de la teinture de jalap.

Exp. III (16 mai 1873). — Chienne de forte taille, vigoureuse, curarisée à 2 h. 15 m., puis soumise à la respiration artificielle à 2 h. 28 m.

À 2 h. 38 m., on incise la paroi abdominale et l'on introduit dans l'intestin grêle, à l'aide d'une seringue à canule capillaire, une solution hydro-alcoolique de résine de jalap, ainsi composée :

> Résine de jalap............ 0^{gr},40
> Alcool à 36°.............. 12 cent. cubes.
> Eau distillée............. 13 —

A 3 h. 15 m., on ouvre la cavité abdominale plus largement, en prolongeant en avant et en arrière l'incision faite au début, au niveau du bord externe du muscle droit abdominal, du côté droit. On constate que cette première incision a donné lieu à un écoulement considérable de sang dans l'intérieur de la cavité abdominale. L'intestin, mis à découvert, offre des mouvements péristaltiques très-nets.

On isole le nerf grand splanchnique du côté gauche, on l'étreint fortement à l'aide d'une ligature serrée, et l'on constate au même moment que la rate se contracte.

Peu de temps après, il y a une évacuation alvine diarrhéique, fétide, très-noirâtre, non sanguinolente.

A 3 h. 30 m., on injecte dans l'estomac, en plusieurs fois, 500 grammes d'eau, en ponctionnant directement la paroi stomacale à l'aide d'une canule de seringue à injection.

A 4 heures, les uretères isolés et coupés vers leur extrémité vésicale sont amenés au dehors par une boutonnière faite de chaque côté à la partie latéro-postérieure de l'abdomen. Dans chaque uretère, on introduit une canule. On ferme ensuite, à l'aide de pinces à pression continue, l'incision faite à la paroi abdominale.

A 4 h. 25 m., on a pu recueillir quelques gouttes d'urine claire par la canule placée dans l'uretère gauche. On trouve dans cette urine de très-rares cellules épithéliales un peu granuleuses et quelques granulations graisseuses libres. Elle ne contient ni globules rouges du sang, ni leucocytes; elle renferme une très-grande quantité d'albumine.

Il ne s'est pas écoulé une seule goutte d'urine par l'uretère droit.

A 4 h. 50 m., on ouvre de nouveau la cavité abdominale. A ce moment, il se produit une seconde selle diarrhéique, très-brune comme la première, mais ne contenant pas de sang.

L'urine continue à couler lentement, goutte à goutte, par l'uretère gauche, tandis que l'uretère droit n'en fournit pas une seule goutte.

Le rein gauche est plus volumineux que le rein droit. Le tissu du rein gauche paraît, au travers de la capsule rénale, plus rouge que celui du rein droit. La capsule fibreuse du rein du côté gauche est de même plus injectée que celle du côté droit. Il semble que le rein gauche soit plus serré dans sa capsule que le rein droit.

Quelques légers mouvements spontanés se montrent dans le train postérieur et les flancs de l'animal.

A 5 heures, troisième selle diarrhéique, semblable aux précédentes et infecte comme elles. L'intestin n'a que de faibles mouvements péristaltiques.

On cesse alors la respiration artificielle, et l'animal meurt. On examine l'intestin. L'intestin grêle est hyperémié dans toute sa longueur; la congestion est surtout marquée dans l'iléon. De nombreux ténias sont demeurés très-adhérents par leur tête à la membrane muqueuse intestinale, malgré un lavage à grande eau, sous un robinet dont le jet est assez fort. La membrane muqueuse de la partie de l'iléon, voisine du cœcum, présente des suffusions sanguines ; elle est ou paraît un peu œdémateuse. La membrane muqueuse du gros intestin est rouge dans toute son étendue, et comme boursoufflée.

Rien à noter dans l'estomac, que les piqûres faites pour injecter de l'eau dans sa cavité. Cette eau s'y retrouve en grande partie, un peu colorée par les quelques gouttes de sang qui se sont écoulées par les piqûres de la paroi stomacale.

On coupe les deux reins, de leur bord convexe vers le hile. Les surfaces de section du rein gauche donnent une notable quantité de sang ; on ne voit rien de semblable sur les surfaces de section du rein droit.

Dans cette expérience nous ne voulons relever, pour le moment, que deux points. En premier lieu, on doit remarquer les évacuations alvines qui ont eu lieu sans l'intervention de l'action des parois abdominales. Les contractions de l'intestin peuvent seules être mises en cause, puisque la paroi abdominale était ouverte au moment où ces évacuations se sont produites. Ces contractions peuvent donc suffire pour expulser les matières fécales au travers de l'anus.

D'autre part, nous voyons que l'intestin, sous l'influence du contact de la substance purgative (teinture de jalap) avec la membrane muqueuse intestinale, a offert des mouvements péristaltiques très-nets. Il y a là, entre les effets des purgatifs salins et ceux des purgatifs drastiques, une différence que j'ai à peine besoin de vous faire remarquer.

Nous avons fait récemment encore deux expériences avec la teinture de jalap, mais en modifiant un peu le procédé.

Exp. IV (28 mai 1873). — Sur un chien non curarisé, on ouvre l'abdomen, en faisant du côté droit une petite incision longitudinale vers le bord externe du muscle droit. On attire hors de la cavité abdominale la partie supérieure de l'intestin grêle; puis, lorsqu'on a atteint le duodénum, on y fait, avec une seringue munie d'une canule capillaire, une injection de teinture de jalap préparée comme dans l'expérience précédente. On injecte la même quantité que dans cette expérience. Une fois l'injection faite, on fait rentrer l'intestin dans la cavité abdominale, et la plaie de la paroi de l'abdomen est recousue avec soin. L'expérience est faite à 1 h. 45 m.

Vers 2 heures, l'animal vomit des matières verdâtres, à demi liquides. A 5 heures, on coupe les points de suture qui ont maintenu les lèvres de l'incision abdominale accolées l'une à l'autre ; on agrandit un peu l'ouverture. Il y a quelques mouvements péristaltiques dans la dernière partie de l'iléon. Les autres parties de l'intestin sont immobiles; elles paraissent gonflées. Le duodénum et la partie supérieure du jéjunum offrent de la congestion extérieurement.

L'animal est sacrifié par section du bulbe rachidien. A l'ouverture de l'intestin grêle, on trouve la membrane muqueuse du tiers supérieur comme épaissie; elle est rougeâtre par places. Dans la partie inférieure de l'iléon, on trouve 20 centimètres cubes environ d'un liquide jaune verdâtre, très-muqueux. Rien dans le gros intestin. L'estomac contient environ 150 grammes de liquide légèrement jaunâtre, non muqueux.

En somme, il semble qu'il n'y ait pas eu d'effets purgatifs bien intenses chez ce chien. Il est probable qu'une bonne partie du liquide injecté dans le duodénum aura été poussée dans l'estomac par des contractions antipéristaltiques de l'intestin ; et une certaine quantité de ce liquide aura été vomie.

Exp. V (30 mai 1873). — Chien de petite taille, non curarisé. On tire hors de l'abdomen, par une petite incision de la paroi, une anse de l'intestin grêle, puis on atteint le duodénum. On fait dans cette partie de l'intestin, une injection du liquide suivant :

Résine de jalap............. 0^{gr},60
Alcool .... 12 centim. cubes.
Eau distillée............... 13   —

On réduit l'intestin et l'on ferme la plaie abdominale par des points de suture. L'expérience est faite à 1 h. 45 m. L'animal est laissé dans le laboratoire en demi-liberté. A 5 h. 15 m., il n'y avait eu ni vomissements, ni diarrhée.

On ouvre de nouveau l'abdomen à 5 h. 15 m. On ne voit pas le moindre mouvement péristaltique de l'intestin, qui est cylindrique et paraît un peu distendu; il est un peu congestionné à l'extérieur.

Section du bulbe rachidien à 5 h. 30 m.

On ouvre l'intestin depuis le pylore jusqu'au rectum. Il ne contient que peu de liquide; a membrane muqueuse est recouverte d'une couche assez épaisse de mucus blanchâtre. A mesure qu'on examine des points plus proches de la valvule iléo-cœcale, le liquide devient jaune verdâtre, il est plus liquide, et l'on y voit de petites traînées sanguinolantes. Dans le gros intestin, le liquide est un peu plus abondant; il est jaune verdâtre

La membrane muqueuse de l'intestin grêle est fortement hypérémiée; la congestion est surtout marquée dans le tiers inférieur de cet intestin, et l'on voit des stries sanguinolentes dans le fond des replis de la membrane. Pas de lésions de l'estomac.

On voit que, dans ce cas, quoiqu'il n'y ait pas eu de vomissements, il n'y a cependant pas eu de selles diarrhéiques, bien que l'animal ait vécu trois heures et demie, après avoir subi l'injection de teinture de jalap. Cependant l'on a trouvé des traces très-significatives d'irritation vive de la membrane muqueuse intestinale. Il semblerait résulter de la comparaison de ces deux dernières expériences avec celle (Exp. III) dans laquelle la teinture de jalap a été injectée chez un chien curarisé, que la curarisation favorise ou hâte l'effet de ce purgatif drastique. Mais il est clair que, pour que cette déduction pût être considérée comme légitime, il faudrait que la différence dont il s'agit eût été constatée un plus grand nombre de fois.

Dans l'expérience que nous venons de relater en dernier lieu, nous trouvons signalée une particularité intéressante : c'est l'absence de mouvements péristaltiques de l'intestin. Ces mouvements ne sont-ils pas constants dans le cas de purgation par la teinture de jalap? Ou bien la teinture, dans ce cas, n'avait-elle pas encore assez agi sur la membrane muqueuse pour provoquer ces mouvements ? Il nous faudrait aussi un plus grand nombre de faits pour nous mettre à même de décider quelle est celle de ces deux interprétations qui est exacte.

Je crois, toutefois, pouvoir dire que c'est la seconde

interprétation qui doit être adoptée. Il est probable, en effet, que des mouvements péristaltiques ont lieu dans tous les cas de purgation par les purgatifs drastiques, à un certain moment de l'action de ces purgatifs, probablement lorsque les liquides sécrétés commencent à s'accumuler dans la cavité intestinale. Il me semble que, même dans les cas de purgation par les sels purgatifs, les choses ne doivent pas se passer autrement. On ne comprendrait guère que les évacuations alvines se produisissent dans les cas d'action des purgatifs salins, si des mouvements péristaltiques ne se déclaraient pas à un certain moment. Il paraît probable que la différence principale qui existe, sous ce rapport, entre les effets des purgatifs salins et ceux des purgatifs drastiques, se réduit à ceci : que les mouvements intestinaux ont lieu plus rapidement pour ceux-ci que pour ceux-là, et cela, vraisemblablement, parce que l'action des purgatifs drastiques est plus prompte que celle des purgatifs salins.

MM. Legros et Onimus, dans le travail qu'ils ont publié sur les mouvements des intestins (1), avaient déjà bien constaté que les mouvements péristaltiques ne sont pas augmentés, dans les cas où l'on introduit des sels purgatifs ou de l'huile d'olives dans l'intestin, et ils avaient vu qu'au contraire, ces mouvements sont exagérés, lorsque l'on met en contact, avec la membrane muqueuse intestinale, de la poudre d'ipécacuanha, de la poudre de seigle ergoté, ou de l'huile de croton. Mais, comme je viens de le dire, la différence, sous ce rapport, n'est probablement pas aussi accusée qu'on l'a prétendu, et elle dépend prin-

---

(1) Legros et Onimus, *Recherches expérimentales sur les mouvements de l'intestin.* (Journal de Robin, 1869. Voy. p. 187 et suiv.)

cipalement de la rapidité plus ou moins grande d'action des substances purgatives sur l'intestin. Il convient de bien noter que, même lorsqu'il s'agit de purgatifs drastiques, on n'observe jamais des mouvements intestinaux aussi énergiques qu'il le faudrait, pour que la théorie de Thiry et de Radziejewsky eût une apparence de raison d'être.

Ainsi donc, dans ces expériences, soit dans celles qui ont été faites à l'aide du sulfate de magnésie, soit dans celles qui ont eu l'étude de l'action de la teinture de jalap pour objet, on a constaté des résultats assez concordants.

D'une part, on a reconnu que ces substances purgatives produisent leurs effets, en déterminant un catarrhe intestinal assez intense, mais passager. Ce catarrhe est caractérisé d'abord par le gonflement de la membrane muqueuse, sa congestion vive, soit uniforme, soit par plaques irrégulières et nombreuses (ce qui est le plus fréquent) : il est non moins caractérisé aussi par la constitution des liquides sécrétés.

La congestion de l'intestin s'étend même parfois jusqu'au tissu cellulaire sous-péritonéal ; c'est du moins ce que nous avons observé dans quelques-unes de nos expériences ; mais il est probable que le contact de l'air, subi par l'intestin lorsqu'on l'a mis à découvert, soit pour faire l'injection dans sa cavité, soit pour l'examiner pendant l'action de la substance purgative, a contribué pour beaucoup à produire cette congestion extérieure. En tout cas, la congestion de la membrane muqueuse ne saurait être attribuée à une autre influence qu'à celle de l'action du purgatif. Et il est une remarque qui doit être faite à propos de cette congestion de la membrane muqueuse intestinale, c'est qu'elle ne disparaît pas après la mort violente (par section du bulbe rachidien), même lorsque l'intestin reste en place pendant quelques heures après que l'animal a été sacrifié. Le resserrement qui a lieu dans les artères et dans tous les petits vaisseaux, après la mort, ne s'effectue pas dans les régions où la congestion s'est produite.

La rougeur de la membrane muqueuse intestinale peut être très-vive, presque ecchymotique parfois. Les villosités de cette membrane sont revenues sur elles-mêmes, comme rétractées; mais cet état des villosités est peut-être dû à une contraction *post mortem* des fibres musculaires des villosités, c'est-à-dire de ces fibres qu'on désigne souvent sous le nom de muscles de Brücke.

Quant au liquide qui s'accumule dans l'intestin, lorsqu'on fait l'expérience comme dans les cas précédents, il offre, ainsi que je l'ai dit, des caractères tout à fait significatifs, et qui ne peuvent laisser aucun doute sur l'existence d'un catarrhe intestinal. Ce liquide est muqueux, plus ou moins trouble; il contient en suspension une quantité énorme de cellules épithéliales desquamées. Ces cellules sont ou dissociées ou agminées en petites plaques : le noyau qu'elles contiennent a, dans un certain nombre d'entre elles, subi l'altération vésiculeuse décrite par M. Ranvier et qui, ainsi que cet histologiste l'a montré, prend naissance sous l'influence des irritations de l'épithélium ou des tissus sous-jacents. On voit, en outre, des noyaux épithéliaux devenus libres et dont plusieurs ont subi aussi l'altération susdite.

Le liquide intestinal contient, en plus, des leucocytes et un petit nombre de globules rouges du sang, sortis par diapédèse. On y trouve enfin des granulations moléculaires, ressemblant plus ou moins aux granulations du chyle et des vibrions. Pour ce qui concerne ces derniers corpuscules, il ne faut pas s'étonner de leur présence dans la matière diarrhéique, résultant de l'action des purgatifs, car si l'on examine le mucus qui tapisse la membrane muqueuse de l'intestin grêle d'un chien, à l'état tout à fait normal, on y trouvera toujours des bactéries et des vibrions.

Comment se refuser à admettre l'existence d'un catarrhe intestinal, lorsque l'on constate les modifications de la muqueuse que nous avons indiquées, et la production d'un liquide abondant offrant les caractères qui viennent d'être décrits. J'ajouterai que le liquide intestinal, dans les cas où nous avons fait usage de sulfate de magnésie, contenait encore une grande partie de ce sel au moment où l'animal a été sacrifié ; cependant une certaine partie du sulfate avait été absorbée, comme on a pu s'en assurer facilement. Voici, du reste, l'urine d'un des chiens chez lesquels nous avons fait une injection de sulfate de magnésie dans l'intestin. Je verse dans le tube, qui contient quelques centimètres cubes de cette urine, un centimètre cube environ d'une forte solution de phosphate de soude ammoniacal, et vous voyez tout aussitôt se former un abondant précipité de phosphate ammoniaco-magnésien. Voici, d'autre part, dans ce tube, de l'urine d'un chien chez lequel on n'a pas fait d'injection de sulfate de magnésie. J'y verse un centimètre cube environ de la même solution de phosphate de soude ammoniacal. Vous voyez qu'il ne se produit qu'un précipité presque insignifiant ; et encore, comme il est facile de s'en assurer par l'examen des cristaux, ce précipité est-il formé entièrement ou presque entièrement de phosphate de chaux. L'existence d'un catarrhe intestinal assez intense ne s'oppose donc pas à ce que la membrane muqueuse de l'intestin absorbe, dans une certaine proportion, les substances avec lesquelles elle entre en contact.

Pour rendre plus complète encore la démonstration de l'exactitude de notre théorie relative au mécanisme de l'action des purgatifs, il fallait examiner cette action dans des conditions tout à fait semblables à celles dans lesquelles se produit la purgation chez l'homme. Il était donc nécessaire de répéter les expériences précédentes, en introduisant les substances purgatives, par la partie supérieure des voies digestives, dans l'estomac des animaux servant à ces études. Nous avons donc, chez des chiens, injecté dans l'estomac, à l'aide de la sonde œsophagienne, des purgatifs divers : de l'huile de ricin (40 grammes); du sulfate de magnésie (30 grammes); du sulfate de soude (30 grammes); l'un et l'autre de ces sels en dissolution dans l'eau; de la teinture de jalap. Enfin nous avons fait avaler à un chien de la viande cuite saupoudrée de 2 grammes de calomel.

Dans toutes ces expériences, il y a eu purgation, mais purgation beaucoup plus lente que lorsque la substance était introduite directement dans l'intestin. Les selles diarrhéiques, même sous l'influence de la teinture de jalap, n'ont eu lieu, le plus souvent, qu'au bout de douze ou quinze heures, et, quelquefois, l'effet a été encore plus tardif. Il est clair que la différence de rapidité entre l'action des purgatifs ingérés par l'œsophage, et celle de ces mêmes substances injectées directement dans la cavité de l'intestin grêle, tient à ce que ces substances, lorsqu'elles sont dans l'estomac, ne passent que peu à peu et lentement, au travers du pylore, dans l'intestin grêle. Il est probable que pendant leur séjour dans la cavité gastrique, une partie de celles de ces substances qui sont absorbables passe dans le sang et est éliminée par l'urine.

En tout cas, il est certain que, dans ces conditions, chez l'homme aussi, il y a absorption assez active des sels purgatifs ingérés et passage de ces sels dans l'urine. Ce fait a été déjà bien constaté par d'autres expérimentateurs ; mais j'ai voulu m'en assurer par moi-même, et j'ai, pour cela, examiné l'urine de malades purgés à l'aide du sulfate de magnésie. Or, en recueillant l'urine des vingt-quatre heures, chez des malades qui avaient pris 40 ou 50 grammes de sulfate de magnésie, on pouvait facilement reconnaître la présence d'une forte proportion de magnésie dans cette urine, à l'aide du phosphate de soude ammoniacal ; et l'urine contenait encore plus de magnésie qu'à l'état normal le lendemain et le surlendemain de la purgation.

Nous avons examiné l'intestin de quelques chiens, ayant subi une injection stomacale, par la sonde œsophagienne, de l'une ou de l'autre des substances purgatives que nous avons énumérées. L'animal était sacrifié au moment où venaient de se produire d'abondantes évacuations alvines. Le liquide évacué était souvent assez transparent et muqueux. On trouvait, en examinant l'intestin d'un bout à l'autre, que la membrane muqueuse intestinale et le mucus blanchâtre assez épais, qui la recouvrait, offraient tous les caractères que je signalais tout à l'heure, lorsque je vous indiquais les résultats des expériences faites par injection directe des substances purgatives dans l'intestin grêle.

Je vous répète donc encore que tous les purgatifs produisent leur action en provoquant un catarrhe intestinal, et non en donnant lieu à de simples effets osmotiques. Et si vous vous étonnez de voir un catarrhe intestinal donner lieu à une sécrétion si abondante de liquide, je rappellerai un fait que vous connaissez tous, fait qui montre bien que l'irritation catarrhale d'une membrane muqueuse peut provoquer une sécrétion (ou exsudation) d'une quantité considérable de liquide. Je fais allusion, en ce moment, au coryza. Vous savez que dans le coryza aigu on peut observer un écoulement très-abondant de liquide, et ce liquide est bien différent du produit ordinaire de sécrétion de la membrane muqueuse de Schneider. Cette membrane, dans l'état normal, ou bien sécrète une quantité si faible de mucus qu'il n'y a aucune excrétion, ou bien sécrète un mucus très-visqueux, peu abondant en général. Or, vous savez que le liquide sécrété pendant la période aiguë du coryza est très-abondant, très-transparent et très-fluide, bien qu'un peu muqueux, et qu'il contient un plus grand nombre de leucocytes que dans l'état normal. Or, si vous comparez l'étendue des fosses nasales, ou de la membrane muqueuse qui les tapisse, à l'étendue de la membrane muqueuse des intestins, vous pourrez comprendre facilement qu'un catarrhe aigu, passager, de la membrane muqueuse intestinale, puisse provoquer la sécrétion d'une quantité très-considérable de liquides, et de liquides assez différents de ceux qui sont sécrétés par la membrane muqueuse dans l'état normal (1).

Y a-t-il exagération aussi de la sécrétion du suc pan-

(1) Il faut multiplier les expériences, lorsqu'on veut se faire une idée sur le mode d'action des purgatifs, et il faut tenir compte surtout des faits dans lesquels on a pu administrer les substances purgatives aux animaux, sans les lier sur une table et sans les maintenir ainsi attachés pendant un certain temps. On sait, en effet, que les chiens, comme je l'ai dit dans la précédente leçon, peuvent être pris de diarrhée, sous la seule influence de l'émotion. Et quand une diarrhée de ce genre se produit, on peut trouver la membrane muqueuse et le contenu de l'intestin dans un état très-analogue à celui que l'on constate à la suite de l'action d'une substance purgative.

créatique et de la bile dans le cas de purgation? Pour ce qui concerne le suc pancréatique, je ne connais aucun indice qui puisse permettre de présumer qu'il est alors versé dans l'intestin en plus grande quantité que dans les conditions physiologiques. Toutefois, je dois dire que, chez un chien qui avait été purgé au moyen de calomel (2 grammes), qu'il avait avalé avec de la viande cuite, le pancréas, examiné au moment où les évacuations diarrhéiques avaient lieu, présentait une très-forte congestion. Nous avons examiné aussi ce qui a rapport à la sécrétion biliaire. Tantôt on n'a trouvé que très-peu de bile dans l'intestin, tantôt on en a vu une plus grande quantité. Dans le cas que nous venons de rappeler et dans lequel un chien avait été purgé par du calomel, l'intestin contenait une plus grande proportion de bile que dans la plupart des autres expériences.

La théorie que je vous expose, relativement au mécanisme de l'action des purgatifs, me paraît donner, plus que les autres, une explication satisfaisante de l'utilité incontestable de la purgation dans les cas d'embarras gastrique et gastro-intestinal. Dans ce cas, on admet aujourd'hui, comme vous le savez, l'existence d'une irritation catarrhale subaiguë de la membrane muqueuse du canal digestif. Or, si la théorie que je soutiens est exacte, les purgatifs ont pour effet de substituer à une irritation catarrhale spontanée, une irritation catarrhale artificielle assez vive. C'est, en somme, un cas particulier de la médication substitutive. Et comment les autres théories pourraient-elles rendre compte des effets heureux des purgatifs administrés dans ces conditions morbides?

Si les purgatifs agissent, comme je l'admets, en déterminant un catarrhe intestinal, avec sécrétion et exsudation d'une abondante quantité de liquide, cet effet ne peut avoir lieu rapidement que grâce à une dilatation des vaisseaux de la membrane muqueuse, dilatation qui se produit en même temps que l'irritation des éléments épithéliaux glandulaires et inter-glandulaires. Cette dilatation vasculaire s'effectue bien évidemment par suite d'une excitation réflexe des nerfs vaso-dilatateurs de l'intestin. L'effet des substances purgatives implique donc l'intervention des nerfs vasomoteurs.

Pour que l'action des substances purgatives se produise, il est de toute nécessité que ces substances entrent en contact avec la membrane muqueuse de l'intestin. Lorsqu'elles sont introduites par une autre voie que le canal digestif, elles ne pourraient déterminer le catarrhe intestinal purgatif qu'à la condition d'être amenées dans l'intestin par la circulation. Or, ce n'est pas ainsi que les choses se passent, au moins dans la grande majorité des cas.

On admettait, il y a plusieurs années, je ne sais sur la foi de quelles expériences, que les sels purgatifs, introduits dans les voies circulatoires, soit directement, soit par absorption dans le tissu cellulaire sous-cutané, peuvent donner lieu à des effets tout aussi prononcés que lorsqu'ils sont introduits dans les voies digestives. Ainsi M. Cl. Bernard [1] examinant la théorie de Poiseuille, relative à l'action des sels purgatifs, c'est-à-dire la théorie de la purgation par osmose, et cherchant à montrer le peu de valeur de cette théorie, nous dit que « le sulfate de soude, introduit directement dans les veines, purge aussi bien et même mieux que dans l'intestin ». Et, plus loin, il se

---

[1] Cl. Bernard, *Leçons sur les substances toxiques et médicamenteuses*, 1857, p. 85.

demande « pourquoi le sulfate de magnésie, placé sous la peau, purge par l'intestin, et non là où il est appliqué ».

Mais, en réalité, ces résultats sont pour le moins tout à fait exceptionnels. M. Rabuteau (1), après avoir rappelé les passages des leçons de M. Cl. Bernard, que nous venons de citer, mentionne un travail d'Aubert (2), dans lequel cet expérimentateur assure que les purgatifs, lorsqu'ils sont injectés dans le sang, ne purgent pas toujours. M. Rabuteau a fait aussi des expériences sur ce sujet, et il a obtenu des résultats très-nets. Une injection de 7 grammes de sulfate de soude en solution dans 40 grammes d'eau, faite de la périphérie vers le cœur, dans une des veines crurales d'une chienne de moyenne taille, à jeun depuis vingt et une heures, n'a produit aucun effet purgatif. Dans une autre expérience, 14 grammes de sulfate de soude, en solution dans 40 grammes d'eau, ont été injectés dans une des veines crurales d'un chien de belle taille. L'effet purgatif a été nul encore. M. Rabuteau ajoute qu'il y a eu même production de constipation et abolition assez durable de la soif. Comme il admet que les sels purgatifs, introduits dans le canal digestif, purgent en déterminant une exosmose des liquides qui circulent dans l'intestin ou qui en imbibent les parois, il suppose que, dans les conditions dont il vient d'être question, il se fait un courant osmotique en sens inverse du précédent, c'est-à-dire de l'intérieur du canal digestif vers le sang en circulation dans la membrane muqueuse intestinale. Ainsi s'expliqueraient, suivant lui, et la constipation et

---

(1) Rabuteau, *Recherches sur l'élimination et les propriétés osmotiques et dynamiques du sulfate de sodium, du sulfate et du chlorure de lithium.* (Mémoires de la Société de biologie, 1868, p. 21 et suiv.)

(2) Aubert (Zeitschrift f. rat. Med., 1852, II, 225. — Citation empruntée à M. Rabuteau).

la disparition de la soif. Les expériences de M. Rabuteau ne me paraissent pas prêter un appui bien solide à cette manière de voir, car elles ne prouvent pas nettement qu'il y ait eu constipation plus prononcée et soif moindre que dans l'état normal. Mais les résultats que M. Rabuteau a fait connaître, relativement à l'action nulle du sulfate de soude injecté dans les veines, sont très-probants.

Des résultats conformes à ceux que nous venons d'indiquer ont été obtenus par M. Armand Moreau et par MM. Jolyet et Cahours (1). Ces derniers expérimentateurs ont injecté, dans la veine crurale d'un chien, du poids de 10 kilogrammes, 12 grammes de sulfate de soude en dissolution dans 40 grammes d'eau. Il y a eu quelques troubles respiratoires à la suite de l'opération ; l'animal paraissait rétabli le lendemain. Cependant le quatrième jour on observa une hémorrhagie assez abondante par la plaie de la cuisse. Dans une autre expérience, faite de la même façon avec du sulfate de magnésie, mais à une dose bien plus faible puisque l'on n'avait injecté que 30 centimètres cubes d'une solution au cinquième de ce sel, en deux fois, à quelques instants d'intervalle, il y eut des phénomènes graves d'intoxication, et le lendemain l'animal rendit deux selles liquides bilieuses. Les expérimentateurs ne considèrent pas d'ailleurs ces évacuations alvines diarrhéiques tardives comme dues à une action purgative du sel injecté; mais ils ne disent pas sur quoi ils fondent cette manière de voir. Ils insistent surtout sur la toxicité du sulfate de magnésie injecté dans les veines, comparée à l'innocuité du sulfate

---

(1) F. Jolyet et Cahours, *Sur l'action physiologique des sulfates de potasse, de soude et de magnésie en injection dans le sang* (Archives de physiologie, 1869, p. 113 et suiv.).

de soude introduit de la même façon dans l'économie.

Nous avons fait aussi des expériences, dans mon laboratoire, pour contrôler celles des précédents expérimentateurs. Je me borne à analyser une seule de ces expériences. Nous avons injecté dans une des veines crurales, chez un chien de forte taille, 20 grammes de sulfate de soude en solution dans 200 grammes d'eau, en deux fois, à quelques minutes d'intervalle. Le chien, détaché et observé pendant deux heures et demie, n'a présenté aucun phénomène morbide reconnaissable. Le lendemain, l'animal n'avait eu encore aucune évacuation alvine quelconque. Il meurt brusquement ce jour-là dans le cours d'une autre expérience. On examine son canal digestif, et l'on trouve des matières à demi dures dans le gros intestin; il n'y a aucun indice permettant de croire à l'existence d'un catarrhe de la membrane muqueuse intestinale.

Ainsi, il est bien certain que les purgatifs salins, introduits dans l'appareil circulatoire par injection intra-veineuse, ne déterminent pas la diarrhée purgative qui a lieu, lorsque ces sels pénètrent directement dans le canal gastro-intestinal (1). Il n'en est pas autrement, lorsque les purgatifs sont injectés dans le tissu cellulaire sous-cutané. Nous avons

---

(1) Je dois dire que dans les expériences dont il est ici question, nous nous sommes contentés de noter si l'animal évacuait, oui ou non, des matières diarrhéiques. Nous n'avons pas une seule fois examiné directement, en sacrifiant l'animal trois ou quatre heures après l'injection des substances purgatives, si son intestin était en état de catarrhe. Et il est possible, à la rigueur, que des liquides intestinaux, sécrétés en médiocre quantité sous l'influence de l'injection intra-veineuse de ces substances, aient été entièrement résorbés un peu plus tard. Nous devons donc faire quelques réserves, relativement à la signification des résultats que nous venons d'indiquer; d'autant plus que d'autres expérimentateurs ont observé la production de selles diarrhéiques, à la suite de l'injection intra-veineuse d'une solution aqueuse de sulfate de magnésie (Jolyet et Cahours, loc. cit.).

injecté dans le tissu cellulaire sous-cutané de la partie postéro-latérale gauche du tronc, chez un chien bien portant, 10 grammes de sulfate de magnésie en dissolution dans 20 grammes d'eau. Il n'y a eu aucun effet laxatif. L'animal a été sacrifié, deux jours après, dans le cours d'une expérience d'un autre genre. L'intestin était dans l'état le plus normal ; mais on a trouvé une infiltration œdémateuse et purulente assez étendue, dans la région où l'injection sous-cutanée avait été pratiquée. La production de ces lésions inflammatoires me paraît fournir un argument en faveur de la thèse que je soutiens, à savoir : que les sels purgatifs purgent en déterminant une irritation passagère, comme subinflammatoire, de la membrane muqueuse intestinale (1).

(1) Pendant l'impression de cette feuille, j'ai eu connaissance d'une communication faite par M. Luton à la Société médicale de Reims (*), sur les effets de l'injection hypodermique des sels de magnésie. M. Luton a observé sur lui-même, puis sur des malades de l'Hôtel-Dieu de Reims, qu'une injection sous-cutanée de 10 centigr. de sulfate de magnésie provoque des selles diarrhéiques. Ainsi, chez chacun des trois malades, il y a eu des selles de ce genre.

Ces résultats sont en opposition si complète avec ceux que nous avons obtenus, lorsque nous injections plusieurs grammes de sulfate de magnésie dans le tissu cellulaire sous-cutané, que nous avons cru devoir instituer de nouvelles expériences sur des chiens, en employant la dose indiquée par M. Luton. Nous avons donc pratiqué sur un chien une injection hypodermique de 10 centigrammes de sulfate de magnésie, dans 2 grammes ou 3 grammes d'eau distillée. Ce chien a rendu des matières diarrhéiques pendant la nuit qui a suivi le jour de l'injection. L'expérience a été répétée deux fois, et, chaque fois, on a observé le même résultat. L'expérimentation montre donc que, chez les animaux, l'injection hypodermique d'une faible quantité de sulfate de magnésie produit des effets laxatifs, analogues à ceux que M. Luton a constatés chez l'homme. Pourquoi les choses se passent-elles tout autrement, quand on injecte une plus grande quantité de sulfate de magnésie dans le tissu cellulaire sous-cutané? Il est probable que cela tient surtout à ce que le sulfate de magnésie, injecté sous la peau, détermine une inflammation plus vive du tissu cellulaire, lorsqu'il y est introduit à dose assez

(*) Luton, *Injection hypodermique de magnésie. — Effet purgatif.* (Bulletin de la Société médicale de Reims, p. 126. — Séance du 6 août 1873.)

Nous avons obtenu des résultats tout à fait analogues en injectant dans le tissu cellulaire de la même région, chez un autre chien, quatre gouttes d'huile de croton mêlées à dix gouttes d'huile d'olives. L'animal n'a pas eu de diarrhée, et, après sa mort, survenue trois jours plus tard, pendant une autre expérience, on a constaté un décollement de la peau dans une assez grande étendue, au niveau de la région où avait été faite l'injection hypodermique.

En résumé : les purgatifs introduits dans les voies digestives agissent en irritant la membrane muqueuse de ces voies. Cette irritation détermine des modifications de l'épithélium intestinal, et une excitation des extrémités périphériques des nerfs intestinaux centripètes. Cette excitation est portée jusqu'aux ganglions nerveux thoraciques inférieurs et intra-abdominaux (ganglions des plexus solaire et mésentériques, ganglions des plexus de Meissner et d'Auerbach), puis elle se réfléchit, par les nerfs vaso-moteurs, sur les vaisseaux des parois intestinales et, par les nerfs

---

élevée, que lorsqu'il pénètre dans ce tissu en très-petite quantité. Nous avons vu que l'on trouve une assez vive inflammation du tissu cellulaire sous-cutané, lorsqu'on injecte sous la peau 10 grammes de sulfate de magnésie ; il est probable que les lésions inflammatoires de ce tissu ralentissent considérablement l'absorption du sel purgatif. Lorsque l'on n'injecte que 10 centigrammes de sulfate de magnésie dans 2 grammes d'eau, il y a bien encore irritation du tissu cellulaire, pouvant même aller jusqu'à présence de leucocytes dans ce tissu ; mais cette irritation est relativement faible, et le sel purgatif peut être absorbé assez rapidement pour déterminer des évacuations diarrhéiques.

Ces expériences nous ont inspiré l'idée d'examiner si l'injection d'une faible quantité de sulfate de soude dans les veines produirait plus d'effet que l'injection de 10 à 20 grammes. L'introduction intra-veineuse de sulfate de soude à la dose, soit de 10 centigrammes dans 3 grammes d'eau, soit de 1 gramme dans 10 grammes d'eau, soit enfin de 2 grammes dans 15 grammes d'eau, n'a pas provoqué des selles diarrhéiques.

Ai-je besoin de faire remarquer que les résultats obtenus par M. Luton sur l'homme, par nous sur des chiens, à l'aide d'injections de si faibles quantités de sulfate de magnésie dans le tissu cellulaire sous-cutané, plaident tout à fait en faveur de notre mode d'explication du mécanisme de l'action des purgatifs?

sécréteurs, sur les éléments anatomiques de la membrane muqueuse, entre autres sur ceux des glandes de Lieberkühn. Il en résulte une congestion plus ou moins vive de la membrane muqueuse intestinale (action réflexe vaso-dilatatrice) ; une desquamation épithéliale, avec production rapide et abondante de mucus, diapédèse ou non de leucocytes ; et une sécrétion active de suc intestinal auquel se mêlent sans doute, dans certains cas, les produits d'une traussudation profuse, formés surtout d'eau et de certains sels du sang, et due au travail exagéré et vicié dont les éléments de la membrane sont le siège. C'est là, ce me semble, ce qu'il y a d'essentiel dans le mécanisme de l'action des substances purgatives, quelles que soient ces substances.

Dans un certain nombre de cas, les actions réflexes, dues à l'irritation déterminée par les purgatifs, ne s'effectuent pas uniquement en suivant les arcs diastaltiques que je viens d'indiquer ; l'excitation peut être assez vive pour être transmise jusqu'à la moelle épinière et pour provoquer des douleurs. Tel est le mode de production des coliques : on sait qu'elles se manifestent plus fréquemment et avec plus d'intensité, lorsqu'on fait usage de certains purgatifs (les drastiques), que lorsqu'on en emploie d'autres (purgatifs salins).

Enfin, je dois aussi mentionner d'intéressantes expériences de M. Moreau (1), touchant l'influence des sels de morphine sur les effets des médicaments purgatifs. D'après ce physiologiste, la présence de la morphine dans le sang s'oppose

---

(1) A. Moreau, *De l'action de la morphine sur l'exosmose intestinale.* (Comptes rendus de la Société de biologie, 1868, p. 214.)

à l'action des sels purgatifs, en empêchant les phénomènes d'exosmose. Ainsi, chez un chien morphinisé, l'injection de 20 centimètres cubes d'une solution au cinquième de sulfate de magnésie, dans une anse intestinale liée aux deux bouts, ne provoque plus cette transsudation abondante de liquide, qu'on observe chez un chien auquel on n'a pas fait absorber préalablement un sel de morphine. Tandis que, chez celui-ci, on peut trouver, au bout de dix-huit heures, jusqu'à 500 centimètres cubes de liquide dans l'intestin, on trouvera au contraire, d'après M. Moreau, que, chez l'animal morphinisé, le liquide injecté a disparu en partie, et l'on pourra ne retirer de l'anse intestinale que 10 centimètres cubes d'un liquide *purulent* : quelquefois même, il n'y aura plus aucun liquide dans la cavité de l'intestin.

Poiseuille avait déjà noté que les sels de morphine changent les conditions de l'endosmose, lorsqu'on fait des expériences avec des membranes mortes.

Les expériences de M. Moreau sont certainement exactes, mais le résultat dont il parle ne s'observe pas d'une façon absolument constante. L'expérience II, que j'ai relatée plus haut, vous montre des effets purgatifs produits par le sulfate de magnésie, chez un chien, dans le tissu cellulaire sous-cutané duquel on avait injecté $0^{gr},50$ de chlorhydrate de morphine. Ce fait ne peut jeter aucun doute sur les expériences de M. Moreau. Des résultats expérimentaux, qui parlent dans le même sens que ces expériences, avaient été vus antérieurement par d'autres physiologistes. Ainsi MM. Buchheim et Wagner (1) avaient observé sur eux-mêmes que, lorsqu'ils étaient sous l'influence de l'opium et qu'ils ingéraient 20 grammes de sel de Glauber, ils

---

(1) Buchheim et Wagner, *Ueber die Wirkung des Glaubersalzes* (Archiv f. physiol. Heilkunde, Heft I, p. 94. — Citation empruntée à M. Rabuteau).

n'éprouvaient pas d'effets purgatifs, et ils éliminaient par l'urine jusqu'à 16 et 17 grammes du sel de soude ; tandis que la même quantité ingérée, alors qu'ils n'avaient pas pris d'opium, produisait une purgation, et l'élimination du sel de soude par l'urine n'était plus que de 6 à 7 grammes.

On sait aussi que l'opium et la morphine agissent d'une façon favorable sur la diarrhée, et peuvent même la faire cesser.

Quant au mécanisme de l'action de ces substances sur la diarrhée d'origine morbide, ou sur celle qui est provoquée par les purgatifs, il est assez obscur. Agissent-elles sur la membrane muqueuse intestinale en diminuant son excitabilité, et en empêchant ainsi la production des phénomènes réflexes auxquels nous attribuons l'exagération des sécrétions intestinales? Est-ce particulièrement sur les glandes de l'intestin que porterait leur influence? Est-ce sur les ganglions des plexus solaire et mésentérique et des plexus contenus dans les parois intestinales? Est-ce par suite de modifications fonctionnelles des nerfs vaso-moteurs, que l'opium et la morphine peuvent supprimer la diarrhée? Nous n'en savons réellement rien ; pas plus que nous ne savons, du reste, pourquoi l'opium produit de la sécheresse de la bouche : dans l'état actuel de la science, toute tentative d'explication catégorique serait imprudente. Il est certain que l'opium fait disparaître le plus souvent les douleurs intestinales; mais la douleur, dans la plupart des cas, ne doit pas être primitive, et, par conséquent, ce n'est pas par le soulagement de ces sensations pénibles que l'opium guérit la diarrhée. Je n'ai pas besoin de dire que l'on ne peut pas chercher une théorie des effets de l'opium dans les remarques de Poiseuille, relatives à l'influence des sels de morphine sur l'exosmose, puisque, ainsi que je vous l'ai dit, l'action des purgatifs n'est pas due à de purs phénomènes osmotiques, mais bien à la production d'un catarrhe intestinal, et que l'influence des sels de morphine se manifeste non-seulement dans les cas de purgation par des sels, mais encore dans les cas de diarrhée morbide.

Je ne veux pas abandonner ce sujet, sans vous dire encore quelques mots, relativement au mode d'action des lavements purgatifs.

Il m'a paru intéressant de rechercher, à l'aide de l'expérimentation, si l'action des lavements purgatifs se limite au gros intestin, comme on l'admet généralement. Nous avons donc injecté dans le gros intestin de chiens bien portants, à l'aide d'une sonde de gomme (du calibre des sondes uréthrales ordinaires de l'homme), un liquide composé des substances qui constituent le lavement purgatif des hôpitaux de Paris. On a fait infuser 10 grammes de follicules de séné dans 100 grammes d'eau bouillante, puis on a fait dissoudre dans cette infusion 10 grammes de sulfate de soude. C'est ce liquide qui, après refroidissement, a été introduit, comme je viens de le dire, le plus loin possible dans le gros intestin. Ce lavement a été gardé dans la plupart des expériences, et des selles diarrhéiques n'ont eu lieu qu'au bout d'une heure et demie ou deux heures. Les animaux ont été sacrifiés par section du bulbe rachidien, ou insufflation d'air dans la veine jugulaire, vers le cœur, au moment où ils venaient d'avoir une évacuation liquide abondante. Tantôt l'intestin a été ouvert immédiatement après la mort, tantôt six à sept heures plus tard.

Dans toutes les expériences faites avec le sulfate de soude et les follicules de séné, on a trouvé le gros intestin uniformément rouge : il ne contenait, en général, que très-peu de matières liquides. La membrane muqueuse de l'intestin grêle était aussi très-congestionnée, et la congestion se montrait surtout intense dans le duodénum et dans la dernière partie de l'intestin grêle. Cette membrane muqueuse était partout couverte d'une couche assez épaisse de mucus opaque, un peu jaunâtre : on trouvait une certaine quantité de liquide, assez fortement teint par la bile, dans le duodénum, et l'on retrouvait aussi du liquide du même genre dans la dernière partie de l'iléon. Il y avait enfin rougeur assez vive de la membrane muqueuse gastrique. Dans un cas, l'estomac contenait des liquides mucoso-bilieux. En un mot, la membrane muqueuse de l'intestin grêle offrait des modifications rappelant tout à fait celles qui ont lieu lorsqu'un sel purgatif est introduit dans les voies digestives, soit par la sonde œsophagienne, soit par injection directe dans la cavité de l'intestin mis à nu. Toutefois, ces modifications étaient beaucoup moins marquées dans le cas d'introduction du liquide purgatif dans le gros intestin.

Le sulfate de soude a été remplacé par du sulfate de magnésie dans l'infusion de follicules de séné qui a été introduite dans le gros intestin d'un chien. L'effet purgatif a été plus prompt; une selle liquide très-abondante a été évacuée, une heure après l'administration du lavement. La membrane muqueuse de l'intestin grêle chez cet animal, sacrifié à ce moment, a été trouvée congestionnée aussi, mais moins que chez ceux qui avaient eu des selles plus tardives. On a cherché, à l'aide du phosphate de soude ammoniacal, si le mucus de l'intestin grêle contiendrait de la magnésie ; mais on n'en a pas trouvé. L'urine en contenait au contraire, car l'on a produit avec le réactif un précipité notable de phosphate ammoniaco-magnésien.

Quelques expériences du même genre ont été faites récemment encore sur des chiens, et le résultat n'a pas varié. Il y a toujours eu vive congestion de la membrane muqueuse de l'intestin grêle, moins vive cependant que celle du gros intestin. Tantôt il n'y avait que du mucus grisâtre sur cette membrane muqueuse, tantôt il y avait une petite quantité de liquide muqueux, à demi transparent, teint en général par de la bile. Je dois dire que je n'ai pas trouvé, dans aucune de ces expériences, d'abondantes matières diarrhéiques dans l'intestin grêle. D'autre part, je n'y ai pas constaté l'existence des sels introduits dans le gros intestin. (On s'est servi, pour rechercher le sulfate de soude, du chlorure de baryum, comme l'avait fait M. Rabuteau dans ses études sur ce sulfate.)

Ces expériences me paraissent démontrer que l'action des lavements purgatifs, au moins de ceux qui sont composés des substances que je viens d'indiquer, détermine un catarrhe passager, non-seulement de la membrane muqueuse du gros intestin, mais encore, à un certain degré, de la membrane muqueuse de l'intestin grêle. D'autre part, nous avons constaté aussi, sur un chien curarisé et soumis à la respiration artificielle, que le gros intestin ne présentait pas seul des mouvements assez forts, trois quarts d'heure après l'introduction d'un lavement de sulfate de soude et de follicules de séné. L'abdomen étant largement ouvert, on voyait des mouvements vermiculaires très-nets de l'intestin grêle, et il est bien probable que ces mouvements devaient conduire dans le gros intestin les matières situées au-dessus de la valvule iléo-cœcale. Ce sont là des données qui ne sont pas dépourvues d'intérêt pour le médecin praticien, car il saura ainsi que l'action des lavements purgatifs s'étend à l'intestin grêle lui-même, et il se rendra ainsi mieux compte des résultats heureux que l'on obtient à l'aide de ces moyens, dans des cas d'embarras gastro-intestinal.

— Après cette étude sur les nerfs vaso-moteurs de l'intestin et la digression qu'elle m'a fait faire sur le mécanisme de l'action des purgatifs, j'arrive à l'examen des phénomènes vaso-moteurs qui se passent dans les reins.

La fonction des reins est, comme on le sait, continue; elle présente seulement des périodes d'activité plus ou moins grande. D'autre part, cette fonction peut être troublée de diverses façons.

Nous ne devons pas étudier la physiologie des reins dans tous ses détails. Il convient de nous borner à l'examen de ce qui concerne le rôle des nerfs vaso-moteurs dans le fonctionnement de ces organes, à l'état normal et à l'état pathologique.

La sécrétion de l'urine se produit sans doute sous l'influence de deux facteurs physiologiques principaux : 1° le travail fonctionnel des épithéliums rénaux, de ceux des tubules et de ceux des glomérules ; 2° la pression du sang dans les capillaires si nombreux des reins. Le premier de ces deux facteurs est, sans contredit, le plus important ; et même, dans les conditions normales, le second n'intervient peut-être pas d'une façon bien appréciable, car la pression du sang ne doit pas être, dans ces conditions, plus élevée que dans les autres organes.

Le travail physiologique des cellules épithéliales du rein sépare du sang l'eau et les substances solubles diverses qui doivent faire partie de l'urine. Je n'ai pas besoin de vous rappeler que les matériaux les plus caractéristiques de l'urine, c'est-à-dire l'urée et l'acide urique, préexistent dans le sang et passent dans l'urine par un simple fait de dialyse. Ce n'est pas le lieu d'examiner s'il en est de même de tous les principes contenus dans l'urine, et si la production de l'urine, par la médiation du rein, mérite ou non d'être considérée comme une vraie sécrétion.

Si le travail physiologique, qui s'effectue dans l'épithélium des tubules et des glomérules du rein, peut être regardé comme le véritable mécanisme de la sécrétion urinaire, il faut cependant tenir grand compte de la circulation rénale, qui est chargée d'apporter les matériaux nécessaires à ce travail. Il est clair que les modifications de la circulation dans le rein doivent entraîner des variations dans la fonction. *A priori,* si l'excitation sécrétoire reste constante dans le rein, et si la circulation y devient plus active, il devra se produire une sécrétion plus abondante d'urine; si la circulation se ralentit, si les voies circulatoires se rétrécissent, la quantité d'urine sécrétée dans un temps donné doit diminuer. D'autre part, les proportions des diverses matières contenues dans l'urine pourront varier aussi, suivant l'activité de la circulation intra-rénale. Lorsque les voies circulatoires sont largement ouvertes, l'urine contiendra plus d'eau proportionnellement, pour une intensité donnée de travail sécrétoire, que dans le cas où les vaisseaux seront relativement resserrés.

Ces variations de l'activité de la circulation intra-rénale sont provoquées à l'état normal par diverses causes, entre lesquelles on peut indiquer, comme exemples, l'influence des ingesta et les modifications de la sueur ou des exhalations pulmonaire et cutanée. Ces causes interviennent certainement par leur action sur la crase du sang et sur sa quantité, par leur influence sur l'organe central de la circulation, mais aussi, très-vraisemblablement, en donnant lieu à des phénomènes vaso-constricteurs ou vaso-dilatateurs dans les reins.

Quand on envisage l'ensemble des conditions de variation de l'état des vaisseaux dans les reins, on peut dire que, tantôt les modifications de la circulation seront plus ou moins générales, et la circulation rénale sera activée ou ralentie comme celle des autres organes; tantôt ces modifications seront locales, circonscrites plus ou moins étroitement aux reins. C'est ce qui a lieu, sans aucun doute, sous l'influence de l'ingestion de diverses substances qui, éliminées par les reins, excitent plus ou moins vivement ces organes et peuvent modifier la sécrétion urinaire et la circulation rénale. L'alcool, par exemple, ingéré à doses modérées, peut provoquer un certain degré de diurèse; or, on peut supposer que, pendant qu'il traverse le rein et passe dans l'urine, il produit une irritation des éléments anatomiques qui sécrètent ce liquide. Cette irritation donne lieu à des actions réflexes vasculaires et sécrétoires, qui s'effectuent par l'intermédiaire des nerfs vaso-dilatateurs et sécréteurs des reins. Je crois cette manière de voir plus exacte que celle des auteurs, qui admettent que la suractivité des fonctions rénales, provoquée par l'alcool, est due à une action de cette substance sur les centres nerveux. Ce que je viens de dire de l'alcool s'applique probablement à un grand nombre de substances réputées pour diurétiques; mais ce n'est pas une théorie générale s'appliquant à toutes les substances de ce genre. Il en est, comme la digitale, dont l'action a lieu vraisemblablement par un autre mécanisme; ou, du moins, si l'excitation directe de la substance sécrétante du rein et des nerfs vaso-moteurs et sécréteurs de cet organe entre pour quelque chose dans les effets de la digitale, il y a à tenir grand compte de l'action de cette substance sur le cœur, et des modifications de la circulation générale qui en résultent. Du reste, nous reviendrons plus tard sur ce sujet, je ne puis m'y arrêter en ce moment.

Nous devons nous borner, pour l'instant, à étudier les nerfs vaso-moteurs du rein et les diverses influences expérimentales qui peuvent agir sur la circulation rénale, par l'intermédiaire de ces nerfs.

Les nerfs rénaux viennent de deux sources. La plupart des fibres de ces nerfs émanent du grand nerf splanchnique, par l'intermédiaire du plexus solaire : d'après M. Cl. Bernard, un certain nombre de fibres des nerfs rénaux seraient fournies par le petit nerf splanchnique et se rendraient directement au rein en suivant les vaisseaux (1). Il est probable que quelques fibres, provenant des ganglions du plexus solaire, ne sont en relation ni avec le grand nerf splanchnique, ni avec le petit splanchnique. J'ajoute que, chez un chien, quelques jours après la section d'un nerf pneumogastrique au cou, j'ai trouvé, dans un des filets nerveux qui pénétraient dans le rein, une fibre nerveuse offrant tous les caractères de l'altération, qui se montre dans les nerfs séparés de leurs centres trophiques : d'où l'on pourrait conclure que cette fibre émanait du pneumogastrique coupé.

Les nerfs rénaux sont assez nombreux. Au voisinage du hile du rein, ils sont situés entre l'artère et la veine, et autour de ces vaisseaux. Ils sont grisâtres, ténus, et se composent, en grande partie, de fibres de Remak.

Les nerfs rénaux n'ont été soumis qu'à un petit nombre d'expériences. Je vous rappellerai d'abord quelques-unes

---

(1) Cl. Bernard, *Leçons sur les liquides de l'organisme*, 1859, t. II, p. 169.

des données anciennes, relatives à ce point de la physiologie. Krimer (1) a vu, à la suite de la section des nerfs qui se rendent aux reins, l'urine contenir une quantité d'albumine et de matière colorante plus grande que dans l'état normal. J. Müller et Peipers (2) ont fait, relativement à l'influence des nerfs rénaux sur les reins, des expériences bien souvent citées. Ils liaient sur des animaux les vaisseaux rénaux, en évitant de comprendre les uretères dans la ligature. Cette ligature était serrée suffisamment pour produire l'écrasement linéaire de tous les nerfs rénaux, satellites des vaisseaux; puis elle était enlevée, de façon à permettre à la circulation de se rétablir dans les vaisseaux et, par suite, dans le rein. L'uretère était attiré hors de la plaie abdominale et l'on y fixait un petit tube. Or, la sécrétion ne se rétablissait pas après que l'opération était achevée. Elle ne se montra de nouveau que dans un seul cas, sur une brebis; l'urine sécrétée dans ces nouvelles conditions était sanguinolente. Dans toutes les expériences, on constata invariablement un ramollissement du tissu rénal. Valentin, d'après Müller, n'aurait pas vu les reins se ramollir à la suite de la section des nerfs rénaux, mais seulement devenir plus flasques que dans l'état normal.

À l'époque où J. Müller et Peipers faisaient leurs expériences, on ne connaissait pas les nerfs vaso-moteurs, et, par conséquent, ces expérimentateurs ne pouvaient pas attribuer les effets qu'ils avaient observés à une action des nerfs rénaux sur la circulation du rein. Müller croyait à une influence de ces nerfs sur la nutrition de l'organe sé-

---

(1) Citation de J. Müller (Manuel de physiologie, trad. de Jourdan, t. 1, p. 373).

(2) Peipers, *De nervorum in secretiones actione*, Berlin, 1834. — J. Müller (Manuel de physiologie, trad. de Jourdan, t. I, p. 374).

créteur de l'urine, et il émettait sur le rôle des nerfs glandulaires, envisagés en général, une vue que les recherches modernes ont démontrée être exacte, au moins en partie. Il considérait ces nerfs comme des nerfs sécréteurs. Il lui paraissait probable que l'influence des nerfs sur les glandes avait pour but de solliciter la substance glandulaire à mettre en exercice les « propriétés spécifiques qui la distinguent (1) ».

Pour peu qu'on réfléchisse au procédé opératoire mis en usage par J. Müller et Peipers, on comprendra que le ramollissement du rein, qu'ils observaient à la suite de leurs expériences, pouvait ne pas être le résultat de l'écrasement linéaire des nerfs rénaux, mais que, suivant toute vraisemblance, il était dû aux troubles circulatoires déterminés par la ligature passagère des vaisseaux de l'organe.

Cette même expérience a été faite quelques années plus tard par Marchand. Cet auteur a surtout constaté que la section des nerfs rénaux avait pour conséquence une augmentation d'urée dans le sang, due sans doute à un affaiblissement des fonctions rénales (2).

Plus récemment, divers physiologistes ont pratiqué la ligature ou la section des nerfs rénaux. M. Arm. Moreau aurait obtenu des résultats assez analogues à ceux que J. Müller et Peipers ont publiés. Au contraire, M. Bert, après l'ablation de tous les nerfs rénaux, la surface extérieure de l'artère rénale ayant même été grattée pour détruire les filets nerveux qui pouvaient y être accolés, a constaté que le rein correspondant n'avait subi aucune altération. M. Ranvier n'a pas vu non plus le rein se dé-

---

(1) J. Müller, *loc. cit.*
(2) Marchand (Müller's Archiv, 1839, p. 90. — Citation de J. Müller, Manuel de physiologie, trad. de Jourdan, t. I, p. 498).

truire, ou se ramollir, après la section des nerfs rénaux. Quant à M. Brown-Séquard, il n'aurait observé qu'une légère congestion du rein, à la suite de la section des nerfs (1).

J'ai fait aussi, un certain nombre de fois, cette expérience, en coupant avec le plus grand soin tous les filets nerveux que j'ai pu apercevoir, soit entre l'artère et la veine, soit autour de ces vaisseaux. Dans aucun cas, il n'y a eu de sphacèle ni de ramollissement morbide du rein. Je crois donc, d'après l'ensemble des faits, que les cas où l'on a observé des lésions de ce genre, dans l'organe dont les nerfs avaient été sectionnés, doivent être expliqués comme je l'ai dit tout à l'heure, à propos des expériences de Müller et Peipers. Ce sont vraisemblablement des lésions accessoires, et surtout des violences exercées pendant l'opération sur les vaisseaux rénaux, qui doivent être incriminées. Il se produit sans doute, consécutivement, des coagulations intra-vasculaires qui troublent ou empêchent la circulation rénale.

Voici le résumé d'une de mes expériences sur ce sujet :

Exp. VI. — Chien mâtiné, de moyenne taille. Sur ce chien, après avoir mis le rein gauche à découvert, en pratiquant une incision longitudinale sur la partie latérale gauche de la face inférieure de l'abdomen, j'ai arraché avec des pinces tous les filets nerveux que j'ai pu apercevoir, soit entre l'artère et la veine rénale, soit en avant, soit en arrière, soit sur les côtés de ces vaisseaux. Il m'a paru que tous les filets nerveux situés dans cette région avaient été bien rompus. L'animal était éthérisé, mais l'anesthésie n'était pas complète. Il n'y a eu aucune manifestation de sensibilité lorsqu'on rompait les nerfs rénaux. Après que ces nerfs ont été divisés, on a constaté que le sang de la veine rénale est plus sombre et le rein plus pâle qu'auparavant. (Est-ce l'effet de l'excitation produite directement sur les vaisseaux, au niveau du lieu de l'opération, par le contact répété des instruments?) La plaie de l'abdomen est recousue avec soin.

(1) Bert, Brown-Séquard, Ranvier (Comptes rendus de la Société de biologie, 1870, p. 83).

Le lendemain, hoquets fréquents, qui disparaissent lorsque l'animal a mangé.

Le surlendemain, l'animal paraît bien portant. Deux jours après, il y a un amaigrissement notable, bien que l'animal continue à manger. L'urine est très-limpide, d'un jaune clair; elle exhale une forte odeur, non fétide toutefois. Pas d'albumine, pas de sucre. Urée en quantité considérable; l'urine traitée par l'acide nitrique se prend en masse (nitrate d'urée).

L'animal est empoisonné par de la digitaline neuf jours après l'opération : il était alors en voie de complète guérison. La plaie abdominale commence à se cicatriser. Pas de péritonite; un peu d'adhérence cependant du grand épiploon à la paroi abdominale. Le tissu cellulaire qui entoure les vaisseaux rénaux paraît très-légèrement épaissi. Le rein gauche est un peu plus petit que le droit; sa capsule est un peu plus vascularisée; mais, sauf ces modifications peu apparentes en somme, il n'y a dans le rein aucune altération reconnaissable : il n'y a ni changement de couleur, ni changement de consistance, ni affaissement d'une région quelconque de l'organe. On divise les deux reins, chacun en deux moitiés, du bord convexe vers le hile : on constate, sur les coupes, que la substance rénale est peut-être un peu plus pâle dans le rein droit que dans le rein gauche. On examine l'urine retirée de la vessie après la mort; il n'y a ni albumine, ni sucre. On y trouve de la matière chromogène biliaire, verdissant par l'acide azotique; il y a beaucoup d'urée : pas de globules sanguins.

M. Cl. Bernard (1) a fait sur les nerfs rénaux des expériences dont voici les résultats principaux :

Sur un lapin, la section des nerfs rénaux du côté gauche ne fut pas suivie d'un changement de coloration du sang de la veine rénale correspondante. Le sang y resta rouge. La galvanisation de ces nerfs ne changea guère non plus la teinte du sang veineux; mais il y eut suspension de l'écoulement d'urine pendant tout le temps que dura la galvanisation (un tube était placé dans l'uretère). La section des nerfs rénaux avait rendu le tissu du rein rutilant, et ce tissu était animé de battements. Lorsque l'animal faisait des efforts, l'urine coulait plus abondamment que dans l'état de repos.

Dans une autre expérience, faite sur un chien, la section

(1) Cl. Bernard, *Leçons sur les liquides de l'organisme*, t. II, p. 162 et suiv.

des nerfs rénaux avait eu pour conséquence l'écoulement d'une urine sanguinolente par l'uretère du côté correspondant.

Les expériences que j'ai faites confirment en partie celles de M. Cl. Bernard. Après la section des nerfs rénaux, sur des chiens, j'ai vu le tissu du rein correspondant devenir plus rouge que celui du rein du côté opposé. Lorsque j'électrisais ces nerfs, le tissu du rein pâlissait d'une façon considérable; mais en même temps l'artère et la veine rénales subissaient une diminution de calibre de plus de moitié. Il était assez difficile, dans les conditions où j'opérais, de déterminer si cette réduction de diamètre était due à une constriction des petits vaisseaux du rein, ou à une action plus ou moins directe des courants électriques sur l'artère et la veine rénales, à cause de leur proximité des nerfs sur lesquels portaient les excitateurs.

M. Cl. Bernard (1) a publié aussi des résultats expérimentaux, relatifs à l'influence des splanchniques sur les reins.

Sur un chien, dans l'uretère gauche duquel un tube avait été placé, il avait coupé le grand nerf splanchnique du côté correspondant, et il constata que l'urine, qui ne coulait pas auparavant, commença à sortir du tube; mais elle présentait une couleur sanguinolente. La galvanisation du bout périphérique du nerf splanchnique (c'est-à-dire du bout en communication avec le plexus solaire) déterminait une vive douleur; l'animal faisait des efforts et l'urine cessait de couler. Cet arrêt de l'écoulement urinaire était bien dû à l'électrisation du nerf, et non aux efforts que faisait l'animal, car en provoquant des efforts,

---

(1) Cl. Bernard, *loc. cit.*, p. 168 et suiv.

sans galvaniser le nerf, non-seulement il n'y avait pas d'arrêt de l'écoulement d'urine, mais encore cet écoulement augmentait.

Sur un lapin, M. Cl. Bernard ouvrit l'abdomen et introduisit un tube dans l'uretère gauche. Le rein et la veine étaient rouges ; il n'y avait pas d'écoulement d'urine. La section du grand splanchnique gauche fit diminuer la veine rénale de diamètre, et, en même temps, le sang y devint noir. La même opération, faite sur le grand splanchnique du côté droit, fut suivie de la même modification de la veine et du sang veineux du côté correspondant.

Je vous citerai enfin quelques expériences de M. Cl. Bernard, sur les relations physiologiques qui peuvent exister entre les nerfs pneumogastriques et les reins. Chez les chiens, la galvanisation de ces nerfs n'a paru avoir aucune action, ni sur la circulation des reins, ni sur la sécrétion urinaire. Chez des lapins, les résultats furent différents. La galvanisation des nerfs pneumogastriques, faite à peu près au niveau du cardia, eut pour conséquence immédiate le changement de couleur du sang de la veine rénale. Ce sang était devenu noir, à la suite de la section du nerf grand splanchnique ; il reprenait une teinte rouge lorsqu'on galvanisait le nerf pneumogastrique du côté correspondant, et, en même temps, la veine se gonflait notablement (1).

Dans les expériences que j'ai faites sur les nerfs pneumogastriques du lapin, je n'ai pas réussi à voir ces effets, que je viens de vous indiquer d'après M. Cl. Bernard.

Il n'en est pas de même pour les nerfs splanchniques. Non-seulement j'ai observé des effets analogues à ceux que signale M. Cl. Bernard, mais je crois que les résultats que

---

(1) Cl. Bernard, *loc. cit.*, p. 171.

j'ai obtenus offrent un caractère tout à fait satisfaisant de netteté et de constance. Avant de vous les exposer, je dois vous dire quelques mots d'expériences faites dans ces dernières années, en Allemagne, sur le même sujet.

M. Eckhard (1), dans une livraison récente de ses *Contributions à l'anatomie et à la physiologie*, rappelle qu'il a fait remarquer, depuis longtemps, que l'hydrurie unilatérale, provoquée par la section d'un nerf splanchnique, paraît avoir les caractères d'un résultat de paralysie. Cette hydrurie diffère de celle qui est provoquée, en même temps qu'une glycosurie plus ou moins prononcée, par la piqûre du plancher du quatrième ventricule. Dans ce dernier cas, il s'agit vraisemblablement, au contraire, d'après M. Eckhard, d'un effet d'irritation rénale, et cet effet, loin de durer sans diminution notable, comme le précédent, est passager et disparaît au bout de quelques heures ou de quelques jours.

M. Knoll (2) a constaté aussi qu'après la section d'un des nerfs splanchniques, la quantité d'urine sécrétée par le rein correspondant augmente notablement. Mais le poids spécifique de l'urine recueillie dans ces conditions ne diminue pas d'une façon proportionnelle à l'accroissement de la quantité du liquide sécrété. La diminution de la densité de l'urine est relativement faible. L'analyse de l'urine démontre qu'en réalité, la somme des matériaux solides de l'urine, et en particulier de l'urée, augmente dans le fluide qui provient, dans un temps donné, du rein correspondant au nerf splanchnique coupé : cette augmentation est d'autant plus forte que la quantité d'urine est plus grande.

---

(1) Eckhard (Beiträge zur Anatomie und Physiologie, 1873, p. 22).
(2) Knoll (Eckhard's Beiträge, VI, Heft I, p. 44).

M. Knoll a vu cette urine contenir de l'albumine; parfois elle devient alcaline. Mais il n'attribue pas l'albuminurie à la section des nerfs splanchniques, car elle s'est produite quelquefois dans le cours de l'opération, avant qu'on eût pratiqué cette section.

J'ai fait, sur des lapins et des chiens, des expériences relatives à l'influence des nerfs splanchniques sur la circulation des reins et la sécrétion effectuée par ces organes. Je puis même vous montrer les résultats d'une expérience de ce genre sur un lapin. Quelques instants avant la leçon, j'ai coupé sur ce lapin le nerf grand splanchnique gauche, à 2 centimètres au-dessus de la capsule surrénale. La plaie abdominale a été fermée par quelques points de suture. On vient d'enlever ces points de suture, vous pourrez voir, après la fin de la leçon, en vous approchant de la table, que le rein gauche est plus rouge (coloration un peu carminée) que le rein droit (couleur chamois) : le sang de la veine rénale gauche est manifestement plus rouge que celui de la veine rénale droite.

Chez le chien, l'expérience donne des résultats tout aussi nets. Lorsqu'on a coupé le nerf splanchnique gauche, à 2 centimètres environ au-dessus et en dehors de la capsule surrénale, il se produit une congestion très-évidente du rein correspondant, et la différence entre les deux reins devient bien plus marquée au bout de quelques minutes. Le rein gauche est plus rouge que le rein droit ; il est gonflé, rénitent, et comme comprimé dans sa capsule. La capsule elle-même est plus injectée de sang que dans l'état normal. Si l'on électrise le bout périphérique du nerf, on détermine, comme nous l'avons dit, des cris de douleur et une agitation comme convulsive, si l'animal n'est pas curarisé. Si l'animal est curarisé, il n'y a naturellement aucune de ces manifestations de douleur, et les modifications qui ont lieu dans le rein sont plus faciles à étudier. Au bout de quelques instants après le début de l'électrisation (courants induits interrompus), le rein pâlit peu à peu ; puis la pâleur se prononce progressivement de plus en plus et elle devient de la plus grande évidence. Si l'on cesse l'électrisation, le rein conserve pendant quelques moments sa coloration pâle, chamois, puis on voit reparaître la teinte rouge à la surface du rein, comme une poussée d'injection venue des profondeurs de l'organe. La rougeur se montre d'abord par plaques irrégulières, plus ou moins larges, qui se réunissent bientôt en une teinte de congestion uniforme.

On peut répéter l'expérience plusieurs fois de suite, en attendant, pour chaque reprise de faradisation, que la congestion vaso-paralytique ait atteint toute son intensité, et chaque fois les mêmes effets de pâleur du tissu rénal se reproduiront. On peut rendre ces effets encore plus frappants, en décortiquant le rein (exp. I).

En même temps que le rein pâlit, on voit le calibre de la veine diminuer notablement, et le sang qui y est contenu, vu par transparence, prend une teinte beaucoup plus sombre qu'auparavant. Lorsque le rein s'injecte de nouveau, après qu'on a cessé la faradisation, la veine s'élargit, se gonfle, et le sang qu'elle contient redevient rouge clair. Quand on examine, lors de la nécropsie, les reins d'un chien ainsi opéré, si la mort a lieu trois ou quatre heures après la section du nerf splanchnique gauche, l'incision du rein gauche donne lieu à un écoulement sanguin bien plus abondant que l'incision du rein droit.

Lorsque le nerf splanchnique gauche est coupé, si l'on a introduit et fixé un tube dans chacun des uretères, on voit que la quantité d'urine qui provient du rein gauche est plus considérable que celle qui provient du rein droit. En outre, l'urine sécrétée par le rein gauche (et celle-là seulement) peut devenir fortement albumineuse (exp. III). L'examen microscopique n'y fait alors constater ni cylindres hyalins, ni épithélium des tubules rénaux, ni globules sanguins. Je n'y ai trouvé que des granulations graisseuses, lesquelles sont au nombre des substances contenues, à l'état normal, dans l'urine du chien : elles ont probablement pour point de départ les tubules de la substance corticale, dont un certain nombre présente constamment, chez cet animal, un état granulo-graisseux.

Je n'ai pas besoin d'ajouter que ces faits expérimentaux s'observent tout aussi bien lorsque l'expérience est faite sur les nerfs du rein droit, que lorsqu'elle est pratiquée sur ceux du rein gauche. Seulement nous avons fait la plupart de nos expériences sur le nerf splanchnique gauche, parce que l'opération est plus facile de ce côté que de l'autre.

J'ai cherché si l'électrisation des nerfs pneumogastriques aurait, chez le chien, une influence sur l'état de la circulation dans les reins et sur la sécrétion urinaire. Sur un chien curarisé, on a introduit un tube dans l'uretère du côté gauche, puis on a faradisé successivement l'un et l'autre pneumogastriques : il ne s'est produit aucune modification de l'écoulement de l'urine par le tube, et la coloration du rein gauche n'a pas changé. Je vous ai dit que M. Cl. Bernard avait déjà constaté ces résultats négatifs, dans ses expériences relatives à l'action des nerfs pneumogastriques sur les reins du chien. On a aussi voulu voir si l'électrisation du bout central d'un des nerfs sciatiques déterminerait, par action réflexe, quelque effet sur les reins et sur leur travail fonctionnel. Il n'y a eu aucune modification de la circulation rénale, ni de la sécrétion urinaire.

Ainsi donc, la section du nerf grand splanchnique, chez le chien, produit une forte congestion vaso-paralytique du rein correspondant, avec polyurie, et albuminurie. Il peut y avoir même quelquefois (expériences de M. Cl. Bernard) passage de globules sanguins dans l'urine. Mais retenez bien le résultat expérimental que nous avons observé, à savoir : la production d'une albuminurie sans hématurie, sous l'influence d'une lésion des nerfs destinés au rein : c'est là un résultat intéressant qui me paraît bien dû, quoi qu'en dise M. Knoll, à la section du nerf splanchnique, et qui montre la possibilité d'une albuminurie par troubles de l'innervation vaso-motrice du rein, sans altérations réelles du tissu rénal.

D'autre part, l'électrisation du splanchnique détermine un arrêt de la sécrétion urinaire, avec pâleur du rein, constriction des vaisseaux, changement de la coloration du sang dans la veine rénale, etc.

Les nerfs splanchniques contiennent donc une partie, au moins, des nerfs vaso-constricteurs des reins. C'est probablement par l'intermédiaire de ces nerfs que se produit la diminution de la sécrétion urinaire, allant parfois jusqu'à l'anurie, dans les cas de colique néphrétique. On peut admettre, — et c'est le mécanisme indiqué par M. Brown-Séquard, — que sous l'influence d'une excitation vive, produite par des calculs sur la membrane interne des calices, du bassinet ou des uretères, une action réflexe vaso-motrice a lieu par les fibres vaso-constrictives contenues dans le nerf grand splanchnique et destinées au rein. Les vaisseaux du rein se resserrent, la circulation y devient beaucoup moins active, et la sécrétion urinaire peut, par suite, diminuer notablement, ou même se suspendre complétement.

QUINZIÈME LEÇON.

Influence des nerfs vaso-moteurs sur les reins et sur la sécrétion urinaire (suite). — Mécanisme de leur intervention dans la production de la polyurie nerveuse, de l'albuminurie, de l'anurie des hystériques, etc. — Nerfs vaso-moteurs du foie. — Leur influence sur la sécrétion de la bile.

Nous avons vu que les nerfs splanchniques contiennent une grande partie, au moins, des fibres vaso-constrictives du rein ; quant aux fibres vaso-dilatatrices, qui existent là comme ailleurs, on connaît beaucoup moins bien leur provenance. M. Cl. Bernard, ainsi que je vous l'ai dit, a remarqué qu'en coupant le nerf pneumogastrique sur un lapin, au-dessus du diaphragme, et en électrisant son bout périphérique, on obtenait une augmentation de la sécrétion urinaire : il constatait en même temps que la veine rénale se gonflait et que le sang, qui revenait par cette veine, était plus rouge qu'à l'état normal. Si cette expérience était suivie des mêmes effets chez tous les mammifères, on pourrait évidemment en tirer la preuve que les nerfs pneumogastriques contiennent, à l'endroit où on les excite, des fibres vaso-dilatatrices destinées au rein. Mais il n'en est pas ainsi, et, même chez le lapin, le résultat est loin d'être toujours tel qu'il a été indiqué par M. Cl. Bernard. J'ai faradisé sur le lapin, avec des courants de moyenne et de très-forte intensité, le nerf pneumogastrique, au niveau de la partie inférieure de l'œsophage, au-dessus du point où il se dirige vers le plexus solaire. L'animal n'étant pas curarisé, et son rein gauche étant mis à découvert sans avoir subi la moindre violence, je n'ai pas vu, et les personnes qui assistaient à l'expérience n'ont pas vu, plus que moi, le moindre changement se produire, soit dans le volume et la coloration du rein, soit dans le calibre de la veine rénale, soit dans la teinte du sang qu'elle contenait. Les essais ont été répétés à plusieurs reprises et le résultat a toujours été négatif.

Et cependant le nerf pneumogastrique n'avait pas été altéré par les manœuvres de la préparation ; car la faradisation du bout périphérique de ce nerf, qui n'avait aucune influence appréciable sur le rein, provoquait des mouvements considérables de l'intestin grêle, mouvements que l'on pouvait suspendre en faradisant le bout périphérique du nerf splanchnique gauche. On pouvait ainsi, à volonté, ranimer les mouvements intestinaux et les arrêter.

Quant aux expériences faites sur le chien, elles ne montrent aucune action des nerfs pneumogastriques sur les reins. J'ai toujours constaté, en effet, — et je vous l'ai dit aussi, — que la section des nerfs pneumogastriques, ou l'électrisation de ces nerfs, n'exerce, chez cet animal, aucune influence reconnaissable sur la circulation rénale ou sur la sécrétion urinaire.

Ainsi donc, les nerfs pneumogastriques, même au-dessous du diaphragme, ne paraissent contenir, chez le chien, ni des fibres nerveuses vaso-motrices agissant sur la circulation rénale, ni des fibres nerveuses excito-sécrétoires ayant une influence directe sur le travail physiologique des éléments sécréteurs du rein.

Les fibres vaso-dilatatrices sont vraisemblablement contenues dans les nerfs splanchniques comme les fibres vaso-constrictives, mais elles y sont, sans doute, en moins grande quantité. S'il en est ainsi, on peut comprendre facilement comment l'électrisation du bout périphérique d'un nerf splanchnique coupé, bien que portant son action sur les deux ordres de fibres qui y sont contenues, détermine cependant une anémie du rein.

Ce serait pour le rein une disposition analogue à celle qui existe pour l'intestin. Les splanchniques contiennent indubitablement les fibres vaso-dilatatrices destinées à cet organe, puisque c'est par eux, comme nous l'avons vu, que se produit la dilatation des vaisseaux de l'intestin, qui résulte de la mise en activité du nerf dépresseur de Ludwig et Cyon. Vous savez, en effet, qu'après la section des splanchniques, on ne peut plus provoquer cette dilatation vasculaire en excitant le bout central du nerf dépresseur coupé. Bien que ces données expérimentales démontrent, à n'en pas douter, la présence de fibres vaso-dilatatrices intestinales dans les splanchniques, il n'en est pas moins vrai qu'en agissant sur les splanchniques eux-mêmes, on obtient des effets tout différents. La section de ces nerfs détermine la dilatation des vaisseaux intestinaux, l'électrisation de leur bout périphérique produit la constriction de ces mêmes vaisseaux. Cela tient à ce que les nerfs splanchniques contiennent des fibres nerveuses vaso-dilatatrices de l'intestin, en même temps que des fibres vaso-constrictives. Or, le nombre de ces dernières l'emporte tellement sur celui des fibres vaso-dilatatrices, que, quand on agit directement sur les nerfs splanchniques, ce sont des phénomènes de constriction vasculaire que l'on obtient.

Il est tout naturel de penser que la section de la partie supérieure du cordon fondamental du grand sympathique dans le thorax, au-dessus du point d'où se détachent les splanchniques, présente une influence analogue à celle que nous avons reconnue dans ces nerfs ; car, dans cette région, ce cordon contient, en tout ou en partie, suivant le point où l'on fait la section, les fibres nerveuses destinées à former le nerf grand splanchnique. L'expérience donne bien, d'ailleurs, ce que l'anatomie permettait de prévoir. Si l'on coupe ou si l'on électrise le cordon sympathique thoracique, au-dessus de l'endroit d'où naissent les filets nerveux qui constituent les splanchniques, on obtient les mêmes phénomènes qu'en agissant directement sur les splanchniques.

D'après M. Eckhard, on produit encore un certain effet sur les reins, en agissant, non plus sur le sympathique lui-même, mais sur l'un ou l'autre des deux ganglions thoraciques supérieurs, ou sur le ganglion cervical inférieur. On pourrait provoquer ainsi, d'après lui, en coupant ou en irritant ces ganglions, une polyurie plus ou moins abondante, soit seule, soit liée à de la glycosurie. On observerait des effets tout semblables, en coupant ou en irritant, dans le canal rachidien, les racines du dernier nerf cervical ou du premier nerf thoracique.

Vous voyez que toutes ces expériences concourent à montrer que c'est par l'intermédiaire du sympathique que les centres nerveux cérébro-spinaux agissent sur la circulation et les fonctions des reins.

Quelle est la portion de ces centres cérébro-spinaux qui exerce, d'une façon toute particulière, une influence sur les reins ? C'est une question intéressante qu'il nous faut aborder maintenant.

Nous pouvons localiser ce pouvoir dans le bulbe rachidien, et cette notion, nous la devons aux expériences de M. Cl. Bernard.

M. Cl. Bernard a montré que certaines lésions, les piqûres, par exemple, du plancher du quatrième ventricule, en quelques-uns de ses points, peuvent déterminer de la polyurie *simple*. On sait maintenant, grâce à ses recherches, que les lésions portant sur ce plancher, au milieu de l'espace qui sépare l'origine des nerfs pneumogastriques de celle des nerfs auditifs, donnent lieu, en même temps, à de la polyurie et à de la glycosurie.

Lorsque les lésions expérimentales sont faites immédiatement en arrière de l'origine des nerfs auditifs, on observe la polyurie simple. Si le plancher ventriculaire est lésé en avant de l'origine des nerfs acoustiques, la polyurie et la glycosurie sont moins marquées, mais il y a souvent production d'un certain degré d'albuminurie (1).

Les résultats ne sont peut-être pas toujours aussi distincts que M. Cl. Bernard l'indique ; mais il est incontestable que la polyurie sucrée ou non sucrée peut être obtenue par des lésions expérimentales du plancher du quatrième ventricule.

Non-seulement M. Cl. Bernard a vu se produire, sous l'influence des lésions du plancher du quatrième ventricule, soit de l'albuminurie, soit de la glycosurie, soit de la polyurie, et quelquefois deux de ces modifications, ou même toutes les trois à la fois ; mais encore il a signalé d'autres changements très-importants de l'urine dans ces conditions. L'urine des lapins peut devenir claire et acide, tandis qu'elle est d'ordinaire trouble (2) et plus ou moins

---

(1) Cl. Bernard, *Leçons sur la physiologie et la pathologie du système nerveux*, t. I, p. 398.

(2) L'état trouble de l'urine, chez les lapins, est dû, comme on le sait, à la présence d'une multitude de petites granulations de carbonate de chaux. Ces granulations, qui offrent l'aspect de granulations graisseuses, ne sont pas libres, pour la plupart. Elles sont contenues dans des cylindres, plus ou moins

MÉCANISME DE LA PRODUCTION DE LA POLYURIE.

alcaline à l'état normal; il peut s'y montrer des phosphates qui, chez ces animaux non opérés, n'existent pas en quantité facilement reconnaissable.

Mais laissons de côté pour le moment ces faits intéressants, pour fixer notre attention sur la polyurie observée dans ces expériences. Il est probable qu'elle est due à l'action associée de deux troubles morbides : d'une part, à une excitation des fibres vaso-dilatatrices des reins et, d'autre part, à une irritation des nerfs sécréteurs de ces organes.

Toutes les lésions qui produisent la polyurie chez l'homme, en intéressant son système nerveux d'une façon quelconque, agissent vraisemblablement sur les reins, à l'aide d'un arc réflexe qui passe par ce point des centres nerveux;

---

longs, d'une substance transparente, de consistance comme muqueuse, et que l'urine jumenteuse de ces animaux renferme en quantité innombrable. Ces cylindres ont un diamètre varié, mais ne dépassent jamais celui des tubules rénaux. Ils proviennent évidemment de ces tubules. Ils n'ont pas la consistance ni les autres caractères des cylindres hyalins de l'urine de l'homme sain ou malade; mais ils les rappellent par plusieurs de leurs caractères (forme, longueur, diamètre). L'acide acétique fait disparaître les cylindres dont il s'agit, en même temps que les granulations qu'ils contiennent ou qui parsèment leur surface. Il n'y a pas d'effervescence manifeste sur le porte-objet. Au contraire, il y a une effervescence considérable, par l'addition d'une gouttelette d'acide sulfurique, et les cylindres transparents disparaissent aussi : on voit se former, presque aussitôt, de nombreux cristaux de sulfate de chaux. Les cylindres se colorent par la solution neutre de fuchsine. J'ai cherché à reconnaître la région des reins où se forment ces cylindres. La comparaison de préparations de la substance corticale et de la substance médullaire des reins m'a convaincu qu'ils prennent naissance dans la substance médullaire. On ne trouve pas, en effet, ces cylindres chargés de granulations calcaires dans les préparations faites par le grattage de la substance corticale, tandis qu'on en constate immédiatement, et en grand nombre, dans les préparations faites de même avec la substance médullaire, ou bien dans celles que l'on obtient, en pressant cette substance de façon à exprimer un peu de liquide par les pores des cônes terminaux. On trouve, dans le liquide ainsi obtenu, des tubes épithéliaux détachés par la pression, et de très-nombreux cylindres transparents, chargés de granulations calcaires.

peut-être en est-il ainsi, même lorsque ces lésions siègent dans la moelle épinière. Il en était ainsi probablement chez un malade dont Stanley a rapporté l'observation (1). Chez cet homme, il s'était produit une fracture, avec déplacement des cinquième et sixième vertèbres dorsales, et avec division complète de la moelle en ce point. On observa une polyurie très-prononcée et un état ammoniacal de l'urine, le cinquième jour ; et ces modifications de l'urine durèrent jusqu'à la mort, qui eut lieu le vingt-sixième jour.

Il me semble que la polyurie (je ne parle pas de l'état ammoniacal, suite de la paralysie de la vessie) ne peut pas être attribuée, sans quelques réserves, dans ce cas, à la division transversale complète de la moelle, et à la paralysie de toutes les parties recevant leurs nerfs de la région de la moelle, située au-dessous du lieu de cette solution de continuité. Il est bien possible, en effet, que la sécrétion rénale ait reçu une excitation réflexe, ayant pour point de départ l'irritation produite par les fragments sur la région de la moelle, située au-dessus de la lésion : cette excitation aurait été transmise jusqu'au bulbe rachidien, et serait revenue vers les reins, en passant par le grand sympathique, ou, d'une façon plus précise, par les nerfs grands splanchniques.

Il n'est pas impossible que la plupart des causes traumatiques de polyurie agissent par un mécanisme du même genre.

M. Lancereaux, dans sa Thèse d'agrégation sur la polyurie, a rassemblé tous les cas connus de polyurie trauma-

---

(1) Stanley, *Du rapport qui existe entre l'inflammation des reins et les désordres fonctionnels de la moelle épinière et de ses nerfs.* (Arch. gén. de méd., 2ᵉ série, t. V, p. 101. Traduct. de Richelot, 1834. — Citation de Longet. Traité de physiologie, t. II, p. 351.)

tique, et l'on voit que le siége de la lésion qui est la cause de ce symptôme peut être très-varié.

Ce sont des contusions sur la région du foie, des reins ; par exemple : il est incontestable que l'on ne peut se rendre compte de la polyurie survenue dans cas, qu'en admettant que, de l'endroit où a eu lieu la contusion, est partie une irritation qui a passé par le centre bulbaire et s'est réfléchie vers les reins. Dans quelques circonstances, le chemin parcouru par l'irritation qui a déterminé la polyurie n'est pas aussi compliqué ; tels sont les cas de chutes violentes, qui déterminent une succussion telle de l'individu, que l'on peut fort bien admettre une irritation directe de la moelle allongée. Tels sont aussi les cas de chocs violents sur la tête, qui se transmettent presque directement au bulbe rachidien.

On a encore vu la polyurie se déclarer à la suite d'altérations du plancher du quatrième ventricule ou de son voisinage. Ainsi des tumeurs, soit du cervelet, soit des tubercules quadrijumeaux, soit du plancher du quatrième ventricule lui-même, ont pu déterminer de la polyurie, accompagnée ordinairement de glycosurie.

M. Hayem a observé récemment deux cas de polyurie très-abondante, coïncidant avec une altération de la surface du plancher du quatrième ventricule. Cette altération consistait en une dégénérescence gélatiniforme de l'épendyme du quatrième ventricule et des tissus sous-jacents, s'étendant à une profondeur de 2 millimètres environ. On pouvait constater, à l'œil nu, sur des coupes faites dans le bulbe, une fois les pièces durcies, que les parties altérées se coloraient plus vivement que les autres, sous l'influence du carmin, ce qui tenait à ce que ces parties altérées offraient une hyperplasie du tissu connectif.

On a constaté encore des cas de polyurie à la suite d'une hémorrhagie de la protubérance et du bulbe.

M. Liouville a bien voulu me remettre l'encéphale d'un individu mort, en huit heures environ, d'une attaque d'apoplexie. Cet homme avait été trouvé sans connaissance dans la rue et avait été apporté à l'hôpital, sans qu'on ait pu donner un renseignement quelconque sur son compte. Lorsque M. Liouville le vit, il était dans la stupeur apoplectique, avec résolution des quatre membres. La vessie était pleine d'urine que l'on retira à l'aide d'une sonde, et qui contenait de l'albumine et du sucre; peu d'heures après, on constata de nouveau dans la vessie une accumulation d'urine présentant les mêmes caractères que la première.

A l'autopsie, on trouva une hémorrhagie dans l'hémisphère cérébral droit, et de petits foyers apoplectiques sous le plancher du quatrième ventricule : je vous fais passer les pièces et les dessins relatifs à cette observation, qui a, du reste, déjà été présentée à la Société de biologie (1). Ce fait est intéressant et instructif, bien que l'on n'ait pu avoir de renseignements sur le malade, qui ne paraissait pas être alcoolique. Cet homme était-il diabétique auparavant? On n'a pu en rien savoir. Mais il faut considérer que les lésions qu'on a trouvées suffisaient pour expliquer les phénomènes observés pendant la vie. C'est du reste l'existence de ces phénomènes, chez un homme frappé d'apoplexie, qui a conduit M. Liouville à porter le diagnostic : lésion probable du plancher du quatrième ventricule.

Dans tous les cas pathologiques dont il vient d'être question, il se produit évidemment des modifications dans la circulation rénale, modifications qui doivent être analogues

---

(1) Liouville (Comptes rendus de la Soc. de biologie, 1873, p. 185).

à celles que je vous ai indiquées, lorsque je vous ai parlé de ce qui a lieu sous l'influence de la section des splanchniques, puisque cette section suffit pour déterminer de la polyurie et de l'albuminurie. On conçoit même qu'il pourrait se produire de l'hématurie rénale, si la congestion du rein était poussée au delà d'un certain degré : c'est, en effet, là encore un des résultats possibles de la section des nerfs splanchniques, comme nous l'avons vu. L'hématurie n'a pas été observée, que je sache, à un degré considérable, dans les cas de lésions expérimentales des diverses régions de l'isthme encéphalique, ou dans des cas de lésions traumatiques ou d'altérations pathologiques de ces régions. Il n'en est pas de même de l'albuminurie. Nous avons déjà mentionné les résultats obtenus par M. Cl. Bernard, à la suite de la piqûre d'un certain point du plancher du quatrième ventricule. Or l'albuminurie se produit souvent chez les animaux, qui ont subi des lésions de la moelle épinière ou des parties excitables de l'encéphale.

M. Schiff a signalé depuis longtemps ce phénomène morbide comme conséquence de ces lésions (1). Les blessures expérimentales des pédoncules cérébraux, chez le lapin, modifieraient, d'après lui, l'urine : elle deviendrait acide, d'alcaline qu'elle était auparavant, et contiendrait de l'albumine. Longet, qui cite ce résultat, dit qu'il l'a constaté aussi après des lésions très-diverses du système nerveux, et, en particulier, après la section intra-crânienne du nerf trijumeau. J'ai eu moi-même, nombre de fois, l'occasion de voir le même fait, comme d'ailleurs tous les physiologistes. J'en ai dit quelques mots dans un

---

(1) M. Schiff, *De vi baseos encephali*, 1845.

travail que j'ai publié sur les lésions du plancher du quatrième ventricule (1).

Je dois vous rappeler aussi que l'on a fait jouer un rôle important aux nerfs vaso-moteurs des reins dans la pathogénie de l'albuminurie, et dans celle de l'hématurie, qui se montre soit au début seulement, soit pendant une certaine période de la durée de cette modification de l'urine. C'est ainsi, par exemple, que divers pathologistes ont expliqué le mécanisme de l'action du froid sur la production de la maladie de Bright. L'excitation des extrémités des nerfs cutanés par le froid déterminerait, dans cette hypothèse, une action réflexe, par l'intermédiaire des centres nerveux, sur les nerfs vaso-moteurs des reins, action qui paralyserait les fibres vaso-constrictives ou irriterait les fibres vaso-dilatatrices, et aurait, en définitive, pour conséquence, une congestion des reins, avec transsudation albumineuse accompagnée, ou non, de diapédèse des globules rouges sanguins. Pour les partisans de cette hypothèse, la lésion de la néphrite parenchymateuse serait secondaire, consécutive, produite par le trouble de la sécrétion urinaire. Pour d'autres pathologistes, ce serait, au contraire, la lésion des cellules sécrétantes du rein qui serait le fait primitif, et cette lésion serait engendrée aussi, suivant certains d'entre eux, par une irritation réflexe de ces cellules. Puis, l'irritation du tissu du rein donnerait lieu à des actions vaso-motrices réflexes, produisant la congestion rénale avec ses suites : albuminurie avec ou sans néphrorrhagie, etc. Ce sont là des hypothèses dont il est difficile, pour le moment, de vérifier la justesse.

(1) Vulpian, *Recherches expérimentales relatives aux effets des lésions du plancher du quatrième ventricule, et spécialement à l'influence de ces lésions sur le nerf facial* (Mém. de la Société de biologie, 1861, p. 259. Voy. p. 322).

Les centres nerveux, soit directement, soit par action réflexe, exercent incontestablement une influence puissante sur les nerfs vaso-moteurs des reins. Mais il y a une autre influence qu'ils peuvent exercer aussi : ils peuvent agir sans doute sur le travail physiologique des reins par l'intermédiaire des nerfs sécréteurs de ces organes, nerfs dont nous ne pouvons que soupçonner l'existence, sans pouvoir la démontrer. Il faut espérer que des recherches persévérantes parviendront bientôt à combler cette lacune de nos connaissances sur l'innervation des reins.

Nous retrouverons d'ailleurs la polyurie, lorsque nous parlerons de l'influence du système nerveux sur la production de la glycosurie, et j'aurai là l'occasion d'ajouter quelques détails à ceux que je viens de vous donner.

L'action des nerfs vaso-moteurs du rein permet d'expliquer encore le mécanisme d'autres accidents morbides.

Je vous ai déjà dit quelques mots de ce qui se passe sous l'influence des calculs rénaux. Nous avons vu que les calculs, qu'ils siégent dans les calices ou dans le bassinet, ou même dans l'uretère, peuvent déterminer une suspension de la sécrétion urinaire. Et, chose remarquable, cet arrêt de la sécrétion peut avoir lieu dans les deux reins, lorsqu'un seul des deux organes contient un ou plusieurs calculs : ce qui le prouve, c'est que l'on peut observer alors une anurie complète.

Cet arrêt de la sécrétion urinaire ne peut s'expliquer que par un phénomène d'action réflexe. On peut admettre : ou bien une action réflexe, modifiant les cellules rénales qui sécrètent l'urine, et déterminant une suspension plus ou moins durable de leur activité ; ou bien une excitation réflexe des fibres vaso-constrictives des reins, avec effacement plus ou moins complet des vaisseaux et interruption du travail physiologique de ces organes. Quelque secondaire que puisse être ce dernier mécanisme, on ne peut guère douter qu'il n'entre en jeu dans cette conjoncture. Il se produit sans doute, par mécanisme réflexe, un effet semblable à celui que nous avons obtenu directement, en faradisant le bout périphérique du nerf splanchnique coupé. L'irritation centripète, qui provoque cette action réflexe, portant sur les cellules du tissu rénal et sur les vaisseaux de ce tissu, peut se borner à exciter la région ganglionnaire du sympathique et la région de la moelle épinière, qui donnent naissance aux fibres nerveuses sécrétoires et vaso-constrictives du rein affecté : ou bien, si l'irritation est très-vive, elle peut ne pas se borner là ; elle peut se propager aux parties homologues des centres nerveux d'où émanent les fibres sécrétoires et vaso-constrictives destinées à l'autre rein, et déterminer, dans cet organe, les mêmes effets que dans celui dont les voies d'excrétion contiennent un ou plusieurs calculs.

J'ai voulu voir s'il ne serait pas possible de provoquer au moins des effets vasculaires de ce genre, en électrisant l'intérieur d'un uretère; en introduisant, par exemple, l'un des électrodes dans l'intérieur du canal et en plaçant l'autre sur sa paroi extérieure. J'avais pensé qu'en agissant de la sorte, j'obtiendrais peut-être une contraction réflexe des vaisseaux du rein correspondant, mais je dois dire que les deux ou trois essais que j'ai faits ne m'ont pas réussi. Je n'en ai pas du reste été très-étonné, car il y a une différence considérable entre une excitation, faite à l'aide d'un courant électrique, et celle que peut produire un calcul ; il n'y a pas de comparaison à faire entre ces deux agents d'irritation, et c'est par là que j'explique l'insuccès de mes tentatives.

Ce qui se passe, lorsqu'il y a des calculs dans le rein, dans les calices, le bassinet, ou l'uretère, peut se produire dans de simples cas de névralgie rénale, de néphralgie, affection quelque peu hypothétique, qui pourrait, dit-on, donner lieu à tous les accidents des coliques néphrétiques. Il pourrait donc y avoir, dans ces cas, un arrêt de la sécrétion urinaire, et cet arrêt s'expliquerait encore par une excitation réflexe des nerfs sécréteurs et vaso-moteurs des reins.

C'est par un mécanisme du même genre que l'on peut se rendre compte de la production de l'anurie dans certains cas d'hystérie.

M. Charcot a fait une étude très-intéressante de ce phénomène morbide, dans ses Leçons cliniques professées à la Salpêtrière (1). Après avoir rappelé que, pour la plupart des médecins, les cas d'anurie hystérique devraient être considérés comme des faits de simulation, il rapporte une observation fort concluante, qu'il a recueillie dans son service. M. T. Laycock serait, d'après lui, le seul médecin qui ait admis, comme une réalité pathologique, l'existence de la suppression d'urine chez les hystériques. Cette suppression serait ou complète (ischurie ou anurie), ou incomplète (oligurie).

Dans le cas publié par M. Charcot, il y a eu tantôt anurie complète, tantôt oligurie. La femme, chez laquelle ce phénomène morbide a été observé, était affectée d'hystérie

---

(1) J. M. Charcot, *Leçons sur les maladies du système nerveux*, faites à la Salpêtrière, recueillies par M. Bourneville. 1872-1873, p. 245 et suiv.

depuis plusieurs années; et, au moment où l'anurie s'est manifestée, il y avait une contracture des quatre membres, contracture sans période de rémission, ne cessant même pas pendant la nuit. L'anurie a persisté presque complète pendant plusieurs mois. Très-peu de temps après le début de l'anurie survinrent des vomissements abondants, répétés plusieurs fois par jour.

M. Charcot fit recueillir chaque jour toute l'urine excrétée et l'ensemble des matières vomies. Il pria M. Gréhant d'analyser ces matières, ainsi que la petite quantité d'urine obtenue par le cathétérisme. Cette quantité n'avait pas dépassé 5 grammes dans les vingt-quatre heures, pendant plusieurs mois; elle était un peu moins rare au moment où les analyses furent faites.

M. Gréhant constata une certaine quantité ($3^{gr},699$) d'urée dans les vomissements d'une journée de vingt-quatre heures. Ce jour là, on avait obtenu 22 centimètres cubes d'urine qui contenaient $0^{gr},179$ d'urée.

Cette malade avait les quatre membres maintenus dans l'immobilité par une contracture très-intense, et, par conséquent, il n'y avait guère à penser qu'elle pût réussir à tromper le médecin; une surveillance très-attentive avait d'ailleurs été exercée sur elle. Mais il fallait arriver à exclure même la possibilité d'un doute. Il fallait être certain qu'elle n'urinait pas et qu'elle n'avalait pas son urine, ou une autre urine, pour la vomir ensuite; on sait toute l'astuce que peuvent déployer les hystériques pour ourdir une simulation, surtout lorsqu'elles supposent qu'elles pourront ainsi provoquer l'étonnement ou exciter la curiosité chez les personnes qui les entourent, ou encore lorsqu'elles pensent qu'il y a un intérêt quelconque pour elles à agir ainsi. L'anurie s'étant reproduite après une période de rémission des symptômes, M. Charcot conseilla à cette malade de se laisser mettre une camisole de force pendant quelques jours ; elle y consentit : or, pendant qu'elle était ainsi maintenue, les accidents morbides se reproduisirent avec les mêmes caractères que dans la première période d'anurie. M. Charcot cite deux autres cas publiés depuis ses Leçons : l'un, par M. Fernet (Soc. méd. des hôpitaux) ; l'autre, par M. Secouet (Thèse de Paris, avril 1873). Ces deux cas se rapprochent de celui qu'il a fait connaître.

L'anurie passagère est, du reste, un phénomène assez fréquent dans les cas ordinaires d'hystérie ; mais elle ne s'accompagne pas alors de vomissements. On voit souvent, en effet, pendant les attaques d'hystérie, une anurie véritable suivie d'une abondante diurèse.

Les hystériques, qui offrent à la fois de l'anurie plus ou moins complète et des vomissements contenant de l'urée, se trouvent, jusqu'à un certain point, dans les mêmes conditions que les chiens auxquels on a enlevé les deux reins. On sait, depuis les recherches de M. Cl. Bernard, que ces animaux sont bientôt pris de vomissements et que, dans les matières vomies, on trouve du carbonate d'ammoniaque provenant de la décomposition de l'urée. Seulement, chez les animaux néphrotomisés, l'anurie est naturellement complète, et des accidents graves (urémie) ne tardent pas à se déclarer ; tandis que, dans l'anurie hystérique, il y a toujours une faible quantité d'urine excrétée, ce qui empêche probablement l'urémie de se produire. De plus, comme le fait judicieusement remarquer M. Charcot, à propos du cas d'hystérie dont il a donné l'histoire (et il en est de même sans doute dans les cas analogues), il résulte des analyses comparées du sang, de l'urine et des vomissements, qu'il ne se forme que peu d'urée dans ces conditions. Le travail de combustion des matières azotées de l'organisme est très-peu actif, de telle sorte que l'accumulation d'urée, pouvant donner lieu à des accidents, demanderait beaucoup plus de temps qu'il n'en faut chez l'animal néphrotomisé. Et cette accumulation est empêchée d'ailleurs par l'excrétion supplémentaire d'urée, qui a lieu par les vomissements. Chez le chien, auquel on a enlevé les deux reins, la santé ne tarde pas à se troubler, et l'excrétion d'urée, ou de carbonate d'ammoniaque, par les vomissements, se supprime bientôt, ce qui ne se produit pas chez les hystériques atteints d'anurie.

Comment peut-on expliquer l'anurie observée chez les hystériques? Il est évident qu'il s'agit là du résultat d'un trouble morbide de l'appareil nerveux des reins. Or, la physiologie expérimentale nous fournit quelques données utiles pour la détermination du mécanisme de cette anurie. M. Cl. Bernard a vu la sécrétion urinaire cesser pendant une ou deux heures, chez des animaux dont la cavité abdominale avait été ouverte et dans les uretères desquels on avait introduit et fixé des tubes. Tous les physiologistes ont vu des faits de ce genre, dont on peut se rendre compte, en admettant une influence vaso-constrictive exercée par action réflexe sur les reins. Il est possible aussi qu'il se produise, par action réflexe, un trouble fonctionnel des cellules sécrétantes des reins, une sorte d'arrêt de leur travail physiologique.

D'autre part, M. Cl. Bernard (1) a constaté que la sécrétion urinaire était supprimée pendant plusieurs heures chez des lapins, soit à la suite de cautérisations du plan-

---

(1) Cl. Bernard, Leçons sur la physiologie et la pathologie du système nerveux, t. I, p. 450 et suiv.

cher du quatrième ventricule, soit après la section des corps restiformes, soit après la division transversale de la moelle, vers la partie inférieure de la région cervicale. Ces faits nous montrent que les lésions de l'isthme de l'encéphale et de la partie inférieure de la moelle cervicale peuvent déterminer une suspension plus ou moins prolongée de l'excrétion d'urine par les reins. On est en droit d'en tirer cette conséquence : que des troubles fonctionnels de ces parties des centres nerveux peuvent vraisemblablement produire un effet du même genre. Mais il est facile de citer des expériences montrant, d'une façon encore plus nette, l'influence du système nerveux sur la sécrétion urinaire. Si l'on introduit un tube dans le segment rénal des deux uretères, après section de ces deux canaux, à une assez longue distance des reins, et si l'on électrise le bout périphérique d'un des nerfs grands splanchniques, lorsqu'on s'est convaincu que la sécrétion urinaire continue dans les reins, on voit, en même temps que le rein correspondant pâlit, tout écoulement urinaire cesser bientôt de ce côté. Il semble bien qu'il y ait là arrêt de la sécrétion rénale, sous l'influence de l'excitation des nerfs vaso-constricteurs de cet organe et de la diminution de la circulation, qui en est la conséquence. L'anurie des hystériques ne peut-elle pas se produire par un mécanisme plus ou moins analogue à celui-ci? N'est-on pas en droit d'admettre que l'excitation vaso-constrictive des nerfs splanchniques peut durer pendant des jours, des semaines, ou même des mois, puisque l'excitation des nerfs qui se rendent aux muscles de la vie animale, atteints de contracture, peut persister pendant un temps plus long encore?

Il faut ici, d'ailleurs, tenir compte de ce que je disais

tout à l'heure, à propos des données expérimentales relatives à l'action du système nerveux sur la sécrétion urinaire. Il se peut que, chez les hystériques, il y ait encore, soit comme cause adjuvante, soit comme cause principale, un trouble fonctionnel des cellules sécrétantes des reins, déterminé par l'intermédiaire des nerfs sécréteurs de cet organe.

Je termine là ce que je voulais vous dire, pour le moment, de l'influence des nerfs vaso-moteurs des reins sur les fonctions de ces organes. Cette influence entre encore en jeu dans des conditions dont j'aurai sans doute à vous entretenir plus tard. Je veux parler de l'action des médicaments considérés comme diurétiques.

Il est évident, en effet, que l'appareil vaso-moteur doit jouer un rôle considérable dans l'effet de ces médicaments, et je vous citerai, par exemple, l'alcool. L'action diurétique de cette substance est due vraisemblablement, d'abord, à l'excitation directe des éléments rénaux, puis à la dilatation vasculaire réflexe qui en résulte et qui favorise la sécrétion d'une abondante quantité d'urine.

Étudions maintenant les nerfs vaso-moteurs du foie.

Le foie est un organe éminemment vasculaire, plus vasculaire peut-être que le rein, et qui ne saurait être comparé, sous ce rapport, qu'au poumon. Je n'entrerai pas dans les détails de son anatomie que vous devez connaître; je me bornerai à vous rappeler qu'il est constitué par un nombre immense de lobules ou acini, incomplètement séparés les uns des autres, chez l'homme, par une petite quantité de tissu connectif et surtout par les dernières ramifications de la veine porte, de l'artère hépatique, et des canaux biliaires. Vous savez que chaque lobule est formé de trabécules composées de cellules hépatiques juxtaposées : ces trabécules, dont la direction générale est rayonnante, de la périphérie du lobule vers son centre, s'anastomosent les unes avec les autres dans tous les sens, de façon à figurer une sorte de réseau, laissant dans tous ses points d'innombrables espaces aréolaires. Ces espaces sont remplis par un autre réseau qui se trouve, par cela même, enchevêtré dans le précédent. Cet autre réseau, c'est celui des capillaires sanguins qui font communiquer les vaisseaux interlobulaires (veine porte et artère hépatique) avec le vaisseau central, intra-lobulaire (veine sus-hépatique), chargé de conduire le sang provenant du lobule à la veine cave inférieure. Vous savez aussi que, d'après les travaux de MM. Gerlach, Budge, Andrejevié, Mac-Gillavry, Eberth, etc., le lobule hépatique est parcouru encore, dans tous les sens, par un réseau de trajets biliaires capillaires, trajets peut-être revêtus à l'intérieur d'un endothélium (Ch. Legros), et qui sont creusés entre les cellules hépatiques contiguës.

Ces données, que je ne fais que mentionner, nous ont appris que chaque cellule du foie se trouve en rapport direct, par un point ou par un autre de sa surface, avec un vaisseau capillaire sanguin et avec un trajet biliaire capillaire. On voit, par là, que le travail physiologique du foie exige que les cellules hépatiques soient cotoyées immédiatement et alimentées par un courant sanguin incessant. Et l'on comprend que les troubles de la circulation du foie doivent avoir une grande influence sur ce travail. Les modifications expérimentales, traumatiques ou morbides, des nerfs vaso-moteurs destinés au foie doivent donc activer, ralentir ou troubler le fonctionnement de cet organe.

Les vaisseaux du foie, à l'exception des capillaires sanguins, sont doués de contractilité. On peut le démontrer à l'aide d'excitations directes, faites sur le foie, soit au moyen de l'électricité, soit en employant des excitants mécaniques. J'ai fait voir que ce dernier mode d'excitation produit surtout des effets très-nets (1). Si l'on passe une pointe mousse, en l'appuyant modérément, sur la surface du foie d'un chien, d'un lapin, d'un cobaye, on voit, au bout de quelques instants, apparaître une ligne saillante et pâle. Il se produit là un effet analogue à celui qui a lieu sur la peau, lorsqu'on fait subir au tégument cutané une excitation de ce genre.

Les vaisseaux du foie sont en relation avec des nerfs vaso-moteurs : et ces nerfs doivent contenir des fibres vaso-constrictives et des fibres vaso-dilatatrices. De plus, les cellules hépatiques doivent être soumises, dans une certaine mesure, à l'influence de nerfs sécréteurs. Pour ne parler ici que des fibres nerveuses vaso-motrices, elles peuvent provenir soit des nerfs pneumogastriques, soit des nerfs splanchniques, par l'intermédiaire des ganglions du plexus solaire.

Voyons ce que nous apprend l'expérimentation :

Exp. I. — Chienne barbet, de moyenne taille. Curarisation à 2 h. 45 m.; on commence la respiration artificielle à 2 h. 56 m. A 3 h. 5 m., salivation très-abondante. Dilatation très-considérable des pupilles.

A 3 h. 40 m., les nerfs pneumogastriques sont mis à nu et coupés dans la

---

(1) A. Vulpian, *Sur les effets des excitations produites directement sur le foie et sur les reins* (Comptes rendus de la Société de biologie, 1858, p. 5 et suiv.).

région cervicale. Le bout périphérique du nerf pneumogastrique droit est faradisé; l'abdomen ayant été largement ouvert, on constate, au moment de l'électrisation, une contraction peu intense des cornes utérines (l'utérus contient des fœtus très-peu avancés dans leur développement); il se produit des contractions, peu prononcées aussi, dans l'estomac et dans l'intestin. L'électrisation du bout périphérique du pneumogastrique gauche donne les mêmes résultats, si ce n'est pourtant en ce qui concerne les cornes utérines dont les contractions sont à peine reconnaissables.

On rapproche l'un de l'autre les bouts périphériques des deux pneumogastriques et on les électrise simultanément, un des excitateurs étant appliqué sur le nerf du côté droit, et l'autre excitateur sur l'autre nerf. On observe encore les mêmes effets.

On électrise ensuite le bout central du nerf pneumogastrique droit, et l'on voit presque aussitôt augmenter l'écoulement sanguin qui avait lieu par les lèvres de la plaie de la paroi abdominale. Même résultat lorsqu'on électrise simultanément les bouts centraux des deux nerfs pneumogastriques.

Il ne s'est produit aucune modification de la couleur du foie, sous l'influence de l'électrisation des bouts périphériques ou des bouts centraux des nerfs pneumogastriques.

A 3 h. 50 m., on électrise les cordons nerveux qui avoisinent le canal cholédoque et qui se dirigent vers le foie. Une grande partie du lobe droit du foie prend peu à peu une coloration chamois et présente bientôt une surface pointillée en creux. On répète l'électrisation deux fois, et chaque fois le même effet se reproduit. On soulève alors, sur une baguette de verre, d'autres filets nerveux paraissant se rendre au lobe gauche du foie et on les électrise. On voit se manifester dans ce lobe une anémie, caractérisée par la même modification de couleur que celle qui a été constatée dans le lobe droit, un moment auparavant (couleur chamois au lieu de la coloration rouge sombre normale).

Cette expérience prouve que les nerfs pneumogastriques ne contiennent pas de fibres nerveuses vaso-constrictives, ni de fibres vaso-dilatatrices, à trajet centrifuge et destinées au foie. Elle montre, en outre, que ces nerfs n'agissent pas, d'une façon appréciable, sur la circulation hépatique, par action vaso-dilatatrice réflexe. Mais on voit pourtant que les vaisseaux intra-hépatiques sont en relation avec des nerfs vaso-moteurs, contenus dans les plexus nerveux destinés au foie. C'est ce qui est mis en évidence par la pâleur anémique, qui se produit dans les régions correspondantes de l'organe, lorsqu'on faradise une partie ou une autre de ces plexus.

Voici encore une expérience relative à l'action des nerfs hépatiques sur les vaisseaux du foie :

Exp. II. — Chienne de petite taille. Curarisation à 2 h. ; respiration artificielle commencée à 2 h. 10 m.

A 2 h. 20 m., on injecte dans le duodénum, près du pylore, le liquide suivant :

> Eau.......................... 13 grammes.
> Alcool........................ 12   —
> Résine de jalap................ $0^{gr},40$

A 2 h. 45 m., on ouvre l'abdomen, en ayant soin de lier les artères qui donnent du sang. L'intestin est fortement hyperémié ; il n'y a que quelques mouvements péristaltiques très-limités.

A 3 h., faradisation du faisceau de nerfs qui part du ganglion cœliaque et remonte vers le lobe gauche du foie (appareil à chariot, pile de Grenet). La bobine du fil induit est à $0^m,10$ d'écartement du point de départ. Pendant la faradisation, on voit se former sur la face convexe de ce lobe des plaques opalescentes qui commencent à disparaître aussitôt après la cessation de l'électrisation.

On isole ensuite, autant que possible, les nerfs, qui enveloppent comme d'une gaîne l'artère hépatique, et l'on passe un fil sous l'ensemble de ces nerfs. On les lie, puis on les sectionne transversalement, entre la ligature et le ganglion cœliaque. L'artère hépatique se trouve rompue par accident, au moment où l'on fait cette section ; on la lie immédiatement.

On faradise le bout périphérique des nerfs liés et coupé, à 3 h. 15 m., et l'on voit, après quelques instants, pâlir le lobe gauche du foie. On cesse l'électrisation, et le tissu de ce lobe reprend rapidement sa couleur primitive.

A 3 h. 20 m., nouvelle faradisation du bout périphérique du plexus hépatique, suivie du même résultat. La teinte opalescente du tissu anémié du foie tranche nettement sur la couleur rouge du reste de l'organe.

A 3 h. 25 m., on constate que la vésicule biliaire est devenue souple et qu'elle s'est désemplie d'un quart environ de son contenu, à la suite des électrisations du plexus hépatique. Il est vrai que les diverses manœuvres, nécessaires pour soulever le foie et électriser le plexus nerveux qui entoure l'artère hépatique, peuvent avoir contribué à l'évacuation d'une partie du contenu de la vésicule.

Pendant toute la durée de cette partie de l'expérience, on observe des contractions péristaltiques, rares et peu étendues, de l'intestin grêle.

A 3 h. 35 m. et à 3 h. 40 m., nouvelle faradisation du plexus nerveux lié. La bobine induite est à 7 centimètres d'écartement de son point de départ.

On constate les mêmes modifications de couleur du foie que dans les essais précédents.

A 3 h. 45 m., section du grand nerf splanchnique gauche, entre le diaphragme et la capsule surrénale correspondante. Il y a, presque aussitôt, turgescence des vaisseaux de la capsule du rein gauche et du parenchyme rénal. On faradise le bout périphérique de ce nerf. Le rein gauche devient très-pâle, rapidement. Quelques instants après la cessation de l'électrisation, il redevient rouge.

A 3 h. 50 m., nouvelle électrisation du bout périphérique du nerf splanchnique gauche. Même effet sur le rein correspondant. On remarque, en même temps, des mouvements de l'utérus et des cornes de l'utérus.

A 4 h., on ouvre le thorax; on coupe le nerf pneumogastrique gauche, à la partie supérieure de la cavité thoracique, et l'on électrise son bout périphérique. Il y a aussitôt arrêt des mouvements du cœur et contraction énergique de la paroi de l'estomac. On continue l'électrisation; les mouvements du cœur renaissent bientôt, mais l'estomac continue à se contracter vivement. Aucune modification de la couleur des poumons. On interrompt la respiration artificielle; les mouvements du cœur s'arrêtent définitivement au bout de quelques instants.

On ouvre les intestins. Ils contiennent peu de matières. La membrane muqueuse de l'intestin grêle est hyperémiée et comme tuméfiée : ces modifications sont surtout bien marquées dans le duodénum. La membrane muqueuse du gros intestin offre l'aspect normal.

Des ténias, contenus dans l'intestin grêle, sont bien vivants et fortement attachés à la membrane muqueuse.

Nous voyons encore, dans cette expérience, que les vaisseaux du foie peuvent se contracter sous l'influence de la faradisation des nerfs hépatiques. Les fibres nerveuses vaso-constrictives, comme le démontrent ces faits expérimentaux, font partie des nerfs qui partent du ganglion cœliaque et se rendent au foie, en suivant soit le canal cholédoque, soit l'artère hépatique. La circulation hépatique peut donc être influencée, à un haut degré, par l'intermédiaire du système nerveux, et il doit nécessairement en résulter des modifications considérables du fonctionnement du foie.

Le foie accomplit des fonctions complexes.

Il sécrète la bile liquide qui remplit un certain rôle dans la digestion intestinale. La bile neutralise le chyme, et favorise probablement ainsi l'action du suc pancréatique et du suc intestinal sur les matières albuminoïdes non attaquées, ou incomplétement modifiées par le suc gastrique, et sur les matières féculentes; en outre, elle aide peut-être à l'absorption des matières grasses, et elle aurait, suivant divers auteurs, une influence excitatrice, par action réflexe, sur les mouvements des parois de l'intestin. La bile doit être considérée aussi comme un liquide tout à la fois excrémentitiel et récrémentitiel. Par la sécrétion de la bile, le foie est donc, par rapport au sang, un organe dépurateur.

D'autre part, c'est dans le foie surtout que se forme la matière glycogène découverte par M. Cl. Bernard, matière qui se transforme en glycose, d'une façon continue, mais principalement au moment de l'absorption des produits de la digestion.

Enfin le foie paraît modifier notablement le sang qui le traverse, non-seulement par les emprunts qu'il lui fait pour former la bile et la matière glycogène, non-seulement par les substances qu'il y introduit (sucre), mais encore peut-être par des changements qu'y subissent les matériaux albuminoïdes du plasma sanguin. Il s'y fait, en un mot, un important travail d'*hématose hépatique*.

Les recherches physiologiques entreprises sur le système nerveux ne nous ont pas fourni des données bien satisfaisantes, relativement à l'action des diverses parties de ce système sur la sécrétion biliaire. Des expériences ont été faites sur ce sujet par divers physiologistes, en Allemagne.

M. Heidenhain (1), dans une série de recherches poursuivies en commun par lui et par plusieurs de ses élèves, a examiné les effets de l'excitation de la moelle épinière sur la sécrétion biliaire. Les expériences étaient faites sur des chiens, chez lesquels on avait établi une fistule de la vésicule biliaire ou du canal cholédoque. On mettait un tube de verre en communication avec la canule de la fistule, et ce tube de verre était disposé de telle sorte qu'on pouvait, en le plaçant verticalement, augmenter la pression de la bile dans l'intérieur des canaux biliaires. On électrisait la moelle épinière, dans la région cervicale et la région dorsale, au moyen d'électrodes en forme d'aiguilles. Le tube, mis en communication avec la canule de la fistule, portait des divisions millimétriques, qui permettaient d'évaluer exactement la marche de la bile dans ce tube.

L'électrisation de la moelle produisait d'abord une accélération de la progression de la bile dans le tube, accélération qui faisait place bientôt à un ralentissement. Lorsqu'on cessait l'électrisation, l'excrétion biliaire reprenait peu à peu sa rapidité normale. M. Heidenhain s'est demandé : si ces effets étaient dus au resserrement des canaux biliaires, resserrement qui activerait d'abord l'écoulement de la bile qu'ils contiennent, et mettrait au bout de peu de temps obstacle à l'évacuation de la bile formée dans les lobules hépatiques; ou bien, s'il fallait attribuer le ralentissement de l'écoulement biliaire à un resserrement des vaisseaux, d'où résulterait une diminution de la pression sanguine intra-hépatique et, par suite, de la sécrétion.

M. Heidenhain est arrivé à conclure que le ralentisse-

---

(1) Heidenhain, *Weitere Beobachtungen betreffend die Gallensecretion* (Studien d. physiol. Instit. zu Breslau. Anal. *in* Centralblatt..., 1868, p 710).

ment de l'écoulement de la bile est une conséquence de la constriction des vaisseaux et de la diminution de la pression sanguine dans l'intérieur du foie. Il se fonde, entre autres arguments, sur les effets de la diminution de la pression, obtenue artificiellement, soit par une forte saignée, soit par une compression de l'aorte, au-dessus du tronc cœliaque. Dans ces conditions, on observerait un ralentissement notable de la sécrétion biliaire. Quant à l'accélération du flux biliaire, constatée au début, M. Heidenhain l'attribue à la contraction des canaux biliaires.

Ce même physiologiste aurait vu l'excitation du bout central d'un des nerfs sciatiques déterminer aussi, mais par action réflexe, une rapidité plus grande de l'écoulement de la bile par la fistule biliaire des chiens mis en expérience.

L'influence du système nerveux sur la sécrétion biliaire a été étudiée de nouveau plus récemment par M. Röhrig [1] et par M. Munk [2]. Le dernier de ces expérimentateurs a confirmé les observations de M. Heidenhain. Quant à M. Röhrig, il a bien constaté l'augmentation de la sécrétion biliaire sous l'influence de l'électrisation de la moelle (région dorsale et région cervicale); mais il n'a pas vu que l'électrisation du bout central du nerf sciatique produisît ce même résultat.

En somme, il ne me semble pas qu'il y ait des déductions bien nettes à tirer de ces expériences. On voit que l'électrisation de la moelle épinière fait augmenter, puis diminuer ensuite l'excrétion biliaire. Que conclure d'effets

---

[1] A. Röhrig, *Experimentelle Untersuchungen uber die Physiologie der Gallenabsonderung.* Anal. *in* Centralblatt..., 1874, p. 51.

[2] J. Munk, *Ueber den Einfluss sensibler Reizung auf die Gallenausscheidung.* Anal. *in* Centralblatt..., 1874, p. 51.

aussi variables, se produisant dans le cours d'une même expérience, sous la même influence? Les excitations de la moelle activent-elles ou ralentissent-elles l'écoulement de la bile? Est-ce sur la sécrétion de la bile ou sur son excrétion que porte l'influence de ces excitations? Les hypothèses émises par M. Heidenhain sont très-discutables, et, quoi qu'il en ait dit, il n'est pas prouvé du tout que l'électrisation de la moelle épinière ralentisse la sécrétion biliaire, en produisant une constriction des vaisseaux du foie (ramifications de la veine porte et de l'artère hépatique) et, par suite, une diminution de la pression sanguine dans les capillaires intra-lobulaires. Il pense qu'on ne doit pas attribuer les effets observés à une action de la moelle épinière sur les nerfs sécréteurs du foie; mais il ne donne aucun argument valable à l'appui de cette présomption. D'ailleurs j'irai même plus loin, et je dirai que le fait lui-même d'une influence quelconque, exercée par la moelle épinière, sur la sécrétion de la bile, aurait besoin d'être mis hors de toute contestation.

Quant à ce qui concerne l'influence qu'exercerait, par mécanisme réflexe, l'excitation du bout central du nerf sciatique sur la sécrétion biliaire, nous avons vu qu'elle semblerait prouvée par les expériences de M. Heidenhain et de M. Munk, tandis qu'elle n'a pas pu être constatée par M. Röhrig. Il est donc probable qu'elle n'est pas constante.

Il est d'autres expériences, relatives à l'influence du système nerveux sur la sécrétion biliaire, qui donnent des résultats assez nets. Ainsi, j'ai vu maintes fois, chez des chiens, qui mouraient quelques jours après la section des deux nerfs pneumogastriques, le foie offrir une assez forte congestion, lors de la nécroscopie : la vésicule biliaire était gonflée par la bile qu'elle contenait en grande quantité, et ce qui semblait bien indiquer qu'il ne s'agissait pas, dans ces cas, d'une paralysie des voies biliaires et de la vésicule biliaire, c'est que l'intestin grêle renfermait de la bile en abondance.

La paralysie des nerfs vagues paraît donc déterminer une suractivité dans le travail de sécrétion de la bile. J'ai constaté chez plusieurs chiens, examinés dans ces conditions, c'est-à-dire lorsqu'ils étaient morts quelques jours après avoir subi la section de ces nerfs, la présence à la surface et dans l'épaisseur du foie, de petites granulations analogues aux granulations grises de la phthisie granuleuse chez l'homme. Était-ce une simple coïncidence? En tout cas, cette lésion est bien loin d'être constante.

D'autre part, les lésions expérimentales du plancher du quatrième ventricule, chez les animaux, chez le chien en particulier, déterminent aussi (1) une congestion du foie avec suractivité de la sécrétion biliaire, ce que l'on reconnaît d'après les mêmes indices : plénitude extrême de la vésicule biliaire et grande quantité de bile dans l'intestin grêle. A la suite de ces lésions du plancher du quatrième ventricule, comme aussi à la suite de la section des nerfs vagues, l'urine des chiens contient presque toujours une grande quantité de matière colorante biliaire. Mais il est difficile de savoir si c'est là un résultat des lésions expérimentales; car, chez les chiens non opérés, on trouve très souvent dans l'urine une teinte un peu safranée, et l'on y provoque l'apparition d'une coloration verdâtre, par

---

(1) A. Vulpian, *Recherches expérimentales relatives aux effets des lésions du plancher du quatrième ventricule*, etc. (Mém. de la Soc. de biologie, 1861, p. 259. — Voy. p. 323.)

l'addition d'une certaine quantité d'acide nitrique ou de solution aqueuse d'iode iodurée.

Les effets produits sur la sécrétion biliaire par la section des nerfs vagues, ou par les lésions du plancher du quatrième ventricule, sont-ils dus à une excitation des nerfs sécréteurs hépatiques? Ou bien faut-il les rapporter à une action exercée sur les nerfs vaso-moteurs du foie? Il est impossible, je crois, de répondre catégoriquement à ces questions. Toutefois, j'incline à croire qu'il y a réellement une excitation de certaines fibres nerveuses jouant le rôle d'éléments nerveux sécréteurs, et représentant, pour le foie, ce que sont les fibres de la corde du tympan pour la glande salivaire sous-maxillaire. Je ne pense pas qu'une simple congestion du foie suffise pour déterminer une exagération de la sécrétion hépatique. Il faut donc, ce me semble, dans ces expériences, considérer les nerfs vaso-moteurs comme ne jouant qu'un rôle secondaire.

Ces expériences, en tout cas, offrent de l'intérêt, au point de vue de la pathologie. Elles nous permettent en effet de concevoir l'influence si réelle que les troubles fonctionnels violents du système nerveux peuvent exercer sur la sécrétion biliaire, et de nous représenter comment ces troubles peuvent agir, dans certains cas, pour provoquer un ictère. Je fais allusion à l'ictère dû à des émotions vives, telles que la peur, la colère, etc. Sans doute, dans un bon nombre de circonstances, l'ictère produit chez certains individus, à la suite de ces émotions, doit être expliqué par une perturbation de l'appareil digestif, par un état catarrhal gastro-intestinal, qui peut être attribué à l'ébranlement violent de tout le système nerveux. Mais il n'est pas moins vrai que les choses ne se passent pas constamment ainsi, et l'ictère semble bien pouvoir résulter d'un trouble assez direct de l'excrétion de la bile. Or, les expériences, en nous montrant qu'une suractivité très-marquée de la sécrétion biliaire est déterminée par certaines lésions du système nerveux, nous autorisent à penser que l'ictère, par émotion, peut être engendré, dans certains cas, par une polycholie plus ou moins intense.

En résumé, nous voyons que nous ne connaissons rien de net, touchant les rapports physiologiques qui existent certainement entre le fonctionnement des nerfs vaso-moteurs et la sécrétion biliaire. Suivant toute probabilité, ces nerfs ne jouent, comme dans les autres glandes, qu'un rôle secondaire, en augmentant ou en diminuant, suivant les circonstances normales ou morbides, la quantité de sang qui traverse le foie, et en favorisant ainsi, ou en entravant plus ou moins, le travail de sécrétion de la bile. Quant à ce travail, je le répète, il n'est probablement influencé directement que par les éléments nerveux sécréteurs qui font partie des nerfs hépatiques.

Il nous faut examiner maintenant si les nerfs vaso-moteurs ont une action plus accentuée sur la production de la matière glycogène dans le foie et sur sa transformation en glycose. C'est l'étude de cette question qui nous occupera dans la prochaine leçon.

FIN DU PREMIER VOLUME

TABLE DES MATIÈRES

PREMIÈRE LEÇON.

Historique de la découverte des nerfs vaso-moteurs. — Disposition générale de l'appareil vaso-moteur. — Tunique musculaire des vaisseaux sanguins. — Terminaison des nerfs vaso-moteurs.................. 1

DEUXIÈME LEÇON.

Contractilité des artères sous l'influence des excitants mécaniques, du galvanisme, des agents chimiques, des substances toxiques et médicamenteuses, du froid, etc. — Contractilité des veines. — Contractilité des capillaires. — Mouvements rhythmiques spontanés de certains vaisseaux.. 40

TROISIÈME LEÇON.

De l'influence des nerfs vaso-moteurs sur les vaisseaux. — Étude spéciale de l'action du cordon cervical et du ganglion cervical supérieur du grand sympathique sur les vaisseaux. — Phénomènes produits par la section de ce nerf, par son excitation. — Action du galvanisme, du curare.. 90

QUATRIÈME LEÇON.

Preuves cliniques de l'influence des lésions du grand sympathique sur le système vasculaire. — Des nerfs vaso-dilatateurs. — Étude spéciale de l'action vaso-dilatatrice de la corde du tympan............... 124

CINQUIÈME LEÇON.

Des nerfs érecteurs. — Théorie de l'action vaso-dilatatrice. — Influence des centres nerveux sur le système vaso-moteur. — Origine des nerfs vaso-moteurs; effets des excitations de la moelle sur ces nerfs...... 160

SIXIÈME LEÇON.

Influence des lésions de la moelle sur les vaso-moteurs ; expériences sur les animaux, observations cliniques chez l'homme. — Actions vaso-motrices réflexes.. 203

SEPTIÈME LEÇON.

Actions vaso-dilatatrices réflexes. — Mécanisme des actions vaso-motrices réflexes. — Du centre vaso-moteur 245

HUITIÈME LEÇON.

Du centre vaso-moteur (suite). — Influence des ganglions sympathiques sur les vaso-moteurs. — Action du système nerveux sur le pigment cutané de la grenouille — Du tonus artériel.................. 286

NEUVIÈME LEÇON.

Du tonus artériel (suite). — Du tonus veineux. — Centre tonique vasculaire. — Nerfs dépresseurs de Ludwig et Cyon.............. 327

DIXIÈME LEÇON.

Des nerfs dépresseurs (suite). — Influence réciproque exercée par le cœur sur les vaisseaux et par les vaisseaux sur le cœur, par l'intermédiaire du système nerveux. — Influence de l'appareil nerveux vaso-moteur sur la pression du sang dans les vaisseaux. — Influence du système vaso-moteur sur l'absorption..................... 358

ONZIÈME LEÇON.

Influence du système vaso-moteur sur l'absorption (suite). — Influence de cet appareil sur les phénomènes d'érection, sur les sécrétions..... 393

DOUZIÈME LEÇON.

Influence de l'appareil vaso-moteur sur les sécrétions (suite). — Action des nerfs vaso-moteurs sur l'estomac, sur l'intestin.......... 424

TREIZIÈME LEÇON.

Altérations morbides produites dans la membrane muqueuse de l'estomac par les lésions de certaines parties du myélencéphale. — Influence du contact de l'air sur les nerfs vaso-moteurs de l'intestin. — Expérience de M. Pflüger sur le nerf grand splanchnique. — Rôle des nerfs vaso-moteurs intestinaux dans la pathogénie des accidents abdominaux de la colique de plomb, dans la pathogénie de la diarrhée et dans le mécanisme de l'action des purgatifs.......................... 463

QUATORZIÈME LEÇON.

Rôle des nerfs vaso-moteurs intestinaux dans le mécanisme de l'action des purgatifs (suite). — Effets des sels purgatifs injectés dans les veines. — Influence des sels de morphine sur les effets des sels purgatifs. — Mode d'action des lavements purgatifs. — Action des nerfs vaso-moteurs sur les reins............................... 491

QUINZIÈME LEÇON.

Influence des nerfs vaso-moteurs sur les reins et sur la sécrétion urinaire (suite). — Mécanisme de leur intervention dans la production de la polyurie nerveuse, de l'albuminurie, de l'anurie des hystériques, etc. — Nerfs vaso-moteurs du foie. — Leur influence sur la sécrétion de la bile.. 538

FIN DE LA TABLE DES MATIÈRES.

PARIS. — IMPRIMERIE DE E. MARTINET, RUE MIGNON, 2.

LIBRAIRIE GERMER BAILLIÈRE
17, RUE DE L'ÉCOLE-DE-MÉDECINE, A PARIS

BIBLIOTHÈQUE
DE
PHILOSOPHIE CONTEMPORAINE

Volumes in-18 à 2 fr. 50 c.

Cartonnés 3 fr.

H. Taine.
LE POSITIVISME ANGLAIS, étude sur Stuart Mill. 1 vol.
L'IDÉALISME ANGLAIS, étude sur Carlyle. 1 vol.
PHILOSOPHIE DE L'ART, 2° éd. 1 v.
PHILOSOPHIE DE L'ART EN ITALIE. 1 vol.
DE L'IDÉAL DANS L'ART. 1 vol.
PHILOSOPHIE DE L'ART DANS LES PAYS-BAS. 1 vol.
PHILOSOPHIE DE L'ART EN GRÈCE. 1 vol.

Paul Janet.
LE MATÉRIALISME CONTEMPORAIN. Examen du système du docteur Büchner, 2° édit. 1 vol.
LA CRISE PHILOSOPHIQUE. MM. Taine, Renan, Vacherot, Littré. 1 vol.
LE CERVEAU ET LA PENSÉE. 1 vol.

Odysse-Barot.
PHILOSOPHIE DE L'HISTOIRE. 1 vol.

Alaux.
PHILOSOPHIE DE M. COUSIN. 1 vol.

Ad. Franck.
PHILOSOPHIE DU DROIT PÉNAL. 1 vol.
PHILOSOPHIE DU DROIT ECCLÉSIASTIQUE. 1 vol.
LA PHILOSOPHIE MYSTIQUE EN FRANCE AU XVIII° SIÈCLE. 1 vol.

Charles de Rémusat.
PHILOSOPHIE RELIGIEUSE. 1 vol.

Émile Saisset.
L'AME ET LA VIE, suivi d'une étude sur l'Esthétique franç. 1 vol.

CRITIQUE ET HISTOIRE DE LA PHILOSOPHIE (frag. et disc.). 1 vol.

Charles Lévêque.
LE SPIRITUALISME DANS L'ART. 1 vol.
LA SCIENCE DE L'INVISIBLE. Étude de psychologie et de théodicée. 1 vol.

Auguste Laugel.
LES PROBLÈMES DE LA NATURE. 1 vol.
LES PROBLÈMES DE LA VIE. 1 vol.
LES PROBLÈMES DE L'AME. 1 vol.
LA VOIX, L'OREILLE ET LA MUSIQUE. 1 vol.
L'OPTIQUE ET LES ARTS. 1 vol.

Challemel-Lacour.
LA PHILOSOPHIE INDIVIDUALISTE. 1 vol.

L. Büchner.
SCIENCE ET NATURE, trad. de l'allem. par Aug. Delondre. 2 vol.

Albert Lemoine.
LE VITALISME ET L'ANIMISME DE STAHL. 1 vol.
DE LA PHYSIONOMIE ET DE LA PAROLE. 1 vol.

Milsand.
L'ESTHÉTIQUE ANGLAISE, étude sur John Ruskin. 1 vol.

A. Véra.
ESSAIS DE PHILOS. HÉGÉLIENNE. 1 v.

Beaussire.
ANTÉCÉDENTS DE L'HÉGÉLIANISME DANS LA PHILOS. FRANÇ. 1 vol.

Bost.
LE PROTESTANTISME LIBÉRAL. 1 v.

Francisque Bouillier.
Du Plaisir et de la Douleur. 1 v.
De la Conscience.   1 vol.

Ed. Auber.
Philosophie de la médecine. 1 vol.

Leblais.
Matérialisme et Spiritualisme, précédé d'une Préface par M. E. Littré.   1 vol.

Ad. Garnier.
De la Morale dans l'antiquité, précédé d'une Introduction par M. Prévost-Paradol.   1 vol.

Schœbel.
Philosophie de la raison pure.
                                1 vol.

Beauquier.
Philosoph. de la musique. 1 vol.

Tissandier.
Des sciences occultes et du Spiritisme.   1 vol.

J. Moleschott.
La Circulation de la vie. Lettres sur la physiologie, en réponse aux Lettres sur la chimie de Liebig, trad. de l'allem. 2 vol.

Ath. Coquerel fils.
Origines et Transformations du Christianisme.   1 vol.
La Conscience et la Foi. 1 vol.
Histoire du Credo.   1 vol.

Jules Levallois.
Déisme et Christianisme. 1 vol.

Camille Selden.
La Musique en Allemagne. Étude sur Mendelssohn.   1 vol.

Fontanès.
Le Christianisme moderne. Étude sur Lessing.   1 vol.

Saigey.
La Physique moderne.   1 vol.

Mariano.
La Philosophie contemporaine en Italie.   1 vol.

Letourneau.
Physiologie des passions. 1 vol.

Faivre.
De la Variabilité des espèces.
                                1 vol.

Stuart Mill.
Auguste Comte et la Philosophie positive, trad. de l'angl. 1 vol.

Ernest Bersot.
Libre philosophie.   1 vol.

A. Réville.
Histoire du dogme de la divinité de Jésus-Christ.   1 vol.

W. de Fonvielle.
L'Astronomie moderne..   1 vol.

C. Coignet.
La Morale indépendante. 1 vol.

E. Boutmy.
Philosophie de l'architecture en Grèce.   1 vol.

Et. Vacherot.
La Science et la Conscience.
                                1 vol.

Ém. de Laveleye.
Des formes de gouvernement.
                                1 vol.

Herbert Spencer.
Classification des Sciences. 1 v.

Gauckler.
Le Beau et son histoire.

Max Müller.
La Science de la Religion. 1 v.

Léon Dumont.
Haeckel et la théorie de l'évolution en Allemagne. 1 vol.

Bertauld.
L'ordre social et l'ordre moral.   1 vol.

Th. Ribot.
Philosophie de Schopenhauer.
                                1 vol.

Al. Herzen.
Physiologie de la volonté.
                                1 vol.

Bentham et Grote.
La Religion naturelle 1 vol.
(sous presse).

BIBLIOTHÈQUE DE PHILOSOPHIE CONTEMPORAINE

FORMAT IN-8.

Volumes à 5 fr., 7 fr. 50 c. et 10 fr.

JULES BARNI. **La Morale dans la démocratie.** 1 vol.   5 fr.
AGASSIZ. **De l'Espèce et des Classifications**, traduit de l'anglais par M. Vogeli. 1 vol. in-8.   5 fr.
STUART MILL. **La Philosophie de Hamilton.** 1 fort vol. in-8, traduit de l'anglais par M. Cazelles.   10 fr.
STUART MILL. **Mes Mémoires.** Histoire de ma vie et de mes idées, traduit de l'anglais par M. E. CAZELLES, 1 vol. in-8   5 fr.
STUART MILL. **Système de logique** déductive et inductive. Exposé des principes de la preuve et des méthodes de recherche scientifique, traduit de l'anglais par M. Louis Peisse, 2 vol.   20 fr.
DE QUATREFAGES. **Ch. Darwin et ses précurseurs français.** 1 vol. in-8.   5 fr.
HERBERT SPENCER. **Les premiers Principes.** 1 fort vol. in-8, traduit de l'anglais par M. Cazelles.   10 fr.
HERBERT SPENCER. **Principes de psychologie**, traduit de l'anglais par MM. Th. Ribot et Espinas. T. Ier, 1 vol. in-8.   10 fr.
AUGUSTE LAUGEL. **Les Problèmes** (Problèmes de la nature, problèmes de la vie, problèmes de l'âme). 1 fort vol. in-8. 7 fr. 50
ÉMILE SAIGEY. **Les Sciences au XVIIIe siècle**, la physique de Voltaire. 1 vol. in-8.   5 fr.
PAUL JANET. **Histoire de la science politique** dans ses rapports avec la morale, 2e édition, 2 vol. in-8.   20 fr.
TH. RIBOT. **De l'Hérédité.** 1 vol. in-8.   10 fr.
HENRI RITTER. **Histoire de la philosophie moderne**, trad. franç. préc. d'une intr. par M. P. Challemel-Lacour, 3 v. in-8. 20 fr.
ALF. FOUILLÉE. **La liberté et le déterminisme.** 1 v. in-8. 7 f. 50
BAIN. **Des Sens et de l'Intelligence.** 1 vol. in-8, trad. de l'anglais par M. Cazelles.   10 fr.
DE LAVELEYE. **De la propriété et de ses formes primitives.** 1 vol. in-8.   7 fr. 50
BAIN. **La Logique inductive et déductive**, traduit de l'anglais par M. Compayré. 2 vol. (*Sous presse.*)
HARTMANN. **Philosophie de l'Inconscient**, traduit de l'allemand. 1 vol. (*Sous presse.*)

ÉDITIONS ÉTRANGÈRES

Éditions anglaises.

AUGUSTE LAUGEL. **The United-States during the war.** 1 beau vol. in-8 relié.   7 shill. 6 p.
ALBERT RÉVILLE. **History of the doctrine of the deity of Jesus-Christ.** 1 vol.   3 sh. 6 p.
H. TAINE. **Italy** (Naples et Rome). 1 beau vol. in-8 relié. 7 sh. 6 d.
H. TAINE. **The Philosophy of art.** 1 vol. in-18, rel.   3 shill.
PAUL JANET. **The Materialism of present day**, translated by prof. Gustave MASSON. 1 vol. in-18, rel.   3 shill.

Éditions allemandes.

JULES BARNI. **Napoléon Ier und sein Geschichtschreiber Thiers.** 1 vol. in-18.   1 thal.
PAUL JANET. **Der Materialismus unserer Zeit**, übersetzt von Prof. Reichlin-Meldegg mit einem Vorwort von prof. von Fichte. 1 vol. in-18.   1 thal.
H. TAINE. **Philosophie der Kunst.** 1 vol. in-18.   1 thal.

BIBLIOTHÈQUE D'HISTOIRE CONTEMPORAINE

Volumes in-18, à 3 fr. 50 c. — Cartonnés, 4 fr.

Carlyle.
HISTOIRE DE LA RÉVOLUTION FRANÇAISE, traduit de l'angl. 3 vol.

Victor Meunier.
SCIENCE ET DÉMOCRATIE. 2 vol.

Jules Barni.
HISTOIRE DES IDÉES MORALES ET POLITIQUES EN FRANCE AU XVIIIe SIÈCLE. 2 vol.
NAPOLÉON Ier ET SON HISTORIEN M. THIERS. 1 vol.
LES MORALISTES FRANÇAIS AU XVIIIe SIÈCLE. 1 vol.

Auguste Laugel.
LES ÉTATS-UNIS PENDANT LA GUERRE (1861-1865). Souvenirs personnels. 1 vol.

De Rochau.
HISTOIRE DE LA RESTAURATION, traduit de l'allemand. 1 vol.

Eug. Véron.
HISTOIRE DE LA PRUSSE depuis la mort de Frédéric II jusqu'à la bataille de Sadowa. 1 vol.
HISTOIRE DE L'ALLEMAGNE depuis la bataille de Sadowa jusqu'à nos jours, 1 vol.

Hillebrand.
LA PRUSSE CONTEMPORAINE ET SES INSTITUTIONS. 1 vol.

Eug. Despois.
LE VANDALISME RÉVOLUTIONNAIRE. Fondations litt., scientif. et artist. de la Convention. 1 vol.

Bagehot.
LA CONSTITUTION ANGLAISE, trad. de l'anglais. 1 vol.
LOMBARD STREET, le marché financier en Angl., tr. de l'angl. 1 v.

Thackeray.
LES QUATRE GEORGE, trad. de l'anglais par M. Lefoyer. 1 vol.

Émile Montégut.
LES PAYS-BAS. Impressions de voyage et d'art. 1 vol.

Émile Beaussire.
LA GUERRE ÉTRANGÈRE ET LA GUERRE CIVILE. 1 vol.

Édouard Sayous.
HISTOIRE DES HONGROIS et de leur littérature politique de 1790 à 1815. 1 vol.

Éd. Bourloton.
L'ALLEMAGNE CONTEMPORAINE. 1 v.

Boert.
LA GUERRE DE 1870-71 d'après le colonel féd. suisse Rustow. 1 v.

Herbert Barry.
LA RUSSIE CONTEMPORAINE, traduit de l'anglais. 1 vol.

H. Dixon.
LA SUISSE CONTEMPORAINE, traduit de l'anglais. 1 vol.

Louis Teste.
L'ESPAGNE CONTEMPORAINE, journal d'un voyageur. 1 vol.

J. Clamageran.
LA FRANCE RÉPUBLICAINE. 1 vol.

E. Duvergier de Hauranne.
LA RÉPUBLIQUE CONSERVATRICE. 1 v.

H. Reynald.
HISTOIRE DE L'ESPAGNE, depuis la mort de Charles III jusqu'à nos jours. 1 vol.
HISTOIRE DE L'ANGLETERRE, depuis la mort de la reine Anne jusqu'à nos jours. 1 vol.

L. Asseline.
HISTOIRE DE L'AUTRICHE, depuis la mort de Marie-Thérèse jusqu'à nos jours.

FORMAT IN-8.

Sir G. Cornewall Lewis.
HISTOIRE GOUVERNEMENTALE DE L'ANGLETERRE DE 1770 JUSQU'A 1830, trad. de l'anglais. 1 vol. 7 fr.

De Sybel.
HISTOIRE DE L'EUROPE PENDANT LA RÉVOLUTION FRANÇAISE. 2 vol. in-8. 14 fr.

Taxile Delord.
HISTOIRE DU SECOND EMPIRE, 1848-1870.
1869. Tome Ier, 1 vol. in-8. 7 fr.
1870. Tome II, 1 vol. in-8. 7 fr.
1872. Tome III, 1 vol. in-8 7 fr.
1874. Tome IV, 1 vol. in-8. 7 fr.
1874. Tome V, 1 vol. in-8. 7 fr

LIBRAIRIE
GERMER BAILLIÈRE

CATALOGUE

DES

LIVRES DE FONDS

LIVRES SCIENTIFIQUES

FÉVRIER 1874

PARIS

17, RUE DE L'ÉCOLE-DE-MÉDECINE, 17

BIBLIOTHÈQUE SCIENTIFIQUE
INTERNATIONALE

Cette collection paraît à la fois en français, en anglais et en allemand, à Paris, à Londres, à New-York et à Leipzig.

Elle réunit des ouvrages dus aux savants les plus distingués de tous les pays.

La valeur scientifique des livres qui la composent est assurée par la formation dans chaque pays d'un comité d'hommes de science qui en a la direction exclusive.

Enfin, malgré le caractère scientifique très-élevé de cette collection, elle sera toujours rédigée de manière à rester accessible aux gens du monde et à tous les esprits cultivés.

EN VENTE :
Volumes cartonnés avec luxe.

J. TYNDALL. **Les glaciers et les transformations de l'eau**, avec figures. 1 vol. in-8. 6 fr.
MAREY. **La machine animale**, locomotion terrestre et aérienne, avec de nombreuses figures. 1 vol. in-8. 6 fr.
BAGEHOT. **Lois scientifiques du développement des nations** dans leurs rapports avec les principes de la sélection naturelle et de l'hérédité. 1 vol. in-8. 6 fr.
BAIN. **L'esprit et le corps.** 1 vol. in-8. 6 fr.
PETTIGREW. **Locomotion animale**, marche, natation, vol, 1 vol. in-8 avec figures. 6 fr.

Liste des principaux ouvrages qui sont en préparation :

AUTEURS FRANÇAIS

CLAUDE BERNARD. Phénomènes physiques et Phénomènes métaphysiques de la vie.
HENRI SAINTE-CLAIRE DEVILLE. Introduction à la chimie générale.
ÉMILE ALGLAVE. Physiologie générale des gouvernements.
A. DE QUATREFAGES. Les races nègres.
A. WURTZ. Atomes et atomicité.
BERTHELOT. La synthèse chimique.

H. DE LACAZE-DUTHIERS. La zoologie depuis Cuvier.
FRIEDEL. Les fonctions en chimie organique.
TAINE. Les émotions et la volonté.
QUETELET. La moyenne de l'humanité.
VAN BENEDEN. Les commensaux et les parasites dans le règne animal.
ALFRED GRANDIDIER. Madagascar.
DEBRAY. Les métaux précieux.

AUTEURS ANGLAIS

HUXLEY. Mouvement et conscience.
HERBERT SPENCER. Les sciences sociales.
W. B. CARPENTER. La physiologie de l'esprit.
RAMSAY. Sculpture de la terre.
SIR J. LUBBOCK. Premiers âges de l'humanité.
BALFOUR STEWART. La conservation de la force.
CHARLTON BASTIAN. Le cerveau comme organe de la pensée.

NORMAN LOCKYER. L'analyse spectrale.
W. ODLING. La chimie nouvelle.
LAWDER LINDSAY. L'intelligence chez les animaux inférieurs.
STANLEY JEVONS. Les lois de la statistique.
MICHAEL FOSTER. Protoplasma et physiologie cellulaire.
MAUDSLEY. La responsabilité dans les maladies.
ED. SMITH. Aliments et alimentation.
PETTIGREW. Marche, natation et vol.
K. CLIFFORD. Les fondements des sciences exactes.

AUTEURS ALLEMANDS

VIRCHOW. Physiologie pathologique.
ROSENTHAL. Physiologie générale des muscles et des nerfs.
BERNSTEIN. Physiologie des sens.

HERMANN. Physiologie de la respiration.
O. LIEBREICH. Fondements de la toxicologie.
STEINTHAL. Fondements de la linguistique.
VOGEL. Chimie de la lumière.

AUTEURS AMÉRICAINS

J. DANA. L'échelle et les progrès de la vie.
W. JOHNSON. La nutrition des plantes.

AUSTIN FLINT. Les fonctions du système nerveux.
W. D. WHITNEY. La linguistique moderne.

LIVRES SCIENTIFIQUES

PAR ORDRE ALPHABÉTIQUE

On peut se procurer tous les ouvrages qui se trouvent dans ce Catalogue par l'intermédiaire des libraires de France et de l'Étranger.

On peut également les recevoir FRANCO par la poste, sans augmentation des prix désignés, en joignant à la demande des TIMBRES-POSTE ou un MANDAT sur Paris.

AGASSIZ. **De l'espèce et de la classification en zoologie**, traduit de l'anglais par M. VOGELI, édition remaniée par l'auteur. 1869. 1 vol. in-8 de la *Bibliothèque de philosophie contemporaine*. 5 fr.

ALLIX. **De l'alimentation des nouveau-nés.** 1868, in-8. 1 fr.

AMUSSAT (Alph.). **De l'emploi de l'eau en chirurgie.** 1850, in-4. 2 fr.

ANDRAL. **Cours de pathologie interne**, professé à la Faculté de médecine de Paris; recueilli et publié par M. le docteur Amédée LATOUR, 2ᵉ édition refondue. 1848, 3 vol. in-8 de 2076 pages. 12 fr.

ANDRY (Félix). **Recherches sur le cœur et sur le foie**, considérées au point de vue littéraire, médico-historique, symbolique, etc. 1858, 1 vol. in-8. 4 fr.

ANDRY (Félix). **Manuel pratique de percussion et d'auscultation.** 1845, 1 vol. gr. in-18 de 536 pages. 1 fr. 50

ANGER (Benjamin). **De l'étranglement intestinal.** 1865, in-4 de 50 pages avec figures dans le texte. 2 fr.

ANGER (Benjamin). **Traité iconographique des maladies chirurgicales**, précédé d'une introduction par M. le professeur VELPEAU. 1866, in-4. 1ʳᵉ partie: luxations et fractures. 150 fr.

ANGLADA. **Traité des eaux minérales** et des établissements thermaux des Pyrénées-Orientales. 1833, 2 vol. in-8. 2 fr. 50

Annales d'oculistique. — **Tables générales**, dressées par le docteur WARLOMONT, des tomes I à XXX. 1838 à 1858, 1 vol. in-8. 3 fr.

Annales de la Société d'hydrologie médicale de Paris. — **Comptes rendus des séances de 1854 à 1872.** 17 vol. in-8. 119 fr.

ARCHIAC (d'). **Leçons sur la faune quaternaire**, professées au Muséum d'histoire naturelle. 1865, 1 vol. in-8. 3 fr. 50

ARRÉAT. **Éléments de philosophie médicale**, ou Théorie fondamentale de la science des faits médico-biologiques. 1858, 1 vol. in-8. 7 fr. 50

ARRÉAT. **De l'homœopathie**, simples réflexions propres à servir de réponse aux objections contre cette méthode de guérison. 1859, in-8. 1 fr. 50

ARTIGUES. **Amélie-les-Bains, son climat et ses thermes**, comprenant un aperçu historique sur l'ancienneté des thermes, sur l'état actuel de la station et les améliorations qu'elle comporte, la topographie, l'analyse des eaux sulfureuses et leur mode d'action dans les maladies. 1864, 1 vol. in-8 de 267 pages. 3 fr. 50

AUBER (Édouard). **Traité de la science médicale** (histoire et dogme), comprenant : 1° un précis de méthodologie et de médecine préparatoire ; 2° un résumé de l'histoire de la médecine, suivi de notices historiques et critiques sur les écoles de Cos, d'Alexandrie, de Salerne, de Paris, de Montpellier et de Strasbourg ; 3° un exposé des principes généraux de la science médicale, renfermant les éléments de la pathologie générale. 1853, 1 fort vol. in-8. 8 fr.

AUBER (Éd.). **Hygiène des femmes nerveuses**, ou conseils aux femmes pour les époques critiques de leur vie. 1844, 2° édit., 1 vol. gr. in-18. 3 fr. 50

AUBER (Éd.). **De la fièvre puerpérale devant l'Académie de médecine**, et des principes du vitalisme hippocratique appliqués à la solution de cette question. 1858, in-8. 3 fr. 50

AUBER (Éd.). **Philosophie de la médecine.** 1865, 1 vol. in-18 de la *Bibliothèque de philosophie contemporaine*. 2 fr. 50

AUBER (Éd.). **Institutions d'Hippocrate**, ou exposé dogmatique des vrais principes de la médecine, extraits de ses œuvres ; renfermant : les dogmes de la science et de l'art, l'histoire naturelle des maladies, les règles de l'hygiène et de la thérapeutique, les éléments de la philosophie médicale et les premiers tableaux des maladies ; précédées d'une notice historique et critique sur les livres hippocratiques et suivies d'une dissertation philosophique sur l'hippocratisme. 1864, 1 vol. gr. in-8 de luxe. 10 fr.

AUBER (Éd.). **Guide médical du baigneur à la mer.** 1851, 1 vol. in-18. 3 fr. 50

BACHELET (H.). **Nouveau guide du dyspeptique**, recherches sur la dyspepsie iléo-cæcale. 1872, in-12 de 267 pages. 2° édit. 3 fr.

BAGEHOT. **Lois scientifiques du développement des nations**, dans leurs rapports avec les principes de la sélection naturelle et de l'hérédité. 1873, 1 vol. in-8, cartonné. 6 fr.

BAIN (Al.). **Les sens et l'intelligence.** 1873, 1 fort vol. in-8. 10 fr.

BAIN (Al.). **L'esprit et le corps.** 1873, 1 vol. in-8 de la *Bibliothèque scientifique internationale*, cartonné. 6 fr.

BARTHEZ. **Nouveaux éléments de la science de l'homme**, par P. J. BARTHEZ, médecin de S. M. Napoléon Ier. 3° édition, augmentée du Discours sur le génie d'Hippocrate, de Mémoires sur les fluxions et les coliques iliaques, sur la thérapeutique des maladies, sur l'évanouissement, l'extispice, la fascination, le faune, la femme, la force des animaux ; collationnée et revue par M. E. Barthez, médecin de S. A. le prince impérial et de l'hôpital Sainte-Eugénie, etc. 1858, 2 vol. in-8 de 1010 pages. 6 fr.

BARTHEZ ET RILLET. **Traité clinique et pratique des maladies des enfants.** 1874. 3° édition (*Sous presse*).

BAUDON. **L'anatomie abdominale** ou opération césarienne. In-8. 4 fr.

BAUDRIMONT. **Théorie de la formation du globe terrestre**, pendant la période qui a précédé l'apparition des êtres vivants. 1867, 1 vol. in-18. 2 fr. 50

BAUMÈS. **Précis théorique et pratique sur les maladies vénériennes.** 1840, 2 vol. in-8. 5 fr.

BAYLE (A. L. J.). **Éléments de pathologie médicale.** 1856, 2 vol. in-8 de 1236 pages. 14 fr.

BAYLE (G. L.). **Traité des maladies cancéreuses**, revu et augmenté par A. L. J. BAYLE, agrégé de la Faculté de Paris. 1834-1839, 2 vol. in-8. 2 fr.

OUVRAGES SCIENTIFIQUES.

BECQUEREL. **Traité clinique des maladies de l'utérus et de ses annexes**, par M. L. A. BECQUEREL, médecin de l'hôpital de la Pitié, professeur agrégé à la Faculté de médecine de Paris. 1859, 2 vol. in-8 de 1064 pages avec un atlas de 18 planches (dont 5 coloriées), représentant 44 figures. 20 fr

BECQUEREL. **Traité des applications de l'électricité à la thérapeutique médicale et chirurgicale.** 1860, 2° édition, 1 vol. in-8. 7 fr.

BECQUEREL ET RODIER. **Traité de chimie pathologique appliquée à la médecine pratique.** 1854, 1 vol. in-8. 7 fr.

BELHOMME. **Considérations sur l'appréciation de la folie**, sa localisation et son traitement. 1834-1848, 5 mémoires in-8. 10 fr.

BÉRAUD (B. J.). **Essai sur le cathétérisme du canal nasal**, suivant la méthode de Laforest, procédé nouveau. 1855, in-8 avec 4 figures. 2 fr. 50

BÉRAUD (B. J.). **Recherches sur l'orchite et l'ovarite varioleuses.** 1859, in-8. 1 fr. 50

BÉRAUD (B. J.). **Atlas complet d'anatomie chirurgicale topographique**, pouvant servir de complément à tous les ouvrages d'anatomie chirurgicale, composé de 109 planches représentant plus de 200 gravures dessinées d'après nature par M. Bion, et avec texte explicatif. 1865, 1 fort vol. in-4.
    Prix : fig. noires, relié. 60 fr.
    — fig. coloriées, relié. 120 fr.

Ce bel ouvrage, auquel on a travaillé pendant sept ans, est le plus complet qui ait été publié sur ce sujet. Toutes les pièces, disséquées dans l'amphithéâtre des hôpitaux, ont été reproduites d'après nature par M. Bion, et ensuite gravées sur acier par les meilleurs artistes. Après l'explication de chaque planche, l'auteur a ajouté les applications à la pathologie chirurgicale, à la médecine opératoire, se rapportant à la région représentée.

BÉRAUD (B. J.) ET VELPEAU. **Manuel d'anatomie chirurgicale générale et topographique.** 1862, 2° édition, 1 vol. in-18 de 622 pages. 7 fr.

BÉRAUD (B. J.) ET ROBIN. **Manuel de physiologie de l'homme et des principaux vertébrés.** 1856-1857, 2 vol. gr. in-18, 2° édit., entièrement refondue. 12 fr.

BERGERET. **Philosophie des sciences cosmologiques**, critique des sciences et de la pratique médicale. 1866, in-8 de 340 p. 4 fr.

BERGERET (de Saint-Léger). **Petit manuel de la santé.** 1 vol. in-18 avec 50 fig. dans le texte. 7 fr.

BERGERET. **De l'urine**, chimie physiologique et microscopie pratique. 1868, 1 vol. in-18. 4 fr. 50

BERNARD (Claude). **Leçons sur les propriétés des tissus vivants** faites à la Sorbonne, rédigées par M. Émile ALGLAVE, avec 94 fig. dans le texte. 1866, 1 vol. in-8. 8 fr.

BERT (Paul). **Projet de loi sur l'organisation de l'enseignement supérieur.** 1872, in-8. 2 fr.

BERTET. **Des parasites de l'homme** tant internes qu'externes et des moyens qu'il convient d'employer pour les détruire. 1866, in-8 de 55 pages. 1 fr. 50

BERTET. **Pathologie et chirurgie du col utérin.** 1866, in-8 de 96 pages. 2 fr. 50

BERTON. **Guide et questionnaire** de tous les examens de médecine et des concours de l'internat, de l'externat et de l'école pratique, avec les réponses des examinateurs eux-mêmes aux questions les plus difficiles, et suivi de grands tableaux synoptiques inédits d'anatomie et de pathologie. 1 vol. in-18, 1863. 2 fr. 50

OUVRAGES SCIENTIFIQUES.

BERTRAND. **Traité du somnambulisme**, et des différentes modifications qu'il présente. 1823, 1 vol. in-8. 7 fr.

BERTULUS (Évar.). **Marseille et son intendance militaire**, à propos de la peste de la fièvre jaune, du choléra et des événements de Saint-Nazaire (Loire-Inférieure), en 1861. 1864, 1 vol. gr. in-8 de 500 pages. 7 fr.

BEYRAN. **Éléments de pathologie générale**. 1863, 1 vol. gr. in-18. 3 fr. 50

BILLROTH. **Traité de pathologie chirurgicale générale**, traduit de l'allemand par MM. Culmann et Sengel, précédé d'une introduction par M. Verneuil. 1 fort vol. gr. in-8 avec 100 fig. dans le texte. 14 fr.

BINZ. **Abrégé de matière médicale et de thérapeutique**, traduit de l'allemand par J. Alquier et Courbon, internes des hôpitaux de Lyon. 1872, 1 vol. in-18. 2 fr. 50

Biographie médicale par ordre chronologique, d'après Daniel Leclerc, Éloy, Freind, Sprengel, Dezeimeris, etc. 1855, 2 vol. in-8 à 2 colonnes. 2 fr. 50

BLANCHARD. **Les métamorphoses, les mœurs et les instincts des insectes**, par M. Émile BLANCHARD, de l'Institut, professeur au Muséum d'histoire naturelle. 1868, 1 magnifique volume grand in-8 jésus avec 160 fig. intercal. dans le texte et 40 gr. pl. hors texte.
Broché. 30 fr. — Relié demi-maroquin. 35 fr.

BLANDIN. **Atlas d'anatomie topographique**, ou d'anatomie des régions du corps humain, considérée dans ses rapports avec la chirurgie et la médecine opératoire. 1834, 20 pl. in-fol. 5 fr.

BLANDIN. **De l'autoplastie**, ou restauration des parties du corps qui ont été détruites, à la faveur d'un emprunt fait à d'autres parties plus ou moins éloignées. Paris, 1836, 1 vol. in-8. 2 fr.

BLANQUI. **L'éternité par les astres**. 1872, in-8 de 78 pages. 2 fr.

BLATIN ET NIVET. **Traité des maladies des femmes**, qui déterminent des flueurs blanches, des leucorrhées ou tout autre écoulement utéro-vaginal. 1842, 1 vol. in-8. 7 fr.

BLATIN (Antoine). **Recherches sur la typhlite et la pérityphlite consécutive**. 1868, gr. in-8 de 106 pages. 2 fr. 50

BLATIN. **Recherches physiologiques et cliniques sur la nicotine et le tabac**, précédées d'une introduction sur la méthode expérimentale en thérapeutique. 1870, gr. in-8. 4 fr.

BOBIERRE (Ad.). **Traité de manipulations chimiques**, description raisonnée de toutes les opérations chimiques et des appareils dont elles réclament l'emploi. 1844, 1 vol. in-8 de 493 p. avec 173 fig. 3 fr. 50

BOCQUILLON. **Manuel d'histoire naturelle médicale**. 1871, 2 vol. in-18 avec 415 fig. dans le texte. 14 fr.

BOCQUILLON. **Revue du groupe des verbénacées**, recherche des types, organogénie, organographie, classification, description des genres. 1863, 1 vol. gr. in-8 de 186 pages avec 20 planches gravées sur acier. 15 fr.

BOCQUILLON. **Anatomie et physiologie des organes reproducteurs des champignons et des lichens**. 1869, in-4. 2 fr. 50

BOCQUILLON. **Mémoire sur le groupe des Tiliacées**, 1867, gr. in-8 de 48 pages. 2 fr.

BONNET. **Traité complet, théorique et pratique des maladies du foie**. 1841, 2° édit. 1 vol. in-8. 2 fr.

BOSSU. **Nouveau compendium médical à l'usage des médecins-praticiens**, contenant : 1° la pathologie générale ; 2° un dictionnaire de pathologie interne, avec l'indication des formules les plus usitées dans le traitement des maladies ; 3° un memento thérapeutique, avec la définition de toutes les préparations pharmaceutiques. 1867, 4° édition, 1 vol. gr. in-18. 7 fr.

OUVRAGES SCIENTIFIQUES. 7

BOSSU. **Traité des plantes médicinales indigènes**, précédé d'un cours de botanique. 3ᵉ édition. 1872, 1 vol. in-8 et atlas de 60 planches représentant 1100 figures.
  Prix : fig. noires.   13 fr.
    — fig. coloriées.   22 fr.

BOSSU. **Nouveau dictionnaire d'histoire naturelle et des phénomènes de la nature.** 1857-59, 3 vol. in-4 avec 1370 fig. 27 fr.

BOSSU. **Anthropologie**, ou étude des organes, fonctions et maladies de l'homme et de la femme. 2 forts vol. in-8 avec atlas de 20 planches. 1870, 6ᵉ édition.
  Prix : avec atlas noir.   15 fr.
    — avec atlas colorié.   21 fr.

BOTKIN. **Des maladies du cœur.** Leçons de clinique médicale faites à l'Université de Saint-Pétersbourg. 1870, in-8. 3 fr. 50

BOTKIN. **De la fièvre.** Leçons de clinique médicale faites à l'Université de Saint-Pétersbourg. 1872, in-8. 4 fr. 50

BOUCHARDAT. **Annuaire de thérapeutique, de matière médicale, de pharmacie et de toxicologie**, de 1841 à 1873, contenant le résumé des travaux thérapeutiques et toxicologiques publiés de 1840 à 1872, et les formules des médicaments nouveaux, suivi de Mémoires divers de M. le professeur Bouchardat.

 1841. — Monographie du diabète sucré.
 1842. — Observations sur le diabète sucré et mémoire sur une maladie nouvelle, l'*hippurie*.
 1843. — Mémoire sur la digestion.
 1844. — Recherches et expériences sur les contre-poisons du sublimé corrosif, du plomb, du cuivre et de l'arsenic.
 1845. — Mémoire sur la digestion des corps gras.
 1846. — Recherches sur des cas rares de chimie pathologique et mémoire sur l'action des poisons et de substances diverses, sur les plantes et les poisons.
 1846, supplément. — 1° Trois mémoires sur les fermentations.
   2° Un mémoire sur la digestion des substances sucrées et féculentes, et des recherches sur les fonctions du pancréas.
   3° Un mémoire sur le diabète sucré ou glycosurie.
   4° Note sur les moyens de déterminer la présence et la quantité de sucre dans les urines.
   5° Notice sur le pain de gluten.
   6° Note sur la nature et le traitement physiologique de la phthisie.
 1847. — Mémoire sur les principaux contre-poisons et sur la thérapeutique des empoisonnements, et diverses notices scientifiques.
 1848. — Nouvelles observations sur la glycosurie, notice sur la thérapeutique des affections syphilitiques, et mémoire sur l'influence des nerfs pneumogastriques dans la digestion.
 1849. — Mémoire sur la thérapeutique du choléra.
 1850. — Mémoire sur la thérapeutique des affections syphilitiques et observations sur l'affaiblissement de la vue coïncidant avec les maladies dans lesquelles la nature de l'urine est modifiée.
 1851. — Mémoire sur la pathogénie et la thérapeutique du rhumatisme articulaire aigu.
 1852. — Mémoire sur le traitement de la phthisie et du rachitisme par l'huile de foie de morue.
 1856. — Mémoires : 1° sur les amidonneries insalubres ; 2° sur le rôle des matières albumineuses dans la nutrition.
 1856, supplément. — 1° Histoire physiologique et thérapeutique de la cinchonine;
   2° Rapports sur les remèdes proposés contre la rage ;
   3° Recherches sur les alcaloïdes dans les veines ;
   4° Solution alumineuse benzinée ;
   5° La table alphabétique des matières contenues dans les annuaires de 1841 à 1855, rédigée par M. le docteur Ramont
 1857. — Mémoire sur l'oligosurie, avec des considérations sur la polyurie.
 1858. — Mémoire sur la genèse et le développement de la fièvre jaune.
 1859. — Rapports sur les farines falsifiées, le pain bis et le vin plâtré.
 1860. — Mémoire sur l'infection déterminée dans le corps de l'homme par la fermentation putride des produits morbides ou excrémentitiels. Des désinfectants qui peuvent être employés pour prévenir cette infection.
 1861. — Mémoire sur l'emploi thérapeutique externe du sulfate simple d'alumine et de zinc, par M. le docteur Homolle.

OUVRAGES SCIENTIFIQUES.

1861, supplément. — 1° Mémoire sur l'étiologie et la prophylaxie de la tuberculisation pulmonaire;
2° Étude sur les mucédinées parasites qui nuisent le plus à l'homme ;
3° Considérations et documents sur l'entraînement des pugilistes ;
4° Mémoire sur la pimélorrhée ;
5° Instruction pour l'usage de l'uromètre de M. Bouchardat.
1862. — Deux conférences faites aux ouvriers sur l'usage et l'abus des liqueurs fortes et des boissons fermentées.
1863. — Mémoire sur les eaux potables.
1864. — Trois notes sur l'origine et la nature de la vaccine, sur l'inoculation et sur le traitement de la syphilis.
1865. — Mémoire sur l'exercice forcé dans le traitement de la glycosurie.
1866. — Mémoire sur les poisons, les venins, les virus, les miasmes spécifiques dans leurs rapports avec les ferments.
1867. — Mémoire sur la gravelle.
1868. — Mémoire sur le café.
1869. — Mémoire sur la production de l'urée. — Mémoire sur l'étiologie de la glycosurie.
1870. — Mémoire sur la goutte.
1871-72. — Mémoire sur l'état sanitaire de Paris et de Metz pendant le siége.
1873. — Mémoire sur l'étiologie du typhus.
1874. — Mémoire sur l'hygiène du soldat.

La collection complète se compose de 32 années et 3 suppléments. 35 vol. grand in-32. — Prix de chacun . . . . 1 fr. 25

BOUCHARDAT. **Supplément à l'Annuaire de thérapeutique**, etc., pour 1846, contenant des mémoires : 1° sur les fermentations; 2° sur la digestion des substances sucrées et féculentes et sur les fonctions du pancréas, par MM. BOUCHARDAT et SANDRAS; 3° sur le diabète sucré ou glycosurie ; 4° sur les moyens de déterminer la présence et la quantité de sucre dans les urines ; 5° sur le pain de gluten ; 6° sur la nature et le traitement physiologique de la phthisie. 1 vol. gr. in-32. 1 fr. 25

BOUCHARDAT. **Supplément à l'Annuaire de thérapeutique**, etc., pour 1856, contenant : 1° l'histoire physiologique et thérapeutique de la cinchonine ; 2° rapport sur les remèdes proposés contre la rage ; 3° recherches sur les alcaloïdes dans les urines ; 4° solution alumineuse benzinée ; 5° la table alphabétique des matières contenues dans les Annuaires de 1841 à 1855, rédigée par M. Ramon. 1 vol. in-32. 1 fr. 25

BOUCHARDAT. **Supplément à l'Annuaire de thérapeutique pour 1861**, contenant : 1° un mémoire sur l'étiologie et la prophylaxie de la phthisie pulmonaire ; 2° une étude sur les mucédinées parasites qui nuisent le plus à l'homme ; 3° des documents sur l'entraînement ; 4° une instruction pour l'usage de l'uromètre de M. Bouchardat. 1 vol. in-32. 1 fr. 25

BOUCHARDAT. **Nouveau formulaire magistral**, précédé d'une notice sur les hôpitaux de Paris, de généralités sur l'art de formuler, suivi d'un précis sur les eaux minérales naturelles et artificielles, d'un mémorial thérapeutique, de notions sur l'emploi des contre-poisons, et sur les secours à donner aux empoisonnés et aux asphyxiés. 1873, 18ᵉ édition, revue, corrigée d'après le *Codex*, augmentée de quatre notices sur les usages thérapeutiques du lait, du vin, sur les cures de petit-lait, de raisin, et de formules nouvelles. 1 vol. in-18. 3 fr. 50
    Cartonné. 4 fr.
    Relié. 4 fr. 50

BOUCHARDAT. **Physique, avec ses principales applications.** 1851, 1 vol. gr. in-18 de 540 pages avec 230 fig. dans le texte. 3ᵉ édit. 2 fr.

BOUCHARDAT. **Histoire naturelle**, contenant la zoologie, la botanique, la minéralogie et la géologie. 1844, 2 vol. gr. in-18 avec 308 figures. 2 fr.

OUVRAGES SCIENTIFIQUES.

BOUCHARDAT. **Opuscules d'économie rurale**, contenant les engrais, la betterave, les tubercules de dahlia, les vignes et les vins, le lait, le pain, les boissons, l'alucite, la digestion et les maladies des vers à soie, les sucres, l'influence des eaux potables sur le goître, etc. 1851, 1 vol. in-8. 3 fr. 50

BOUCHARDAT. **Traité des maladies de la vigne.** 1853, 1 vol. in-8. 3 fr. 50

BOUCHARDAT. **Formulaire vétérinaire**, contenant le mode d'action, l'emploi et les doses des médicaments simples et composés, prescrits aux animaux domestiques par les médecins vétérinaires français et étrangers, et suivi d'un mémorial thérapeutique. 1862, 2ᵉ édit., 1 vol. in-18. 4 fr. 50

BOUCHARDAT. **Manuel de matière médicale**, de thérapeutique comparée et de pharmacie. 1873, 2 vol. gr. in-18, 5ᵉ édit. 16 fr.

BOUCHARDAT. **Le travail**, son influence sur la santé (conférences faites aux ouvriers). 1863, 1 vol. in-18. 2 fr. 50

BOUCHARDAT ET H. JUNOD. **L'eau-de-vie et ses dangers**, conférences populaires, 1 vol. in-18. 1 fr.

BOUCHARDAT ET QUEVENNE. **Du lait**, 1ᵉʳ fascicule, instruction sur l'essai et l'analyse du lait ; 2ᵉ fascicule, des laits de femme, d'ânesse, de chèvre, de brebis, de vache. 1857, 1 vol. in-8. 6 fr.

BOUCHARDAT ET DELONDRE. **Quinologie.** Des quinquinas et des questions qui, dans l'état présent de la science et du commerce, s'y rattachent avec le plus d'actualité. 1854, 1 vol. gr. in-4, avec 23 pl. coloriées et 2 cartes. 40 fr.

BOUCHARDAT (Gustave). **Histoire générale des matières albuminoïdes.** Thèse d'agrégation. 1 vol. in-8, 1872. 2 fr. 50

BOUCHUT ET DESPRÉS. **Dictionnaire de médecine et de thérapeutique médicale et chirurgicale**, comprenant le résumé de la médecine et de la chirurgie, les indications thérapeutiques de chaque maladie, la médecine opératoire, les accouchements, l'oculistique, l'odontechnie, les maladies d'oreilles, l'électrisation, la matière médicale, les eaux minérales et un formulaire spécial pour chaque maladie. 2ᵉ édit. 1872, 1 fort vol. in-4 avec 800 fig. intercalées dans le texte.
    Prix : broché. 25 fr.
    — cartonné. 27 fr.
    — relié. 29 fr.

BOUCHUT. **Diagnostic des maladies du système nerveux par l'ophthalmoscopie.** 1866, 1 vol. in-8 avec atlas de planches coloriées. 9 fr.

BOUCHUT. **Histoire de la médecine et des doctrines médicales.** 1873, 2 forts vol. in-8. 16 fr.

BOURGUIGNON ET SANDRAS. **Traité pratique des maladies nerveuses.** 2ᵉ édition, corrigée et considérablement augmentée. 1860-1863, 2 vol. in-8. 12 fr.

BRACHET. **Physiologie élémentaire de l'homme.** 1854, 2 vol. in-8. 3 fr.

BRÉMOND (E.). **De l'hygiène de l'aliéné.** 1871, br. in-8. 2 fr.

BRICHETEAU. **Traité sur les maladies chroniques qui ont leur siége dans les organes de l'appareil respiratoire**, la phthisie pulmonaire, les diverses affections des poumons et des plèvres, la phthisie laryngée et trachéale, la bronchite chronique, le rhume, le catarrhe pulmonaire, l'hémoptysie, l'asthme, l'aphonie, les dyspnées nerveuses, etc. 1852, 1 vol. in-8 de 664 pages. 3 fr.

BRICHETEAU. **Traité de l'hydrocéphale aiguë ou fièvre cérébrale des enfants.** 1826, 1 vol. in-8. 1 fr.

BRIERRE DE BOISMONT. **Des maladies mentales** (extrait de la pathologie médicale du professeur Requin). In-8 de 90 pages. 2 fr.

BRIERRE DE BOISMONT. **Des hallucinations**, ou histoire raisonnée des apparitions, des visions, des songes, de l'extase, du magnétisme et du somnambulisme. 1862, 3e édition très-augmentée. 1 vol. in-8. 7 fr.

BRIERRE DE BOISMONT. **Du suicide et de la folie suicide**, considérés dans leurs rapports avec la statistique, la médecine et la philosophie. 1865. 2e édition, 1 vol. in-8 de 680 pages. 7 fr.

BRIERRE DE BOISMONT. **Joseph Guislain**, sa vie et ses écrits, esquisses de médecine mentale. 1867, 1 vol. in-8. 5 fr.

BRIGHAM. **Quelques observations chirurgicales.** 1872, gr. in-8 de 102 pages, sur papier de Hollande avec 4 photographies hors texte. 5 fr.

BROC. **Essai sur les races humaines**, considérées sous les rapports anatomique et philosophique. 1836, 1 vol. in-8 avec 11 fig. 1 fr. 25

BROUSSAIS. **Recherches sur la fièvre étique.** Paris, 1803, in-8. 1 fr.

BROWN. **Éléments de médecine.** 1805, trad. du latin, avec des addit. par M. Fouquier. 1 vol. in-8. 2 fr.

BUCHNER (Louis). **Science et nature**, traduit de l'allemand, par A. Delondre. 1866, 2 vol. in-18 de la *Bibliothèque de philosophie contemporaine*. 5 fr.

Bulletins de la Société anatomique de Paris, rédigés par MM. Axenfeld, Bauchet, Bell, Bérard, Bourdon, Broca, Chassaignac, Demarquay, Denucé-Deville, Forget, Foucher, Giraldès, Gosselin, Lenoir, Leudet, Livois, Maréchal, Mercier, Pigné, Richard, Royer-Collard, Sestier, A. Tardieu, Thibault, Valleix, Vigla ; années 1826 à 1834, 1837, 1838, 1840 à 1855, 26 vol. in-8.

Prix des années 1826 à 1834, chacune : 1 fr.
Prix des autres volumes, chacun : 2 fr.

BURGGRAEVE. **Anatomie de texture**, ou histologie appliquée à la physiologie et à la pathologie. Gand, 1845, 2e édit. 1 vol. gr. in-8 de 720 pages avec 138 fig. 2 fr. 50

BURGGRAEVE. **Précis de l'histoire de l'anatomie**, comprenant l'examen comparatif des ouvrages des principaux anatomistes anciens et modernes. Gand, 1853, 1 vol. gr. in-8. 2 fr. 50

BURGGRAEVE. **Le génie de la chirurgie**, considéré sous le rapport des pansements, des opérations, du diagnostic, du pronostic et du traitement. Gand, 1853, 1 vol. gr. in-8 de 436 pages. 2 fr. 50

BYASSON (H.) ET FOLLET (A). **Étude sur l'hydrate de chloral et le trichloracétate de soude.** 1871, in-8 de 64 pages. 2 fr.

CABADÉ. **Essai sur la physiologie des épithéliums.** 1867, in-8 de 88 pages avec 2 planches gravées. 2 fr. 50

CAHAGNET. **Abrégé des merveilles du ciel et de l'enfer**, de Swedenborg. 1855, 1 vol. gr. in-18. 3 fr. 50

CAHAGNET. **Arcanes de la vie future dévoilés**, où l'existence, la forme, les occupations de l'âme après sa séparation du corps sont prouvées par plusieurs années d'expériences au moyen de huit *Somnambules extatiques*, qui ont eu 80 perceptions de 36 personnes de diverses conditions, décédées à différentes époques, leurs signalements, conversations, renseignements. Preuves irrécusables de leur existence au monde spirituel. 1848-1860, 3 vol. gr. in-18. 15 fr.

CAHAGNET. **Encyclopédie magnétique spiritualiste**, traitant spécialement de faits physiologiques. Magie magnétique, swedenborgianisme, nécromancie, magie céleste. 1854 à 1862, 7 vol. gr. in-18.
28 fr.
CAHAGNET. **Études sur l'homme**. 1858, 1 vol. gr. in-18. 1 fr.
CAHAGNET. **Lettres odiques-magnétiques** du chevalier Reichenbach, traduites de l'allemand. 1833, 1 vol. in-18. 1 fr. 50
CAHAGNET. **Lumière des morts**, ou études magnétiques, philosophiques et spiritualistes, dédiées aux penseurs du xixe siècle. 1851. 1 vol. gr. in-18. 5 fr.
CAHAGNET. **Magie magnétique**, ou traité historique et pratique de fascinations, de miroirs kabbalistiques, d'apports, de suspensions, de pactes, de charmes des vents, de convulsions, de possession, d'envoûtement, de sortilèges, de magie de la parole, de correspondances sympathiques et de nécromancie. 1858. 2° édit. 1 vol. gr. in-18.
7 fr.
CAHAGNET. **Révélations d'outre-tombe**, par les esprits Galilée, Hippocrate, Franklin, etc., sur Dieu, la préexistence des âmes, la création de la terre, l'astronomie, la météorologie, la physique, la métaphysique, la botanique, l'hermétisme, l'anatomie vivante du corps humain, la médecine, l'existence du Christ et du monde spirituel, les apparitions et les manifestations spirituelles du xixe siècle. 1856, 1 vol. in-18. 5 fr.
CAHAGNET. **Sanctuaire du spiritualisme**, ou étude de l'âme humaine et de ses rapports avec l'univers, d'après le somnambulisme et l'extase. 1850, 1 vol. in-18. 5 fr.
CAHAGNET. **Traitement des maladies**, ou étude sur les propriétés médicinales de 150 plantes les plus connues et les plus usuelles, par l'extatique Adèle Maginot, avec une exposition des diverses méthodes de magnétisation. 1851, 1 vol. gr. in-18. 2 fr. 50
CAHAGNET. **Méditations d'un penseur**, ou mélanges de philosophie et de spiritualisme, d'appréciations, d'aspirations et de déceptions. 1861, 2 vol. in-18. 10 fr.
CARON. **Le code des jeunes mères**. Traité théorique et pratique pour l'éducation physique des nouveau-nés. 1859, 1 vol. in-8.
3 fr. 50
CARON. **La puériculture**, ou la science d'élever hygiéniquement et physiologiquement les enfants. 1866, in-18 de 280 pages. 3 fr. 50
CARON. **Guide pratique de l'alimentation hygiénique et physiologique au sein ou au biberon**. 1867, in-18 de 70 pages. 1 fr.
CARPON. **Voyage à Terre-Neuve**. 1852, 1 vol. in-8. 2 fr. 50
CARRIER. **Étude sur la localisation dans le cerveau de la faculté du langage articulé**. In-8 de 77 pages. 2 fr.
CARRIÈRE. **Recherches sur les eaux minérales sodo-bromurées de Salins**. 1856, in-12. 1 fr. 50
CARRON DU VILLARDS. **Guide pratique pour l'exploration de l'œil**. 1836, in-8. 1 fr. 50
CASPER. **Traité pratique de médecine légale**, rédigé d'après des observations personnelles, par Jean-Louis Casper, professeur de médecine légale de la Faculté de médecine de Berlin ; traduit de l'allemand sous les yeux de l'auteur, par M. Gustave Germer Baillière. 1862, 2 vol. in-8. 15 fr.
CASTORANI. **Mémoire sur le traitement des taches de la cornée**. néphélion, albugo. 1867, in-8. 1 fr.

CAUSIT. **Étude sur les polypes du larynx chez les enfants, et en particulier sur les polypes congénitaux.** 1867, in-8 de 162 pages avec 3 planches lithographiées. 3 fr. 50

CHARCOT et CORNIL. **Contributions à l'étude des altérations anatomiques de la goutte**, et spécialement du rein et des articulations chez les goutteux. 1864, in-8 de 30 pages avec pl. 1 fr. 50

CHARPIGNON. **Physiologie, médecine et métaphysique du magnétisme.** 1848, 1 vol. in-8 de 480 pages. 6 fr.

CHARPIGNON. **Considérations sur les maladies de la moelle épinière.** 1860, in-8. 1 fr.

CHARPIGNON. **Études sur la médecine animique et vitaliste.** 1864. 1 vol. gr. in-8 de 192 pages. 4 fr.

CHAUFFARD. **Fragments de critique médicale**, Broussais, Magendie, Chomel. 1864, in-8 de 67 pages. 1 fr. 50

CHAUFFARD. **Laennec**, conférence faite à la Faculté de médecine, le 3 avril 1865. In-8 de 50 pages. 1 fr. 25

CHAUFFARD. **De la spontanéité et de la spécificité dans les maladies.** 1867, 1 vol. in-18 de 232 pages. 3 fr.

CHÉRUBIN. **De l'extinction des espèces**, études biologiques sur quelques-unes des lois qui régissent la vie. 1868, in-18. 2 fr. 50

CHEVALLIER (Paul). **De la paralysie des nerfs vaso-moteurs dans l'hémiplégie.** 1867, in-8 de 50 pages. 1 fr. 50

CHIPAULT (Antony). **De la résection sous-périostée dans la fracture de l'omoplate par armes à feu.** In-8 de 30 pages et six pl. 3 fr. 50

CHIPAULT. **Fractures par armes à feu**, expectation, résection sous-périostée, évidement, amputation. Paris, 1872, 1 vol. gr. in-8 avec 37 planches chromolithographiées. 25 fr.

CHOMEL. **Leçons de clinique médicale**, faites à l'Hôtel-Dieu de Paris, recueillies et publiées sous ses yeux par MM. les docteurs Genest, Requin et Sestier. 1834-1840, 3 vol. in-8. 12 fr.

CHOMET. **Effets et influence de la musique** sur la santé et sur la maladie. In-8. 3 fr.

CHRISTIAN (P.). **Histoire de la magie, du monde surnaturel**, et de la fatalité à travers les temps et les peuples. 1 vol. gr. in-8 de 669 pages avec un grand nombre de figures et 16 planches hors texte. 15 fr.

CLÉMENCEAU. **De la génération des éléments anatomiques**, précédé d'une introduction par M. le professeur Robin. 1867, in-8. 5 fr.

CLOQUET (H.). **Osphrésiologie**, ou traité des odeurs, du sens et des organes de l'olfaction, avec l'histoire détaillée des maladies du nez et des fosses nasales. 1821, 2º édit., 1 fort vol. in-8. 2 fr.

COLLIN. **Du traitement des affections pulmonaires par les inhalations sulfureuses de Saint-Honoré** (Nièvre). 1864, in-8 de 111 pages. 2 fr. 50

COMBE (George). **Traité complet de phrénologie**, traduit de l'anglais par le docteur Lebeau. 1844, 2 forts vol. avec fig. 5 fr.

Conférences historiques de la Faculté de médecine faites pendant l'année 1865 (*les Chirurgiens érudits*, par M. Verneuil. — *Gui de Chauliac*, par M. Follin. — *Celse*, par M. Broca. — *Wurtzius*, par M. Trélat. — *Rioland*, par M. Lefort. — *Leuret*, par M. Tarnier. — *Harvey*, par M. Béclard. — *Stahl*, par M. Lasègue. — *Jenner*, par M. Lorain. — *Jean de Vier*, par M. Axenfeld. — *Laennec*, par M. Chauffard. — *Sylvius*, par M. Gubler. — *Stoll*, par M. Parrot). 1 vol. in-8. 6 fr.

CORLIEU. **La mort des rois de France** depuis François Ier jusqu'à la Révolution française. 1 vol. in-18, imprimé en caractères elzéviriens. 1873. 3 fr. 50

CORNAZ. **Des abnormités congénitales des yeux et de leurs annexes.** 1848, in-8. 1 fr. 50

CORNIL. **Contribution à l'histoire du développement histologique des tumeurs épithéliales** (squirrhe encéphaloïde, etc.). 1865, in-8 de 31 pages avec 4 planches. 2 fr.

CORNIL. **Mémoire sur les tumeurs épithéliales du col de l'utérus.** 1865, in-8 de 68 pages avec 2 pl. lith. 2 fr.

CORNIL. **Des différentes espèces de néphrites.** 1869, in-8. 3 fr. 50

CORNIL. **Leçons élémentaires d'hygiène**, rédigées d'après le programme adopté par le ministre de l'instruction publique, à l'usage des établissements d'enseignement secondaire par V. Cornil, professeur agrégé à la Faculté de médecine, médecin des hôpitaux de Paris. 1 vol. in-18 avec 27 figures dans le texte. 2 fr. 50

CORNIL et CHARCOT. Voy. CHARCOT.

CORNIL et HÉRARD. Voy. HÉRARD.

CORNIL et RANVIER. **Manuel d'histologie pathologique :**
1re Partie (anatomie pathologique générale). 1869, 1 vol. in-18 avec 169 fig. dans le texte. 4 fr. 50
2e Partie (lésions des tissus et des systèmes, avec 80 fig. intercalées dans le texte. 1873, 1 vol. in-18. 4 fr. 50
La 3e partie, qui complétera l'ouvrage, est sous presse.

CORNIL et RANVIER. **Contributions à l'étude du développement histologique des tumeurs épithéliales.** Br. in-8. 1 fr.

COSTE et DELPECH. **Recherches sur la génération des mammifères**, suivies de recherches sur la formation des embryons. 1834, 1 vol. in-4 avec 9 fig. 5 fr.

COSTER. **Manuel de médecine pratique basée sur l'expérience**, suivi de deux tableaux synoptiques des empoisonnements. 1837, 1 vol. in-18. 75 c.

COSTES. **Histoire critique et philosophique de la doctrine physiologique.** 1849, 1 vol. in-8. 6 fr.

COUDRET. **Recherches médico-physiologiques sur l'électricité animale.** 1837, 1 vol. in-8. 7 fr.

CRÉTEUR (L.). **Lois et règlements sur la pharmacie en Belgique**, depuis les temps les plus reculés jusqu'à nos jours, ou code annoté à l'usage des pharmaciens praticiens. 1 vol. in-8. 6 fr.

DAMASCHINO. **Des différentes formes de pneumonie aiguë chez les enfants.** 1867, in-8 de 154 pages. 3 fr. 50

DAMASCHINO. **La pleurésie purulente.** 1869, in-8. 3 fr. 50

DAMASCHINO. **Étiologie de la tuberculose.** 1872, in-8 de 204 pages. 2 fr. 50

D'ARDONNE. **La philosophie de l'expression**, étude psychologique. 1871, 1 vol. in-8 de 352 pages. 8 fr.

D'ASSIER (Adolphe). **Physiologie du langage phonétique.** 1868, 1 vol. in-18. 2 fr. 50

D'ASSIER (Adolphe). **Physiologie du langage graphique.** 1868, in-18. 2 fr. 50

D'ASSIER (Adolphe). **Essai de philosophie positive au XIXe siècle.** Première partie : Le ciel. 1 vol. in-18. 2 fr. 50

DEBROU. **La vie.** 1869, 1 vol. in-18. 2 fr. 50

DE CANDOLLE. **Organographie végétale,** ou description raisonnée des organes des plantes. 1844, 2 vol. in-8 avec 60 pl. représentant 422 fig. 6 fr.

DECÈS. **Perfectionnement des lieux d'aisances.** 1870, in-8 avec planches. 2 fr. 50

DEGRAUX-LAURENT. **Études ornithologiques.** La puissance de l'aile, ou l'oiseau pris au vol. 1871, 1 vol. in-8 de 260 pages avec 5 pl. 5 fr.

DELAFOND et BOURGUIGNON. **Pathologie et entomologie comparée de la psore** des animaux domestiques et de l'homme (ouvrage couronné par l'Institut). 1862, 1 fort vol. in-4 de 700 pages avec 7 pl. 16 fr.

DE LA SALZÈDE. **Lettres sur le magnétisme animal,** considéré sous le point de vue physiologique et psychologique. 1847, 1 vol. in-12. 2 fr. 50

DELAUNAY. **Conférence sur l'astronomie,** et en particulier sur le ralentissement du mouvement de rotation de la terre. 1866, in-18 avec 14 fig. 50 c.

DELAVILLE (aîné). **Cours pratique d'arboriculture fruitière** pour la région du nord de la France. 1872, 1 vol. in-8, illustré de 269 fig. 6 fr.

DELEUZE. **Histoire critique du magnétisme animal.** 2e édition, 1819, 2 vol. in-8. 9 fr.

DELEUZE. **Mémoire sur la faculté de prévision,** avec des notes et des pièces justificatives, et avec une certaine quantité d'exemples de prévisions recueillis chez les anciens et les modernes. 1836, in-8, br. 2 fr. 50

DELEUZE. **Instruction pratique sur le magnétisme animal,** précédé d'une notice sur la vie et les ouvrages de l'auteur, et suivi d'une lettre d'un médecin étranger. 1853, 1 vol. in-12. 3 fr. 50

DELMAS (Paul). **Mémoire sur l'anatomie et la pathologie du mamelon** dans leurs rapports avec l'allaitement. 1860, in-8. 1 fr.

DELMAS. **Étude pratique sur l'hydrothérapie.** 1e partie, de l'hydrothérapie à domicile, précédée de quelques considérations générales sur la théorie physiologique de cette méthode de traitement. 1869, in-8. 2 fr.

DELONDRE et BOUCHARDAT. **Quinologie,** des quinquinas et des questions qui, dans l'état présent de la science et du commerce, s'y rattachent avec le plus d'actualité. 1854, 1 vol. gr. in-4 avec 23 pl. col. et 2 cartes. 40 fr.

DELPECH. **Chirurgie clinique de Montpellier,** ou observations et réflexions tirées des travaux de chirurgie clinique de cette école. 1823-1828, 2 vol. in-4. 12 fr.

DELVAILLE (Camille). **Études sur l'histoire naturelle.** Première série, contenant : unité d'origine des races humaines ; de l'alimentation par la viande de cheval ; l'œuvre d'Etienne Geoffroy Saint-Hilaire ; biographie scientifique du XVIIIe siècle ; les hommes à queue. 1862, 1 vol. in-18. 3 fr. 50

DELVAILLE (Camille). **De la fièvre de lait,** étude critiques et cliniques. 1862, 1 vol. in-8 de 133 pages. 2 fr. 50

DELVAILLE (Camille). **De l'exercice de la médecine**, nécessité de réviser les lois qui la régissent en France, précédé d'une lettre de M. Jules Simon. 1865, 1 vol. in-8 de 144 pages. 2 fr.

DE PUISAYE et LECONTE. **Eaux d'Enghien**, au point de vue chimique et médical. 1853, 1 vol. in-8. 5 fr.

DE QUATREFAGES. **Ch. Darwin et ses précurseurs français**, étude sur le transformisme. 1870, 1 vol. in-8 de la *Bibliothèque de philosophie contemporaine*. 5 fr.

DESCHAMPS (d'Avallon). **Compendium de pharmacie pratique**, Guide du pharmacien établi et de l'élève en cours d'études, comprenant un traité abrégé des sciences naturelles, une pharmacologie raisonnée et complète, des notions thérapeutiques, et un guide pour les préparations chimiques et les eaux minérales ; un abrégé de pharmacie vétérinaire, une histoire des substances médicamenteuses, un traité de toxicologie, et une étude pratique des substances nécessaires à la photographie et à la galvanoplastie ; précédé d'une introduction par M. le professeur Bouchardat. 1868, 1 vol. gr. in-8 de 1150 pages environ. 20 fr.

DESCHAMPS (d'Avallon). **Manuel de pharmacie et Art de formuler**, contenant : 1° les principes élémentaires de pharmacie ; 2° des tableaux synoptiques : *a*, des substances médicamenteuses tirées des trois règnes, avec leurs doses et leurs modes d'administration ; *b*, des eaux minérales employées en médecine ; *c*, des substances incompatibles ; 3° les indications pratiques nécessaires pour composer de bonnes formules ; suivi d'un *Formulaire de toutes les préparations iodées* publiées jusqu'à ce jour, par M. Deschamps (d'Avallon), pharmacien de la maison impériale de Charenton. 1856, 1 vol. gr. in-18 avec 19 figures. 3 fr. 50

DESCHAMPS (d'Avallon). **Manuel pratique d'analyse chimique**. 1859, 2 vol, in-8 de 1034 pages, contenant, l'un l'analyse qualitative, l'autre l'analyse quantitative, avec 80 fig. intercalées dans le texte 7 fr.

DESPRÉS (Arm.) et BOUCHUT. Voy. Bouchut.

DESPRES (Arm.). **Traité théorique et pratique de la syphilis**, ou infection purulente syphilitique. 1873, 1 vol. in-8. 7 fr.

DESPRETZ. **Traité élémentaire de physique** (ouvrage adopté par le Conseil de l'instruction publique). 1836, 4° édit. 1 vol. in-8, et 17 pl. 5 fr.

DEVERGIE (Alphonse). **Médecine légale théorique et pratique** avec le texte et l'interprétation des lois relatives à la médecine légale, revus et annotés par M. Dehaussy de Robécourt, conseiller à la cour de cassation. 1852, 3° édit. 3 vol. in-8. 23 fr.

Le premier volume traite : 1° certificats, rapports et consultations médico-légales ; 2° responsabilité médicale ; 3° mariage ; 4° séparation de corps ; 5° grossesse ; 6° avortement ; 7° accouchement ; 8° paternité, maternité, naissances précoces et tardives, superfétation ; 9° supposition, substitution d'enfant ; 10° infanticides ; 11° attentats à la pudeur ; 12° maladies simulées ; 13° aliénation mentale.

Le second volume traite : 1° coups et blessures volontaires et involontaires ; 2° mort subite ; 3° mort apparente ; 4° époque de la mort ; 5° putréfaction cadavérique ; 6° autopsie ; 7° exhumations ; 8° identité ; 9° suicide ; 10° asphyxie en général ; 11° asphyxie par submersion ; 12° pendaison et strangulation ; 13° combustion spontanée.

Le troisième volume traite les empoisonnements et toutes les questions de chimie égale.

DONDERS. **L'astigmatisme** et les verres cylindriques, par Donders, professeur à l'Université d'Utrecht, traduit du hollandais, par le docteur Dor, médecin à Vevey. 1862, 1 vol. in-8 de 144 pages. 4 fr. 50

D'OROSKO. **Recherches sur l'homœopathie**. 1839, 1 vol. in-8. 2 fr.

DROGNAT-LANDRÉ. **De l'extraction de la cataracte**. 1869, gr. in-8. 1 fr.

DROGNAT-LANDRÉ. **De la contagion seule cause de la propagation de la lèpre.** 1869, in-8. 2 fr. 50

DUBOIS. **Matière médicale indigène**, ou Histoire des plantes médicinales qui croissent spontanément en France et en Belgique (ouvrage couronné par la Société de médecine de Marseille, en réponse à cette question : *Des ressources que la flore médicale indigène présente aux médecins de campagne*). 1848, 1 vol. in-8. 3 fr.

DUBOIS (d'Amiens). **Philosophie médicale** ; examen des doctrines de Cabanis et de Gall. 1845, 1 vol. in-8. 3 fr.

DUBOUCHET. **Maladies des voies urinaires et des organes de la génération**, contenant la rétention d'urine, les rétrécissements de l'urèthre, les maladies de la glande prostate, de la vessie, des testicules, des vésicules séminales et des conduits spermatiques, des reins et des uretères ; la stérilité et l'impuissance ; le diabète sucré ou glycosurie ; la gravelle et les calculs de la vessie. 10e édition, 1851, 1 vol. in-8. 5 fr.

DUJARDIN-BAUMETZ. **De la myélite aiguë.** 1872, gr. in-8 de 163 pages. 2 fr. 50

DUMONT. **Hœckel et la théorie de l'évolution en Allemagne.** 1873. 1 vol. de la *Bibliothèque de philosophie contemporaine*. 2 fr. 50

DUPARCQUE. **Traité des maladies de la matrice.** 1839, 2 vol. in-8, 2e édition. 6 fr.

DU POTET. **Thérapeutique magnétique**, règles de l'application du magnétisme à l'expérimentation pure et au traitement des maladies ; spiritualisme ; son principe et ses phénomènes. 1863, 1 vol. 12 fr.

DU POTET. **Traité complet de magnétisme**, cours en douze leçons. 1856, 3e édition, 1 vol. de 634 pages. 7 fr.

DU POTET. **Manuel de l'étudiant magnétiseur**, ou Nouvelle instruction pratique sur le magnétisme, fondée sur *trente années* d'expérience et d'observations. 1869, 4e édition, 1 vol. gr. in-18. 3 fr. 50

DUPUYTREN. **Leçons orales de clinique chirurgicale** faites à l'Hôtel-Dieu de Paris, par le baron Dupuytren, chirurgien en chef, recueillies et publiées par MM. les docteurs Brierre de Boismont et Marx. 1839, 2e édition entièrement refondue, 6 vol. in-8. 8 fr.

DURAND (de Gros). **Essais de physiologie philosophique.** 1866, 1 vol. in-8. 8 fr.

DURAND (de Gros). **De l'influence des milieux sur les caractères de races, de l'homme et des animaux.** 1868, br. in-8. 1 fr. 50

DURAND (de Gros). **Ontologie et psychologie physiologique.** 1 vol. in-18. 1871. 3 fr. 50

DURAND (de Gros). **De l'hérédité dans l'épilepsie.** Paris, 1869, br. in-8 de 15 pages. 50 c.

DURAND (de Gros). **Les origines animales de l'homme**, éclairées par la physiologie et l'anatomie comparatives. 1871, 1 vol. in-8. 5 fr.

DURAND-FARDEL. **Traité pratique des maladies chroniques.** 1868, 2 vol. gr. in-8. 20 fr.

DURAND-FARDEL. **Traité thérapeutique des eaux minérales** de France et de l'étranger, et de leur emploi dans les maladies chroniques. 2e édit., 1862, 1 vol. in-8 de 774 pages avec carte color. 9 fr.

DURAND-FARDEL. **Traité pratique des maladies des vieillards.** 1873, 2e édition. 1 fort vol. gr. in-8 de 816 pages. 14 fr.

DURAND-FARDEL. **Lettres médicales sur Vichy.** 3e édition. 1866, 1 vol. in-18 de 250 pages. 2 fr. 50

OUVRAGES SCIENTIFIQUES.

DURINGE. **De l'homœopathie**, ses avantages et ses dangers. 1834, 1 vol. in-8. 2 fr.

ELWARDS (Milne) et VAVASSEUR. **Nouveau formulaire pratique des hôpitaux.** 1841, 4ᵉ édit. revue, corrigée et augmentée, par M. Mialhe. 1 vol. in-32. 2 fr.

Éléments de science sociale ou religion physique sexuelle et naturelle, par un docteur en médecine, traduit sur la 7ᵉ édition anglaise. 1869, gr. in-18 de 600 pages.
Cartonné. 4 fr.

ELIPHAS LEVI. **Histoire de la magie**, avec une exposition claire et précise de ses procédés, de ses rites et de ses mystères. 1860, 1 vol. in-8, avec 90 fig. 12 fr.

ELIPHAS LEVI. **La clef des grands mystères**, suivant Hénoch, Abraham, Hermès Trismégiste et Salomon. 1861, 1 vol. in-8 avec 22 pl. 12 fr.

ELIPHAS LEVI. **Dogme et rituel de la haute magie.** 1861, 2ᵉ éd., 2 vol. in-8 avec 24 fig. 18 fr.

ELIPHAS LEVI. **Philosophie occulte.** Fables et symboles, avec leur explication où sont révélés les grands secrets de la direction du magnétisme universel et des principes fondamentaux du grand œuvre. 1863, 1 vol. in-8. 7 fr.

ELIPHAS LEVI. **La science des esprits**, révélation du dogme secret des kabbalistes, esprit occulte des évangiles, appréciations des doctrines et des phénomènes spirites. 1865, in-8. 7 fr.

Enquête parlementaire sur les actes du gouvernement de la défense nationale, voir p. 48.

Enquête parlementaire sur l'insurrection du 18 mars 1871, édition contenant *in extenso* les trois volumes distribués à l'Assemblée nationale. 1 vol. in-4. 16 fr.

FABRE. **Dictionnaire des dictionnaires de médecine français et étrangers**, avec un vol. supplémentaire rédigé sous la direction du docteur Ambroise Tardieu. 1851, 9 vol. in-8. 20 fr.

FABRE. **Choléra-morbus.** Guide du médecin praticien dans la connaissance et le traitement de cette maladie, suivi d'un dictionnaire de thérapeutique et d'un formulaire spécial. 1854, 1 vol. in-8. 2 fr. 50

FAIVRE (Ernest). **De la variabilité des espèces.** 1868, 1 vol. in-18 de la *Bibliothèque de philosophie contemporaine*. 2 fr. 50

FAU. **Anatomie des formes du corps humain** à l'usage des peintres et des sculpteurs. 1866. 1 vol. in-8 avec atlas, in-folio de 25 pl.
Prix : fig. noires. 20 fr.
— coloriées. 35 fr.

FERMOND. **Études sur la symétrie**, considérées dans les trois règnes de la nature. 1855, in-8 de 54 pages. 2 fr. 50

FERMOMD. **Monographie des sangsues médicinales**, contenant la description, la reproduction, l'éducation, la conservation, les maladies, l'emploi, le dégorgement de ces annélides. 1854, 1 vol. in-8 de 520 pages avec 36 fig. 6 fr.

FERMOND. **Études comparées des feuilles** dans les trois grands embranchements végétaux comprenant le principe de la trisection et les lois de leur formation et de leur composition, leur classification méthodique, l'explication rationnelle de certaines feuilles exceptionnelles, leur composition organographique et leur phytogénie. (Extrait du tome II de *l'Essai de phytomorphie*). 1864, 1 vol. in-8 avec 13 pl. 10 fr.

FERMOND. **Phytogénie**, ou théorie mécanique de la végétation. 1867. 1 vol. gr. in-8 de 708 pages avec 5 planches. 12 fr.

FERMOND. **Essai de phytomorphie**, ou étude des causes qui déterminent les principales formes végétales. 1864-1868, 2 vol. gr. in-8 avec nombreuses planches. 30 fr.

FERMOND. **Faits pour servir à l'histoire générale de la fécondation chez les végétaux**. In-8 de 45 pages. 2 fr.

FERRIÈRE (Émile). **Le darwinisme**. 1872, 1 vol. in-18 de 448 pages. 4 fr. 50

FIGUIER et NANCE. **Nouvelle pharmacopée** de Londres ou codex officiel d'Angleterre, traduction par MM. Figuier et Nance. 1841, 1 vol. in-32. 1 fr.

FLINT (Aug.). **Recherches expérimentales sur une nouvelle fonction du foie**, consistant dans une séparation de la cholestérine du sang et son élimination sous forme de stercorine. 1868, in-8. 2 fr.

FOISSAC. **Rapports et discussions à l'Académie royale de médecine sur le magnétisme animal**, avec des notes explicatives 1833, 1 vol. in-8. 7 r. 50

FOLET (Henri). **De la résection du poignet**. 1869, in-8 de 90 pages. 2 fr.

FONVIELLE (W. de). **L'astronomie moderne**. 1869, 1 vol. in-8 de la *Bibliothèque de philosophie contemporaine*. 2 fr. 50

FOURCAULT. **Causes générales des maladies chroniques**, spécialement de la *phthisie pulmonaire*, avec l'exposé des recherches expérimentales sur les *fonctions de la peau*, suivies de l'hygiène des personnes prédisposées aux maladies chroniques et spécialement à la *phthisie pulmonaire*, ou moyen de prévenir le développement de ces affections. 1844, 1 vol. in-8. 3 fr. 50

On vend séparément l'*hygiène* des personnes prédisposées aux maladies chroniques et à la *phthisie pulmonaire*. 1844, 1 vol. in-8. 1 fr.

FOURCAULT. **Du choléra épidémique**. 1849, in-8, br. 1 fr.

FOURNIER. **Actes du congrès international de botanique, tenu à Paris en août 1867**. 1 vol. gr. in-8. 6 fr.

FOURNIER. **Études cliniques sur les douches oculaires et la glace**, appliquées au traitement des phlegmasies de l'œil. 1857. in-8. 1 fr.

FOY. **Traité de matière médicale et de thérapeutique**, appliquée à chaque maladie en particulier. 1843, 2 vol. in-8 de 1456 pages. 5 fr.

FOY. **Formulaire des médecins praticiens**, contenant : 1° les formules des hôpitaux civils et militaires, français et étrangers ; 2° l'examen et l'interrogation des malades ; 3° un mémorial raisonné de thérapeutique ; 4° les secours à donner aux empoisonnés et aux asphyxiés ; 5° la classification des médicaments, d'après leurs effets thérapeutiques ; 6° un tableau des substances incompatibles ; 7° l'art de formuler. 1844, 3ᵉ édition, 1 vol. in-18. 2 fr.

FOY. **Mémorial de thérapeutique à l'usage des médecins praticiens**, contenant : la médecine, la chirurgie, les accouchements. 1862, 1 vol. in-8 en deux parties, contenant 1250 pages. 14 fr.

Cet ouvrage traite les maladies tant internes qu'externes. L'ordre suivi est l'ordre alphabétique, c'est le plus simple et le plus commode. Chaque affection est décrite ainsi qu'il suit : 1° la définition ; 2° les symptômes très-brièvement ; 3° le traitement avec de nombreux détails et toutes les formules et prescriptions spéciales.

FOY. **Manuel d'hygiène publique et privée**, ou histoire des moyens propres à conserver la santé et à perfectionner le physique et le moral de l'homme. 1845, 1 vol. grand in-18. 2 fr.

FOY. **Choléra-morbus**. Premiers secours à donner aux cholériques avant l'arrivée du médecin. 1849, 1 vol. in-18. 75 c.

FRANCK (Joseph). **Traité de pathologie interne**, traduit du latin, par Bayle, agrégé de la Faculté de médecine de Paris. 1838-1845, 6 vol. in-8. 7 fr. 50

FUMOUZE (A.). **De la cantharide officinale** (thèse de pharmacie). 1867, in-4 de 58 pages et 5 planches. 3 fr. 50

FUMOUZE (V.). **Les spectres d'absorption du sang** (thèse de doctorat). In-4 de 141 pages et 3 pl. 4 fr. 50

GAGE (Louis-Léon). **Les animaux nuisibles à l'homme et en particulier du Pulex penetrans**. 1867, 1 vol. gr. in-8 avec planche lithographiée. 2 fr. 50

GARCIN. **Le magnétisme expliqué par lui-même**, ou nouvelle théorie des phénomènes de l'état magnétique, comparée aux phénomènes de l'état ordinaire. 1855, 1 vol. in-8. 4 fr.

GARNIER. **Dictionnaire annuel des progrès des sciences et institutions médicales**, suite et complément de tous les dictionnaires, précédé d'une introduction par M. le docteur Amédée Latour. 1 vol. in-12 de 500 pages.

    Prix de la 1re année 1864.   5 fr.
    — 2e année 1865.   6 fr
    — 3e année 1866.   6 fr.
    — 4e année 1867.   6 fr.
    — 5e année 1868.   6 fr.
    — 6e année 1869.   6 fr.
    — 7e année 1870 et 1871.   7 fr.
    — 8e année 1872.   7 fr.
    — 9e année 1873.   7 fr.

GARNIER et WAHU. Voy. JAMAIN et WAHU.

GAULTIER DE CLAUBRY. **De l'identité du typhus et de la fièvre typhoïde**. 1844, 1 vol. in-8. 1 fr. 50

GAUSSAIL. **De la fièvre typhoïde**, de sa nature et de son traitement. Paris, 1839, in-8. 1 fr. 50

GAUTHIER. **Recherches historiques sur l'exercice de la médecine dans les temples**, chez les peuples de l'antiquité. 1844, 1 vol. in-12. 1 fr. 50

GAUTHIER. **Histoire du somnambulisme connu chez tous les peuples**, sous les noms divers d'extases, songes, oracles, visions. Examen des doctrines de l'antiquité et des temps modernes, sur ses causes, ses effets, ses abus, ses avantages et l'utilité de son concours avec la médecine. 1842, 2 vol. in-8. 10 fr.

GAUTHIER (Aubin). **Revue magnétique**, journal des cures et des faits magnétiques et somnambuliques. Décembre 1844 à octobre 1846, 2 vol. in-8. 6 fr.

Les numéros de mai, juin, juillet, août et septembre 1846 n'ont jamais été publiés, et forment, dans le tome IIe, une lacune des pages 241 à 432.

GAY-LUSSAC. **Cours de chimie professé à la Faculté des sciences.** Histoire des sels, la chimie végétale et animale. 1833, 2 vol. in-8. 3 fr. 50

GAY-LUSSAC. **Instruction sur l'essai des matières d'argent par la voie humide**; suivie des documents officiels relatifs à la rectification en France, du mode d'essai des matières d'or et d'argent, généralement suivi en Europe. 1830-1832, 2 vol. in-4 avec 48 fig. 5 fr.

GELEZ. **Histoire générale des membranes séreuses et synoviales, des bourses muqueuses, des kystes**, sous le rapport de leur structure, de leurs fonctions, de leurs affections et de leur traitement. 1845, 1 vol. in-8. 2 fr.

GELY. **Études sur le cathétérisme curviligne et sur l'emploi d'une nouvelle sonde dans le cathétérisme évacuatif.** 1862, 1 vol. in-4 avec 97 planches. 7 fr.

GENDRIN. **Histoire anatomique des inflammations.** 1826, 2 vol. in-8. 10 fr.

GENDRIN. **Traité philosophique de médecine pratique.** 1838-43, 3 vol. in-8. 10 fr.

GENDRIN. **De l'influence des âges sur les maladies.** 1840, in-8 1 fr.

GEOFFROY SAINT-HILAIRE. **Histoire naturelle des mammifères**, comprenant quelques vues préliminaires de l'histoire naturelle, et l'histoire des singes, des makis, des chauves-souris et de la taupe. 1834, 1 vol. in-8. 4 fr.

GEOFFROY SAINT-HILAIRE (Étienne). **Vie, travaux et doctrine scientifique**, par Isid. Geoffroy Saint-Hilaire. 1 vol. in-12. 3 fr. 50
— Le même. 1 vol. in-8. 5 fr.

GERVAIS (Paul). **Zoologie.** Reptiles vivants et fossiles. 1869, gr. in-8 avec 19 planches gravées. 7 fr.

GINTRAC (E.). **Observations et recherches sur la cyanose ou maladie bleue.** Paris, 1824, 1 vol. in-8. 4 fr.

GINTRAC (E.). **Mémoires et observations de médecine clinique et d'anatomie pathologique.** 1830, 1 vol. in-8, fig. 4 fr.

GINTRAC (E.). **Cours théorique et clinique de pathologie interne et de thérapie médicale.** 1853-1859, tomes I à IX, gr. in-8. 63 fr.
    Les tomes IV et V se vendent séparément. 14 fr.
    Les tomes VI et VII (*Maladies du système nerveux*) se vendent séparément. 14 fr.
    Les tomes VIII et IX (*Maladies du système nerveux*) (suite) se vendent séparément. 14 fr.

GINTRAC (E.). **Maladies de l'appareil nerveux** (extrait du *Cours de pathologie interne*). 4 vol. gr. in-8. 28 fr.

GINTRAC (E.). **Revue des maladies** observées dans les salles de clinique interne de l'hôpital Saint-André de Bordeaux, pendant l'année 1823. In-8. 2 fr. 50

GINTRAC (E.). **Fragments de médecine clinique** et d'anatomie pathologique. 1841, 1 vol. in-8. 3 fr. 50

GINTRAC (Henri). **Essai sur les tumeurs solides intra-thoraciques.** 1845, in-4. 1 fr. 50

GIRAUDEAU (de Saint-Gervais). **Guide pratique pour l'étude et le traitement des maladies de la peau.** 1812, 1 vol. in-8 avec 30 fig. col. 3 fr.

GIRAUD-TEULON. **Œil schématique**, dimensions décuples. 1868, 1 tableau. 2 fr. 50

GODINE. **Éléments d'hygiène vétérinaire**, suivis de recherches sur la morve, le cornage, la pousse et la cautérisation. 1815, 1 vol. in-8. 2 fr.

GOUBERT. **Manuel de l'art des autopsies cadavériques**, surtout dans ses applications à l'anatomie pathologique, précédé d'une lettre de M. le professeur Bouillaud. 1867, in-18 de 520 pages avec 145 fig. 6 fr.

GOUBERT et WYROUBOFF. **La science vis-à-vis de la religion.** 1 fr.

GOUJON. **Étude d'un cas d'hermaphrodisme bisexuel imparfait chez l'homme.** 1872, in-8 avec 2 planches. 1 fr.

GOUPY. **Explication des tables parlantes**, des médiums, des esprits et du somnambulisme, suivie de la voyante de Prevorst. 1860, 1 vol. in-8. 6 fr.

GRÉHANT. **Manuel de physique médicale.** 1869, 1 vol. gr. in-18 de 650 pages avec 469 fig. intercalées dans le texte. 7 fr.

GRÉHANT. **Tableaux d'analyse chimique**, conduisant à la détermination de la base et de l'acide d'un sel inorganique isolé, avec les couleurs caractéristiques des précipités. 1862, in-4, cart. 3 fr. 50

GRÉHANT. **Recherches physiques sur la respiration de l'homme.** 1864, in-8 de 46 pages avec 1 planche. 1 fr. 50

GRIMAUD (Édouard). **Chimie organique élémentaire.** 1 vol in-18 de 370 pages. 1872. 4 fr. 50

GRIMAUX. **Chimie inorganique élémentaire.** 1874, 1 vol. in-18 avec fig. 5 fr.

GROVE (W. R.). **Corrélation des forces physiques**, traduit de l'anglais par M. Séguin aîné. 2e édition. 1868, in-8. 7 fr. 50

GUILLOT (Natalis). **La lésion, la maladie** (thèse de concours pour la chaire de pathologie médicale). 1851, in-8. 1 fr. 50

GUINIER. **Essai de pathologie et de clinique médicales**, contenant des recherches spéciales sur la forme pernicieuse de la maladie des marais, la fièvre typhoïde, la diphthérie, la pneumonie, la thoracentèse chez les enfants, le carreau, etc. 1866, 1 fort vol. in-8. 8 fr.

GUISLAIN (J.). **Traité sur l'aliénation mentale et sur les hospices des aliénés.** Amsterdam, 1826, 2 vol. in-8 avec 12 pl. 5 fr.

HAMILTON. **Observations sur les avantages et l'emploi des purgatifs dans plusieurs maladies**, trad. de l'anglais par Lafisse. 1825. 1 vol. in-8. 1 fr. 25

HÉBERT. **Des substances alimentaires** et des moyens d'en régler le choix et l'usage, pour conserver la santé, pour favoriser la guérison des maladies de longue durée et pour tirer parti de l'influence que l'alimentation peut exercer sur le caractère, l'intelligence et les passions. 1842, 1 vol. in-8 de 313 pages. 2 fr.

HÉMENT. **Les conférences du quai Malaquais.** Félix Hément, les *Mouvements de la mer et de l'atmosphère*. — Louis Jourdan, *Blanche de Castille*. — Ernest Morin, le *Cardinal de Retz et M. Vincent*. — Th. Sauvestre, *De l'éducation des femmes*. — Évariste Thévenin, *Histoire du théâtre en France*. — P. Vulpian, le *Budget de la famille et le budget de l'État*. 1re année 1864, 1 vol. in-12 de 172 pages. 1 fr. 50

HÉMEY (Lucien). **De la péritonite tuberculeuse.** 1867, n-8 de 90 pages. 2 fr.

HENRY (Ossian) père et fils. **Traité pratique d'analyse chimique des eaux minérales** potables et économiques, avec leurs principales applications à l'hygiène et à l'industrie. Considérations générales sur leur formation, leur thermalité, leur aménagement, etc. Fabrication des eaux minérales artificielles, etc. 1859, 1 vol. in-8 de 680 p. avec 131 fig. intercalées dans le texte. 12 fr.

HÉRARD et CORNIL. **De la phthisie pulmonaire**, étude anatomo-pathologique et clinique. 1867, 1 vol. in-8 avec fig. dans le texte et pl. coloriées. 10 fr.

HERNANDEZ. **Essai sur le typhus**, ou les fièvres dites malignes, putrides, bilieuses, muqueuses, jaunes, la peste. 1846, 1 vol. in-8. 1 fr. 50

HILDEBRAND. **Manuel de clinique médicale**, ou principes de clinique interne, traduit du latin et augmenté d'une préface, de notes historiques, critiques, dogmatiques et pratiques, par Dupré. 1849, 1 vol. in-12. 3 fr. 50

HILLAIRET (J. E.). **Notice sur l'empoisonnement par l'arsenic**, sur l'emploi de l'appareil de Marsh et des autres moyens de doser ce toxique. 1847, br. in-8. 1 fr.

HOUEL. **Manuel d'anatomie pathologique générale et appliquée**, contenant le catalogue et la description des pièces déposées au musée Dupuytren. 2ᵉ édition. 1862, 1 vol. in-18 de 930 pages. 7 fr.

HOUEL. **Des plaies et des ruptures de la vessie** (concours pour l'agrégation en chirurgie). 1857, in-8. 2 fr.

HOUEL. **Mémoire sur l'encéphalocèle congénitale.** 1859, in-8. 1 fr. 25

HUFELAND. **Manuel de médecine pratique**, fruit d'une expérience de cinquante ans, suivi de considérations pratiques sur la saignée, l'opium et les vomitifs, traduit de l'allemand par le docteur Jourdan. 2ᵉ édition corrigée et augmentée d'un Mémoire sur les fièvres nerveuses. 1848, 1 vol. in-8 de 750 pages. 8 fr.

HUTIN. **Examen pratique des maladies de matrice.** 1844, 1 vol. in-8. 4 fr.

HUTIN. **Étude de la stérilité chez la femme** (clinique de Plombières). 1859, in-8. 2 fr. 50

HYERNAUX. **Traité pratique de l'art des accouchements.** 1866, 1 vol. gr. in-8 avec fig. 10 fr.

IMBERT. **Traité pratique des maladies des femmes**, par F. Imbert, ex-chirurgien en chef de la Charité de Lyon. 1840, 1 vol. in-8. 3 fr.

ISAMBERT (E.). **Études chimiques, physiologiques et cliniques** sur l'emploi thérapeutique du chlorate de potasse, spécialement dans les affections diphthéritiques (croup, angine couenneuse, etc.). 1856, 1 vol. in-8. 2 fr. 50

ISAMBERT (E.). **Parallèle des maladies générales et des maladies locales.** 1866, in-8. 3 fr.

JAMAIN. **Nouveau traité élémentaire d'anatomie descriptive et de préparations anatomiques**, par M. le docteur Jamain, chirurgien des hôpitaux. 1867, 3ᵉ édition, 1 vol. grand in-18 de 928 pages avec 223 fig. intercalées dans le texte. 12 fr.
    Avec figures coloriées. 40 fr.

JAMAIN. **Manuel de petite chirurgie** contenant les pansements, les médicaments topiques, les bandages, les appareils de fractures, etc. 1873, 5ᵉ édition, refondue. 1 vol. grand in-18 de 762 pages avec 438 fig. 8 fr.

JAMAIN. **Manuel de pathologie et de clinique chirurgicales.** 1869, 2ᵉ édit., 2 forts vol. in-18. 15 fr.

JAMAIN. **De l'exstrophie ou extroversion de la vessie.** 1845, in-4. 1 fr. 50

JAMAIN. **De l'hématocèle du scrotum.** 1853, in-12. 2 fr. 50

JAMAIN. **Archives d'ophthalmologie**, comprenant les travaux les plus importants sur l'anatomie, la physiologie, la pathologie, la thérapeutique et l'hygiène de l'appareil de la vision. 1853-1856, 6 vol. in-8, fig. 20 fr.

JAMAIN. **Des plaies du cœur** (thèse d'agrégation). 1857, in-8. 2 fr.

JAMAIN et WAHU. **Annuaire de médecine et de chirurgie pratiques**, de 1846 à 1866, résumé des travaux pratiques les plus importants publiés en France et à l'étranger de 1845 à 1865. 21 vol. grand in-32. Chaque. 50 c.

JANET (Paul). **Le matérialisme contemporain**, examen du système du docteur Büchner. 1864, 1 vol. in-18 de la *Bibliothèque de philosophie contemporaine*. 2 fr. 50

JANET (Paul). **La crise philosophique :** MM. Taine, Renan, Littré, Vacherot. 1865, 1 vol. in-18 de la *Bibliothèque de philosophie contemporaine*. 2 fr. 50

JANET (Paul). **Le cerveau et la pensée.** 1867, 1 vol. in-18 de la *Bibliothèque de philosophie contemporaine*. 2 fr. 50

JARJAVAY. **De l'influence des efforts sur la production des maladies chirurgicales.** 1847, in-8 de 72 pages. 1 fr.

JENNER. **De la non-identité du typhus et de la fièvre typhoïde**, ou recherches sur le typhus, la fièvre typhoïde, la fièvre à rechut. (*Relapsing fever*) et la fièvre simple continue (*febricula*), traduit par M. le docteur Verhaeghe, chirurgien de l'hôpital civil d'Ostende. 1852-1853, 2 vol. in-8. 7 fr.

JOBERT (de Lamballe). **Traité théorique et pratique des maladies chirurgicales du canal intestinal.** 1829, 2 vol. in-8. 3 fr.

JOLY. **La génération spontanée.** Conférence faite à Paris, le 1ᵉʳ mars 1865. 50 c.

JORDAN (Joseph). **Traitement des pseudarthroses par l'autoplastie périostique.** 1860, 1 vol. in-4 avec 3 pl. 3 fr. 50

JOSAT. **De la mort et de ses caractères ;** nécessité de réviser la législation des décès pour prévenir les inhumations précipitées ; ouvrage entrepris sous les auspices du gouvernement et couronné par l'Institut. 1854, 1 vol. in-8. 7 fr.

JOSAT. **Recherches historiques sur l'épilepsie.** 1856, in-8. 2 fr.

Journal de l'anatomie et de la physiologie normales et pathologiques, etc., dirigé par M. le professeur Ch. Robin. Voy. page 34.

JULIA DE FONTENELLE. **Recherches médico-légales sur l'incertitude des signes de la mort**, les dangers d'inhumations précipitées, les moyens de constater les décès et de rappeler à la vie ceux qui sont en état de mort apparente. 1834, 1 vol. in-8. 2 fr.

LABORDE. **Les hommes et les actes de l'insurrection de Paris, devant la psychologie morbide.** 1871, 1 vol. in-18 de 150 pages.
2 fr. 50

LABORDE. **De la malignité dans les maladies.** 1872, in-8 (thèse d'agrégation). 2 fr. 50

LACROIX (E.). **Antéversion et rétroversion de l'utérus.** 1844 in-8. 1 fr. 50

LAFONTAINE. **L'art de magnétiser**, ou le magnétisme animal considéré sous les points de vue théorique, pratique et thérapeutique. 1860, 3° édit. 1 vol. in-8, avec fig. 5 fr.

LAFONTAINE. **Mémoire d'un magnétiseur.** 1866, 2 vol. in-18.
7 fr.
    Avec le portrait de l'auteur. 8 fr.

LAFONT-GOUZI. **Traité du magnétisme animal**, considéré sous les rapports de l'hygiène, de la médecine légale et de la thérapeutique, 1839, in-8, br. 3 fr.

LAHILONNE. **Essai de critique médicale**, Pau et ses environs au point de vue des affections paludéennes. 1867, gr. in-8. 2 fr.

LAHILONNE. **Étude de météorologie médicale au point de vue des voies respiratoires.** 1869. 2 fr. 50

LALA. **Quelques considérations sur les affections appartenant ou se rattachant à la famille des cancers.** 1861, broch. in-8.
1 fr. 50

LANCEREAUX. **Traité théorique et pratique de la syphilis**, 2° édition, 1874, gr. in-8 avec figures et planches coloriées. 17 fr.

LANDAU. **Théorie et traitement de la glycosurie.** 1864, in-8.
1 fr. 50

LANOIX. **Étude sur la vaccination animale.** 1866, in-8 de 56 pages. 2 fr.

LARTIGUE. **De l'angine de poitrine** (couronné par la Société de médecine de Bordeaux). 1846, 1 vol. in-12. 1 fr.

LATERRADE. **Code expliqué des pharmaciens**, ou commentaires sur les lois et la jurisprudence en matière pharmaceutique. 1834, 1 vol. in-18. 1 fr. 50

LAUGEL (Auguste). **Les problèmes de la nature.** 1864, 1 vol. in-18 de la *Bibliothèque de philosophie contemporaine.* 2 fr. 50

LAUGEL (Auguste). **Les problèmes de la vie.** 1867, 1 vol. in-18 de la *Bibliothèque de philosophie contemporaine.* 2 fr. 50

LAUGEL (Auguste). **Les problèmes de l'âme.** 1868, 1 vol. in-8 de la *Bibliothèque d'histoire contemporaine.* 2 fr. 50

LAUGEL. **Les problèmes.** 1 vol. in-8 de la *Bibliothèque de philosophie.* 1873. 7 fr. 50

LAUGEL (Auguste). **Les États-Unis pendant la guerre** (1861-1865). Souvenirs personnels. 1 vol. in-18 faisant partie de la *Bibliothèque de philosophie contemporaine.* 3 fr. 50

LAUGEL (Auguste). **La voix, l'oreille et la musique.** 1 vol. in-18 de la *Bibliothèque d'histoire contemporaine.* 2 fr. 50

LAVORT. **Précis de pathologie générale**, de nosologie et de méthode d'observation. 1846, 1 vol. in-18. 2 fr.

LEFÈVRE. **De l'asthme.** Recherches sur la nature, les causes et le traitement de cette maladie. 1847. in-8. 1 fr. 50

LE FORT. **La chirurgie militaire** et les Sociétés de secours en France et à l'étranger, par Léon Le Fort, professeur à la Faculté de médecine de Paris. 1872, 1 vol. in-8 avec gravures. 10 fr.

LE FORT. Voyez Malgaigne.

LEGOUAS. **Nouveaux principes de chirurgie**, ou éléments de zoonomie, d'anatomie et de physiologie, d'hygiène, de pathologie générale, de pathologie chirurgicale, de matière médicale et de médecine opératoire. 6ᵉ édit. 2 fr.

LEGRAND. **De l'analogie et des différences entre les tubercules et les scrofules.** 1849, 1 vol. in-8. 5 fr.

LEGRAND. **De l'action des préparations** d'or sur notre économie et plus spécialement sur les organes de la digestion et de la nutrition. 1849, in-8. 2 fr.

LEMOINE (Albert). **Le vitalisme et l'animisme de Stahl.** 1864. 1 vol. in-18 de la *Bibliothèque de philosophie contemporaine.* 2 fr. 50

LEMOINE (Albert). **De la physionomie et de la parole.** 1865, 1 vol. in-18 de la *Bibliothèque de philosophie contemporaine.* 2 fr. 50

LEPELLETIER (de la Sarthe). **Traité complet sur la maladie scrofuleuse** et les différentes variétés qu'elle peut offrir. 1830, 1 vol. in-8. 4 fr.

LEPELLETIER (de la Sarthe). **De l'emploi du tartre stibié à haute dose** dans le traitement des maladies en général, dans celui de la pneumonie et du rhumatisme en particulier. 1835, 1 vol. in-8. 2 fr.

LEPELLETIER (de la Sarthe). **Traité de l'érysipèle** et des différentes variétés qu'il peut offrir. 1836, 1 vol. in-8. 2 fr. 50

LEPORT. **Guide pratique pour bien exécuter**, bien réussir et mener à bonne fin l'opération de la cataracte par extraction supérieure. 1860, 1 vol. in-12. 3 fr.

LÉVI (Eliphas). Voy. Eliphas Lévi.

LEYDIG. **Traité d'histologie comparée de l'homme et des animaux**, traduit de l'allemand par M. le docteur Lahilonne. 1 fort vol. in-8 avec 200 fig. dans le texte. 1866. 15 fr.

LHÉRITIER. **Des paralysies et de leur traitement par les eaux, thermo-minérales de Plombières.** 1853. 1 vol. in-8. 5 fr.

LHÉRITIER. **Du rhumatisme et de son traitement** par les eaux thermo-minérales de Plombières. 1854, 1 vol. in-8. 5 fr.

LHÉRITIER et HENRY. **Hydrologie de Plombières.** 1855, 1 vol. in-8. 3 fr. 50

LIEBIG. **Le développement des idées** dans les sciences naturelles, études philocopiques. 1867, in-8 de 42 pages. 1 fr. 25

LIEBREICH (Oscar). **L'hydrate de chloral**, traduit de l'allemand sur la 2ᵉ édition par Is. Levaillant. 1870, in-8 de 70 pages. 2 fr. 50

LIEBREICH (Richard). **Atlas d'ophthalmoscopie** représentant l'état normal et les modifications pathologiques du fond de l'œil, visibles à l'ophthalmoscope, composé de 12 planches contenant 57 figures tirées en chromolithographie, accompagnées d'un texte explicatif et dessinées d'après nature par le docteur Liebreich (de Berlin). 1870, 2ᵉ édition, 1 vol. in-folio. 30 fr.
    Texte italien de cet atlas. 3 fr. 50

LIEBREICH (Richard). **Nouveau procédé d'extraction de la cataracte.** 1872, in-8 de 16 pages. 75 c.

LIOUVILLE (H.). **De la généralisation des anévrysmes miliaires.** Paris, 1871, 1 vol. in-8 de 230 pages et 3 planches comprenant 19 fig. 6 fr.

LISFRANC. **Des diverses méthodes et des différents procédés pour l'oblitération des artères dans le traitement des anévrysmes.** 1834, 1 vol. in-8. 3 fr. 50

LISFRANC. **Maladies de l'utérus** d'après les leçons cliniques faites à l'hôpital de la Pitié, par le docteur Pauly. 1836, 1 vol. in-8. 3 fr.

LŒWENBERG. **La lame spirale du limaçon de l'oreille** de l'homme et des mammifères. 1867, 1 vol. in-8. 2 fr.

LONGET. **Traité de physiologie.** 1873, 3ᵉ édition, 2ᵉ tirage, 3 forts vol. gr. in-8. 36 fr.

LORAIN. **L'assistance publique.** 1871, in-8. 1 fr.

LORAIN. **Jenner et la vaccine.** 1870, in-8. 1 fr. 25

LOUBERT (l'abbé J. B.). **Le magnétisme et le somnambulisme devant les corps savants**, la cour de Rome et les théologiens. 1844, 1 vol. in-8. 7 fr.

LUBANSKI. **Guide du poitrinaire** et de celui qui ne veut pas le devenir. 1873, 1 vol. in-18. 3 fr.

LUBBOCK. **L'homme avant l'histoire**, étudié d'après les monuments et les costumes retrouvés dans les différents pays de l'Europe, suivi d'une description comparée des mœurs des sauvages modernes, traduit de l'anglais par M. Ed. Barbier, avec 156 figures intercalées dans le texte. 1867, 1 beau vol. in-8.
    Prix : broché. 15 fr.
    — relié. 18 fr.

LUBBOCK. **Les origines de la civilisation**, état primitif de l'homme et mœurs des sauvages modernes, traduit de l'anglais sur la seconde édition. 1 beau vol. in-8.
    Prix : broché. 15 fr.
    — relié. 18 fr.

MACARIO. **Traitement moral de la folie.** 1843, in-4. 1 fr. 50

MACARIO. **Du sommeil, des rêves et du somnambulisme** dans l'état de santé et de maladie, précédé d'une lettre de M. le docteur Cerise. 1857, 1 vol. in-8. 5 fr.

MACARIO. **Des paralysies dynamiques ou nerveuses.** 1859, in-8. 2 fr. 50

MACARIO. **Leçons sur l'hydrothérapie**, professées à l'école pratique de médecine de Paris. 1872, 3ᵉ édit. 1 vol. in-18. 2 fr. 50

MACARIO. **De l'influence médicatrice du climat de Nice**, ou Guide des malades dans cette ville. 1862, 2ᵉ édit., 1 vol. in-18. 2 fr.

MACARIO. **Du rhumatisme et de la diathèse rhumatismale.** 1867, in-8 de 192 pages. 3 fr.

MACARIO. **Entretiens populaires sur la formation des mondes et les lois qui les régissent**, 1869. 1 vol. in-18. 2 fr. 25

MAGDELAIN. **Des kystes séreux et acéphalocystiques de la rate.** 1868, in-8. 2 fr.

MAGENDIE. **Formulaire pour la préparation et l'emploi de plusieurs nouveaux médicaments.** 1836, 9ᵉ édit. 1 vol. in-12. 2 fr.

MAHEUX. **Traité de la stérilité** chez la femme considérée particulièrement sous le rapport de ses causes et de son traitement. 1864, 1 vol. in-18. 2 fr. 50

MAHEUX. **Conseils aux femmes sur leurs maladies** et les soins particuliers que réclame leur santé. 1871, 1 vol. in-18 avec figures. 3 fr. 50

MAISONABE. **Orthopédie clinique sur les difformités dans l'espèce humaine**, accompagnée de mémoires. 1834, 2 vol. in-8 avec fig. 3 fr. 50

MALGAIGNE. **Manuel de médecine opératoire.** 8ᵉ édit., publiée par M. le professeur Léon Le Fort. I. les Opérations générales, 1874, 1 vol. in-18 avec 335 figures dans le texte. 7 fr.

MANDON. **Histoire critique de la folie instantanée**, temporaire, instinctive, ou étude philosophique, physiologique et légale des rapports de la volonté avec l'intelligence pour apprécier la responsabilité des fous instinctifs, des suicides et des criminels. 3 fr. 50

MANDON. **De la fièvre typhoïde**, nouvelles considérations historiques, philosophiques et pratiques sur sa nature, ses causes et son traitement. 1864, 1 vol. in-8 de 412 pages. 6 fr.

MANDON. **Van Helmont**, sa biographie, histoire critique de ses œuvres. 1868, in-4. 6 fr.

MANUEL. **Essai sur l'organisation du service médical en France.** 1861. 1 vol in-8. 6 fr.

MARCHESSAUX. **Manuel d'anatomie générale**, histologie et organogénie de l'homme. 1844, 1 vol. gr. in-18. 2 fr.

MAREY. **Du mouvement dans les fonctions de la vie**, cours professé au Collège de France pendant l'année 1867. 1 vol. in-8 avec 144 fig. dans le texte. 10 fr.

MAREY. **La machine animale.** 1873, 1 vol. in-8 de la *Bibliothèque scientifique internationale*, cartonné avec luxe. 6 fr.

MARTINET. **Manuel de clinique médicale**, contenant la manière d'observer en médecine. 1837, 3ᵉ édit., 1 vol. in-18. 2 fr.

MARTIN SAINT-ANGE. **Circulation du sang chez le fœtus de l'homme.** 1837, 2ᵉ édit. augmentée, in-4 avec 15 figures coloriées. 4 fr. 50

MARX (Edmond). **De la fièvre typhoïde.** 1864, in-8 de 86 pages. 3 fr.

MAUNOURY et SALAMON. **Manuel de l'art des accouchements**, précédé d'une description abrégée des fonctions et des organes du corps humain, et suivi d'un exposé sommaire des opérations de petite chirurgie les plus usitées, à l'usage des élèves sages-femmes qui suivent les cours départementaux. 1874, 3ᵉ édit. avec 115 figures dans le texte. 7 fr.

La médecine à l'Exposition universelle de 1867. Guide-catalogue contenant la description des instruments de physique et de chirurgie, les plans d'hôpitaux modèles et d'asiles d'aliénés, et le détail de tous les objets exposés par la Société internationale des secours aux blessés militaires des armées de terre et de mer. Ouvrage publié par la Société médicale allemande de Paris. 1 vol. in-18. 1 fr. 50

MELLEZ. **Esquisse d'une genèse de la terre et de l'homme**, recueillie dans les papiers du docteur Mellez et publiée par V. Poirel. 1871, 1 vol. in-8. 5 fr.

MENIÈRE. **De la guérison de la surdi-mutité et de l'éducation des sourds-muets.** 1855, 1 vol. in-8. 2 fr.

MENIÈRE. **Cicéron médecin**, étude médico-littéraire. 1862, 1 vol. in-18. 4 fr. 50

MENIÈRE. **Les consultations de madame de Sévigné.** Étude médico-littéraire. 1864, 1 vol. in-8. 3 fr.

MENIÈRE. **Les moyens thérapeutiques employés dans les maladies de l'oreille.** Thèse, 1868, gr. in-8. 2 fr.

MÉRAT. **Nouvelle flore des environs de Paris**, suivant la méthode naturelle, avec l'indication des vertus des plantes usitées en médecine. 1836, 4ᵒ édit., 2 vol. in-18. 4 fr.

MESMER. **Mémoires et aphorismes**, suivis des procédés de d'Eslon. Nouvelle édition avec des notes par J. J. A. Ricard. 1846, in-18. 2 fr. 50

MESTRE. **Essai sur l'éléphantiasis des Arabes**, observé en Algérie. 1864, in-8 de 104 pages avec 5 pl. lithographiées. 3 fr. 50

MEUNIER (Stanislas). **Lithologie terrestre et comparée** (roches, météorites). 1 vol. in-8 de la *Bibliothèque des sciences naturelles*. 1870, 108 pages. 4 fr. 50

MEUNIER (Stanislas). **Recherches chimiques sur les oxydes métalliques.** 1867, gr. in-8. 2 fr.

MEUNIER (Victor). **Science et démocratie.** 1865-1866, 2 vol. in-18 de la *Bibliothèque d'histoire contemporaine*. 7 fr.

MEUNIER (Victor). **La science et les savants.** 1864 à 1867, 5 vol. gr. in-18, chacun séparément. 3 fr. 50

MICHON. **Des tumeurs synoviales de la partie inférieure de l'avant-bras**, de la face palmaire du poignet et de la main. 1851. 1 vol. in-8, 13 fig.

MIQUEL. **Lettres médicales d'un vétéran de l'école de Bretonneau à M. le professeur Trousseau**, pour mettre un terme à des erreurs relatives aux maladies éruptives et à la spécificité. 1867, 1 vol. in-8 de 440 pages. 7 fr.

MIRAULT. **Traité pratique de l'œil artificiel.** 1818, 1 vol. in-8 avec 23 fig. 1 fr.

MOLÉON (de). **Rapports sur les travaux du conseil de salubrité** de la ville de Paris, de 1812 à 1840. 2 vol. in-8. 5 fr.

MOLESCHOTT (J.). **La circulation de la vie**, lettres sur la physiologie en réponse aux Lettres sur la chimie de Liebig, traduit de l'allemand par M. le docteur Cazelles. 1865, 2 vol. in-18 de la *Bibliothèque de philosophie contemporaine*. 5 fr.

MORDRET (Ambr.). **État actuel de la vaccine considérée au point de vue pratique et théorique**, et dans ses rapports avec les maladies et la longévité (couronné par l'Académie de médecine de Madrid). 1854, in-8 de 160 pages. 2 fr.

MOREAU (Alexis). **Des grossesses extra-utérines.** 1853, 1 vol. in-8. 2 fr. 50

MOREAU. **Manuel des sages-femmes**, contenant la saignée, l'application des ventouses, la vaccination, la description et l'usage des instruments relatifs aux accouchements, avec des notes sur plusieurs parties des accouchements (pour servir de complément aux principes d'accouchements de Baudelocque). 1839, 1 vol. in-12 avec figures.
1 fr.

MOREAU (de Tours). **Traité pratique de la folie névropathique.** 1869, 1 vol. in-18. 3 fr. 50

MOREL. **Traité des champignons** au point de vue botanique, alimentaire et toxicologique, orné de plus de 100 gr. 1865, 1 vol. in-18 de 300 pages. Fig. noires. 4 fr.

MOREL-LAVALLÉE. **De la luxation de l'épaule en haut.** 1858, in-8. 1 fr. 50

MOREL-LAVALLÉE. **Appareil en gutta-percha pour la fracture des mâchoires** et pour leur section et leur résection. 1862, broch. in-8 de 40 pages avec fig. 1 fr. 50

MOREL-LAVALLÉE. **Sur l'ostéite** et ses suites. Thèse de concours. 1847, in-8. 2 fr. 50

MOREL-LAVALLÉE. **Des rétractions accidentelles des membres**, 1845, in-8. 2 fr.

MOREL-LAVALLÉE. **Moyen nouveau et très-simple de prévenir la roideur et l'ankylose dans les fractures**, bandage articulé. 1860, in-8. 1 fr. 25

MOREL-LAVALLÉE. **De la coxalgie sur le fœtus** et de son rôle dans la luxation congénitale du fémur. 1861, in-8. 1 fr. 25

MOREL-LAVALLÉE. **Épanchements traumatiques de sérosité.** 1850, in-8. 2 fr.

MOREL-LAVALLÉE. **Sur les corps étrangers articulaires.** Thèse de concours, 1853. 3 fr.

MOREL-LAVALLÉE. **Des luxations compliquées.** Thèse de concours, 1851, in-8. 3 fr.

MOREL-LAVALLÉE. **Des décollements traumatiques de la peau** et des couches sous-jacentes. 1863, broch. in-8 de 80 pages. 2 fr.

MORIN. **Du magnétisme et des sciences occultes.** 1860, 1 vol. in-8. 6 fr.

MORIN. **Magnétisme.** M. Lafontaine et les sourds-muets, br. in-8. 75 c.

MOUGEOT (de l'Aube). **Itinéraire d'un ubiétiste à travers les sciences et la religion.** 1re partie, LES SCIENCES. 1 vol. in-18 de 458 pages, 1870. 3 fr. 50

MUNARET. **Le médecin des villes et des campagnes.** 1862, 3ᵉ édit., 1 vol. gr. in-18. 4 fr. 50

MUNARET. **Iconautographie de Jenner.** 1860, 1 vol. in-8. 2 fr. 50

NÉLATON. **De l'influence de la position dans les maladies chirurgicales** (concours de clinique chirurgicale). 1851, in-8. 2 fr.

NÉLATON. **Éléments de pathologie chirurgicale,** par M. A. Nélaton, membre de l'Institut, professeur de clinique à la Faculté de médecine, chirurgien de l'Empereur, etc.
Seconde édition complètement remaniée.

Tome premier, rédigé par M. le docteur Jamain, chirurgien des hôpitaux. 1 fort vol. gr. in-8. 9 fr.

Tome second, rédigé par le docteur Péan, chirurgien des hôpitaux. 1 fort vol. gr. in-8, avec 288 fig. dans le texte. 13 fr.

Tome troisième (1ʳᵉ partie), rédigé par M. le docteur Péan, 1 vol. gr. in-8 avec figures. 14 fr.

Les vol. suivants de la 1ʳᵉ édition sont encore en vente :
- Tome II. 8 fr.
- Tome III. 6 fr.
- Tome IV. 6 fr.
- Tome V. 9 fr.

NETTER. **Des cabinets ténébreux,** dans le traitement de l'héméralopie. 1862, br. in-8 de 60 pages. 2 fr.

NETTER. **Lettres sur la contagion.** Br. in-8 de 40 pages. 1 fr. 50

NICAISE. **Des lésions de l'intestin dans les hernies.** 1866, in-8 de 120 pages. 3 fr.

NICOD. **Traité sur les polypes** et autres carnosités du canal de l'urèthre et de la vessie, avec les meilleurs moyens de les détruire sans danger. 1835, 1 vol. in-8. 2 fr.

NIEMEYER. **Éléments de pathologie interne et de thérapeutique,** traduits de l'allemand, annotés par M. Cornil. 1873, 3ᵉ édition française, augmentée de notes nouvelles d'après la huitième édition allemande, 2 vol. in-8. 14 fr.

ODIER. **Recherches sur la loi d'accroissement des nouveau-nés,** constaté par le système des pesées régulières et sur les conditions d'un bon allaitement. 1868, 1 broch. gr. in-8 de 56 pages et 7 planches. 1 fr. 50

ODIER et BLACHE. **Quelques considérations sur les causes de la mortalité des nouveau-nés** et sur les moyens d'y remédier. 1867, gr. in-8 de 30 pages et XI tableaux. 1 fr. 50

OLIVIER (Joseph). **Traité du magnétisme animal,** suivi des paroles d'une somnambule et d'un recueil de traitements magnétiques. 1854, 1 vol. in-8. 6 fr.

OLLIVIER (Clément). **Histoire physique et morale de la femme.** 1857, 1 vol. in-8. 5 fr.

OLLIVIER (Clément). **Influence des affections organiques sur la raison,** ou pathologie morale. 1867, in-8 de 244 pages. 4 fr.

OLLIVIER (d'Angers). **Traité des maladies de la moelle épinière** contenant l'histoire anatomique, physiologique, de ce centre nerveux chez l'homme. 1837, 3ᵉ édition, 2 vol. in-8 avec 27 fig. 3 fr. 50

ONIMUS. **De la théorie dynamique de la chaleur** dans les sciences biologiques. 1866, in-8. 3 fr.

ONIMUS et LEGROS. **Traité d'électricité médicale**, recherches physiologiques et cliniques. Paris, 1872, 1 vol. in-8 de 802 pages avec 141 fig. intercalées dans le texte. 12 fr.

ONIMUS et VIRY. **Étude critique des tracés** obtenus avec le cardiographe et le sphygmographe. 1866, in-8 de 75 pages. 2 fr.

ONIMUS et VIRY. **Études critiques et expérimentales** sur l'occlusion des orifices auriculo-ventriculaires. 1865, in-18 de 60 pages. 1 fr. 25

OURGAUD. **Précis sur les eaux thermo-minérales à base de chaux**, de soude et de magnésie d'Ussat-les-Bains (Ariége), et rapport sur la saison thermale de 1859, avec plans et notes historiques. 1859, 1 vol. in-8. 2 fr.

PADIOLEAU (de Nantes). **De la médecine morale** dans le traitement des maladies nerveuses. (Ouvrage couronné par l'Académie de médecine en 1864). 1 vol. in-8 de 256 pages. 4 fr. 50

PALLAS (Ém.). **De l'influence de l'électricité atmosphérique et terrestre sur l'organisme**, et de l'effet de l'isolement électrique considéré comme moyen curatif et préservatif d'un grand nombre de maladies. 1847, 1 vol. in-8. 3 fr. 50

PAQUET (F.). **La gutta-percha ferrée** appliquée à la chirurgie sur les champs de bataille et dans les hôpitaux. 1867, in-8. 1 fr. 50

PARCHAPPE. **Recherches sur l'encéphale**, sa structure, ses fonctions et ses maladies. Premier mémoire, volume de la tête et de l'encéphale chez l'homme. Deuxième mémoire, altérations de l'encéphale dans l'aliénation mentale. 1836-38, 2 vol. in-4. 2 fr.

PAULY. **Maladies de l'utérus**, d'après les leçons cliniques de M. Lisfranc, faites à l'hôpital de la Pitié. 1836, 1 vol. in-8. 3 fr.

PÉAN. Voyez NÉLATON.

PÉAN. **Splénotomie**, observation d'ablation complète de la rate pratiquée avec succès; considérations pathologiques, chirurgicales et physiologiques, suivies d'un historique de la splénotomie fait par M. Magdelain, interne des hôpitaux de Paris. 1 fr.

PELLETAN. **Traité élémentaire de physique générale et médicale**, par P. Pelletan, professeur de physique à la Faculté de médecine de Paris. 3ᵉ édit. 1838, 2 vol. in-8 avec fig. 5 fr.

PELLETAN. **Clinique chirurgicale**, ou mémoires et observations de chirurgie clinique et sur d'autres objets relatifs à l'art de guérir. 1810, 3 vol. in-8, fig. 5 fr.

PERCY. **Manuel du chirurgien d'armée**, ou instruction de chirurgie militaire sur le traitement des plaies d'armes à feu, avec la méthode d'extraire de ces plaies les corps étrangers. 1830, in-12, fig. 1 fr.

PERSON. **Éléments de physique**, par le docteur Person, agrégé de l'Université, professeur de physique à la Faculté des sciences de Besançon, etc. 1836-1841, 2 vol. in-8 de 1210 pages avec atlas in-4 de 675 fig. 5 fr.

PÉTÉTIN. **Électricité animale**, prouvée par la découverte des phénomènes physiques et moraux de la catalepsie hystérique et de ses variétés, et par les bons effets de l'électricité artificielle dans le traitement de ces maladies. 1808, 1 vol. in-8. 6 fr.

PHILIPS (J. P.). **Influence réciproque de la pensée**, de la sensation et des mouvements végétatifs. (Mémoire lu à la Société psychologique, suivi d'un rapport fait à la Société, par M. le docteur Buchez.) 1862, in-8. 1 fr.

PHILIPS (J. P.). **Cours théorique et pratique de braidisme**, ou hypnotisme nerveux, considéré dans ses rapports avec la psychologie, la physiologie et la pathologie, et dans ses applications à la médecine, à la chirurgie, à la physiologie expérimentale, à la médecine légale et à l'éducation. 1860, 1 vol. in-8. 3 fr. 50

PHILLIPS **Traité des maladies des voies urinaires**. 1860, 1 fort vol. in-8 avec 97 fig. intercalées dans le texte. 10 fr.

PICOT. **De l'état de la science dans la question des maladies infectieuses**. 1872, in-8. 2 fr.

PICOT. **Recherches expérimentales sur l'inflammation suppurative** et le passage des leucocytes à travers les parois vasculaires. In-8 de 40 pages avec 4 planches. 2 fr.

PICOT. **Projet de réorganisation de l'instruction publique en France**. 1871, in-8 de 120 pages. 2 fr.

PIGEARRE. **Puissance de l'électricité animale**, ou du magnétisme vital et de ses rapports avec la physique, la physiologie et la médecine. 1839, 1 vol. in-8. 3 fr. 50

PIGNÉ. **Annales de l'anatomie et de la physiologie pathologiques**. 1846, 1 vol. gr. in-8 de 290 pages, avec 55 fig. représentant des pièces d'anatomie du musée pathologique Dupuytren. 3 fr. 50

PINEL (Scipion). **Traité de pathologie cérébrale**, ou des maladies du cerveau. 1844, 1 vol. in-8. 3 fr.

POINTE. **Hygiène des colléges** (autorisée par le conseil de l'Université). 1846, 1 vol. in-18. 4 fr. 50

POINTE. **Loisirs médicaux et littéraires;** recueils d'éloges historiques, de relations médicales de voyages, d'annotations diverses, etc., documents pour servir à l'histoire de Lyon. 1844, 1 vol. in-8. 2 fr.

PUYSÉGUR. **Mémoires pour servir à l'histoire et à l'établissement du magnétisme animal**. 1820, 3e édit., 1 vol. in-8. 6 fr.

PUYSÉGUR. **Du magnétisme animal** considéré dans ses rapports avec les diverses branches de la physique générale. 1820, 1 vol. in-8. 6 fr.

QUEVENNE et BOUCHARDAT. **Du lait**. 1er fascicule : Instruction sur l'essai et l'analyse du lait (chimie légale); 2e fascicule: Du lait en général; des laits de femme, d'ânesse, de chèvre, de brebis, de vache en particulier. 1856, in-8. 6 fr.

RABUTEAU. **Étude expérimentale sur les effets physiologiques des fluorures et des composés métalliques en général**. 1867, in-8. 2 fr. 50

RABUTEAU. **Des phénomènes physiques de la vision**. 1869, in-4. 2 fr. 50

RANVIER. **Recherches expérimentales** au sujet de l'action du phosphore sur les tissus vivants, considérations sur la pathogénie des transformations graisseuses. Gr. in-8. 1 fr.
RANVIER et CORNIL. Voy. CORNIL et RANVIER.
RANVIER et CORNIL. **Contributions à l'étude du développement histologique des tumeurs épithéliales** (cancroïdes). In-8 de 16 pages. 50 c.
Rapport confidentiel sur le magnétisme animal et sur la conduite récente de l'Académie royale de médecine, adressé à la congrégation de l'Index, et traduit de l'italien du R. P. Scorbadie. 1839, in-8. 2 fr.
RÉCAMIER. **Recherches sur le traitement du cancer** par la compression méthodique simple et combinée, et sur l'histoire générale de la même maladie; suivies de notes: 1° sur les forces et la dynamométrie vitales; 2° sur l'inflammation et l'état fébrile. 1829, 2 vol. in-8 avec 20 fig. 3 fr.
REMAK. **Application du courant constant au traitement des névroses**, leçons faites à l'hôpital de la Charité. 1865, in-8 de 41 pages. 1 fr. 50
REMY. **Essai d'une nouvelle classification de la famille des Graminées.** Première partie, les *genres*. 1851, 1 vol. in-8. 8 fr.
RENAULT DU MOTEY. **Mémoire sur les fractures des os du métacarpe.** 1854, in-4. 1 fr.
REQUIN. **Éléments de pathologie médicale.** 1845-1863, in-8, vol. I à III. 22 fr.
    Le tome III se vend séparément. 6 fr.
Ces *éléments* formant la partie *médicale* de l'ouvrage de pathologie entrepris par MM. Requin et Nélaton.
L'auteur aborde d'abord la pathologie générale, puis la pathologie spéciale, qu'il divise en nosographie organique et nosographie étiologique.
En tête de chaque chapitre se trouve une bibliographie médicale, contenant le nom et une courte analyse des opinions des auteurs qui ont écrit sur le même sujet. Viennent ensuite la synonymie, l'historique, la symptomatologie, les caractères anatomiques, l'étiologie, le diagnostic et la thérapeutique de chaque maladie.
REQUIN. **Généralité de la physiologie**; plan et méthode à suivre dans l'enseignement de cette science. 1831, in-4. 75 c.
REQUIN. **Des prodromes dans les maladies.** 1840, in-8. 1 fr. 50
REQUIN. **Des purgatifs** et de leurs principales applications (thèse pour le concours de matière médicale). 1839, in-8. 1 fr.
REQUIN. **De la spécificité dans les maladies** (thèse pour la chaire de pathologie médicale). 1851, in-8. 1 fr.
Revue scientifique de la France et de l'étranger (Revue des Cours scientifiques, 2ᵉ série) publication hebdomadaire.
Prix. { Paris. Un an. . 20 fr. — 6 mois. . . 12 fr.
       Dép. —. 25 — — 15
       Étrang. — 30 — — 18
Prix de la collection complète, 1863-1874, 12 vol. in-4. 157 fr.
REY. **Dégénération de l'espèce humaine** et sa régénération. 1863, 1 vol. in-8 de 226 pages. 3 fr.
RIBES (de Montpellier). **De l'anatomie pathologique**, considérée dans ses rapports avec la science des maladies. 1834, 2 vol. in-8. 5 fr.
RICARD. **Physiologie et hygiène du magnétiseur**, régime diététique du magnétisé. Mémoires et aphorismes de Mesmer. 1844, in-18. 3 fr. 50
RICHE. **Chimie médicale et pharmaceutique.** 1873, 2ᵉ édition, 1 fort vol. in-18 avec 112 figures dans le texte. 8 fr.

RIGAUD. **De l'anaplastie des lèvres**, des joues et des paupières. 1841, 1 vol. in-8. 1 fr.

RIVIÈRE. **Éléments de géologie pure et appliquée**, ou résumé d'un cours de géologie industrielle et comparative. 1839, 1 vol. in-8, 230 fig. 3 fr. 50

ROBERT (A.). **Des anévrysmes de la région sus-claviculaire.** 1842, in-8, 1 pl. 1 fr. 50

ROBERT. **Conférences de clinique chirurgicale** faites à l'Hôtel-Dieu de Paris pendant l'année 1858-1859, par M. A. C. Robert, chirurgien de l'Hôtel-Dieu, membre de l'Académie de médecine, etc., recueillies et publiées sous sa direction par le docteur A. Doumic. 1 vol. in-8 de 550 pages avec 4 planches. 4 fr. 50

ROBERT (A.). **Mémoire sur la nature de l'écoulement aqueux** très-abondant qui accompagne certaines fractures de la base du crâne. 1846, in-8. 75 c.

ROBERT (A.). **Des affections granuleuses**, ulcéreuses et carcinomateuses du col de l'utérus. 1848, 1 vol. in-8 avec 6 figures coloriées. 1 fr. 50

ROBERT (A.). **Des amputations partielles et de la désarticulation du pied** (concours de médecine opératoire). 1850, in-8, 209 pag. 1 fr. 50

ROBERT (A.). **Des vices congénitaux de conformation des articulations** (concours de clinique chirurgicale). 1851, 1 vol. in-8 avec 2 fig. 1 fr. 50

ROBERT (A.). **Considérations pratiques sur les varices artérielles du cuir chevelu.** 1851, in-8. 75 c.

ROBIN (Ch.). **Des éléments anatomiques et des épithéliums.** Anatomie et physiologie comparées. 1868, gr. in-8 à 2 colonnes. 4 fr. 50

ROBIN (Ch.) **Des tissus et des sécrétions**, anatomie et physiologie comparées. 1869, gr. in-18 à 2 colonnes. 4 fr. 50

ROBIN (Ch.). **Journal de l'anatomie et de la physiologie** normales et pathologiques de l'homme et des animaux, dirigé par M. le professeur Ch. Robin (de l'Institut), paraissant tous les deux mois par livraison de 7 feuilles grand in-8 avec planches.
  Prix de l'abonnement, pour la France. 20 fr.
  — pour l'étranger. 24 fr.
Il y a neuf années parues.

ROBIN (Ch.) ET BÉRAUD. **Éléments de physiologie de l'homme et des principaux vertébrés.** 1856-57, 2 vol. gr. in-18. 12 fr.

ROUSSEL (Théophile). **De la pellagre**, de son origine, de ses progrès, de son existence en France, de ses causes et de son traitement. 1845, 1 vol. in-8. 1 fr.

RUFZ. **Enquête sur le serpent de la Martinique** (vipère, fer-de-lance, bothrops lancéolé). 1860. 2ᵉ édition. 1 vol. in-8, fig. 5 fr.

SAIGEY. **La physique moderne.** 1868, 1 vol. in-18 de la *Bibliothèque de philosophie contemporaine.* 2 fr. 50

SAIGEY. **Les sciences au XVIIIᵉ siècle.** La physique de Voltaire. 1873, 1 vol. in-8 de la *Bibliothèque de philosophie contemporaine.* 5 fr.

SAISSET (Émile). **L'âme et la vie**, suivi d'une étude sur l'esthétique française. 1864, 1 vol. in-18 de la *Bibliothèque de philosophie contemporaine.* 2 fr. 50

SAISSET (Émile). **Critique et histoire de la philosophie** (fragments et discours). 1864, 1 vol. in-18 de la *Bibliothèque de philosophie contemporaine*. 2 fr. 50

SANDRAS et BOURGUIGNON. **Traité pratique des maladies nerveuses.** 1860-61, 2ᵉ édit., entièrement refondue. 2 vol. in-8. 12 fr.

SANNÉ. **Étude sur le croup après la trachéotomie**, évolution normale, soins consécutifs, complications. 1869, 1 vol. in-8 de 280 pages. 4 fr.

SAPPEY. **Recherches sur l'appareil respiratoire des oiseaux.** 1847, 1 vol. gr. in-4 avec 12 fig. 2 fr.

SAUCEROTTE. **Tableau synoptique des races humaines**, montrant leur origine, leur distribution géographique, leurs caractères distinctifs, les peuples dérivés. 3 fr. 50

SAUVAGE. **Zoologie. Des poissons fossiles.** 1869, gr. in-8 avec 1 pl. 3 fr. 50

SCHIFF. **Leçons sur la physiologie de la digestion**, faites au Muséum d'histoire naturelle de Florence. 1868. 2 vol. gr. in-8. 20 fr.

SCHWEIGGER. **Leçons d'ophthalmoscopie**, traduites de l'allemand par M. le docteur Herschell, avec 3 pl. lith. et des fig. dans le texte. 1865, in-8 de 144 pages. 3 fr. 50

SCHWEIGHÆUSER. **Pratique des accouchements en rapport avec l'expérience.** 1833, in-8. 5 fr.

SÉGUIN (aîné). **Mémoire sur l'aviation ou navigation aérienne.** 1866. gr. in-8. 1 fr. 25

SÉGUIN (aîné). **Réflexions sur l'hypothèse de Laplace**, relative à l'origine et la formation du système planétaire. 1867, in-4. 1 fr. 50

SÉGUIN (aîné). **Mémoire sur l'origine et la propagation de la force.** 1857, in-4. 2 fr. 50

SÉGUIN (aîné). **Mémoire sur les causes et sur les effets de la chaleur, de la lumière et de l'électricité.** 1865, grand in-8. 3 fr. 50

SÉGUIN (aîné). **Considérations sur les lois qui président à l'accomplissement des phénomènes naturels**, rapportés à l'attraction newtonienne et basés sur la synthèse des actions moléculaires exposée dans les mémoires publiés jusqu'ici. 1861, gr. in-8. 1 fr.

SERINGE. **Éléments de botanique** spécialement destinés aux établissements d'éducation. 1841, 1 vol. in-8 avec 28 pl. gravées. 2 fr.

SERINGE. **Flore du pharmacien**, du droguiste et de l'herboriste, ou Description des plantes médicinales cultivées en France. 1852, 1 vol. in-12. 3 fr.

SERRE. **Traité sur l'art de restaurer les difformités de la face** selon la méthode par déplacement, ou méthode française. 1842, 1 vol. in-8 et atlas in-4. 12 fr.

SERRE. **Traité pratique de la réunion immédiate** et de son influence sur les progrès récents de la chirurgie. 1837, 1 vol. in-8 avec 10 fig. 2 fr.

SICHEL. **Leçons cliniques sur les lunettes** et les états pathologiques consécutifs à leur usage irrationnel. 1848, 1 vol. in-8 de 148 pages. 1 fr. 50

SNELLEN. **Échelle typographique** pour mesurer l'acuité de la vision, par le docteur Snellen, médecin de l'hôpital néerlandais pour les maladies des yeux à Utrecht. 1862, br. in-8. 4 fr.

SŒLBERG-WELLS. Voy. WELLS.
SOUS. **Manuel d'ophthalmoscopie.** 1865, 1 vol. in-8 de 136 pages avec 2 pl. lithographiées. 4 fr.
SPENCER (Herbert). **Classification des sciences**, traduit de l'anglais sur la troisième édition par E. Réthoré. 1 vol. in-18 de la *Bibliothèque de philosophie contemporaine.* 2 fr. 50
SPURZHEIM. **Observations sur la folie**, ou sur les dérangement des fonctions morales et intellectuelles de l'homme avec 2 pl. Paris, 1818, in-8. 3 fr. 50
STOLL. **Médecine pratique, avec les aphorismes de Stoll et de Boerhaave.** Trad. par Mahon, avec des notes par Pinel, Baudelocque, etc. Nouvelle édition. 1855, 1 vol. in-8. 2 fr. 50
SZERLECKI. **Dictionnaire de thérapeutique**, contenant les moyens curatifs employés dans toutes les maladies par les médecins praticiens les plus distingués. 1837, 2 vol. in-8. 5 fr.
TARDIEU. **Manuel de pathologie et de clinique médicales.** 1874. 4ᵉ édit., corrigée et très-augmentée. 1 vol. in-18. 8 fr.
TARDIEU. **Supplément au dictionnaire des dictionnaires de médecine français et étrangers**, publié sous la direction de Fabre. 1851, 1 vol. in-8. 5 fr.
TAULE. **Notions sur la nature et les propriétés de la matière organisée.** 1866, in-8. 3 fr. 50
TERRIER (Félix). **De l'œsophagotomie externe.** 1870, in-8. 3 fr. 50
TERRIER (Félix). **Des anévrysmes cirsoïdes** (thèse d'agrégation). In-8 de 158 pages. 3 fr.
THÉRY (de Langon). **Traité de l'asthme.** 1859, 1 vol. in-8. 5 fr.
THEVENIN. **Hygiène publique**, analyse du rapport général des travaux du conseil de salubrité de la Seine de 1849 à 1858. 1863, 1 vol. in-18. 2 fr. 50
THULIÉ. **La folie et la loi.** 1867, 2ᵉ édition, 1 vol. in-8 de 210 pages. 3 fr. 50
THULIÉ. **De la folie raisonnante du docteur Campagne.** 1870, in-8. 2 fr.
TISSANDIER. **Des sciences occultes et du spiritisme.** 1866, 1 vol. in-18 de la *Bibliothèque de philosophie contemporaine.* 2 fr. 50
TISSANDIER. **Du magnétisme et des sciences occultes.** 1 vol. in-8 de la *Bibliothèque de philosophie contemporaine.* 2 fr. 50
TYNDALL. **Les glaciers et les transformations de l'eau.** 1873, 1 vol. in-8 de la *Bibliothèque scientifique nationale*, cart. av. luxe. 6 fr.
VACHEROT. **La science et la conscience.** 1870, 1 vol. in-18 de la *Bibliothèque de philosophie contemporaine.* 2 fr. 50
VALCOURT (de). **Climatologie des stations hivernales du midi de la France** (Pau, Amélie-les-Bains, Hyères, Cannes, Nice, Menton). 1865, 1 vol. in-8. 3 fr.
VALCOURT (de). **Cannes et son climat.** 1869, 2ᵉ édit., 1 vol. in-18. 3 fr.
VASLIN (L.). **Études sur les plaies par armes à feu.** 1872, 1 vol. gr. in-8 de 225 pages, accompagné de 22 pl. en lithog. 6 fr.
VAUCHER. **Histoire des conserves d'eau douce**, suivie de l'histoire des *tremelles* et des *ulves*. 1803, 1 vol. in-4 avec 92 fig. 3 fr.
VELPEAU. **Leçons orales de clinique chirurgicale** faites à l'hôpital de la Charité, par M. le professeur Velpeau, recueillies et publiées par MM. les docteurs Jeanselme et P. Pavillon. 1840-1841, 3 vol. in-8. 12 fr.

OUVRAGES SCIENTIFIQUES.

VELPEAU. **Mémoires sur les anus contre nature dépourvus d'éperon**, et sur une nouvelle manière de les traiter. 1836, in-8. 75 c.

VELPEAU et BÉRAUD. **Manuel d'anatomie chirurgicale, générale et topographique**, par M. Velpeau, membre de l'Institut, professeur à la Faculté de médecine de Paris, et M. Béraud, chirurgien des hôpitaux. 1862, 1 vol. in-18 de 622 pages. 7 fr.

VÉRA (A.). **Essai de philosophie hégélienne**. 1865, 1 vol. in-18 de la *Bibliothèque de philosophie contemporaine*. 2 fr. 50

VÉRA. **Introduction à la philosophie de Hégel**. 1864, 1 vol. in-8, 2ᵉ édit. 6 fr. 50

VÉRA. **Logique de Hégel**, traduite pour la première fois et accompagnée d'une introduction et d'un commentaire perpétuel. 1874, 2ᵉ édit. 2 vol. in-8. 15 fr.

VÉRA. **Philosophie de la nature de Hégel**, traduite pour la première fois et accompagnée d'une introduction et d'un commentaire perpétuel. 1863-1865, 3 vol. in-8. 25 fr.
    Les tomes II et III se vendent séparément, chaque. 8 fr. 50

VÉRA. **Philosophie de l'esprit de Hégel**, traduite pour la première fois et accompagnée de deux introductions et d'un commentaire perpétuel. 1870, 2 vol. in-8. 18 fr.

VÉRA. **L'hégélianisme et la philosophie**. 1861, 1 v. in-8. 3 fr. 50

VÉRA. **Mélanges philosophiques**. 1862, 1 vol. in-8. 5 fr.

VÉRA. **Platonis, Aristotelis et Hegeli**, de medio termino doctrina. 1854, 1 vol. in-8. 1 fr. 50

VERNEUIL. **Le système veineux** (anatomie et physiologie). Concours d'agrégation. 1853, 1 vol. in-8. 3 fr. 50

VERNEUIL. **Mémoires sur quelques points de l'anatomie du pancréas**. 1851, in-8. 1 fr. 25

VIGAROUX. **Cours élémentaire des maladies des femmes**, ou essai sur une nouvelle méthode pour étudier et classer ces maladies. 1801, 2 vol. in-8. 3 fr.

VILETTE DE TERZÉ. **La vaccine**, ses conséquences funestes démontrées par les faits, l'observation, l'anatomie pathologique et l'arithmétique (réponse au Questionnaire anglais relatif à la vaccine). 1857, in-8. 3 fr.

VILLEMIN. **Mémoire sur le bouton d'Alep**. 1854, in-8 avec 4 fig. coloriées. 3 fr.

VILLEMIN. **Clinique médicale de Vichy**, pendant la saison de 1862. Br. in-8 de 42 pages. 1 fr. 25

VILLEMIN. **Des coliques hépatiques et de leur traitement par les eaux de Vichy**. 2ᵉ édition. 1870, 1 vol. in-18. 3 fr. 50

VILLENEUVE. **De l'opération césarienne** après la mort de la mère, réponse à M. le docteur Depaul. 1862, br. in-8 de 160 pages. 2 fr. 50

VILLENEUVE fils. **Traitement chirurgical de la stérilité chez la femme**. 1867, gr. in-8 de 72 pages. 1 fr. 50

VIRCHOW. **Pathologie des tumeurs**, cours professé à l'Université de Berlin, traduit de l'allemand par le docteur Aronssohn.
    Tome Iᵉʳ. 1867, 1 vol. gr. in-8 avec 106 fig. 12 fr.
    Tome II. 1869, 1 vol. gr. in-8 avec 74 fig. 12 fr.
    Tome III. 1871, 1 vol. gr. in-8 avec 49 fig. 12 fr.

VIRCHOW. **Des trichines, à l'usage des médecins et des gens du monde,** traduit de l'allemand avec l'autorisation de l'auteur par E. Onimus, élève des hôpitaux de Paris. 1864, in-8 de 55 pages et planche coloriée. 2 fr.

VIREY. **Traité complet de pharmacie théorique et pratique.** 1840, 4ᵉ édition, 2 vol. in-8. 6 fr.

VITAL. **Rapport au conseil de santé des armées,** sur la situation générale du service médical dans la province de Constantine et sur le typhus qui a régné épidémiquement dans cette province en 1868. — Rapport à S. E. M. le ministre de la guerre sur l'inspection médicale de la province de Constantine en 1869. 1870, gr. in-8 de 150 pages. 3 fr. 50

VOISIN (Félix). **De l'homme animal.** 1839, 1 vol. in-8. 4 fr. 50

VULPIAN. **Leçons de physiologie générale et comparée du système nerveux,** faites au Muséum d'histoire naturelle, recueillies et rédigées par M. Ernest Brémond. 1866, 1 fort vol. in-8. 10 fr.

WELLS (Sœlberg). **Traité pratique des maladies des yeux.** Traduit de l'anglais. 1 fort vol. in-8 jésus de 772 pages avec un grand nombre de figures dans le texte. 15 fr.

WOILLEZ (Madame). **Les médecins moralistes,** code philosophique et religieux extrait des écrits des médecins anciens et modernes, notamment des docteurs français contemporains, avec un discours préliminaire de feu le professeur. Brachet (de Lyon) et une notice par le docteur Descuret. 1862, in-8. 3 fr.

ZIMMERMANN. **De la solitude,** des causes qui en font naître le goût, de ses inconvénients, de ses avantages, et son influence sur les passions, l'imagination, l'esprit et le cœur; traduit de l'allemand par M. Jourdan. Nouvelle édition. 1840, in-8. 3 fr. 50

REVUE	REVUE
Politique et Littéraire	Scientifique
(Revue des Cours littéraires, 2ᵉ série.)	(Revue des Cours scientifiques, 2ᵉ série.)

Directeurs : MM. Eug. YUNG et Ém. ALGLAVE

Prix d'abonnement :

Une seule revue séparément :			Les deux revues ensemble :		
	Six mois.	Un an.		Six mois.	Un an.
Paris.......	12 f.	20 f.	Paris	20 f.	36 f.
Départements...	15	25	Départements...	25	42
Étranger......	18	30	Étranger......	30	50

Prix de chaque numéro : 50 centimes.

L'abonnement part du 1ᵉʳ juillet, du 1ᵉʳ octobre, du 1ᵉʳ janvier et du 1ᵉʳ avril de chaque année.

Les sept premières années (1864 à 1871) de la *Revue des Cours littéraires* et de la *Revue des Cours scientifiques*, formant la première série de cette publication, sont en vente : on peut se les procurer brochées ou reliées.

Prix de chaque volume pris séparément............. br. 15 fr.
Prix de la collection complète de la première série, chaque Revue, 7 gros volumes in-4.......................... 105
La collection complète de la première série des deux Revues, 14 gros volumes in-4............................ 182

RÉCENTES PUBLICATIONS SCIENTIFIQUES

Pathologie médicale.

BOTKIN. **Des maladies du cœur.** Leçons de clinique médicale faites à l'Université de Saint-Pétersbourg. 1872, in-8.   3 fr. 50

BOTKIN. **De la fièvre.** Leçons de clinique médicale faites à l'Université de Saint-Pétersbourg. 1872, in-8.   4 fr. 50

BOUCHUT. **Histoire de la médecine et des doctrines médicales.** 1873, 2 vol. in-8.   16 fr.

BOUCHUT. **Diagnostic des maladies du système nerveux par l'ophthalmoscopie.** 1866, 1 vol. in-8 avec atlas colorié.   9 fr.

BOUCHUT et DESPRÉS. **Dictionnaire de médecine et de thérapeutique médicale et chirurgicale,** comprenant le résumé de la médecine et de la chirurgie, les indications thérapeutiques de chaque maladie, la médecine opératoire, les accouchements, l'oculistique, l'odontechnic, les maladies d'oreilles, l'électrisation, la matière médicale, les eaux minérales, et un formulaire spécial pour chaque maladie. 2ᵉ édition, très-augmentée. 1 vol. in-4 avec 754 figures dans le texte.
    Broché.   25 fr.
    Cartonné.   27 fr.
    Relié.   29 fr.

DESPRÉS. **Traité théorique et pratique de la syphilis,** ou infection purulente syphilitique. 1873, 1 vol. in-8.   7 fr.

DURAND-FARDEL. **Traité pratique des maladies chroniques.** 1868, 2 vol. gr. in-8.   20 fr.

DURAND-FARDEL. **Traité thérapeutique des eaux minérales** de France et de l'étranger, et de leur emploi dans les maladies chroniques. 2ᵉ édit., 1862, 1 vol. in-8 de 774 pages avec carte coloriée.   9 fr.

DURAND-FARDEL. **Traité pratique des maladies des vieillards.** 1873, 2ᵉ édition. 1 fort vol. gr. in-8.   14 fr.

GARNIER. **Dictionnaire annuel des progrès des sciences et institutions médicales,** suite et complément de tous les dictionnaires. 1 vol. in-12 de 500 pages.
    — 8ᵉ année, 1872.   7 fr.

GINTRAC (E.). **Cours théorique et clinique de pathologie interne et de thérapie médicale.** 1853-1859, 9 vol. gr. in-8.   63 fr.
    Les tomes IV et V se vendent séparément.   14 fr.
    Les tomes VI et VII (*Maladies du système nerveux*) se vendent séparément.   14 fr.
    Les tomes VIII et IX (*Maladies du système nerveux* (suite)) se vendent séparément.   14 fr.

GINTRAC. **Traité théorique et pratique des maladies de l'appareil nerveux.** 1872, 4 vol. gr. in-8. 28 fr.

GOUBERT. **Manuel de l'art des autopsies cadavériques**, surtout dans ses applications à l'anatomie pathologique, précédé d'une lettre de M. le professeur Bouillaud. 1867, in-18 de 520 pages avec 145 figures dans le texte. 6 fr.

HÉRARD et CORNIL. **De la phthisie pulmonaire**, étude anatomo-pathologique et clinique. 1867, 1 vol. in-8 avec fig. dans le texte et planches coloriées. 10 fr.

LANCEREAUX. **Traité théorique et pratique de la syphilis.** 2e édition, 1874, 1 vol. gr. in-8 avec figures et planches coloriées. 17 fr.

MOREAU (de Tours). **Traité pratique de la folie névropathique** (vulgo hystérique). 1869, 1 vol. in-18. 3 fr. 50

MUNARET. **Le Médecin des villes et des campagnes.** 4e édition, 1862, 1 vol. gr. in-8. 4 fr. 60

NIEMEYER. **Éléments de pathologie interne et de thérapeutique**, traduits de l'allemand, annotés par M. Cornil. 1873, 3e édition française augmentée de notes nouvelles. 2 vol. gr. in-8. 14 fr.

ONIMUS et LEGROS. **Traité d'électricité médicale.** 1 fort vol. in-8, avec de nombreuses figures intercalées dans le texte. 1872. 12 fr.

TARDIEU. **Manuel de pathologie et de clinique médicales.** 4e édition, corrigée et augmentée. 1873, 1 vol. gr. in-18. 8 fr.

Pathologie chirurgicale.

ANGER (Benjamin). **Traité iconographique des maladies chirurgicales**, précédé d'une introduction par M. le professeur Velpeau. 1866, in-4.
Chaque livraison est composée de huit planches et du texte correspondant.
Prix. 12 fr.
Tous les exemplaires sont coloriés. — La première partie (Luxations et Fractures) est terminée ; elle est composée de 12 livraisons et demie (100 planches contenant 254 figures et 127 bois), et coûte, reliée. 150 fr.

BILLROTH. **Traité de pathologie chirurgicale générale**, traduit de l'allemand, précédé d'une introduction par M. le professeur Verneuil. 1868, 1 fort vol. gr. in-8, avec 100 fig. dans le texte. 14 fr.

DONDERS. **L'astigmatisme** et les verres cylindriques, traduit du hollandais par le docteur H. Dor, médecin à Vevey. 1862, 1 vol. in-8 de 144 pages. 4 fr. 50

JAMAIN. **Manuel de petite chirurgie.** 1873, 5e édition, refondue. 1 vol. gr. in-18 de 1000 pages avec 450 fig. 8 fr.

JAMAIN. **Manuel de pathologie et de clinique chirurgicales.** 1869, 2e édition. 2 forts vol. in-18. 15 fr.

LE FORT. **La chirurgie militaire** et les Sociétés de secours en France et à l'étranger. 1872, 1 vol. gr. in-8 avec fig. 10 fr.

LIEBREICH (Richard). **Atlas d'ophthalmoscopie** représentant l'état normal et les modifications pathologiques du fond de l'œil visibles à l'ophthalmoscope, composé de 14 planches contenant 60 figures tirées en chromolithographie, accompagnées d'un texte explicatif et dessinées d'après nature. 1870, 2ᵉ édition. 1 vol. in-folio.   30 fr.

MALGAIGNE. **Manuel de médecine opératoire.** 8ᵉ édition, publiée par M. le professeur Léon Le Fort. I. OPÉRATIONS GÉNÉRALES, 1873, 1 vol. grand in-18 avec 335 figures dans le texte.   7 fr.

MAUNOURY ET SALMON. **Manuel de l'art des accouchements** à l'usage des élèves en médecine et des élèves sages-femmes. 1874, 3ᵉ édit., 1 vol. in-18 avec 115 grav.   7 fr.

NÉLATON. **Éléments de pathologie chirurgicale**, par M. A. Nélaton, membre de l'Institut, professeur de clinique à la Faculté de médecine, etc.
Seconde édition complétement remaniée.
TOME PREMIER, rédigé par M. le docteur Jamain, chirurgien des hôpitaux. 1 fort vol. gr. in-8.   9 fr.
TOME SECOND, rédigé par le docteur Péan, chirurgien des hôpitaux. 1 fort vol. in-8 avec 288 fig. dans le texte.   13 fr.
TOME TROISIÈME, rédigé par M. le docteur Péan. 1 vol. gr. in-8 avec figures.   14 fr.

PHILLIPS. **Traité des maladies des voies urinaires.** 1860, 1 fort vol. in-8 avec 97 fig. intercalées dans le texte.   10 fr.

SCHWEIGGER. **Leçons d'ophthalmoscopie**, traduites de l'allemand par M. le docteur Herschell, avec 3 planches lith. et des figures dans le texte. 1868, in-8 de 144 pages.   3 fr. 50

SŒLBERG-WELLS. **Traité pratique des maladies des yeux.** 1873, 1 fort vol. gr. in-8 avec fig. et pl. coloriées. Traduit de l'anglais.   15 fr.

VIRCHOW. **Pathologie des tumeurs**, cours professé à l'Université de Berlin, traduit de l'allemand par le docteur Aronssohn.
Tome I, 1867, 1 vol. in-8 avec 106 figures intercalées dans le texte.   12 fr.
Tome II, 1869, 1 vol. in-8 avec 80 fig. dans le texte.   12 fr.
Tome III, 1872, 1 vol. in-8 avec 60 fig. dans le texte.   12 fr.

Thérapeutique. — Pharmacie. — Hygiène.

BINZ. **Abrégé de matière médicale et de thérapeutique**, traduit de l'allemand par MM. Alquier et Courbon. 1872. 1 vol. in-12 de 335 pages.   2 fr. 50

BOUCHARDAT. **Nouveau Formulaire magistral**, précédé d'une Notice sur les hôpitaux de Paris, de généralités sur l'art de formuler, suivi d'un Précis sur les eaux minérales naturelles et artificielles, d'un Mémorial thérapeutique, de notions sur l'emploi des contre-poisons, et sur les secours à donner aux empoisonnés et aux asphyxiés. 1873, 18ᵉ édition, revue, corrigée. 1 vol. in-18.   3 fr. 50
Cartonné à l'anglaise.   4 fr.

BOUCHARDAT. **Formulaire vétérinaire**, contenant le mode d'action, l'emploi et les doses des médicaments simples et composés prescrits aux animaux domestiques par les médecins vétérinaires français et étrangers, et suivi d'un Mémorial thérapeutique. 1862, 2ᵉ édit. 1 vol. in-18.   4 fr. 50

BOUCHARDAT. **Manuel de matière médicale, de thérapeutique comparée et de pharmacie.** 1873, 5ᵉ édition, 2 vol. gr. in-18. 16 fr.

BOUCHARDAT. **Annuaire de thérapeutique, de matière médicale et de pharmacie pour 1873**, contenant le résumé des travaux thérapeutiques et toxicologiques publiés pendant l'année 1872, et suivi d'un Mémoire de M. Bouchardat sur l'étiologie du typhus (32ᵉ année). 1 vol. in-18. 1 fr. 25

CORNIL. **Leçons élémentaires d'hygiène privée**, rédigées d'après le programme du ministre de l'instruction publique pour les établissements d'instruction secondaire. 1873, 1 vol. in-18 avec figures. 2 fr. 50

DESCHAMPS (d'Avallon). **Compendium de pharmacie pratique.** Guide du pharmacien établi et de l'élève en cours d'Études, comprenant un traité abrégé des sciences naturelles, une pharmacologie raisonnée et complète, des notions thérapeutiques, et un guide pour les préparations chimiques et les eaux minérales; un abrégé de pharmacie vétérinaire, une histoire des substances médicamenteuses, etc.; précédé d'une introduction par M. le professeur Bouchardat. 1868, 1 vol. gr. in-8 de 1160 pages environ. 20 fr.

Anatomie. — Physiologie. — Histologie.

BAIN (Al.). **Les sens et l'intelligence**, traduit de l'anglais par M. Cazelles. 1873, 1 fort vol. in-8. 10 fr.

BÉRAUD (B. J.). **Atlas complet d'anatomie chirurgicale topographique**, pouvant servir de complément à tous les ouvrages d'anatomie chirurgicale, composé de 109 planches représentant plus de 200 gravures dessinées d'après nature par M. Bion, et avec texte explicatif. 1865, 1 fort vol. in-4.
 Prix : fig. noires, relié. 60 fr.
 — fig. coloriées, relié. 120 fr.

BÉRAUD (B. J.) ET ROBIN. **Manuel de physiologie de l'homme et des principaux vertébrés.** 1856-1857, 2 vol. gr. in-18, 2ᵉ édition, entièrement refondue. 12 fr.

BÉRAUD (B. J.) ET VELPEAU. **Manuel d'anatomie chirurgicale générale et topographique.** 1862, 2ᵉ édit. 1 vol. in-8 de 622 pages. 7 fr.

BERNARD (Claude). **Leçons sur les propriétés des tissus vivants** faites à la Sorbonne, rédigées par Emile Alglave, avec 94 fig. dans le texte. 1866, 1 vol. in-8. 8 fr.

CORNIL ET RANVIER. **Manuel d'histologie pathologique.**
 Première partie, *Anatomie pathologique générale*. 1 vol. in-18 avec 169 fig. dans le texte. 4 fr. 50
 Deuxième partie, *Lésions des tissus et des systèmes*. 1873, 1 vol. in-18 avec figures dans le texte. 4 fr. 50

DURAND (de Gros). **Essais de physiologie philosophique.** 1866, 1 vol. in-8. 8 fr.

DURAND (de Gros). **Ontologie** et psychologie physiologique. Études critiques. 1871, 1 vol. in-18. 3 fr. 50

DURAND (de Gros). **Origines animales de l'homme**, éclairées par la physiologie et l'anatomie comparative. Grand in-8, 1871, avec figures. 5 fr.

FAU. **Anatomie des formes du corps humain**, à l'usage des peintres et des sculpteurs. 1866, 1 vol. in-8 avec atlas in-folio de 25 planches.
    Prix : fig. noires. 20 fr.
    — fig. coloriées. 35 fr.

JAMAIN. **Nouveau traité élémentaire d'anatomie descriptive et de préparations anatomiques**. 3º édition, 1867, 1 vol. grand in-18 de 900 pages avec 223 fig. intercalées dans le texte. 12 fr.
    Avec figures coloriées. 40 fr.

LEYDIG. **Traité d'histologie comparée de l'homme et des animaux**, traduit de l'allemand par le docteur Lahillonne. 1 fort vol. in-8 avec 200 figures dans le texte. 1866. 15 fr.

LONGET. **Traité de physiologie**. 3º édition, 1873.
    Tome I, 1 fort vol. gr. in-8 avec fig. 12 fr.
    Tome II, 1 fort vol. gr. in-8 avec fig. 12 fr.
    Tome III et dernier, 1 vol. gr. in-8 avec fig. 12 fr.

MAREY. **Du mouvement dans les fonctions de la vie**. 1868, 1 vol. in-8 avec 200 figures dans le texte. 10 fr.

MAREY. **La machine animale**. 1873, 1 vol. in-8 de la *Bibliothèque scientifique internationale*, cartonné avec luxe. 6 fr.

MOLESCHOTT (J.). **La circulation de la vie**, lettres sur la physiologie en réponse aux lettres sur la chimie de Liebig, traduit de l'allemand par M. le docteur Cazelles. 2 vol. in-18 de la *Bibliothèque de philosophie contemporaine*. 5 fr.

ROBIN (Ch.). **Journal de l'anatomie et de la physiologie** normales et pathologiques de l'homme et des animaux, dirigé par M. le professeur Ch. Robin (de l'Institut), paraissant tous les deux mois par livraison de 7 feuilles gr. in-8 avec planches.
    Prix de l'abonnement, pour la France. 20 fr.
    — pour l'étranger. 24 fr.

SCHIFF. **Leçons sur la physiologie de la digestion**, faites au Muséum d'histoire naturelle de Florence. 2 vol. gr. in-8. 20 fr.

VULPIAN. **Leçons de physiologie générale et comparée du système nerveux**, faites au Muséum d'histoire naturelle, recueillies et rédigées par M. Ernest Brémond. 1866, 1 fort vol. in-8. 10 fr.

Physique. — Chimie. — Histoire naturelle.

AGASSIZ. **De l'espèce et des classifications en zoologie**. 1 vol. in-8. 5 fr.

ARCHIAC (d'). **Leçons sur la faune quaternaire**, professées au Muséum d'histoire naturelle. 1865, 1 vol. in-8. 3 fr. 50

BLANCHARD. **Les métamorphoses, les mœurs et les instincts des insectes**, par M. Émile Blanchard, de l'Institut, professeur au Muséum d'histoire naturelle. 1868, 1 magnifique volume in-8 jésus avec 160 figures intercalées dans le texte et 40 grandes planches hors texte. Prix, broché. 30 fr.
Relié en demi-maroquin. 35 fr.

BLANQUI. **L'éternité par les astres**, hypothèse astronomique. 1872, in-8. 2 fr.

BOCQUILLON. **Manuel d'histoire naturelle médicale.** 1871, 1 vol. in-18 avec 415 fig. dans le texte. 14 fr.

FAIVRE. **De la variabilité de l'espèce.** 1868, 1 vol. in-18 de la *Bibliothèque de philosophie contemporaine*. 2 fr. 50

GRÉHANT. **Manuel de physique médicale.** 1869, 1 vol. in-18 avec 469 figures dans le texte. 7 fr.

GRÉHANT. **Tableaux d'analyse chimique** conduisant à la détermination de la base et de l'acide d'un sel inorganique isolé, avec les couleurs caractéristiques des précipités. 1862, in-4, cart. 3 fr. 50

GRIMAUX. **Chimie organique élémentaire**, leçons professées à la Faculté de médecine. 1872, 1 vol. in-18 avec figures. 4 fr. 50

GRIMAUX. **Chimie inorganique élémentaire.** 1874, 1 vol. in-18 avec fig. 5 fr.

GROVE. **Corrélation des forces physiques**, traduit par M. l'abbé Moigno, avec des notes par M. Séguin aîné. 1 vol. in-8. 7 fr. 50

HENRY (Ossian) père et fils. **Traité pratique d'analyse chimique des eaux minérales** potables et économiques, avec leurs principales applications à l'hygiène et à l'industrie, etc. 1859, 1 vol. in-8 de 680 pages avec 131 figures intercalées dans le texte. 12 fr.

LUBBOCK. **L'homme avant l'histoire**, étudié d'après les monuments et les costumes retrouvés dans les différents pays de l'Europe, suivi d'une description comparée des mœurs des sauvages modernes, traduit de l'anglais par M. Ed. Barbier, avec 156 figures intercalées dans le texte. 1867, 1 beau vol. in-8, broché. 15 fr.
Relié en demi-maroquin. 18 fr.

LUBBOCK. **Origines de la civilisation**, état primitif de l'homme et mœurs des sauvages modernes, traduit de l'anglais. 1873, 1 vol. in-8 avec fig. 15 fr.

QUATREFAGES (de). **Charles Darwin et ses précurseurs français.** Étude sur le transformisme. 1870, 1 vol. in-8. 5 fr.

RICHE. **Manuel de chimie médicale.** 1870, 1 vol. in-18 avec 200 fig. dans le texte. 7 fr.

SAIGEY (Émile). **La physique moderne.** Essai sur l'unité des phénomènes naturels. 1868, 1 vol. in-18 de la *Bibliothèque de philosophie contemporaine*. 2 fr. 50

SAIGEY. **Les sciences au XVIIIe siècle.** La physique de Voltaire. 1873, 1 vol. in-8. 5 fr.

TYNDALL. **Les glaciers et les transformations de l'eau.** 1873, 1 vol. in-8 de la *Bibliothèque scientifique internationale*, cartonné avec luxe. 6 fr.

BIBLIOTHÈQUE DE L'ÉTUDIANT EN MÉDECINE

COLLECTION D'OUVRAGES POUR LA PRÉPARATION AUX EXAMENS DU DOCTORAT, DU GRADE D'OFFICIER DE SANTÉ, ET AU CONCOURS DE L'EXTERNAT ET DE L'INTERNAT.

Premier examen.

BÉRAUD et ROBIN. — Manuel de physiologie de l'homme et des principaux vertébrés, répondant à toutes les questions physiologiques du programme des examens de fin d'année. 2ᵉ édition, 2 vol. gr. in-18. 12 fr.

BERNARD (Claude). — Leçons sur les propriétés des tissus vivants, faites à la Sorbonne, recueillies par M. *Émile Alglave*. 1865, 1 vol. in-8, avec 90 fig. dans le texte. 8 fr.

GOUBERT. — Manuel de l'art des autopsies cadavériques, surtout dans ses applications à l'anatomie pathologique, précédé d'une lettre de M. le professeur *Bouillaud*. 1867, 1 vol. in-8 de 500 pages, avec 145 figures dans le texte. 6 fr.

JAMAIN. — Nouveau Traité Élémentaire d'anatomie descriptive et de préparations anatomiques. 1867, 3ᵉ édition, 1 vol. gr. in-18, avec 223 fig. dans le texte. 12 fr.

LONGET. — Traité de physiologie. 1873. 2ᵉ édition, 3 vol. gr. in-8. 36 fr.

VULPIAN. — Leçons sur la physiologie générale et comparée du système nerveux, faites au Muséum d'histoire naturelle, recueillies par M. *Ernest Brémond*. 1 fort vol. in-8, 1866. 10 fr.

Deuxième et cinquième examens.

BILLROTH. — Traité de pathologie chirurgicale générale, traduit de l'allemand par MM. Culmann et Sengel, précédé d'une introduction par M. *Verneuil*. 1 fort vol. grand in-8, avec 100 fig. dans le texte. 14 fr.

CORNIL et RANVIER. — Manuel d'histologie pathologique.
Première partie, *Anatomie pathologique générale.* 1 vol. in-18, avec 168 figures dans le texte. 4 fr. 50
Deuxième partie, *Lésions des tissus et des systèmes.* 1 vol. in-18, avec fig. dans le texte. 4 fr. 50

GINTRAC. — Cours théorique et pratique de pathologie interne et de thérapie médicale. 9 vol. in-8. 63 fr.
Chaque volume se vend séparément.

HOUEL. — Manuel d'anatomie pathologique générale et appliquée, contenant la *description* et le *catalogue* du Musée Dupuytren. 2ᵉ édition, 1862, 1 vol. grand in-18. 7 fr.

JAMAIN. — Manuel de petite chirurgie, 5ᵉ édition refondue. 1873, 1 vol. gr. in-18, avec 450 figures. 8 fr.

JAMAIN. — Manuel de pathologie et de clinique chirurgicales. 1870, 2ᵉ édit., 2 forts vol. gr. in-18. 15 fr.

MALGAIGNE. — Manuel de médecine opératoire. 1873, 8ᵉ édition, avec de nombreuses figures dans le texte. 1 vol. gr. in-18. 7 fr.

NÉLATON. — Éléments de pathologie chirurgicale. 2ᵉ édition, 1868.
Tome premier, rédigé par le docteur *Jamain*. 9 fr.
Tome deuxième, rédigé par le docteur *Péan*. 13 fr.
Tome troisième, rédigé par M. *Péan*. 1 vol. in-8, avec figures. 14 fr.

NIEMEYER. — Éléments de pathologie interne, traduits de l'allemand, annotés par M. *Cornil*. 1873, 3ᵉ édition française, 2 vol. grand in-8. 14 fr.

TARDIEU. — Manuel de pathologie et de clinique médicales. 1873, 1 fort vol. grand in-18. 4ᵉ édition. 8 fr.

VELPEAU et BÉRAUD. — Manuel d'anatomie chirurgicale, générale et topographique. 3ᵉ édit., 1862, 1 vol. in-18 de 810 pages. 7 fr.

Troisième examen.

BOCQUILLON. — Manuel d'histoire naturelle médicale. 1871, 1 vol. gr. in-18, avec 415 fig. 14 fr.

GRÉHANT. — Manuel de physique médicale. 1 vol. gr. in-18, avec 469 fig. dans le texte. 7 fr.

RICHE. — Manuel de chimie médicale. 1873, 3ᵉ édit., 1 vol. in-18, avec 200 fig. dans le texte. 8 fr.

GRIMAUX. — Chimie organique élémentaire, leçons professées à la Faculté de médecine. 1872, 1 vol. in-18. 4 fr. 50

GRIMAUX. — Chimie inorganique élémentaire. 1874, 1 vol. in-18 avec fig. 5 fr.

Quatrième examen.

BINZ. — Abrégé de matière médicale et de thérapeutique, traduit de l'allemand par MM. Alquier et Courbon. 1872, 1 vol. in-12 de 335 p. 2 fr. 50

BOUCHARDAT. — Manuel de matière médicale, de thérapeutique et de pharmacie. 1873, 5ᵉ édition, 2 vol. 16 fr.

CORNIL. — Leçons élémentaires d'hygiène privée. 1873, 1 vol. in-18. 2 fr. 50

DESCHAMPS. — Manuel de pharmacie et art de formuler. 3 fr. 50

TAYLOR. — Manuel de médecine légale, traduit de l'anglais. 1 vol. in-18 avec fig. (Sous presse.)

Cinquième examen.

MANOURY et SALMON. — Manuel de l'art des accouchements, précédé d'une description abrégée des fonctions et des organes du corps humain, et suivi d'un exposé sommaire des opérations de petite chirurgie les plus usités, à l'usage des élèves sages-femmes qui suivent les cours départementaux. 1874, 3ᵉ édit., 1 vol. grand in-18, avec 115 fig. 7 fr.

BIBLIOTHÈQUE DE PHILOSOPHIE CONTEMPORAINE

Volumes in-18 à 2 fr. 50 c.

Cartonnés, 3 fr.

Ouvrages publiés.

H. TAINE.
Le Positivisme anglais. 1 vol.
L'Idéalisme anglais. 1 vol.
Philosophie de l'art. 1 vol.
Philosophie de l'art en Italie. 1 vol.
De l'Idéal dans l'art. 1 vol.
Philosophie de l'art dans les Pays-Bas. 1 vol.
Philosophie de l'art en Grèce. 1 vol.
PAUL JANET.
Le Matérialisme contemporain. 1 vol.
La Crise philosophique. 1 vol.
Le Cerveau et la Pensée. 1 vol.
ODYSSE-BAROT.
Philosophie de l'histoire. 1 vol.
ALAUX.
Philosophie de M. Cousin. 1 vol.
AD. FRANCK.
Philosophie du droit pénal. 1 vol.
Philosophie du droit ecclésiastique. 1 vol.
La Philosophie mystique en France au XVIIIe siècle. 1 vol.
CHARLES DE RÉMUSAT.
Philosophie religieuse. 1 vol.
ÉMILE SAISSET.
L'Ame et la Vie. 1 vol.
Critique et histoire de la philosophie. 1 vol.
CHARLES LÉVÊQUE.
Le Spiritualisme dans l'art. 1 vol.
La Science de l'invisible. 1 vol.
AUGUSTE LAUGEL.
Les Problèmes de la nature. 1 vol.
Les Problèmes de la vie. 1 vol.
Les Problèmes de l'âme. 1 vol.
La Voix, l'Oreille et la Musique. 1 vol.
L'Optique et les Arts. 1 vol.
CHALLEMEL-LACOUR.
La Philosophie individualiste. 1 vol.
L. BUCHNER.
Science et Nature. 2 vol.
ALBERT LEMOINE.
Le Vitalisme et l'Animisme de Stahl. 1 vol.
De la Physionomie et de la Parole. 1 vol.
MILSAND.
L'Esthétique anglaise. 1 vol.
A. VÉRA.
Essais de philosophie hégélienne. 1 vol.
BEAUSSIRE.
Antécédents de l'hégélianisme dans la philosophie française. 1 vol.
BOST.
Le Protestantisme libéral. 1 vol.
FRANCISQUE BOUILLIER.
Du Plaisir et de la Douleur. 1 vol.
De la Conscience. 1 vol.
ED. AUBER.
Philosophie de la médecine. 1 vol.
LEBLAIS.
Matérialisme et Spiritualisme. 1 vol.

AD. GARNIER.
De la Morale dans l'antiquité. 1 vol.
SCHŒBEL.
Philosophie de la raison pure. 1 vol.
BEAUQUIER.
Philosophie de la musique. 1 vol.
TISSANDIER.
Des sciences occultes et du spiritisme. 1 vol.
J. MOLESCHOTT.
La Circulation de la vie. 2 vol.
ATH. COQUEREL FILS.
Origines et Transformations du christianisme. 1 vol.
La Conscience et la Foi. 1 vol.
Histoire du Credo. 1 vol.
JULES LEVALLOIS.
Déisme et Christianisme. 1 vol.
CAMILLE SELDEN.
La Musique en Allemagne. 1 vol.
FONTANÈS.
Le Christianisme moderne. 1 vol.
SAIGEY.
La Physique moderne. 1 vol.
MARIANO.
La Philosophie contemporaine en Italie. 1 vol.
FAIVRE.
De la Variabilité des espèces. 1 vol.
LETOURNEAU.
Physiologie des passions. 1 vol.
STUART MILL.
Auguste Comte et la Philosophie positive. 1 vol.
ERNEST BERSOT.
Libre philosophie. 1 vol.
A. RÉVILLE.
Histoire du dogme de la divinité de Jésus-Christ. 1 vol.
W. DE FONVIELLE.
L'Astronomie moderne. 1 vol.
C. COIGNET.
La Morale indépendante. 1 vol.
E. BOUTMY.
Philosophie de l'architecture en Grèce. 1 vol.
ÉT. VACHEROT.
La Science et la Conscience. 1 vol.
ÉM. DE LAVELEYE.
Des formes du gouvernement. 1 vol.
HERBERT SPENCER.
Classification des Sciences. 1 vol.
GAUCKLER.
Le Beau et son histoire.
MAX MULLER.
La Science de la Religion. 1 vol.
LÉON DUMONT.
Haeckel et la théorie de l'évolution en Allemagne. 1 vol.
TH. RIBOT.
La philosophie de Schopenhauer. 1 vol.

BIBLIOTHÈQUE DE PHILOSOPHIE CONTEMPORAINE
FORMAT IN-8
Volumes à 5 fr., 7 fr. 50 c. et 10 fr.

JULES BARNI. **La morale dans la démocratie.** 1 vol.   5 fr.
AGASSIZ. **De l'espèce et des classifications**, traduit de l'anglais par M. Vogeli. 1 vol. in-8.   5 fr.
STUART MILL. **La philosophie de Hamilton.** 1 fort vol. in-8, traduit de l'anglais par M. Cazelles.   10 fr.
STUART MILL. **Mes mémoires.** Histoire de ma vie et de mes idées. 1 vol. in-8.   5 fr.
DE QUATREFAGES. **Ch. Darwin et ses précurseurs français.** 1 vol. in-8.
HERBERT SPENCER. **Les premiers principes.** 1 fort vol. in-8, traduit de l'anglais par M. Cazelles.   10 fr.
AUGUSTE LAUGEL. **Les problèmes** (Problèmes de la nature, problèmes de la vie, problèmes de l'âme). 1 fort vol. in-8.   7 fr. 50
ÉMILE SAIGEY. **Les sciences au XVIIIe siècle**, la physique de Voltaire. 1 vol. in-8.   5 fr.
BAIN. **Des sens et de l'intelligence.** 1 vol. in-8, traduit de l'anglais par M. Cazelles.   10 fr.
BAIN. **La logique.** 2 vol. in-8, traduit de l'anglais. (*Sous presse.*)
HARTMANN. **Philosophie de l'inconscient.** 1 fort vol. in-8, traduit de l'allemand. (*Sous presse.*)

BIBLIOTHÈQUE D'HISTOIRE CONTEMPORAINE
Volumes in-18, à 3 fr. 50 c. — Cartonnés, 4 fr.

CARLYLE.
Histoire de la Révolution française. 3 vol.

VICTOR MEUNIER.
Science et Démocratie. 2 vol.

JULES BARNI.
Histoire des idées morales et politiques en France au XVIIIe siècle. 2 vol.
Napoléon Ier et son historien M. Thiers. 1 vol.
Les Moralistes français au XVIIIe siècle. 1 vol.

AUGUSTE LAUGEL.
Les États-Unis pendant la guerre (1861-1865). 1 vol.

DE ROCHAU.
Histoire de la Restauration. 1 vol.

EUG. VÉRON.
Histoire de la Prusse depuis la mort de Frédéric II jusqu'à la bataille de Sadowa. 1 vol.

HILLEBRAND.
La Prusse contemporaine et ses institutions. 1 vol.

EUG. DESPOIS.
Le Vandalisme révolutionnaire. 1 vol.

BAGEHOT.
La Constitution anglaise, trad. de l'anglais. 1 vol.

THACKERAY.
Les quatre George. 1 vol.

ÉMILE MONTÉGUT.
Les Pays-Bas. 1 vol.

ÉMILE BEAUSSIRE.
La guerre étrangère et la guerre civile. 1 vol.

ÉDOUARD SAYOUS.
Histoire des Hongrois et de leur littérature politique de 1790 à 1815. 1 vol.

ÉD. BOURLOTON.
L'Allemagne contemporaine. 1 vol.

BOERT.
La guerre de 1870-1871 d'après le colonel fédéral suisse Rustow. 1 vol.

HERBERT BARRY.
La Russie contemporaine. 1 vol.

H. DIXON.
La Suisse contemporaine. 1 vol.

LOUIS TESTE.
L'Espagne contemporaine. 1 vol.

H. REYNALD.
Histoire de l'Espagne, depuis la mort de Charles III jusqu'à nos jours. 1 vol.

FORMAT IN-8.

SIR G. CORNEWALL LEWIS.
Histoire gouvernementale de l'Angleterre de 1770 jusqu'à 1830, traduit de l'anglais et précédé de la Vie de l'auteur, par M. Mervoyer. 1 vol.   7 fr.

DE SYBEL.
Histoire de l'Europe pendant la Révolution française. 2 vol.   14 fr.

TAXILE DELORD.
Histoire du second Empire, 1848-1870. 4 vol.   28 fr.

ÉMILE ALGLAVE.
Histoire de l'impôt sur le revenu en France. (*Sous presse.*)

ENQUÊTE PARLEMENTAIRE
SUR
L'INSURRECTION DU 18 MARS

Rapport de la Commission. — Rapports de la Sous-Commission. — Rapports de MM. les premiers présidents des Cours d'appel. — Rapports de MM. les préfets. — Rapports de MM. les chefs de légion de gendarmerie. — Dépositions des témoins. — Pièces justificatives. — Table générale.

Édition populaire contenant *in extenso* les trois volumes distribués aux membres de l'Assemblée nationale.

Prix : **16** francs.

ENQUÊTE PARLEMENTAIRE SUR LES ACTES DU GOUVERNEMENT
DE LA DÉFENSE NATIONALE

DÉPOSITIONS DES TÉMOINS :

TOME PREMIER. Dépositions de MM. Thiers, maréchal Mac-Mahon, maréchal Le Bœuf, Benedetti, duc de Grammont, de Talhouet, amiral Rigault de Genouilly, baron Jérôme David, général de Palikao, Jules Brame, Clément Duvernois, Dréolle, Rouher, Piétri, Chevreau, général Trochu, J. Favre, J. Ferry, Garnier-Pagès, Emmanuel Arago, Pelletan, Ernest Picard, J. Simon, Magnin, Dorian, Et. Arago, Gambetta, Crémieux, Glais-Bizoin, général Le Flô, amiral Fourichon, de Kératry.

TOME DEUXIÈME. Dépositions de MM. de Chaudordy, Laurier, Cresson, Dréo, Ranc, Rampont, Stéenackers, Fernique, Robert, Schneider, Buffet, Lebreton et Hébert, Bellangé, colonel Alavoine, Gervais, Bécherelle, Robin, Muller, Boutefoy, Meyer, Clément et Simonneau, Fontaine, Jacob, Lemaire, Petetin, Guyot-Montpayroux, général Soumain, de Legge, colonel Vabre, de Crisenoy, colonel Ibos, Hémar, Frère, Read, Kergall, général Schmitz, Johnston, colonel Dauvergne, Didier, de Lareinty, Arnaud de l'Ariége, général Tamisier, Baudouin de Mortemart, Ernault, colonel Chaper, général Mazure, Bérenger, Le Royer, Ducarre, Challemel-Lacour, Rouvier, Autran, Esquiros, Gent, Naquet, Thourel, Gatien-Arnoult, Fourcand.

TOME TROISIÈME. Dépositions militaires de MM. de Freycinet, de Serres, le général Lefort, le général Ducrot, le général Vinoy, le lieutenant de vaisseau Farcy, le commandant Amet, l'amiral Pothuau, Jean Brunet, le général de Beaufort-d'Hautpoul, le général de Valdan, le général d'Aurelle de Paladines, le général Chanzy, le général Martin des Pallières, le général de Sonis, le général Crouzat, le général de la Motterouge, le général Fiéreck, l'amiral Jauréguiberry, le général Faidherbe, le général Paulze d'Ivoy, Testelin, le général Bourbaki, le général Clinchant, le colonel Leperche, le général Pallu de la Barrière, Rolland, Keller, le général Billot, le général Borel, le général Pellissier, l'intendant Friant, le général Cremer, le comte de Chaudordy.

TOME QUATRIÈME. Dépositions de MM. le général Bordone, Mathieu, de Laborie, Luce-Villiard, Castillon, Debusschère, Darcy, Chenet, de La Taille, Baillehache, de Grancey, L'Hermite, Pradier, Middleton, Frédéric Morin, Thoyot, le maréchal Bazaine, le général Boyer, le maréchal Canrobert, le général Lamirault, Prost, le général Bressoles, Josseau, Spuller, Corbon, Dalloz, Henri Martin, Vacherot, Marc Dufraisse, Raoul Duval, Delille, de Laubespin, frère Dagobertus, frère Alcas, l'abbé d'Hulst, Bourgoin, Eschasseriaux, Silvy, Le Nordez, Gréard, Guibert, Périn; errata et note à l'appui de la déposition de M. Darcy, annexe à la déposition de M. Testelin, note de M. le colonel Denfert, note de la Commission.

RAPPORTS :

TOME PREMIER. Rapport de M. *Chaper* sur les procès-verbaux des séances du Gouvernement de la Défense nationale. — Rapport de M. *de Sugny* sur les événements de Lyon sous le Gouvernement de la Défense nationale. — Rapport de M. *de Rességuier* sur les actes du Gouvernement de la Défense nationale dans le sud-ouest de la France.

TOME DEUXIÈME. Rapport de M. *Saint-Marc Girardin* sur la chute du second Empire. — Rapport de M. *de Sugny* sur les événements de Marseille sous le Gouvernement de la Défense nationale.

TOME TROISIÈME. Rapport de M. le comte *Daru*, sur la politique du Gouvernement de la Défense nationale à Paris.

TOME QUATRIÈME. Rapport de M. *Chaper*, sur l'examen au point de vue militaire des actes du Gouvernement de la Défense nationale à Paris.

TOME CINQUIÈME. Rapport de M. *Boreau-Lafanadie*, sur l'emprunt Morgan. — Rapport de M. *de la Borderie*, sur le camp de Conlie et l'armée de Bretagne. — Rapport de M. *de la Sicotière*, sur l'affaire de Dreux.

Prix de chaque volume... **15** fr.

PARIS. — IMPRIMERIE DE E. MARTINET, RUE MIGNON.

www.ingramcontent.com/pod-product-compliance
Lightning Source LLC
Chambersburg PA
CBHW071159230426
43668CB00009B/1012